实用中西医结合风湿免疫疾病治疗学

主 审 金实 钱先

主 编 汪悦 纪伟 陆燕

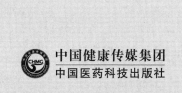

中国健康传媒集团

中国医药科技出版社

内容提要

本书共分为上篇、下篇及附篇三部分：上篇详述常见风湿免疫性疾病的中西医结合诊治；下篇从理论探讨、方药应用、名医经验、研究集锦等方面全见临床研究进展与现状；附篇为临床常用理化及影像学检查，同时汇总了临床常用的风湿病方剂及中成药，以方便查找学习。可供中医、中西医工作者以及中医药院校师生在医疗、教学、科研中参考使用。

图书在版编目 (CIP) 数据

实用中西医结合风湿免疫疾病治疗学 / 汪悦，纪伟，陆燕主编 .—北京：中国医药科技出版社 , 2019.8

ISBN 978-7-5214-0559-0

Ⅰ . ①实⋯　Ⅱ . ①汪⋯ ②纪⋯ ③陆⋯　Ⅲ . ①风湿性疾病 – 免疫性疾病 – 中西医结合疗法　Ⅳ . ① R593.210.5

中国版本图书馆 CIP 数据核字 (2018) 第 258366 号

美术编辑　陈君杞
版式设计　友全图文

出版　**中国健康传媒集团** | 中国医药科技出版社
地址　北京市海淀区文慧园北路甲 22 号
邮编　100082
电话　发行：010-62227427　邮购：010-62236938
网址　www.cmstp.com
规格　710×1000mm $^1/_{16}$
印张　38 $^1/_2$
字数　584 千字
版次　2019 年 8 月第 1 版
印次　2019 年 8 月第 1 次印刷
印刷　三河市万龙印装有限公司
经销　全国各地新华书店
书号　ISBN 978-7-5214-0559-0
定价　188.00 元

获取新书信息、投稿、为图书纠错，请扫码联系我们。

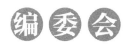

编委会

前言

风湿病是风湿性疾病或风湿类疾病的简称，是泛指影响骨、关节及其周围软组织、肌肉、滑囊、肌腱、筋膜及免疫系统等的一组疾病。风湿病的范围很广，包括风湿性关节炎、类风湿性关节炎、系统性红斑狼疮、干燥综合征、强直性脊柱炎、痛风、骨关节炎等多种疾病，是临床很常见的一类疾病。中医学对风湿病很早就有认识，《黄帝内经》称本病为痹证，张仲景《伤寒论》《金匮要略》中已有"风湿"一词的记载，泛指外感风湿之邪所致的疾病。后世医家又有历节风、痛风等名称。在病因病机的认识上不断深入，治疗手段上日益丰富。20世纪80年代起风湿病学作为一门独立的新兴学科得到了迅速发展，近20年全国各大医院包括中医院相继成立风湿科，中医和中西医结合风湿病学科得到了迅速发展。大量的风湿病患者需要专科医生的及时诊断和治疗，而目前风湿病专业知识的普及程度远远不能满足需要，中医和中西医结合诊治风湿病的知识更为缺乏，风湿病的误诊、误治时有发生，临床疗效不尽人意。为此，我们编写这本《实用中西医结合风湿免疫疾病治疗学》，较为系统地介绍中西医诊治风湿病的诊断与治疗方法。

江苏省中医院又名南京中医药大学附属医院，是具有60多年历史、在全国有较大影响的中医院，2016年年门诊量达478万人次。我院风湿免疫科建科已30年，是全国较早成立风湿科的中医院之一，是国家中医药管理局重点科室建设单位、江苏省中医药管理局重点专科，是SFDA国家药物临床试验机构专业科室，南京中医药大学中医内科和中西医结合临床专业的硕士点和博士点，是中华中医学会风湿病分会副主任委员、江苏省中医药学会风湿病专业委员主任委员和中西医结合学会风湿病专业委员副主任委员单位。科年门诊量8万余人次，现有床位数50张，年出院病人数900余人次，在全国中医风湿病系统内，专科医疗技术水平处于较领先地位。本书的作者均是我院风湿科的专家和骨干，有较高的学术和临床水平。

"取长补短，中西并存，共同发展"，是目前我国医学事业发展的方向，如何在中医和西医这两个医学体系中寻找共同点，一直是国内中医、西医专家探讨的热点。随着现代医学的不断发展，对风湿免疫性疾病的认识越来越明确，在实际临床中，应用中医和西医两套理论和诊疗方法治疗风湿病，相辅相成，互相补充，已经取得了良好的临床疗效和社会效益，并逐渐被整个医学界所认可。鉴于此，本书较详细地介绍了近代中西医诊断治疗风湿病的知识与最新进展，提供具有中医特色的治疗风湿免疫性疾病的学术经验，辅以介绍一些学术探讨性文章，以冀开拓临床思维，活跃创新意识。

几千年来中医药在其科学而精深的理论指导下，百家争鸣，各领风骚，其学术思想犹如源头活水，华叶递荣、丰富多彩。近年来，国家"一带一路"战略的提出，《中医药发展战略规划纲要（2016-2030年）》的出台，又为中医药事业的快速发展、走向世界提供了良好机遇，我们本着继承发扬、存真求实的态度，在继承和汲取各家学术经验的同时，每每勤于临证，勇于实践，继而有所创新，有所发展。而随着医学免疫学、分子生物学突飞猛进的发展，现代医学方面在治疗上也在不断更新，本书将风湿免疫性疾病领域中一些最新的知识囊括其中，使之充满新意，在坚守中华传统文化，保持原有中医经典理论和临床应用特色的同时，充分吸收和运用现代科学技术成果，以达到创新的目的。

本书共分为上篇、下篇及附篇三部分：上篇为常见风湿免疫性疾病的中西医结合治疗，从中西医两方面详细论述；下篇为风湿免疫性疾病临床研究论文集萃，从理论探讨、方药应用、名医经验、研究集锦等方面将我们近几年发表的论文与大家分享；附篇为临床常用理化及影像学检查，同时汇总了临床常用的风湿病方剂及中成药，以方便读者查找学习。

本书具有很好的临床实用价值，是临床一线风湿病医务人员及中医药院校研究生实用的指导用书，也可供广大风湿病患者参考阅读。感谢各位编者在繁忙的临床工作之余投入了大量的时间和精力完成本书。由于工作繁忙，时间紧凑，书中难免有不足乃至错误之处，敬请医林同道批评指正。

金实　钱先

南京中医药大学附属医院风湿免疫科

2018年5月

目录
CONTENTS

上篇　常见风湿免疫疾病的中西医结合治疗

下篇　风湿免疫疾病临床研究探讨

附篇

上 篇

常见风湿免疫疾病的
中西医结合治疗

第一章 类风湿关节炎

类风湿关节炎（rheumatoid arthritis，RA）是一种以慢性、进行性关节滑膜炎症为特征的全身性自身免疫性疾病。主要表现为进行性、对称性关节炎及晨僵，早期有关节疼痛和关节肿胀，中晚期则表现为关节功能障碍，继则僵硬、变形，甚至丧失劳动力，终至残废。部分患者可出现发热、贫血、皮下结节及淋巴结肿大等关节外表现。RA病程迁延，若不及时治疗，最终会导致受累关节的强直、畸形和功能丧失，严重影响生活质量。

类风湿关节炎为西医学病名，按其临床表现，一般认为统属于中医学"痹证"之范畴，但因其病情顽固、久延难愈且疼痛遍历周身多个关节，有别于一般的痹证，是痹证中的特殊类型，又称其为"顽痹""鹤膝风""历节风"等。

【病因及发病机制】

一、中医学病因病机

本病主要由于禀赋不足，正气亏虚，卫外不固，风寒湿热诸邪乘虚而入，阻滞经络，气血运行不畅，筋骨失养或痰湿瘀阻致关节肿痛，活动受限而致痹。

（一）病因

1. 感受风寒湿热之邪，痹阻经脉

《素问·痹论》："风寒湿三气杂至，合而为痹"，感受风寒湿热之邪，其中以风为主，常夹杂它邪伤人。如风寒、风湿、风热或风寒湿、风湿热等多邪杂感。风寒湿邪，侵犯人体，壅塞经络，气血运行不畅，不通则痛，发为本病。或外感风热，与湿相并，或风寒湿痹，郁久化热，而致风湿热合邪，痹阻经络、关节为患。

2.禀赋不足，正气亏虚

《素问·热痹论》："风雨寒热，不得虚，不能独伤人"，素体禀赋不足，正气虚弱，或病后、产后气血不足，腠理空疏，卫外不固，外邪乘虚而入。如《济生方·痹》："皆因体虚，腠理空虚，受风寒湿气而成痹也。"加因阳气不足，卫外不固，则风寒湿邪易于侵袭，表现为风寒湿痹；若阳气偏盛，阴血不足，内有郁热者，热与风湿相搏，或寒郁化热，则表现为风湿热痹。

（二）病机

1.主要病机为外邪痹阻肢体、经络，气血运行不畅

风寒湿热之邪，侵袭肢节、肌肉、经络之间，以致气血运行失畅，而为痹证。

由于外邪性质有偏胜，症状表现亦不一。如风邪偏胜则为行痹，疼痛游走不定，病位偏上。若寒邪偏胜则为痛痹，症见疼痛剧烈而有定处，经脉拘急挛缩，感寒则甚，得温则减。若湿邪偏胜则为着痹，症见关节肿胀、重着、酸楚疼痛，病位多偏于下。若热邪偏胜则为热痹，症见关节红肿灼热，痛不可近。

2.病理性质病初以邪实为主，久则虚实夹杂

痹证初起感受风寒湿或风湿热邪，病程短，发病快，来势急，正气未伤，故以邪实为主。病久邪留伤正可致虚实夹杂，因于风寒湿者，易伤人之阳气。阳虚则寒湿之邪稽留关节，迁延不愈，且因正虚而反复感邪，日久则损伤气血，表现气血不足之候。因于风湿热邪者，热从火化，则易伤阴耗液，表现为肝肾亏虚之候。此时，邪未尽而正气已伤，体虚邪实而呈虚实夹杂之候。

3.病久多见肝肾亏虚、痰凝血瘀之证。

由于风寒湿热邪留经脉关节，影响气血津液的运行，导致痰、瘀的形成；也可因肝肾亏虚，气血不足，使气血津液运行无力，或痰阻成瘀，若痰瘀互结可表现为关节肿大强直变形，功能障碍、病情更为缠绵难治。

二、西医学病因及发病机制

（一）病因

目前，RA 的病因不明，一般认为遗传和环境因素在其发病中具有重要作用。

1．感染因素

人们一直怀疑病毒及细菌等感染可能是 RA 发病的主要诱因，但遗憾的是，目前仍未找到一个具体的感染因子。最近有两种细菌被关注，发现它们与 RA 的发病有一定的相关性。一是奇异变形杆菌，另一个是肠道内的细菌。病毒方面主要是 EB 病毒、微小病毒 B19 和反转录病毒研究较多。

2．遗传因素

本病具有复合遗传病的特征，如不完全外显率、遗传变异及多基因参与等。单卵双生子同患 RA 的概率为 27%，而在异卵双生子则为 13%，均远高于普通人群。大量研究显示，人类白细胞抗原（HLA）表型与 RA 发病有着密切关系，在 RA 的发病中，来自 HLA 的等位基因约占整个遗传因素的 30%～40%，其中主要的等位基因有 HLA-DR4、HLA-DR1、DR6、DR10、DQB1 等亚型。越来越多的研究发现，非 HLA 相关的基因在 RA 的发病中也起着不可忽视的作用。

3．内分泌因素

本病在更年期女性的发病率明显高于同龄男性及老年女性。约 3/4 的女性在怀孕后 RA 的症状减轻，而通常在分娩后症状复发，这可能与患者体内雌雄激素比例变化有关。一般认为，雌激素、孕激素、雄激素或其代谢产物可通过各自的结合蛋白、受体或介导蛋白对 RA 的发生和演变产生影响。

4．其他因素

寒冷、潮湿、疲劳、外伤、吸烟及精神刺激等因素均可诱导 RA 的发病。

（二）发病机制

人们对 RA 发病机制的认识和研究是一个漫长的过程。早期认为感染是导致 RA 发病的因素，但该理论未能得到证实。随着 RF 的发现，尤其是近些年来在 RA 患者体内发现了许多自身抗体，体液免疫机制曾一度受到人们重视。至 20 世纪 80 年代，对细胞因子的研究使得 T 细胞介导的免疫反应称为 RA 发病机制中的中心环节，而且针对 T 细胞及其相关细胞因子的治疗取得了一定的疗效。近期，对 B 细胞的清除使得许多难治性 RA 得到了缓解，使人们重新思考体液免疫在 RA 中的作用。

RA 的发病与 II 类 HLA 分子的 DR、DQ、DP 位点关系密切。患者多携带 HLA–DRBI*0401、*0404 等亚型，其第 70～74 位氨基酸为一段共同序列：谷氨酰胺 – 赖氨酸 / 精氨酸 – 精氨酸 – 丙氨酸 – 丙氨酸（DK/RRAA），成为 RA 的共同表位，并成为 HLA–DRBI 的抗原合槽的主要构成序列，RA 的抗原或自身抗原通过分子模拟或模糊识别机制与该抗原结合槽结合，并被 T 细胞受体识别，激活 T 细胞及其下游的自身免疫反应。T 细胞活化后，分泌细胞因子刺激滑膜增殖，调节巨噬细胞、活化 B 细胞，诱发或加重滑膜炎症。

RA 病人体内存在大量的自身抗体，这些抗体与抗原结合后形成的免疫复合物在 RA 滑膜炎症及关节外表现中起了重要作用。另外，在对 RA 滑膜的病理研究中发现，滑膜中存在 B 细胞滤泡和生发中心形成，以及大量浆细胞浸润，说明 B 细胞参与了滑膜炎症的形成。细胞因子和蛋白质瓜氨酸化在 RA 发病中也有重要的地位。

【诊断标准】

1987 年美国风湿病学会类风湿关节炎分类标准

条件	定义
1. 晨僵：	关节及其周围僵硬感至少持续 1h（病程 ≥ 6 周）
2. 3 个或 3 个以上区域的关节炎：	医生观察到下列 14 个区域（左侧或右侧的近端指间关节、掌指关节、腕、肘、膝、踝及跖趾关节）中累及 3 个，且同时软组织肿胀或积液（不是单纯骨隆起）（病程 ≥ 6 周）
3. 手关节炎：	腕、掌指或近端指间关节炎中，至少有一个关节肿胀（病程 ≥ 6 周）；
4. 对称性关节炎：	两侧关节同时受累（双侧近端指间关节、掌指关节及跖趾关节受累时，不一定绝对对称）（病程 ≥ 6 周）；
5. 类风湿因子阳性：	任何检测方法证明血清类风湿因子含量异常，而该方法在正常人群中的阳性率小于 5%；
6. 类风湿结节：	医生观察到在骨突部位，伸肌表面或关节周围有皮下结节；
7. 影像学改变：	在手和腕的后前位相上有典型的类风湿关节炎放射 学改变，必须包括骨质侵蚀或受累关节及其邻近部位有明确的骨质脱钙。

以上 7 条满足 4 条或 4 条以上并排除其他关节炎可诊断 RA（引自 Arthritis Rheum, 1988, 31: 315–324）

2009 年 ACR/EULAR 类风湿关节炎分类标准

一、关节受累（0~5 分）

1 个中大关节	0 分
2–10 中大关节	1 分
1–3 个小关节	2 分
4–10 个小关节	3 分
10 个以上关节	5 分

二、血清学（0~3分）	
RF 或抗 CCP 抗体均阴性	0分
RF 或抗 CCP 抗体至少 1 项低滴度阳性	2分
RF 或抗 CCP 抗体至少 1 项高滴度阳性	3分
三、滑膜炎（0~1分）	
滑膜炎持续时间小于 6 周	0分
滑膜炎持续时间大于 6 周	1分
四、急性期反应物（0~1分）	
CRP 或 ESR 均正常	0分
CRP 或 ESR 升高	1分

注：在每个域内，取病人符合条件的最高分。例如，患者有 5 个小关节和 4 个大关节受累，评分为 3 分。

这一新的分类标准将患者的临床表现分为受累关节情况、血清学检查、滑膜炎的病程和急性时相反应物等 4 个方面进行评分，总分在 6 分以上即诊为确定 RA。

RA 临床缓解标准

符合以下 6 项中 5 项或 5 项以上并至少连续 2 个月者考虑为临床缓解
晨僵时间低于 15min
无疲劳感
无关节疼痛
无关节压痛或活动时无关节痛
无关节或腱鞘肿胀
ESR（魏氏法）女性 <30mm/h，男性 <20mm/h

注：引自 Arthritis Rheum，1981，24：1308-1315

【治疗】

一、中医治疗

（一）辨证施治

要抓住标本缓急及寒热虚实。风寒湿热之邪是病之标，气血亏损、肝肾不足是病之本。早期多属实证，宜祛邪为主；日久损及肝肾，气血不足，邪气留恋，宜扶正为主。

1. 风寒湿痹证

【症状】关节肌肉疼痛、酸楚游走不定，或关节疼痛遇寒加重，得热痛缓，或关节重着、肿胀，肌肤麻木不仁，关节屈伸不利，舌质淡，舌苔薄白或白腻，脉弦紧或濡缓。

【治法】疏风除湿，散寒和络。

【主方】防风汤、乌头汤或薏苡仁汤加减。

【常用药物】生麻黄、桂枝、防风、防己、生薏仁、川芎、片姜黄、蜈蚣、威灵仙、川乌、苍术、当归。

【加减】若风邪偏胜，疼痛游走者，加防风、秦艽；疼痛固定，拘急冷痛者，加麻黄、细辛、制附子、制草乌；湿邪偏重，关节肿胀重着者，加防己、木瓜、茯苓、五加皮等；痛在上肢、颈项者，加片姜黄、葛根；痛在下肢者，加牛膝、木瓜；肌肤麻木，苔腻者，重用苍术，加青风藤，路路通以祛风除湿通络。

2. 风湿热郁证

【症状】关节疼痛，游走不定，关节活动不利，局部灼热红肿，痛不可触，得冷则舒，可有肌肤红斑，常有发热、汗出、口渴、烦躁、溲赤、舌质红舌苔黄或黄腻，脉滑数或浮数。

【治法】疏风除湿，清热通络。

【主方】白虎加桂枝汤、宣痹汤、四妙散等。

【常用药物】苍术、黄柏、牛膝、防己、生薏仁、银花藤、连翘、生石膏、知母、滑石、桂枝、赤小豆、蚕沙。

【加减】若风热偏盛，关节疼痛，游走不定，加秦艽、桑枝、地龙；湿热偏盛，关节肿胀明显，重着不利，苔黄腻，加土茯苓、豨莶草。

3. 痰瘀痹阻证

【症状】痹证日久，关节肌肉刺痛，固定不移，或关节肌肤紫暗、肿胀，按之较硬，肢体顽麻或重着，甚则关节僵硬变形，屈伸不利，有硬结、瘀斑，或胸闷痰多，舌质紫暗或有瘀斑，舌苔白腻，脉弦涩。

【治法】化痰行瘀，和络止痛。

【主方】桃红饮、双合汤加减。

【常用药物】姜半夏、胆南星、白芥子、僵蚕、桂枝、秦艽、桃仁、红花、香附、威灵仙、川芎、归尾、地龙、蜂房、全蝎。

【加减】瘀浊滞留，皮下有结节者，加南星、僵蚕；瘀血明显，关节疼痛、肿大、强直、畸形，活动不利，舌质紫暗，加三七、莪术；痰瘀交结，疼痛者，加穿山甲，全蝎，蜈蚣；有痰瘀化热之象者，加地龙。

4.正虚邪恋证

【症状】痹证日久不愈，关节疼痛时轻时重，疲劳加重，关节屈伸不利，肌肉瘦削，腰膝酸软，或畏寒肢冷，阳痿，遗精，或骨蒸劳热，心烦口干，舌质淡红，舌苔薄白或少津，脉细弱或细数。

【治法】滋养肝肾，通络止痛。

【主方】独活寄生汤加减。

【常用药物】独活、桑寄生、秦艽、防风、当归、杜仲、怀牛膝、桂枝、茯苓、川芎、生地黄、白芍、甘草。

【加减】肾气虚，腰膝酸软，加川断、狗脊；骨节疼痛，乏力较著，加鹿衔草、千年健；阳虚、畏寒肢冷，关节疼痛拘急，加附子、仙灵脾、鹿角片、肉苁蓉；肝肾阴亏，腰膝疼痛，低热心烦，或午后潮热，加生地黄、枸杞子，桑葚子。

5.寒热错杂证

【症状】关节灼热肿痛，而又遇寒加重，恶风怕冷，苔白罩黄，或关节冷痛喜温，而又手心灼热，口干口苦，尿黄，舌红苔白，脉弦或紧或数。

【治法】温经散寒，清热除湿。

【方剂】桂枝芍药知母汤加减。

【常用药物】桂枝、白芍、防风、知母、麻黄、生姜、白术、附子、甘草

【加减】寒湿甚者，加细辛、桂枝、干姜、全当归，温经散寒，通脉止痛；热甚者，加生石膏、连翘、黄柏、薏苡仁、滑石、蚕砂等清利湿热，通络宣痹；若热甚伤阴，症见口渴心烦者，加玄参、麦冬、生地以清热滋阴生津。

（二）名医治法验方

1.周仲瑛——灵活、特色用药

根据病位选择用药：痹证在肢体关节病位不一，根据病位所在选择药物。如病在上肢项背，用羌活、防风、葛根、姜黄、桂枝；病在下肢腰背，用独活、防风、木瓜、蚕沙、川断、牛膝；病及全身关节经络，用松节、千年健、威灵仙、路路通等。

藤类药物应用：周教授认为藤类药物有通络引经之效，选用相应的藤类

药物可以增强药效。祛风通络用青风藤、海风藤、络石藤、丝瓜络；清热通络用忍冬藤、桑枝；补虚和血通络用石楠藤、鸡血藤、天仙藤等。

对药应用：周教授根据病机特点组合配药，有助于提高疗效。用熟地黄、仙灵脾阴阳相济益肾强督；石楠藤、鹿含草补虚祛风湿；松节、天仙藤祛湿消肿；透骨草、威灵仙通利关节；漏芦、土茯苓清热解毒。

虫类药物应用：痹症中晚期，病情顽固，痰瘀互结，深入血络，非虫类药物不足以走窜入络，搜剔逐邪，可根据病情选用虫类药物。活血化瘀用炮山甲、穿山甲，凡血凝血聚为病，皆能开之，尤善疗痹；搜风剔络用全蝎、蜈蚣对僵挛胀痛更有效；祛风除湿用乌梢蛇；此外，僵蚕祛风痰，地龙清络热，露蜂房祛风毒，蚂蚁温补强壮，可辨证选择。

专病专药：目前对痹症的专药治疗研究，已取得很大进展。雷公藤、昆明山海棠、青风藤、海风藤均能取得较好疗效，在辨证治疗的同时结合应用针对性较强的专用药物可增强疗效。

2. 汪履秋——散风、驱寒、祛湿、化痰、消瘀

风邪宜散风：轻证用防风、羌活、白芷等疏通经络，久病重症用虫类药物以搜风通络。药性平和者如乌梢蛇、全蝎、僵蚕、露蜂房等，性温者如白花蛇、蜈蚣等，性寒者如地龙、土鳖虫等，选用2~3味配伍，能增强止痛疗效。汪教授谓全蝎、蜈蚣止痛最佳，治疗顽痹痛甚者乃必用之品，但此类药物过剂久服则破气耗血伤阴，须注意"衰其大半而止"。另外，土鳖虫有破血逐瘀之功。

寒邪宜驱寒：轻则如麻黄、桂枝、细辛等，重则如附子、川乌等。《金匮要略心典》曰："寒湿之邪，非乌头、麻黄不能去"。麻黄宜生用，治疗本病作用强。汪教授认为，只要无心慌、胸闷、高血压病，常首选麻黄，用量且偏大。附子治疗痹证也有良好的疗效，《本草备要》曰："附子补肾命门，逐风寒湿"。

湿邪宜祛湿：有宣湿、化湿、利湿诸法，常用羌活、独活、防己、大腹皮、威灵仙、苍术等，而苍术，防己为祛湿要药。

痰邪宜化痰：选用天南星、白芥子、法半夏、牡蛎等。汪教授喜用天南星化痰，谓其为豁痰要药，专走经络。

瘀血宜消瘀：轻者用桃仁、红花、川芎、姜黄、赤芍、丹参等，重者用三棱、莪术、乳香、没药等，常与理气药相配伍，即"治风先治血，血行风自灭"之意，可用大腹皮、枳壳、厚朴等。

根据本病风湿痰瘀痹阻经络的病机，汪教授以散风、祛湿、化痰、消瘀为治则，并参考朱丹溪"上中下通用痛风方"，结合多年临床经验，自拟加减痛风方：生麻黄、桂枝、苍术、熟附子、防风、防己、天南星、桃仁、红花、威灵仙等药。临证应用时，根据疾病寒热虚实的变化，结合辨证用药，随证加减。

（三）针灸治疗

1. 针灸

针灸、拔火罐、水针、穴位注射等法对本病有较好的效果，可以根据病位选穴。一般风寒湿痹，宜针灸并施，风湿热痹宜针不宜灸，久痹正虚以灸为宜。

常用取穴：肩痛可选肩髃、肩贞、肩髎及压痛点，肘痛可选曲池、尺泽、手三里、合谷，腕痛可选阳池、外关、合谷，腰痛可选肾俞、委中，髋痛可选环跳、伏兔、秩边，膝痛可选膝眼、阳陵泉、伏兔，踝痛可选中封、昆仑、解溪、丘墟。

2. 水针

以关节局部阿是穴为主，配合夹脊穴。证属风寒者常配风池、膈俞、肾俞、关元、风门等穴，风热者配风池、血海、曲池、合谷、十宣等穴，风湿者常选大椎、膈俞、脾俞、足三里、阴陵泉等穴。

3. 针刀

可于关节周围、内侧、外侧关节间隙等处，找到软组织变性如条索状物处，以切割为主，兼以横行剥离进行松解和疏通，然后用手法放松关节周围软组织，再予以牵引拔伸和被动屈伸活动。

（四）中药外治

1. 贴膏药

可选用麝香追风膏、伤湿止痛膏、南星止痛膏、奇正消痛贴等贴于疼痛部位。

2.中药外敷或熏洗

外治也需辨证用药,对于关节痛、肿胀,局部无明显发热发红等热象的患者,可用温经散寒、活血通络的中药,如生麻黄、生白芷、鸡血藤、醋延胡索、透骨草、炒白芥子、伸筋草、生川乌等煎成汤剂外敷或熏蒸,药液可以通过皮肤吸收,透达关节,起到祛风散寒除湿、化痰通络止痛的作用。

二、西医治疗

RA的治疗原则包括四个方面:早期治疗、联合用药、方案个体化、配合功能锻炼。

类风湿关节炎的药物治疗主要包括非甾体抗炎药、慢作用抗风湿药、糖皮质激素、生物制剂。

1.非甾体类抗炎药

为一线抗风湿药,此类药物只有缓解症状的作用,并不能阻止疾病的进展。因此,应用此类药物的同时,应加用慢作用抗风湿药。常用的药物有布洛芬、芬必得、英太青等。近年来开发出COX-2抑制剂,与COX-1相比,在不减低药效的同时,可明显减少胃肠道副作用,常用的有塞来昔布等。

2.慢作用抗风湿药

起效缓慢,但作用持久,可减缓关节的侵蚀、破坏。主张尽早进行DMARDs治疗。临床常用药物有甲氨蝶呤、来氟米特、羟氯喹、柳氮磺胺吡啶、艾拉莫德、硫唑嘌呤、环孢素等。

3.糖皮质激素

具有强大的抗炎和一定的免疫抑制作用。激素不作为治疗RA的首选药物。但在以下情况可选用:类风湿血管炎,重症RA患者,关节腔局部注射等。临床常用药物有甲泼尼龙、醋酸泼尼松等。

4.免疫及生物治疗

(1)针对细胞表面分子及细胞因子等靶分子免疫治疗,如TNF-α、IL-6抑制剂。国内现有TNF-α的单克隆抗体和可溶性TNF-α受体融合蛋白,疗效肯定,能更好地阻止骨侵蚀进展。

（2）免疫净化疗法，如血浆置换、免疫吸附及去淋巴细胞治疗等。

三、中西医结合治疗经验

目前，中医药治疗类风湿关节炎在临床已取得较大进展，中西医结合治疗本病成为时代所趋。处于轻度活动的类风湿关节炎患者可用中药以宣痹通络，处于重度活动期或病情严重患者，可予中西医结合治疗，一方面能够控制病情进展，缓解临床症状，另一方面，中医治疗可减少西医治疗对患者产生的毒副作用。

1. 宣痹通络中药可减轻关节疼痛、肿胀，减少激素、非甾体抗炎药的用量

临床多采用具有宣痹祛邪、通经活络功效的药物治疗 RA，常用宣痹通络的中药有：桂枝、乌头、防己、忍冬藤、桑枝、牛膝、木瓜、姜黄、胆南星、全蝎、乌梢蛇等，能较好地缓解关节症状。现代医学常用非甾体抗炎药、小剂量激素治疗活动期 RA，但长期应用此类药物会带来一些不良反应。使用宣痹通络中药与西药联合，不仅能更快更好地缓解患者关节疼痛及肿胀，又有抗风湿作用，同时，可以减少激素、非甾体类抗炎药的用量和用药时间，减少相应的副作用。

2. 益气健脾、养血柔肝中药可减少慢作用抗风湿药引起的白细胞减少、肝功能损害等副作用

临床常用的治疗 RA 的慢作用药物有甲氨蝶呤（MTX）、来氟米特、柳氮磺吡啶、羟氯喹等。长期使用慢作用药物，可能导致胃肠道反应、白细胞减少、肝功能损害等副作用。使用益气健脾、养血柔肝中药联合 DMARDs 治疗RA，一方面可以扶助正气、培补后天之本，另一方面可减少慢作用抗风湿药引起的白细胞减少、肝功能损害等副作用，在患者病情稳定时，亦可减少慢作用抗风湿药物的使用剂量，从而有效避免副作用对人体带来的伤害。常用益气健脾、养血柔肝的中药有：黄芪、党参、白术、怀山药、薏苡仁、当归、白芍、丹参等。

3. 祛风湿、扶正中药可联合生物制剂使用

生物制剂作为靶向治疗，有较好的应用前景，目前研究来看，TNF-α 拮抗剂与 DMARDs 联合治疗较单一治疗优势更大，早期应用疗效更为显著，同

时 TNF-α 拮抗剂需连续用药才能维持疗效。但在国内，因其价格昂贵，使患者承受较高的经济负担，且长期使用生物制剂可能增加患者感染的机会。据报导，予桂枝附子汤联合益赛普治疗类风湿关节炎，治疗组有效率为 96.7%，单用益赛普的有效率为 86.7%，由此可见，中药联合生物制剂治疗值得进一步开展研究。

4. 某些中成药具有抗炎镇痛、控制病情进展的作用，可联合慢作用抗风湿药使用

如雷公藤多甙片、正清风痛宁、白芍总苷等。雷公藤多甙是由卫矛科植物雷公藤根提取的精制品，其活性成分有抑制体液免疫、细胞免疫和抗炎镇痛作用，主要表现为抑制 T 淋巴细胞的增殖、诱导活化淋巴细胞的凋亡、抑制 IL-2 的产生、抑制 NF-κB 活力，另有抗菌、活血化瘀等药理作用，因此具有较强的抗炎及免疫抑制作用。正清风痛宁治疗 RA 的疗效已经得到国内不少同行的证实，而且不良反应较少，其主要成分为青藤碱，是从中药防己科植物青风藤的根茎中提取的一种单体生物碱，具有抗炎镇痛、免疫调节、抑制成纤维细胞增生等多种活性。

这些中成药临床已运用多年，能较好地缓解症状、控制病情，联合慢作用抗风湿药治疗 RA 疗效肯定，常用的联合方案有甲氨蝶呤＋雷公藤多甙、甲氨蝶呤＋正清风痛宁、甲氨蝶呤＋白芍总苷、来氟米特＋雷公藤多甙片、来氟米特＋正清风痛宁等。因雷公藤制剂对生育性腺的影响，若要保持生育能力，可选择正清风痛宁，慎用雷公藤制剂。

5. 病情活动多用清法

笔者认为病情活动时多用清法，具有清热祛邪，抑制病势，缓解病情的作用。具体而言：①风湿热痹当清。急性活动常见关节红肿热痛，身热烦渴，苔黄舌红脉数，辨证属风湿热痹，当用清法；②肿痛急剧加重，ESR、CRP 明显上升，只要无明显寒象，即可作热证处理，亦当清热，常用药物有知母、生石膏、忍冬藤、丹皮、赤芍、黄柏、水牛角、鬼箭羽、黄芩、山栀、桑枝等，生石膏、知母、山栀等易致胃痛腹泻，脾胃虚寒者当选连翘、忍冬藤等苦寒不甚的药物，并适当健脾护胃；③急性活动期既有关节冷痛、受寒痛增、得温则减等寒象，又兼有发热烦渴，苔黄，ESR、CRP 明显升高等寒热错杂表现时，应温清并用，本法临床常用，具有减轻症状，控制病情，祛寒止痛，清热消肿功效。

【临证备要】

一、诊断与辨证

1. 辨证为主结合辨病

辨证论治是中医的基本法则，是中医治疗的精髓。在辨证的基础上结合辨病，有助于进一步提高疗效。RA 中医辨病的特点为风湿痹阻经络，因此 RA 的治疗，祛风除湿通络为基本治法。西医认为 RA 是结缔组织和自身免疫损害，基本病理为滑膜炎，我们认为，若能在抓住病机的基础上，参考西医的诊断，以辨证用药为主导，结合现代药理学研究结果，配伍针对性较强的专用药物，可增强疗效，减轻毒副作用。临床上常可配伍雷公藤、青风藤、白芍、知母、生石膏、黄柏等调节免疫、抑制病情的有效药物。

2. 辨寒热病性

类风湿关节炎往往病程长久，迁延不愈，症情复杂，临床治疗首辨寒热，大凡热证多见于急性发作期，寒证多见于病情相对稳定期。从类风湿的病变过程来看，寒热之间尚有兼夹、消长、转化的关系。从体质言，有阴阳偏盛偏衰之别，感风寒湿邪者，可因素体阳盛而化热伤阴；感风湿热邪者，可因素体阳虚而向寒湿转化。或素体本无偏颇，病邪久羁，过用温燥，郁而化热；久用苦寒，损伤阳气，热从寒化；病之晚期则阳损及阴，阴损及阳，故类风湿关节炎可呈现寒热错杂之证。

3. 辨虚实

类风湿性关节炎早期可以邪盛本病初起多为风寒湿热之邪乘虚入侵人体，阻闭经络气血，以邪实为主。如反复发作或渐进发展，经络长期为邪气壅阻，营卫不利，湿聚为痰，络脉瘀阻，痰瘀互结，多为正虚邪实。病久入深，气血亏耗，肝脾肾虚损，肌肉筋骨脉络失养，遂为正虚邪恋之证，以正虚为主。上述只是就一般情况而言，但临床上以肝脾肾气血先亏而感于外邪者，开始即出现以虚为主，或本虚标实亦不少；而病程日久，或寒湿久羁，或湿热留住，或痰瘀胶结，虚实夹杂，以邪实为主者，也较常见。

4. 辨病邪特点

风：关节游走性疼痛，痛无定处，遇风疼痛加重，或恶风，苔薄白，脉浮。

寒：关节疼痛较重，痛有定处，遇寒加剧，得温则减，畏寒喜暖，关节屈伸不利，苔白，脉紧。

湿：关节酸痛重着、濡肿，或肢体麻木沉重，阴雨天加重，苔白腻，脉濡。

热：关节局部皮肤灼热红肿，疼痛剧烈，手不能触，多伴发热、口渴，舌红苔黄，脉数。轻者仅见局部微红。

5. 辨痰瘀特征

痰浊阻滞关节肌肉经络，则多见关节肿胀，僵硬不利，甚则关节上下肌肤漫肿，肢体顽麻疼痛，或有痰核硬结，多伴头昏目眩、胸脘满闷、纳呆、泛吐痰涎等。舌苔白腻，脉濡缓。瘀血内阻，经络不通，肢体失荣，则多呈关节肌肉针刺、刀割样疼痛，部位固定不移，痛处拒按，日轻夜重，局部肿胀或硬结、瘀斑，面色黯黧，舌紫暗或有瘀斑，舌下紫筋明显，脉沉涩。

二、治法及用药

1. 风湿相搏，当先发汗

《金匮要略·痉湿暍病脉证并治》曰："风湿相搏，一身尽痛，法当汗出而解"，"若治风湿者，发其汗，但微微似欲汗出，风湿俱去也"。其功效在于发汗解肌，因势利导，微微汗出，风湿俱去，疼痛减轻。轻者常用羌活、独活、荆芥、防风等，重者非麻黄、桂枝、细辛莫属。发汗解肌方药适用于 RA 初起，应微微汗出，不宜大汗。

2. 痹从络治，剔络和络

经络是气血津液运行的通道，也是邪气侵袭人体的途径。RA 以小关节病变为主，滑膜炎为基本病理改变，血管翳、骨破坏、关节强直畸形，病情迁延反复，以上病变特点均与络病有关。叶天士认为"久病入络"，"久痛入络"，剔络和络为 RA 基本治则。虫类药适用于久痹、顽痹之邪气痹阻、络脉瘀滞、疼痛较甚者。常用药有全蝎、蜈蚣、地龙、乌梢蛇、白花蛇、地鳖虫、穿山甲、僵蚕、蜂房、鹿角片、鹿角胶等。RA 日久可出现关节僵硬畸形，不能屈伸，刺痛剧烈，笔者认为此为瘀血壅积所致，常用化瘀通络之品，如桃仁、红花、全当归、川芎、莪术、二棱、鬼箭羽、路路通、虎杖及地鳖虫、全蝎、水蛭等。痰湿也为 RA 主要病理因素之一。具体表现为关节酸胀肿痛，可出现皮下结节，临床常以去湿化痰通络为重要治疗方法，常用如南星、白芥子、半夏、茯苓、苍术、白附子、陈皮、枳壳、竹茹、石菖蒲、僵蚕、地龙、全蝎、蚕砂等。临床上亦常用藤类药物以通经入络，常用药物为鸡血藤、忍冬藤、大血藤、络石藤、海风藤、青风藤、雷公藤等，而当患者出现肢软乏力，肢体关节隐痛麻木，常责因血虚而致络脉涩滞痹阻，治疗上多予养血和络之品，如地黄、芍药、当归、川芎等治血药物不但有补血活血强体作用，而且具有明显的缓解疼痛、抑制免疫反应作用。

3. 疼痛剧烈，强力定痛

笔者认为疼痛强烈时，应强力定痛，常用川草乌、穿山甲、徐长卿、马钱子、细辛、芍药、玄胡及全蝎、蜈蚣等虫类药。

4. 结合病位，药物引经

类风湿关节炎在肢体关节，而部位不一，治疗上可适当配合部位用药和藤类引经药。疼痛以肩肘等上肢关节为主者，可选加羌活、桂枝、白芷、威灵仙；疼痛以膝踝等下肢关节为主者，选加独活、牛膝、木瓜通经活络，祛湿止痛；疼痛以腰背关节为主者，多与肾气不足有关，酌加狗脊、杜仲、桑寄生、巴戟天、续断等温补肾气；关节肿胀者，可加草薢、木通、姜黄利湿通络；肌肤不仁加海桐皮、豨莶草祛风通络；藤类药善走经络，祛风湿，解痉挛，治疼痛，临床常以青风藤、络石藤、鸡血藤、伸筋草等通利关节而达四肢。同时需注意雷公藤具有毒性，在运用时，应注意炮制方法，如雷公藤须去皮，先煎 1 小时以上减毒，并须注意用量，药量应根据患者病情、体质而定，一般应由小量递增，亦可加甘草同煎。

5. 根据症状特点，审因论治

要重视对 RA 各病邪的针对性治疗，如：风邪甚，见关节疼痛，游走不定，或有寒热表证者，药用荆芥、防风、白芷、藁本、秦艽、海风藤、寻骨风等药；寒邪甚，见关节冷痛，得温痛减，筋脉拘急，药用桂枝、麻黄、细辛、生姜、附子、川草乌、干姜等；湿邪甚，见关节酸楚沉重，肢体漫肿，药用羌活、独活、威灵仙、苍术、薏苡仁、晚蚕沙、防己、木瓜等；热邪甚，见关节灼热疼痛，肌肤色红，或有身热烦渴，药用知母、黄柏、黄芩、山栀、生石膏、忍冬藤、生地黄、丹皮、水牛角片、赤芍等；痰邪甚，见肢体肿胀局限，麻木重着，皮下结节，药用南星、白芥子、半夏、僵蚕等；瘀血甚，见关节刺痛，僵硬强直畸形，皮肤瘀斑，药用桃仁、红花、全当归、鬼箭羽、虎杖、地鳖虫、牛膝等。

三、治疗注意点

1. 有毒药及虫类药的使用

这类药各具特点，多有毒副作用，应注意用法用量。制川草乌常用 3～6g，使用宜慎。马钱子注意炮制，多作丸、散，常用 0.3～1g，过量可致抽搐、惊厥、昏迷，谨慎使用。雷公藤需先煎，用量 10～15g，育龄期人群慎用。青风藤需另包，10～15g，过敏体质者尽量不用，服药后出现皮疹、皮肤瘙痒立即停药。下述几种药物毒副作用较小，短期且饭后服用，大多无明显不良反应。煎剂常用量：徐长卿 10～30g，炮山甲 10～20g，细辛 3～6g，白芍 10～30g，玄胡 10～20g，全蝎 3～6g，蜈蚣 2～5g。研粉吞服剂量宜减。

2. 痹证日久，重视扶正

类风湿性关节炎日久，反复消长，多见骨质疏松及破坏，筋痿骨弱，腰脊酸痛，脉细，同时因治疗该病的药物大多伤胃，故治疗上不仅需培补肝肾，强壮筋骨，也要注重顾护脾胃，健脾益气，临床常予杜仲、怀牛膝、茯苓、党参、白术、淫羊藿、黄芪、怀山药、薏苡仁、丹参、甘草等。

四、调摄与护理

（一）调摄

1. 改善生活及工作环境，避免久处湿地，感受寒湿，注意保持室内干燥，温度适宜，阳光充足。

2. 平时应加强体育锻炼，注意调护正气，减少感邪机会。

3. 水下作业或接触水湿者，应严守防护制度。

（二）护理

1. 疼痛剧烈者必须卧床休息，给予生活上的照顾，恢复期方可下床活动。

2. 风寒湿痹、久痹应注意保暖，避免受凉而加重或复发。

3. 风湿热痹，发作期饮食宜清淡，忌肥脂油腻、辛辣。

4. 久痹，肢体活动不利，且病情稳定者，可加强肢体功能的锻炼，但需注意循序渐进、活动量适宜。

5. 关节畸形者，活动宜缓慢，防止不慎跌仆而致骨折。

6. 如进服有毒性的药物。应留心观察服药后的反应，注意患者的神情，有无唇麻、头晕、心悸、气急等症状的出现，如有以上表现，应及时采取必要的解毒或急救措施。

7. 久病患者，往往情绪低落，易产生焦虑情绪，应此，应注意保持患者乐观心境，建立患者与病魔对抗的信心，有利于疾病的康复。

【医案精选】

病案一 张某，女，32 岁，2014 年 11 月 17 日初诊。

既往史：类风湿关节炎病史 10 余年，周身关节肿胀疼痛明显，曾服用过甲氨蝶呤、雷公藤、中药汤剂等，但病情改善不明显，现仍觉周身关节疼痛，恶风，遇冷加重，以肩关节、肘关节疼痛为主，痛时冷汗较多，双手指多个关节肿胀变形，晨僵明显，腕、肘、膝关节沉重疼痛，腰膝酸软，胃纳欠佳，眠差，大便软，小便可，舌淡红，苔薄白，脉沉弦滑。辅助检查：双手DR 片示：双腕关节符合类风湿关节炎改变。风湿三项，RF：632IU/L，CRP：15.5mg/L，ESR：55mm/h。西医诊断：类风湿关节炎；中医诊断：尪痹，证属：肾虚寒凝，寒湿痹阻。治法：补肾散寒祛湿，活血通络止痛。方用：独活15g，桑寄生25g，秦艽10g，防风15g，防己10g，怀牛膝10g，熟附子（先煎）15g，仙灵脾10g，鹿角片10g，川断20g，狗脊10g，桂枝10g，薏苡仁30g，片姜黄10g，威灵仙15g，白芥子10g，川芎15g，生甘草5g。14 剂，每日 1 剂。

服药 2 周后关节肿胀、疼痛均有所减轻，但夜间口干，遂在前方基础上加用熟地黄 30g，石斛 20g，以滋阴生津。

再次服药 6 周后，患者诉关节疼痛减轻，仍有口干，少许胃脘胀满不适，在前方基础上去狗脊，加砂仁（后下）10g，陈皮 10g。后门诊每月均有随诊，病情逐步改善明显，随诊 5 个月后患者双手关节肿胀疼痛已基本消失，无怕冷恶风，但遇天气变冷时仍有少许晨僵，关节疼痛轻度发作，但已可正常工作生活，无胃脘部不适。复查辅助检查提示，RF：213IU/L，CRP：6.8mg/L，ESR：26mm/h。

按：本例患者因素体肾虚，复感风、寒、湿三邪，致经络闭塞不通，邪深入骨、闭阻经络，流注关节、气血不行、筋骨失养而变形。总之，肾阳不足为病之本，风、寒、湿邪则为病之标，久则正气不支，寒湿、痰浊、瘀血、贼风等互为因果，而使病情加重。方中以熟附子、仙灵脾、鹿角片、川断、狗脊等温肾阳、祛寒邪，怀牛膝、川断、桑寄生补肝肾、强筋骨，羌独活、姜黄、威灵仙、桂枝通利关节，在热药之中加入熟地黄滋阴以防止温阳太过。但由于病久入络，致瘀血顽痰阻滞经络，出现手足关节固定部位肿胀疼痛明显，故在补肾散寒、化湿疏风基础上，宜加强活血化痰通络之力，故方中加用白芥子、川芎使瘀血痰浊去，而收良效。

病案二 患者吕某，女，58 岁。2015 年 6 月 15 日初诊。

患者出现四肢关节疼痛肿胀 4 月余，双手指、双腕、双膝关节肿痛，局部稍有灼热感，遇寒加重，恶风怕冷，汗出不多，尿黄口干，舌质红，苔薄黄腻，脉细滑。血沉增快、类风湿因子阳性。西医诊断为类风湿关节炎；中医诊断为痹证，辨证为寒热错杂，以桂枝芍药知母汤加减。

处方：桂枝 10g，赤芍 12g，白芍 10g，防风 10g，防己 15g，威灵仙 15g，苍术 10g，黄柏 10g，天南星 10g，生地黄 12g，鬼箭羽 20g，全蝎 5g，雷公藤（先煎）10g，鸡血藤 20g，姜黄 10g，川芎 10g。28 剂，水煎服，每日 1 剂，早晚 2 次服用。

2015 年 9 月复诊：患者以首诊方为主服用 3 个月，手指、腕、膝关节疼痛减轻，口干，舌苔黄，脉细滑。守上方加生地黄 10g，黄芩 10g。28 剂，水煎服，每日 1 剂，早晚 2 次服用。

2016 年 5 月复诊：患者以上方为主服用将近 1 年，关节疼痛明显缓解，双手腕轻微疼痛，手僵硬，小便黄，苔黄腻，脉弦细。守首诊方加知母 10g，佩兰 10g，伸筋草 15g。28 剂，水煎服，每日 1 剂，早晚 2 次服用。

按：该患者初诊时，表现为寒热错杂，病势较剧，患者肢体关节疼痛僵硬、怕冷为风寒湿侵袭表现，发热、尿黄口干，舌质红，苔黄腻，脉细滑内有蕴热表现，为机体阳气尚足，风寒湿邪蕴而化热所致；故应用桂枝芍药知母汤加减应用，关节疼痛，以姜黄引经；双膝关节肿，加用苍术、黄柏、防己清利湿热；并应用威灵仙、雷公藤、鸡血藤等药物祛风通络止痛。经过一段时间治疗，患者病势渐缓，而阴虚之象显露，出现口干，加用养阴清热药物。1年后病情基本缓解，但仍有双手腕轻微疼痛，手僵硬等表现，病机无明显变化，故仍给予祛风湿为主，加用舒筋活络的伸筋草。

附：

历代医籍相关论述精选

《素问·痹论》："五脏皆有所合，久而不去者内舍于其合也。故骨痹不已，复感于邪，内舍于肾。筋痹不已，复感于邪，内舍于肝。脉痹不已，复感于邪，内舍于心。肌痹不已，复感于邪，内舍于脾。皮痹不已，复感于邪，内舍于肺。"

《三因极一病证方论·叙痹论》："大抵痹之为病，寒多则疼，风多则行，湿多则着。在骨则重而不举，在脉则血凝而不流，在筋则屈而不伸，在肉则不仁，在皮则寒。"

《医宗必读·痹》："治行痹者，散风为主，御寒利湿仍不可废，大抵参以补血之剂，善治风先治血，血行风自灭也。治痛痹者，散寒为主，疏风燥湿仍不可废，大抵参以补火之剂，非大辛大温，不能释其凝寒也。治着痹者，利湿为主，祛风解寒者亦不可缺，大抵参以补脾补气之剂，盖土强可以胜湿，而气足自无顽麻也。"

参考文献

［1］李学增，张鸣鹤.三土汤治疗活动性类风湿关节炎的临床与实验研究［J］.中国医药学报，1992，7（2）：7.

［2］王德辉，谢海洲.扶正祛瘀法为主治疗类风湿性关节炎的临床研究［J］.北京中医杂志，1992，（5）：19.

［3］焦树德.尪痹的辨证论治［J］.中医杂志，1992，33（3）：11.

［4］黄嘉.类风湿关节炎的诊断治疗进展［J］.临床药物治疗杂志，2010，（8）：11.

［5］吕必华，张玲，蒋巧俐.雷公藤多苷的药理研究与临床应用［J］.中

国医院药学杂志，2001，7：44-45.

［6］姚万仓，陈玉珍.在治疗类风湿关节炎中雷公藤多苷的应用研究现状［J］.中国药物与临床，2002，2（6）：392.

［7］刘秀梅.甲氨蝶呤联合来氟米特或雷公藤多苷治疗抗环瓜氨酸肽抗体阳性的早期类风湿关节炎的疗效比较［J］.西医药杂志，2010，39（1）：59-60.

［8］杨阳.桂枝附子汤加味联合益赛普治疗类风湿关节炎临床观察［D］.广州中医药大学，2013.

［9］王国春，吴东海.雷公藤对类风湿性关节炎患者淋巴细胞亚群的影响［J］.中华内科志，1994，（1）：41.

［10］李金才.白芍食疗的回顾与展望［J］.中药通报.1988，12（8）：54.

［11］梁君山.白芍总甙对大鼠佐剂性关节炎及其免疫功能的影响［J］.中国药理学通报.1990，4（4）：258.

［12］陈瑞群，知母皂苷元是抑制剂［J］.生物化学与生物物理学报，1982，14（2）：159.

［13］王伟，祝其锋，郭峰.知母宁对老化红细胞活性及脂质过氧化物水平的影响［J］.中国药理学通报，1996，12（1）：77.

［14］陈晓光，金正男，黄红廷关苍术乙酸乙酯提取物的抗炎作用实验研究［J］.延边大学医学学报，1999，22（2）：106-110.

［15］王文君，王培训.藤碱对环氧化酶活性的选择性抑制作用［J］.广州中医药大学学报，2002，19（1）：46-47.

［16］何晓红，徐侦雄，何羿婷.何羿婷教授治疗类风湿关节炎临床经验介绍［J］.中华中医药杂志，2013，07：2040-2042.

［17］周生花，周计春，刘龙.国医大师周仲瑛教授治疗类风湿关节炎经验［J］.中华中医药杂志，2014，08：2502-2504.

第二章　干燥综合征

干燥综合征（Sjögren's syndrome SS）是一种侵犯外分泌腺体尤以唾液腺和泪腺为主的慢性自身免疫性疾病，临床主要表现为口干、眼干、关节痛，有时伴反复腮腺肿大、牙齿片状脱落、发热等，可同时累积其他器官造成多种多样的临床表现。本病可以单独存在，称为原发性干燥综合征，亦可出现在其他已肯定的自身免疫性疾病如类风湿性关节炎、系统性硬化症、系统性红斑狼疮等，称为继发性干燥综合征。本章节讨论原发性干燥综合征为主。

干燥综合征病名在中医学文献中并无记载，但根据其病程的长短、受邪脏腑部位、病情演变过程及临床表现不同可归属于不同的范畴。SS 表现口干、眼干、关节痛、雷诺现象等症状时，多以"燥证""痹证""脉痹"来命名。如脏腑受损，根据脏腑病变的不同和临床症状的主次又可归属于"心悸""咳嗽""喘证""胁痛""水肿"等范畴。

【病因及发病机制】

一、中医学病因病机

本病病因中医迄今尚无统一意见，近代大多医家认为禀赋不足，阴阳失调为发病基础；外感燥毒、情志劳欲、饮食药毒、久病正衰、误治失治是致病因素。各种病因致使肺失通调，脾失转输，肾失蒸化，津液的生成或输布障碍，清窍失于濡养，而发为本病。

（一）病因

1. 禀赋不足

本病多有先天禀赋不足，阴阳失调，或素体阴虚，津液亏少；或阳气素虚，不能化水，津液不能布承，形成本病的发病基础。

2. 外邪燥毒

六淫之中，风、暑、燥、火四邪称之为阳邪，阳热亢盛，消灼津液；寒湿阴邪亦能化热生燥伤津。此外，有一种与一般六淫不同的毒邪—燥毒，与本病发生关系密切，不少医家提出外邪燥毒是干燥综合征的主要致病原因。

3. 情志劳欲

内伤七情，脏腑气机紊乱，津液输布障碍；或五志过极，郁而化火；或思虑烦心，阴血内耗；或劳倦太过，伤阴耗气，均可导致本病。

4. 饮食药毒

嗜食辛辣甘肥；或酒热过度；或服食燥热药毒，积热生燥蕴毒，伤津耗阴，以致诱发加重本病。

5. 久病正衰、误治、失治

大病久病，日久失养或年高正衰，精血内夺；或误治、失治均可致阴虚液涸，脏腑组织失津液之濡润，燥象丛生而成本病。

（二）病机

1. SS 的主要病变脏腑为肺、脾、肾

人体津液的生成、输布和排泄与肺、胃、脾、膀胱、心、肝、肾、三焦、大肠、小肠等脏腑的功能均有关联，而其中以肺、脾、肾三脏的作用尤为重要。脾主运化水谷、生成和转输津液；肺主通调水道、布散津液；肾主蒸化水液、使清者升而浊者降。若先天不足、后天耗伤，或各种病因致使肺失通调，脾失转输，肾失蒸化，津液的生成或输布障碍，清窍失于濡养，则发为本病。

2. 病理性质为本虚标实，虚实错杂

SS 的病理性质为本虚标实，本虚有阴津虚与阳气虚之分，但临床以阴津不足为主，其标为燥热、气滞、瘀血。虚（阴阳气血不足）、瘀（血瘀）、燥（燥热）、滞（气滞）四者并存，互为因果。

3. 阴虚络滞是 SS 的病机关键

SS 的临床表现主要是口、眼、鼻失于濡养而出现一系列的干燥症状，口、眼、鼻干燥的原因不外两种：一是阴津不足失养；二是津液络道滞涩而阴津失布。阴津不足可由禀赋不足及燥热津伤所致；阴津失布可由燥热、瘀血壅滞津液通行的络道，或阳虚气弱导致气不布津，络道滞涩所致。因此我们认为，SS 的病机主要是机体津液不足及津液输布障碍，其病机关键位阴虚络滞。

二、西医学病因及发病机制

（一）病因

本病的病因至今不清，大部分学者认为是多种病因相互作用的结果，例如感染因素、遗传背景、内分泌因素都可能参与本病的发生和延续。

1. 遗传因素

人对疾病的易感性受遗传决定。研究发现某些主要组织相容抗原（MHC）基因的频率在 SS 患者中增高。人类白细胞抗原（HLA）与许多风湿病密切相关，与 SS 相关的为 HLA-DR3、HLA-B8。HLA 基因与 SS 的自身抗体的产生和临床表现亦有相关性，HLA 基因可能成为 SS 易感性的遗传标记。

2. 病毒感染因素

目前有多种病毒被认为与 SS 发病及病情持续可能相关。其相关病毒包括 EB 病毒（爱泼斯坦 - 巴尔病毒）、HIV（人类免疫缺陷病毒）、HCV（丙型肝炎病毒）、HICV-1（人 T 细胞白血病病毒 I 型）等，其中 EB 病毒尤为人们所重视，它可诱导机体强烈的 T 细胞反应并活化 B 细胞，并且在 SS 的抗 SS-B 抗体所识别的 SSB 抗原中嵌有 EB 病毒的基因。

3. 雌激素

干燥综合征患者体内雌激素水平升高，且干燥综合征患者大多数为女性，推测与雌激素升高相关。

（二）发病机制

现代医学认为干燥综合征的发生与遗传、环境等因素相关，其发病机理是在上述多种致病因素的侵袭下，机体出现免疫异常，如 T 辅助 /T 诱导淋巴细胞亚群及比值异常，高丙种球蛋白血症等，表明 SS 患者有明显的免疫系统异常，异常的细胞和体液免疫反应所产生的各种介质造成了 SS 患者的组织炎症性和破坏性病变，淋巴细胞浸润唾液腺导管、腺泡上皮细胞，分泌大量的细胞因子导致腺体免疫性炎症和纤维化，以泪腺、唾液腺病变为主，腺体及小管周围淋巴细胞及浆细胞浸润，最终导致腺泡萎缩、消失，由大量浸润细胞核增生结缔组织替代。

SS 主要受损部位为唾液腺、泪腺，其次为呼吸道、口腔、食管等。腺体以外的组织亦常累及，如肺、肾、淋巴结等。SS 并发恶性淋巴瘤几率较正常人群高，如淋巴细胞浸润较为突出而且细胞形态较为原始时，应注意到恶性病变的可能。

【诊断标准】

2012 年 ACR 干燥综合征的分类标准

（1）血清抗 SSA 和 / 或抗 SSB 抗体（+），或者类风湿因子 RF 阳性同时伴 ANA ≥ 1 : 320；

（2）OSS 染色评分方法（ocular staining score）≥ 3 分；

（3）唇腺病理活检示淋巴细胞灶≥ 1 个 /4mm² (4mm² 组织内至少有 50 个淋巴细胞聚集)。

以上三项满足 2 项或 2 项以上，且除外颈、头面部放疗史、丙型肝炎病毒感染、获得性免疫缺陷病、结节病、淀粉样变性、移植物抗宿主病、IgG4 相关疾病，即可诊断为为干燥综合征。不主张分原发和继发。

2002 年干燥综合征国际分类（诊断）标准

Ⅰ. 口腔症状：3 项中有 1 项或 1 项以上

1. 每日感口干持续 3 个月以上；

2. 成年后腮腺反复或持续肿大；

3. 吞咽干性食物时需用水帮助。

Ⅱ. 眼部症状：3 项中有 1 项或 1 项以上

1. 每日感到不能忍受的眼干持续 3 个月以上；

2. 有反复的砂子进眼或砂磨感觉；

3. 每日需用人工泪液 3 次或 3 次以上。

Ⅲ. 眼部体征：下述检查有 1 项或 1 项以上阳性

1. Schirmer I 试验 (+)(≤ 5 mm/5 min)；

2．角膜染色 (+)(≥ 4van Bijsterveld 计分法)。

Ⅳ．组织学检查：下唇腺病理示淋巴细胞灶 ≥ 1（4mm² 组织内至少有 50 个淋巴细胞聚集于唇腺间质者为 1 灶）

Ⅴ．涎腺受损：下述检查有 1 项或 1 项以上阳性

1．涎液流率（+）（≤ 1.5 ml/15 min）；

2．腮腺造影 (+)；

3．涎腺同位索检查 (+)。

Ⅵ．自身抗体：抗 SSA 抗体或抗 SSB 抗体 (+)(双扩散法)

分类标准项目的具体分类

1．原发性干燥综合征：无任何潜在疾病的情况下，有下述 2 条则可诊断：

a．符合表 1 中 4 条或 4 条以上，但必须含有条目Ⅳ（组织学检查）和（或）条目Ⅵ（自身抗体）；

b．条目Ⅲ、Ⅳ、Ⅴ、Ⅵ 4 条中任 3 条阳性。

2．继发性干燥综合征：患者有潜在的疾病（如任一结缔组织病），而符合表 1 的 Ⅰ和Ⅱ中任 1 条，同时符合条目Ⅲ、Ⅳ、Ⅴ中任 2 条。

3．必须除外：颈头面部放疗史，丙型肝炎病毒感染，艾滋病，淋巴瘤，结节病，格雷夫斯病，抗乙酰胆碱药的应用（如阿托品、莨菪碱、溴丙胺太林、颠茄等）。

【治疗】

一、中医治疗

（一）辨证施治

1．燥毒亢盛证

【症状】口干唇燥，吞咽干食困难，牙龈溃痛，舌裂燥痛；眼干少泪，目赤多眵，溲赤便秘，面红烘热，或低热稽留。舌质干红或有裂纹，苔少或黄燥，脉弦细数。

【治法】清热解毒，润燥生津。

【主方】犀角地黄汤、清胃散加减。

【常用药物】水牛角、生地黄、丹皮、赤芍、玄参、黄连、麦冬、紫草、青黛、生石膏、天花粉、制大黄、生甘草。

【加减】如大便干结明显，制大黄改生大黄，加芒硝，以加强通便泄热作用；若口腔溃疡，牙龈肿痛加用锡类散患处外用。

2. 阴虚津亏证

【症状】口干咽燥，夜间尤甚，唇干燥裂，口干欲饮或饮不解渴；目干涩、少泪或无泪，视物昏蒙，头晕耳鸣，齿松易脱，鼻干，声音嘶哑，干咳少痰；或五心烦热，午后潮热。舌质红少苔，或舌质红绛有裂纹，脉多弦细，或细数。

【治法】滋阴生津，润燥清热。

【主方】杞菊地黄丸、沙参麦冬汤加减。

【常用药物】麦冬、天冬、北沙参、生地、玉竹、枸杞子、菊花、山萸肉、丹皮、桑皮、天花粉、生甘草。

【加减】如午后潮热、五心烦热，加知母、黄柏、地骨皮以清虚热；如眼睛胀痛、头昏耳鸣，加密蒙花、谷精草、石决明，以加强平肝息风清热明目作用。

3. 阳虚津滞证

【症状】口眼干燥，畏寒肢冷，气短乏力，纳呆便溏，小便清长，舌质大多淡胖，边有齿痕，苔白，脉沉而细。

【治法】温阳益气，布津润燥。

【主方】补中益气汤、金匮肾气丸加减。

【常用药物】党参、黄芪、白术、茯苓、升麻、肉桂、制附子、地黄、枸杞子、路路通、炙甘草

【加减】如阳虚泄泻，选加干姜、芡实、补骨脂、肉豆蔻；若兼有阴伤，苔少有裂纹，减少附子、肉桂等温燥之品用量，加入北沙参、山药、石斛等以甘淡润养。

4. 瘀血阻络证

【症状】口鼻干燥，眼干滞涩，肌肤甲错，关节疼痛固定，腮腺、颌下腺反复或持续肿大，肢端紫黯，舌质黯或有瘀斑，脉涩。

【治法】活血化瘀，润燥通络。

【主方】大黄䗪虫丸加减。

【常用药物】制大黄、黄芩、桃仁、杏仁、生地黄、䗪虫、白芍药、干漆、水蛭、当归、赤芍、鸡血藤、生甘草

【加减】如腮腺肿大疼痛、舌红苔黄，酌加连翘、金银花、蒲公英、赤芍、丹皮、生石膏、炮山甲等，以清热解毒，凉血通络；如口眼干燥较重，舌红苔少有裂纹，加入天冬、麦冬、北沙参、枸杞子滋养阴津。

（二）名医治法验方

1. 苑丽娟——分三个阶段治疗

苑丽娟认为干燥综合征初起病位重在上焦，中期病位重在中焦，后期病位重在下焦。用三段三方法将疾病分为3个阶段治疗。

第一阶段　上焦阴虚燥热。治法：清肃上焦，生津润燥。方药：导赤散、增液汤加减。

第二阶段　中焦阴虚燥热。治法：养阴和胃，清热生津。方药：益胃汤加减。

第三阶段　下焦阴虚燥热。治法：滋肾养阴，生津润燥。方药：六味地黄丸加减。

2. 金实——增液布津汤加减

金实认为SS主要病机是津液不足及津液输布障碍，其病机关键为阴虚络滞，倡用增液布津汤治疗疗效显著。增液布津汤基本方药为紫菀、南沙参、北沙参、天冬、麦冬、枸杞、生地、黄连、路路通、赤芍、生甘草等。

3. 刘薛乡——润燥六黄汤加减

刘薛乡自拟润燥六黄汤为主治疗干燥综合征疗效显著，基本方：生熟地、当归、黄连、黄芩、黄芪、天麦冬、玄参、黄精。便秘者加首乌、肉苁蓉、火麻仁；关节肿胀者加秦艽、威灵仙、忍冬藤；舌尖边紫黯、有瘀点者加桃仁、红花、丹参，并配合重用雷公藤制剂。

（三）针灸

1.口眼干燥属阴虚燥热者，针刺可选用肝俞、肾俞、肺俞、胃俞、三阴交、血海、百会、内关、阴陵泉等穴位，养阴润燥清热。

2.腮腺肿大者，针刺中渚、太冲、阳陵泉等穴位，泄热消肿、散结止痛。

3. 关节肿痛可选针曲池、膝眼、鹤顶、血海、昆仑、委中、劳宫等穴位，祛风除湿、蠲痹止痛。

（四）中药外治

1. 口干可以口含鲜石斛、鲜麦冬，或用石斛、麦冬煎水，或乌梅甘草汤代茶频服。

2. 眼炎可用复方黄芩眼药水或珍珠明目液点眼，含防腐剂，不可久用。

3. 药浴：关节肿痛者用祛风散寒、活血定痛药物煎汤熏洗。

4. 皮肤干燥者外用珍珠粉油膏润肤护肤。

（五）食疗

干燥综合征与饮食关系十分密切，病情较轻或治疗后病情缓解者，饮食调养即可稳定病情。饮食不当可迅速加重口干眼干、口腔溃疡等症状。

本病以阴虚津亏为主，饮食宜常使用滋润养阴类食物，如银耳、小麦、梨、葡萄、桑葚、燕窝、蜂乳、蜂蜜、荸荠、猕猴桃、鸭肉、鲜藕等。忌食葱、芥、韭、蒜及其他辛辣酒热、煎炸、炒货食物。橘子、桂圆、火龙果、红枣等温性果类不宜，羊肉、狗肉、麻雀肉、鳝鱼等温热之品慎用，饮食调养可选用沙参粥、百合粥、枸杞粥、桑葚粥、山药粥、莲子粥、梨汁、荸荠汁等滋阴生津。

二、西医治疗

本病目前尚无根治方法，主要是替代和对症治疗。

1. 一般治疗

口干可适当饮水或用人工唾液，注意口腔卫生，每日早晚至少刷牙2次，忌烟酒，减少物理因素的刺激，继发感染者可用复方硼砂溶液漱口，有龋齿者要及时修补，口腔念珠菌感染者可用制霉菌素治疗。必要时使用人工唾液，其成分包括甲基纤维素、山梨醇和盐分，起到湿润和润滑口腔的作用。此外还可以使用刺激唾液分泌的方法，如咀嚼无糖口香糖等刺激唾液腺分泌，或茴三硫片，能增加毒菌蕈碱受体数量并提高唾液腺、泪腺分泌量。眼干可用人工泪液。

2．非甾体抗炎药

非甾体抗炎药，如扶他林、舒林酸、芬必得、普威、瑞力芬等对肌肉、关节疼痛有一定的疗效。

3．免疫治疗

干燥综合征合并有神经系统损害、肾小球肾炎、间质性肺炎、肝损害、血细胞降低、丙种球蛋白明显增高、肌炎等要用糖皮质激素，根据情况决定激素的用量，泼尼松 10～60mg/d 不等，甚至冲击剂量。同时联用甲氨蝶呤、硫唑嘌呤、环磷酰胺等免疫抑制剂，用药原则同其他自身免疫性疾病。

三、中西医结合治疗

干燥综合征一般以中药治疗为主，临床可获得良好疗效。部分患者适当配合西药。如眼干明显，可配合人工泪液以缓解症状，较长期使用点眼液者，不可使用含防腐剂或有刺激性的眼药水，以免损伤眼球。

临床治疗中药常配合羟氯喹口服 0.2g，每日二次，以加强免疫抑制、抗炎等作用。该药副作用相对较小，但也可能出现神经系统、眼、皮肤等反应，用药半年后应做眼科检查，若出现视网膜毒性反应立即停药。

抵抗力差，反复感染者可配合胸腺素肌肉注射，部分病人有良好效果。对于口腔溃疡反复发作患者，急性发作时用中药清胃散合三黄泻心汤加减，慢性反复发作时用中药玉女煎合知柏地黄丸加减，配合维生素 C、B2，常收良好效果。或中药配合沙利度胺（反应停）50～100mg 口服，每晚一次，可能有效。

临床出现关节炎、肺炎、肾炎及神经症状，在发挥中药作用的同时，可选用激素及免疫抑制剂。雷公藤多苷片、白芍总苷等中药相关制剂亦可选用。此外，有一些中西医结合治疗的临床报道，可以参考。李慧等用自拟方（玉竹、天冬、麦冬、桃仁、石斛、枸杞子、生熟地、太子参、黄芪）配合胸腺素 4mg 肌注，隔日一次，3 月为 1 疗程。唐云平等亦用自拟方（沙参、玄参、天门冬、麦门冬、天花粉、茯苓、党参、甘草、鲜石斛）配左旋咪唑口服，赵东鹰等用杞菊地黄汤加石斛随证加减，急性发作阶段采用口服泼尼松、氢化可的松药水点眼、硫酸软膏素保护角膜、含漱 1%～2% 枸橼酸或 2% 甲基纤维素。赵敦友等在治疗干燥综合征前 3～7 日用 0.2% 氯己定溶液、碳酸氢钠溶液交替漱口，然后予辨证治疗；肝虚型用左归饮加减，肝肾阴虚兼胃热型用左归饮合玉女煎加减，肝肾阴虚兼血瘀型用左归饮合桃红四物汤加减，每日 1 剂水煎服。并用更年康 4 片、维生素 C 200mg、复合维生素 B2 片，每日 3 次口服。

【临证备要】

一、诊断与辨证

根据本病的特点结合有关研究资料，本病的辨证宜注意以下两点。

1. 辨标本虚实

干燥综合征属本虚标实之证，本虚当辨阴血虚或阳气虚，而临床多以阴津不足为主，亦有气阴两虚或阳气不足者。标实宜辨燥热、气滞、瘀血的偏重，三者往往兼夹为患。

2. 辨病变重点脏腑

一般而言，禀赋不足或久病患者多与肾有关；饮食药物所致者多与脾有关；外邪所伤者多与肺有关；七情内伤者多与肝有关。口鼻为肺气的通道，泪液与口鼻密切相关，肺属上焦，"上焦如雾"，依赖肺气宣布，通过津液络道，津液被布散到五官七窍、肢体百骸，肺失布津可引起 SS 的诸多症状。因此，SS 病变脏腑皆与肺密切相关。

二、治法与用药

1. 甘寒滋润为治本之道

不论病因如何，干燥综合征的临床总以"干燥"为主，治疗宜滋阴生津润燥，用药以甘寒为主，如麦冬、天花粉、沙参、石斛、玉竹、黄精、枸杞子、楮实子、地黄等。甘寒滋润为治本之道，起着生肺津、养胃阴、滋肾水、润窍目的作用。

2. 清热、行滞、通络为治标之大法

临床观察发现，除津液耗伤外，SS 的形成与津液输布障碍密切相关。燥

热耗伤阴津，气滞肺不布津，瘀血阻络不能行津。燥热、气滞、瘀血为本病之标，清热、行滞、通络为本病之标之法。清热药物常用黄芩、生石膏、黄连、连翘、桑皮、知母；行滞药物常用枳壳、橘络、紫菀、桔梗；通络药物可选用丹参、赤芍、桃仁、炮山甲、路路通、全当归、干地龙、丝瓜络等。

3. 润肺、开肺、清肺为治疗重点

肺气的宣发和肃降对体内的水液代谢起着重要的作用。临床治疗不应忽视治肺。具体来说，滋养肺津以润肺，宣达肺气以开肺，泄热去雍以清肺，把润肺、开肺、清肺确立为治疗重点，是促进津液生成和输布的有效方法。

4. 酸甘化阴、咸寒滋养与补气温阳法，临床需随证选用

《太平御览》谓："味酸者，补肝、养心、除肾病"，常用酸味药有乌梅、山楂、山萸肉、木瓜、白芍等，配合甘草、麦冬、石斛、北沙参等甘味药具有化阴生津润燥作用。肾为水脏，肾阴为脏腑阴液之根本。咸入肾，咸寒养阴药物有滋阴生津、润燥软坚的作用。常用咸寒养阴药有玄参、鳖甲、龟甲等。燥热既可伤津，亦易耗气；气虚阳衰，蒸腾乏力，亦影响津液的生化输布。因此阳气不足患者应该适当加入温阳药物，常用药如黄芪、党参、太子参、白术、山药、附子、肉桂、桂枝等。值得指出的是干燥综合征阴津不足者多，气虚、阳虚者少。

三、治疗注意点

1. 对本病的病因，不少医家提出"燥毒"说，强调解毒润燥之法。如已故名老中医傅宗翰创制三紫汤（紫草、紫竹根、紫丹参）加减以清营解毒润燥。名老中医张鸣鹤认为本病的发病以燥毒为本，津亏为标，治疗当遵循清热解毒治本，滋阴润燥治标，并注意配合活血化瘀，有机调理脏腑，多用黄连阿胶汤加减。临床选用药物多重甘寒凉润之药，忌苦寒伤阴，损伤脾胃。

2. 病久不愈或中年以上患者注意强调益肾，肾阴肾阳为五脏六腑阴阳之根本，SS 发病与遗传禀赋有关，因此病程较长患者与肾虚密切相关；中年以上，精气渐衰，目涩口干日益加重，治疗强调益肾，宜着重使用滋肾养血药物如地黄、首乌、枸杞子、天冬、菟丝子、楮实子之类。

四、调摄与护理

（一）调摄

1.饮食宜食用滋阴类食物，如银耳、小麦、梨、葡萄、桑葚、燕窝、蜂乳、蜂蜜、鹅肉、鸭肉、鲜藕等。忌食葱、芥、韭、蒜等辛辣发散之品。柑橘等温性鲜果属不宜。羊肉、狗肉、麻雀肉、鳝鱼等温阳之品当慎用。

2.注意精神调摄，保持乐观的精神状态，避免精神刺激和急躁大怒。

3.适当休息，保证充足睡眠，避免过劳，保持一定的室内温度湿度，平时应慎起居，适寒温，防止外邪侵袭，预防呼吸道感染。

（二）护理

1.口腔护理

忌烟、酒、刺激性食物，用牙签清除牙缝中的食物碎屑，每天早晚用软毛刷刷牙，饭后用口泰或2%碳酸氢钠溶液漱口，可预防口腔感染和减少龋齿。

2.保护眼睛

为保护眼睛及预防泪液减少引起的干涩损伤及细菌感染，日间可用人工泪液或润舒点眼3~5次，睡前涂抹眼膏，多风天气外出时戴防风眼镜。

3.皮肤护理

沐浴可减少次数，选用中性沐浴液，浴后可适当选用护肤液涂抹全身以预防皮肤瘙痒，有些患者皮肤尤其是胫前区可出现针尖样皮疹，系高球蛋白血症皮疹并非药物或食物过敏所致。

【医案精选】

病案一 韩某，女，50岁，2001年10月13日初诊

因两目干涩、咽干3年余，腮腺肿大2个月，于2000年8月就诊于某西医院。腮腺造影示：腮腺分支导管增粗，排空相上见导管内部分造影剂残留。实验室检查：抗SSA（+），抗SSB（-），血沉：48mm/h。诊断为原发性干燥综合征。给予眼药水滴眼、甲氨蝶呤、羟氯喹及复合维生素B等药治疗1年余，

未见明显改善。2001年10月13日初诊：患者双目干涩不适，泪少，频繁瞬目，咽干口燥，口唇起皱皮，时欲饮水，乏力，夜寐欠安，大便秘结，两侧腮腺区肿大，以右侧明显，皮色正常，边界不清，无明显压痛。舌红，少苔，有裂纹。脉细涩。Schirmer试验：左4mm/5min，右5mm/5min。角膜染色试验：左（＋），右（－）。血沉：45mm/h。证属阴津亏虚瘀热络滞，治以生津润燥，清瘀通络。处方：南北沙参各15g，天冬、麦冬各15g，紫菀20g，乌梅肉、桃仁、路路通各10g，连翘、蒲公英各30g，生石膏30g，甘草5g，水煎服，每日1剂。继用人工泪液、羟氯喹及复方维生素，停用甲氨蝶呤。

服用1个月后，咽干口燥、时欲饮水、寐差、便秘、腮腺肿大等症状均有明显减轻，眼仍干涩，继用原方2个月后，眼干涩明显缓解。Schirmer试验：左10mm/5min，右8mm/5min。角膜染色试验：左（－），右（－）。血沉：24mm/h。又续服3个月，先后加减用山楂、桔梗、穿山甲、白芍等，逐渐减用羟氯喹，由0.2gbid减为0.1gbid，维持。眼干缓解后停用人工泪液。随访至今，病情稳定未复发。

按： 干燥综合征属于中医学"燥证"范畴，阴虚津亏为本，燥热毒瘀为标。方中以紫菀宣肺布津，路路通、桃仁等通络化滞，沙参、麦冬等甘寒生津之品滋阴润燥，配合乌梅、甘草等酸甘化阴以增液布津，共奏养阴润燥、宣肺布津、通络行滞之功。此外，患者反复腮腺肿大，血沉较高，提示燥毒、热毒明显，同时存在瘀血阻滞，临床上适当加用生石膏、银花、连翘、蒲公英等清热解毒、消肿散结之品及桃仁、炮山甲、丹皮、丹参等活血化瘀之品。

病案二 邢某，女，46岁，2003年4月13日初诊

以口干、眼干3年就诊。见口干、咽干、眼干、畏光明显，略有乏力，皮肤干燥，大便干，舌质红干苔薄，脉细。查血抗核抗体：抗SSA（＋），抗SSB（＋）；泪流量减少，角膜荧光染色双眼（＋）；腮腺造影：符合SS诊断；唇腺黏膜活检：可见两个淋巴细胞浸润病灶。诊断：原发性干燥综合征。证属肺胃津伤、阴虚络滞。治宜养阴益胃、宣肺通络。处方：紫菀10g，南北沙参各20g，天麦冬各20g，乌梅肉12g，生石膏30g，桑皮15g，川芎10g，菊花10g，甘草5g。14剂，每日1剂，水煎服。

2003年4月27日次诊：药后症状减轻，口咽干燥好转，眼睛流泪、畏光

已不明显，仍有乏力，牙龈肿痛不适，大便略干，舌质红，苔薄白。上方加白芷 20g，连翘 15g，以解毒止痛，每日 1 剂，水煎服。

2003 年 5 月 11 日三诊：患者诉药后症状已轻，纳谷不佳，原方化裁，加石斛 15g，炒谷麦芽各 15g，以健脾和胃消食，守方服用月余。口、咽、眼干燥不显，实验室检查指标基本正常，病情稳定。继续服用上方以巩固病情。

按：患者主要表现为口干、眼干、咽干、皮肤干、舌红干、脉细等干燥证候，病机关键为阴虚络滞、肺失宣布。本病病位以肺为主，治当宣肺布津，既滋养已耗之阴津，更致力于阴津的输布，方中常以沙参、麦冬、石斛等养阴生津，同时配伍紫苑、桔梗等宣肺布津，使津亏得复、津液得布。

附：

历代医籍相关论述精选

《素问·经脉别论》："饮入于胃，游溢精气，上输于脾，脾气散精，上归于肺，通调水道，下输膀胱，水精四布，五经并行"。

《素问·宣明五气篇》："五脏化液，心为汗，肺为涕，肝为泪，脾为涎，肾为唾，是为五液。"

《医原》："燥从天降，首伤肺金，肺主一身气化，气为燥郁，清肃不行，机关不利。势必干咳连声……气为燥郁，不能布津，则必寒热无汗，口鼻唇舌起燥，嗌喉干疼。又或气为燥郁，内外皆壅，则必一身尽痛，肺主皮毛，甚则皮肤干疼"。

参考文献

［1］张乃峥.临床风湿病学［M］.上海：上海科学技术出版社，1999.

［2］陆瑾.陆安康教授治疗干燥综合征经验精粹［J］.中医药学刊，2003，21（12）：1991-1992.

［3］孙丽英，武燕峰，杨天仁.中医药治疗干燥综合征临床研究进展［J］.中医药学报，2010，38（3）：128-131.

［4］钟源芳，刘维.干燥综合征中医治疗进展［J］.吉林中医药，2011，31（7）：707-708.

［5］韩善夯.金实教授临证特色撷萃［J］.四川中医，2011，29（10）：1-2.

［6］韩善夯.金实教授从肺论治干燥综合征经验［J］.四川中医，2012，30（12）：17-18.

第三章　强直性脊柱炎

强直性脊柱炎（Ankylosing Spondylitis，AS）为一种血清反应阴性的以慢性脊柱关节病变为主的自身免疫疾病，系一种进行性、独立性、全身性疾病。本病从骶髂关节向上，沿髋关节、椎间关节、胸椎关节侵犯性发展，以侵犯中轴关节及四肢大关节为主，并可累及其他关节和内脏。早期表现为臀腰部酸痛、背痛和背部强直，终末期因脊柱强直畸形而导致残疾。本病发病率国内为 0.3% 左右，而 HLA-B27 阳性率高达 50% 的海地印第安人患病率为 10%。其起病隐匿，病程长，致残率高，是一种严重危害人类身体健康的疾病。

根据本病的临床表现，结合中医传统理论，归属于痹证之"骨痹""肾痹""大偻""督脉病""龟背驼""腰痛证""竹节风""腰尻痛证"等范畴。患者多有先天禀赋不足，肾气亏虚的因素，病邪乘虚痹阻络脉，气血为邪所阻，日久痰瘀互结，筋脉失养而发为本病。

【病因及发病机制】

一、中医学病因病机

（一）病因

一般认为强直性脊柱炎的发病多为内外因共同起作用的结果。《诸病源候论·背偻候》说："肝主筋而藏血，血为阴，气为阳，阳气精则养神，柔则养筋，阴阳和同则气血调适，共相荣养也，邪不能伤。若虚则受风，风寒搏于背膂之筋，冷则挛急，故令背偻。"

1. 外因

（1）感受寒湿之邪　《素问·痹论》云："风寒湿三气杂至，合而为痹也。"《素问·痹论篇》所云："所谓痹者，各以其时，重感于风寒湿之气也。"中医认为风寒湿是引起本病的主要外因。风为百病之长，易夹邪入侵，患者多由风夹湿、夹寒侵袭人体发病，并贯穿于疾病始终，不断加重病情。《素问·至真要大论》指出："诸痉项强，皆属于湿。"湿邪为病，多见肢体重着，关节活动拘束，而 AS 患者多见腰脊或周围关节疼痛，或僵硬拘挛，病程较长，缠绵不愈，此乃湿邪为患，是病情反复、病程延长的重要原因。寒主收引、凝滞，寒邪为病，多见关节挛急冷痛，屈曲不能，头身拘急不适。清·陈念祖《时方妙用·痹》说："深究其源，自当以寒与湿为主。盖以风为阳邪，寒与湿为阴邪，阴主闭，闭则郁滞而为痛，是痹不外寒与湿。而寒与湿亦必假风以为之帅，寒曰风寒，湿曰风湿，此三气杂合之说也。"

（2）感受湿热之邪　久居炎热潮湿之地，外感风湿热邪袭于肌腠，湿热之邪痹阻于经络，气血壅滞而发为此病，或寒湿郁久化热，热邪消灼津液，筋脉失于濡养。强直性脊柱炎的发病直接感受热邪者并不多见，其热象往往为寒湿化热所致，临床多表现为寒热错杂的证候。

2. 内因

（1）先天禀赋不足　《灵枢·经脉》云："人始生，先成精，精成而后脑髓生，骨为干，脉为营，筋为刚，肉为墙，皮肤坚而毛发长"。"先天之精"禀受于父母，决定人体先天禀赋强弱、生长发育迟速、脏腑功能盛衰以及遗传倾向。先天禀赋不足，肝肾气血亏虚，筋骨失于濡养，外邪乘虚痹阻于络脉而发为此病。

（2）病久劳伤　久病迁延不愈，耗伤气血，气虚血行不畅，瘀血内阻，血虚不能濡养筋脉，筋脉失养；或久病脏腑功能失调，或脾虚不化水湿，或肝火灼伤津液等，皆能产生痰浊，痰浊阻滞经脉，日久痰瘀互结，筋脉失养而发为大偻。

一般而言，强直性脊柱炎早期多以风寒湿热等外邪侵袭为主导，而中晚期多表现为肝肾亏虚，脏腑功能失调，气血凝滞，痰浊内生，病情往往迁延难愈。

（二）病机

1. 主要病机为肾虚督空，风、寒、湿、热、痰、瘀之邪痹阻经络

外邪侵袭机体，可因人的禀赋不同而出现寒热转化。素体阳热偏盛者，感受风寒湿邪往往容易从阳化热，而成为风湿热痹，或寒热错杂之证。素体阴虚阳亢者，感受湿热之邪，而成阴虚湿热之证。素体阳气不足者，寒邪内生，复感寒湿之邪，往往从阴而化，而成为寒湿痹阻之证。

2. 病理性质多为本虚标实

本虚指肝肾气血阴阳亏虚，标实指风寒湿热之邪和痰浊瘀血。初病多为风寒湿热之邪痹阻经脉，以邪实为主要表现。痹病日久，风寒湿热等邪气内舍于脏腑，肝肾亏虚，气血瘀阻，痰浊内生，而成虚实错杂之证。痰瘀互结者，多表现为关节肌肤紫暗、肿胀或关节僵硬变形，屈伸不利，有硬结、瘀斑等。正所谓《类证治裁》所说："久痹，必有湿痰、败血瘀滞经络。"

3. 病久多见肝肾脾功能失调，风湿痰瘀痹阻之证

强直性脊柱炎病位在脊柱关节，伤及筋肉络脉，病久多与肝肾脾功能失调相关，而重点在于肝肾。肾为先天，与禀赋遗传相关，乃五脏六腑之根本；肾主骨，肾虚则骨失所养，阳虚生内寒，阴虚生内热，正虚邪实，络脉痹塞，脊柱遂为强直。肝藏血主筋，肝之气血壅塞，则筋脉失畅；肝血亏虚，则筋脉失养，拘急作痛。脾不化湿，则聚湿生痰。脾虚不健，则气血乏源；肝肾脾功能失调，风湿痰瘀痹阻，络脉涩滞，不痛则痛，此为强脊炎的病机特点。

二、西医学病因及发病机制

（一）病因

目前，AS 的病因不明，一般认为与遗传、免疫、感染等因素关系密切。

1. 遗传因素

最早认为本病是一组多基因遗传病，后来也有研究提示为寡基因病。研究提示该病与 MHCI 类基因 HLA-B27 高度相关，迄今已发现 89 种以上的 HLA-B27 亚型，其中多数提示 AS 与 HLA-B2704、B27025 和 B2702 呈正相关。

2. 感染因素

一般认为 AS 可能和泌尿道沙眼衣原体、志贺菌、沙门菌和结肠耶尔森菌、沙门菌等肠道菌和肺炎克雷伯菌等呼吸道病原菌感染有关。

3. 其他方面

有报道外伤、甲状旁腺疾病、内分泌及代谢缺陷等与 AS 的发生有关。而风湿、寒冷因素是本病的诱因。对特殊人群的调查发现，固定的工作姿势及刻板式局部训练可诱发 AS。

（二）发病机制

一般认为强直性脊柱炎主要与 HLA-B27 高度相关，临床上约 90% 的患者 HLA-B27 阳性，而亚洲普通人群 HLA-B27 阳性率仅 4%~8% 左右。对于 HLA-B27 阴性的患者主要认为与非 HLA-B27 基因、细胞因子、Ⅱ型胶原和蛋白聚糖等有关。

1. HLA-B27 基因

目前 HLA-B27 与 AS 发生的相关机制尚未明确，较为公认的有以下几种假说：①连锁不平衡学说：认为 HLA 和 AS 相关可能是 HLA 某基因座位的等位基因和真正的易感基因处于紧密连锁不平衡，而 HLA 基因本身并不是引起 AS 的直接原因，仅仅是遗传表达标志。②免疫应答基因学说：认为人的 Ir 基因包含在 HLA Ⅱ类基因群中，特定的Ⅱ类基因型可能导致特定的异常免疫应答，从而表现为易感某种疾病。③受体学说：认为 HLA 抗原可能是微生物或其他病原物质的一个受体，两者结合而导致组织损伤。

此外，HLA-B27 与 AS 发生的相关性还有分子模拟学说、关节源性肽假说、自身转换假说等。

2. 非 HLA-B27 基因

AS 的易感性大部分由遗传因素决定。HLA-B 基因、HIA-DR 基因、LMP 和 TAP 基因、MICA 基因等非 HLA-B27 基因与 AS 存在相关性。HLA-B60 是除 B27 外第一个被报道的与 AS 有关的分子，可能使 AS 的致病机会增加 3 倍；低相对分子质量多肽基因与 AS 发病可能存在一定关系。Brown 等发现，AS 与 HLA-DR1 位点独立相关，与 HLA-DR1 呈负相关，而 HLA-DR7 与 AS 早发有关；肿瘤坏死因子（TNF）d 基因定位在 6 号染色体短臂 HLA Ⅲ类区域。目前发现 TNF 启动子区域的多态性可能与 AS 易感相关。

3.细胞因子

Th1/Th2细胞失衡与多种自身免疫性疾病的病理性炎症有关。AS患者外周血淋巴细胞以Th1型细胞为主，但Th1细胞的分化能力似较Th2细胞下降，且随着炎症的活动，这种下降更明显。推测AS的发病与Th1型细胞因子增多、Th2型细胞因子减少有关。但Th1/Th2细胞群特别是Th1细胞在AS中的确切作用尚不明确。此外，AS发病可能还与CXCL1、IL-8等细胞趋化因子有关。

4.Ⅱ型胶原和蛋白聚糖

研究认为软骨成分中的Ⅱ型胶原和蛋白聚糖可能是AS自身免疫反应的候选目标。虽然Ⅱ型胶原诱导的关节炎模型类似类风湿关节炎，但用蛋白聚糖免疫的动物模型却显出典型的AS特征。

【诊断标准】

强直性脊柱炎

2009年ASAS炎性腰背痛标准

以下5项中至少满足4项：

①发病年龄<40岁；

②隐匿起病；

③症状活动后好转；

④休息时加重；

⑤夜间痛起床后好转。

符合上述5项指标中的4项，诊断AS炎性背痛。其敏感性为79.6%，特异性为72.4%。

骶髂关节炎分级

通常按x线片骶髂关节炎的病变程度分为5级：0级：正常；Ⅰ级：可疑；Ⅱ级：有轻度骶髂关节炎；Ⅲ级：有中度骶髂关节炎；Ⅳ级：关节融合强直。脊柱的x线片表现有椎体骨质疏松和方形变，椎小关节模糊，椎旁韧带钙化以及骨桥形成。晚期广泛而严重的骨化性骨桥表现称为"竹节样脊柱"。耻骨联合、坐骨结节和肌腱附着点(如跟骨)的骨质糜烂，伴邻近骨质的反应性硬化及绒毛状改变，可出现新骨形成。

1984 年修订的 AS 纽约标准

①下腰背痛持续至少 3 个月，疼痛随活动改善，但休息不减轻；②腰椎在前后和侧屈方向活动受限；③胸廓扩展范围小于同年龄和性别的正常值；④双侧骶髂关节炎 Ⅱ ~ Ⅳ 级，或单侧骶髂关节炎 Ⅲ ~ Ⅳ 级。如患者具备④并分别附加①~③条中的任何 1 条可确诊为 AS。

1991 年欧洲脊柱关节病研究组（ESSG）标准

炎性脊柱痛或非对称性以下肢关节为主的滑膜炎，并附加以下任何 1 项，即：①阳性家族史；②银屑病；③炎性肠病；④关节炎前 1 个月内的尿道炎、宫颈炎或急性腹泻；⑤双侧臀部交替疼痛；⑥肌腱端病；⑦骶髂关节炎。符合者可列入此类进行诊断和治疗，并随访观察。

中轴型脊柱关节炎的新 ASAS 分类标准（2009 年）

诊断敏感性为 82.9%，特异性为 84.4%。对于发病年龄 45 岁以下，病程在 3 个月以上的不明原因的腰背痛患者，符合以下条件的，可考虑中轴型脊柱炎：

（1）影像学的骶髂关节炎改变，加上至少一条脊柱炎的特征表现；

（2）HLA-B27 阳性，加上至少两条脊柱炎的特征表现。（影像学的骶髂关节炎表现指：在核磁共振中高度提示为脊柱炎的活动性骶髂关节炎症表现。）

（3）按照修订的纽约标准确定的放射学骶髂关节炎表现。

外周型脊柱关节炎的分类标准（2011）

包括无影像学表现和有影像学表现的两种临床亚型：关节炎，或附着点炎，或指/趾炎：

（1）加上下列至少一项 SpA 特征：葡萄膜炎；银屑病；克罗恩病/溃疡性结肠炎；前驱感染；HLA-B27（+）；骶髂关节影像学改变。

（2）加上下列至少两项（其他的）SpA 特征：关节炎；附着点炎；指/趾炎；既往炎性背痛病史；脊柱关节炎家族史。

脊柱炎特征表现包括：炎性背痛、关节炎、附着点炎（跟腱）、葡萄膜炎、指炎/趾炎、银屑病、克隆恩氏（crohn's）病/溃疡性结肠炎、对非甾体抗炎药反应好、脊柱炎家族史、HLA-B27（+）、CRP 升高（仅当存在炎性背痛的时候才作为特征之一）。

国际强直性脊柱炎评估工作组（ASAS）2009 年提出的中轴型脊柱关节病（SPA）分类标准（适用于腰背痛≥3 月且发病年龄＜45 岁的患者）

影像学显示骶髂关节炎且具有≥1 个 SPA 阳性特征	或	HLA-B27 阳性且具有≥2 个 SPA 阳性特征
*SPA 特征 　炎性腰背痛 　关节炎 　附着点炎（足跟） 　葡萄膜炎 　指或趾炎 　银屑病 　克罗恩病结肠炎 　非甾体抗炎药治疗效果好 　SPA 家族史 　HLA-B27 　CRP 升高		* 影像学显示骶髂关节炎 lMRI 显示活动性（急性）炎症，高度提示与 SPA 相关的骶髂关节炎 l 根据修订的纽约标准有明确放射学骶髂关节炎

1984 年修订的 AS 纽约标准

①腰背痛持续至少 3 个月，疼痛随活动改善，但休息不减轻；

②腰椎在前后和侧屈方向活动受限；

③胸廓扩展范围小于同年龄和性别的正常值；

④双侧骶髂关节炎Ⅱ～Ⅳ级，或单侧骶髂关节炎Ⅲ～Ⅳ级。如患者具备④并分别附加①～③条中的任何 1 条可确诊为 AS。

【治疗】

一、中医治疗

（一）辨证施治

本病临床主要分为寒湿痹阻证、肾虚督寒证、阴虚湿热证及痰瘀痹阻证，治疗以滋补肝肾、补肾强督、扶正祛邪为基本大法。

1. 寒湿痹阻证

【症状】腰骶、脊背疼痛，痛连颈项，伴僵硬和沉重感，活动不利，背冷恶寒，天阴加重，或日轻夜重，关节局部发凉，得温痛减，舌质淡，苔白或白腻，脉沉弦或沉迟。

【治法】散寒除湿，通络止痛。

【主方】乌头汤加减。

【常用药物】制川乌、麻黄、生黄芪、白芍、防风、细辛等。

【加减】腰背酸痛为主者，多与肾气虚有关，加狗脊、川断、桑寄生、颈项拘急，肩背酸痛，加葛根、片姜黄、羌活。畏寒怕冷，小便清长，加鹿角霜、仙灵脾、制附子；疼痛剧烈，遇寒加重，加制草乌、橘核、乌药；腰腿沉重，苔白腻，加苍术、防己、生苡仁。

若肢体关节、肌肉疼痛酸楚，涉及多个关节，疼痛呈游走性，风邪偏盛的患者可以防风汤祛风通络，除湿止痛；若见关节肿大，苔薄黄，邪有化热之象者，可予桂枝芍药知母汤寒热并投。

2. 肾虚督寒证

【症状】腰脊僵板，背驼，转颈、扭腰及下蹲困难，腰胯疼痛，喜暖畏寒，腰膝酸软，俯仰受限，关节局部发凉，得温可缓，舌淡嫩，苔白，脉沉细无力。

【治法】益肾壮督、养血柔筋、通脉蠲邪。

【主方】阳和汤合右归丸加减。

【常用药物】麻黄、熟地、鹿角片、干姜、肉桂、白芥子、制附子、山药、山萸肉、菟丝子、当归等。

【加减】脊柱正中疼痛不适为主者，临床中常加用血肉有情之品，补肾充髓益督，如鹿角胶、肉苁蓉、补骨脂、紫河车等。腰背晨僵明显，俯仰不利者，多重用养血柔筋之品，并配藤类药柔润息风，如生白芍、当归、鸡血藤、木瓜、钩藤、生苡仁、青风藤、雷公藤等。

痹症日久，关节屈伸不利，肌肉瘦削，腰膝酸软，神疲乏力者，可予独活寄生汤补肝肾，益气血，祛风湿。

3. 阴虚湿热证

【症状】腰骶、脊背疼痛，僵硬重着，活动不利，关节肿胀疼痛灼热，腰膝酸软，口干口苦，烦热，小便黄赤，舌质红，苔黄腻，脉细滑数。

【治法】滋肾通络，清热祛湿。

【主方】虎潜丸合四妙丸加减。

【常用药物】黄柏、知母、生地、青风藤、木瓜、川牛膝、秦艽、丹皮、苍术、生苡仁等。

【加减】热象明显，伴有发热者，加银花、土茯苓、生石膏；关节肿胀，疼痛灼热，加稀莶草、络石藤、路路通、天仙藤；腰痛明显，加桑寄生、川断；筋脉拘急，屈伸不利，加当归、白芍。

若腰膝酸软而痛，形体消瘦，五心烦热，潮热盗汗，双目干涩，口咽干燥者，可予左归丸和芍药甘草汤滋肾柔肝，缓急止痛。

4. 痰瘀痹阻证

【症状】腰骶疼痛，夜间痛甚，腰脊僵硬，甚或不能平卧，关节屈曲畸形，舌质紫暗，或有瘀点、瘀斑，脉细涩。

【治法】活血化痰，通络止痛。

【主方】桃红饮加减。

【常用药物】桃仁、红花、川牛膝、穿山甲、丹参、当归、川芎、僵蚕、制南星等。

【加减】正虚明显，偏于阳虚者，加仙灵脾、巴戟肉、鹿角胶；偏于阴虚者，加生地、山萸肉、枸杞子；偏于血瘀，夜间痛甚，固定不移者，加鬼箭羽、炙水蛭、蜈蚣；偏于痰盛，苔腻者，加半夏、白芥子。

（二）名医治法验方

1. 焦树德——补肾强督法

著名中医学家焦树德教授引《素问·生气通天论》"阳气者，精则养神，柔则养筋，开阖不得，寒气从之，乃生大偻……"，认为 AS 主要病机是肾虚督寒，邪气痹阻筋脉，筋脉失养所致。治疗上主张补肾强督为主，佐以祛寒化湿，通活血脉，强壮筋骨。焦老治疗强直性脊柱炎方剂的前几味药是：骨碎补、补骨脂、川断、炒杜仲。骨碎补味苦，性温，入肾、心二经，不但补肾坚骨又能活血疗伤；补骨脂味辛、苦，性大温，能补命门火而温运脾阳；川断味苦，性微温，是补肝肾、强筋骨、续伤折、治腰痛的要药；杜仲味甘，性温，入肝肾，常用于补肾治腰痛。强直性脊柱炎侵及后背，焦老常用：金狗脊、淫羊藿、鹿角、䗪虫等强健督脉。金狗脊的用量可以用到 30~45g；淫羊藿一般用于 40 岁以上的患者；鹿角是强督的要药，临床应用效果十分明显；䗪虫活血且走督脉，药物配合效果明显。虎骨是强健筋骨的好药，现已禁用，焦老用透骨草、自然铜、焦神曲来代替虎骨的作用。焦老还十分注意引经药的应用，对不同部位的疼痛，应用不同的药物引药物直达病所。如膝关节疼痛肿大，可用川牛膝、泽兰、桃仁配合应用，去死血，生新血；如颈部强硬，可用葛根引药到颈；如肩膀疼痛，可用片姜黄活血化瘀，除肩痛；如强直性脊柱炎与胃病疼痛合见，可用苍术、厚朴、千年健等，既可以治疗风湿又可以不伤脾胃，一举两得。

2. 娄多峰——从"虚邪瘀"立法，主张扶正、祛邪、通络并施

娄多峰根据自己多年临床经验，运用"虚邪瘀"辨证论治体系，针对 AS 的虚邪瘀病因病机确立扶正、祛邪、通络的治则，并强调在治疗过程中要把握"扶正勿碍祛邪，祛邪勿伤正气（这里的'邪'包括外邪和痰瘀气滞）"的原则，这样才能逐渐打破虚邪瘀三者之间的双向恶性循环。

娄多峰教授在长期临床实践中总结出多首治疗 AS 行之有效的经验方。AS 早期为风寒湿邪，痹阻督脉。主要表现为腰脊强硬疼痛，遇寒受风加重，肢体困痛或游走痛，局部寒热不明显；舌质淡，苔白，脉弦。治以祛风除湿，疏督通络，活血止痛。方药采用强脊宁一号汤加减，具体组成：威灵仙、独活、千年健、追地风、木瓜、丹参、白芍、生地黄、薏苡仁、川牛膝、香附、甘草。AS 中后期为肾督亏虚，邪痹血瘀。主要表现为腰脊强痛，背驼，转颈，扭腰及下蹲困难，形寒体弱；舌淡嫩，苔白，脉沉细无力。治以益肾壮督，养血柔筋，活血养血，通脉蠲邪。方药采用强脊宁二号汤加减，具体组成：淫羊藿、何首乌、桑寄生、川牛膝、当归、丹参、鸡血藤、白芍、独活、木瓜、威灵仙、甘草、黑豆、黄酒。

（三）针灸治疗

（1）取穴　主穴：肝俞、肾俞、膈俞，血海、夹脊穴、足三里。配穴：合谷、丰隆、阳陵泉、委中、阿是穴、曲池、悬钟、环跳、风池、三阴交、太冲、承山。

（2）手法　用毫针根据辨证选用补泻手法，根据病变脊柱选用相应夹脊穴向脊柱方向斜刺，其余穴位均直刺。

（四）推拿疗法

（1）取穴　两侧膀胱经，肾俞、三焦俞、腰眼、环跳。

（2）操作手法　揉两侧膀胱经，点按肾俞、三焦俞、腰眼、环跳，后双手重叠，依次快速按压患者胸椎、腰椎，术毕嘱患者卧床休息 1 小时。

（五）中药外治

乳香、没药各 30g，白芍 20g，细辛、白芥子各 3g，桃仁、杏仁各 10g，威灵仙 20g，骨碎补 12g，韭子 3g，川芎 6g。上药共为细末，分 3 剂，1 日 1 剂。用鸡蛋清调成糊状，用消毒纱布外扎，24 小时换 1 剂，可用 12 天。有活血化瘀、通经活络之功，用于强直性脊柱炎腰痛明显者。

二、西医治疗

AS 尚无根治方法。但是患者如能及时诊断及合理治疗，可以达到控制症状并改善预后。AS 治疗原则是通过非药物、药物和手术等综合方治疗，缓解疼痛和发僵，控制或减轻炎症，保持良好姿势，防止脊柱或关节变形，以及必要时矫正畸形关节，以达到改善和提高患者生活质量的目的。2011 年国际脊柱炎专家评估会（ASAS）/欧洲抗风湿联盟（EULAR）对强直性脊柱炎的最新治疗和管理建议如下：

总原则包括：① AS 是一种严重的异质性疾病，治疗须由风湿科医师及各相关学科专家共同协作完成；②对于 AS 患者的治疗，其首要目标是通过控制症状及炎症以达到疾病的长期缓解，防止骨质破坏，保持生理及社会功能，提高生活质量；③理想的治疗方案应由风湿科医师与患者沟通后共同制定；④ AS 患者的治疗应遵循非药物治疗加药物治疗的原则。

1. 非药物治疗

AS 的非药物治疗基础是患者教育和规律的锻炼及物理治疗，锻炼尤其针对脊柱、胸廓、髋关节活动等锻炼更为有效。晚期的患者还需注意立、坐、卧正确姿势；睡硬板床、低枕，避免过度负重和剧烈运动。

2. 药物治疗

（1）非甾体类抗炎药（NSAIDS）　推荐 NSAIDS 药物作为有疼痛和晨僵

的 AS 患者的一线用药；对于有持续活动性症状的患者倾向于用 NSAIDS 维持治疗。有研究显示，使用 NSAIDS 对于磁共振显示的脊柱炎无效，但持续治疗可预防新骨形成。常用扶他林、芬必得、塞来昔布、双氯芬酸、美洛昔康等。常见副作用有胃肠道反应、皮疹、肾脏损害等。这类药物的应用应强调个体化。

（2）慢作用药物（DMARDS） 临床报道部分慢作用药物（DMARDS）有控制病情活动的作用。临床常使用柳氮磺胺吡啶（SASP）、甲氨蝶呤（MTX），亦有来氟米特用于 AS 的治疗。没有足够证据证实 DMARDS 包括柳氮磺吡啶和甲氨蝶呤对 AS 中轴病症有效；对外周关节炎及 PSA 有明显皮疹患者，可考虑应用柳氮磺吡啶。

（3）生物制剂 目前用于治疗 AS 的生物制剂主要为抗肿瘤坏死因子（TNF-a）拮抗剂。此类药物主要包括：依那西普（Etanercept）、英夫利西单抗（Infliximab）、阿达木单抗（Adalimmnab）及戈利木单抗（Golimumab）等。我国指南目前推荐使用的生物制剂包括前 3 种。TNF-a 拮抗剂可明显改善 AS 患者中轴关节的疼痛与功能，对外周关节及肌腱端炎亦有明显疗效，且对 SPA 患者伴随的葡萄膜炎、炎性肠病、银屑病均有治疗效果。ASAS 推荐 TNF-a 拮抗剂用于治疗持续高疾病活动度的 AS 患者，没有证据显示在使用 TNF-a 拮抗剂前必须使用 DMARDS。

（4）肾上腺糖皮质激素 一般不作为常规药物应用于强直性脊柱炎，仅在下列情况时给予：关节外症状较重，如有急性虹膜炎或葡萄膜炎，或出现心、肺损害时，应全身应用激素，眼部还可局部给药。对非甾体类药物过敏，或有严重的外周关节炎用非甾体类药物无效时，可局部注射或小剂量口服激素，循证医学证据不支持全身应用糖皮质激素治疗中轴关节病变。

（5）手术治疗 对于晚期 AS 患者，病变造成髋关节受累引起的关节间隙狭窄、强直和畸形可采取人工关节置换手术治疗。置换术后绝大多数患者的关节痛得到控制，部分患者的功能恢复正常或接近正常，置入关节的寿命90% 达 10 年以上，对于脊柱严重畸形活动受限的患者可以行脊柱截骨矫正手术，合并椎体骨折的患者需要长节段固定，通常伤椎上下各固定 2 个椎体，以分散各个固定点应力。

三、中西医结合治疗

中西医结合可以贯穿于强直性脊柱炎治疗过程的始终。目前西医治疗 AS 主要依靠非甾体类抗炎药、慢作用药物，糖皮质激素及生物制剂等。而非甾体抗炎药、慢作用药物及糖皮质激素长期使用会导致胃肠道、肝损、骨髓抑制等副作用。对于改善病情及功能，生物制剂明显要优于传统 DMARDs，但生物制剂由于价格昂贵，长期使用容易诱发感染，其副作用仍有待于进一步观察，因此，生物制剂也并不是适用于所有人群。中医药治疗强直性脊柱炎历史悠久，在长期的临床实践中积累了大量可贵的经验。中西医结合治疗可以规避一些西药长期使用所导致的不良反应，并能显著改善症状，降低炎症指标，提高患者生存质量。

【临证备要】

一、诊断与辨证

慢性腰痛和僵硬是十分常见的临床症状，各个年龄均可发生，多种原因，如外伤、脊柱侧突、骨折、感染、骨质疏松和肿瘤等，皆可引起，应注意鉴别。对于青壮年来说，椎间盘病和腰肌劳损或外伤较为多见。要注意病史的询问和炎性腰背痛与其他疾病的鉴别。

辨证首先要辨本虚标实之消长。本病发病属先天肾气不足，督脉亏虚，风寒湿邪乘虚入侵人体，闭阻经络气血，属本虚标实证。疾病初期及活动期虽然有风寒湿热痰瘀之临床症候，但肾气不足，督脉亏虚是本病的发病基础，临床需分清本虚标实在不同患者、不同阶段消长之不同。

其次辨寒热之侧重。AS 大多属阳虚寒凝证，阳虚为主，病人表现腰脊疼痛，活动受限，晨僵，局部冷痛，畏寒喜暖，手足不温，腰膝酸软，阳痿，遗精，舌淡，苔白，脉沉细。部分病人肝肾不足、阴血亏虚、阴虚火旺、或寒湿郁而化热，盗汗，手足心热，舌红，苔少或有剥脱，脉沉细或细数。湿热痹阻则表现腰骶疼痛，低热，外周关节红肿热痛，目赤肿痛，口渴或口干不欲饮，大便干，溲黄。舌红，苔黄或黄厚腻，脉滑数。

最后辨活动与缓解之不同。急则治其标，新痹邪盛而正虚不著或活动期邪势正盛，腰膝疼痛较甚，ESR、CRP 等活动指标明显升高之际，治疗以祛邪为主，辅以补养肝肾之品；缓则治其本，久痹正虚，或缓解期邪势不盛，或活动期后邪气渐消，正气残损，疼痛僵硬缓解，ESR、CRP 活动期指标渐平之时，则扶养正气，培本固元为主，祛邪为辅。

二、治法与用药

强直性脊柱炎虽然病机复杂，但治疗大法早中期当以祛风除湿，蠲痹通络为务，晚期当以温肾柔肝，化痰散瘀为要。具体辨治方法因人而异。

强直性脊柱炎早期多以腰背部或下肢大关节的疼痛为主要表现，ESR、CRP 等炎症指标升高。在疾病活动期，西医往往以非甾体抗炎药、激素及慢作用药物等治疗为主。使用非甾体抗炎药、激素及慢作用药物有时并不能有效缓解疼痛，但是在结合一些中药及中成药治疗后，疗效显著增加。在疾病早中期，病情活动明显，中医认为邪气偏盛，使用祛风除湿药可以有效控制炎症，达到控制炎症，缓解病情的目的。常用的祛风湿药有独活、海风藤、蕲蛇、威灵仙等，这些药物不仅具有祛风止痛的功效，而且还有镇痛、抗炎、镇静的作用，能增强机体免疫功能，使抗原、抗体的关系发生改变，防止组织细胞进一步受损，并能显著降低 CRP、ESR 等炎症指标。研究表明，强直性脊柱炎使用生物制剂越早，疗效越显著。生物制剂往往需要连续用药才能维持疗效，由于其价格昂贵，许多患者未能足计量、足疗程使用。早期使用生物制剂，配合中药祛风除湿，可以显著改善患者的症状，达到稳定病情的目的，以期为生物制剂的减量使用、延长使用周期创造条件。

AS 晚期以背柱、肌腱、韧带的强直疼痛、关节融合、变形为主。典型的晚期表现是出现椎体方形变、韧带钙化、脊柱竹节样改变等，严重者可发生骨折。非甾体抗炎药、慢作用药物对于晚期的 AS 患者疗效较差，难以有效控制病情，糖皮质激素的使用导致骨密度下降，更是增加了骨折发生的风险。相比而言，中医药对于强直性脊柱炎晚期的治疗具有明显的优势，通过使用一些温肾柔肝，化痰散瘀的中药可以缓解症状，延缓病程。中医认为强直性脊柱炎晚期的病机主要为肝肾亏虚，痰瘀痹阻，治疗上强调温肾柔肝，化痰散瘀，如仙灵脾、仙茅、巴戟天、鹿角片、熟地、当归、白芍、木瓜、生苡仁、白芥子、浙贝、牡蛎、穿山甲、蜈蚣、红花、桃仁等。对于活动期的治疗，在温肾柔肝，化痰散瘀的基础上，要适当配伍一些具有改善病情的祛风湿药，如秦艽、防风、威灵仙、雷公藤等。

三、治疗注意点

强直性脊柱炎的治疗与其他风湿性疾病有所不同。临证应四诊合参，详辨主次，注意川乌、附子、雷公藤等有毒药物的使用，以及乌梢蛇、全蝎、蜈蚣等虫类药的巧妙选用，并重视强直性脊柱炎合并炎性肠病、葡萄膜炎等兼夹证的治疗。

1. 大胆谨慎的使用有毒中药

疾病活动期，关节疼痛遇寒加重，关节肿胀，屈伸不利者，使用川乌、草乌、附子、细辛温经散寒，宣通痹闭，可解寒凝，降低 ESR、CRP，消除肿胀，而达到缓解病情的目的。川乌、草乌、附子均含乌头碱，有大毒，一般多制用，生者应酌减其量，并先煎一小时，以减其毒。细辛可用 8～15g。有人曾报道用 60～120g，未见毒副作用，可能与地域、气候、体质有关，仍宜慎重为是。在疾病活动期，使用雷公藤、青风藤等有毒药物能迅速缓解晨僵，达到控制病情的目的。对于适宜的人群要大胆的使用，针对其毒副作用，可以通过适当的配伍，以期达到增效减毒的目的。如青风藤为藤类药可通经入络，临床上偶可致患者皮肤瘙痒的副作用，配伍防风、甘草可减轻其皮肤瘙痒；青风藤久用偶可致患者血细胞减少，配伍当归、芍药、阿胶可减轻这方面的副作用。针对雷公藤血液系统副作用可配当归、生地、鸡血藤。药物性肝损可配伍白芍、当归、生地、姜黄、鳖甲。生殖毒性配淫羊藿、鹿角片、杜仲等。此外，还要通过一些生化、免疫等指标的变化，定期监测这些有毒药物的副作用，从而达到灵活把控的目的。

2. 灵活使用虫类药

强直性脊柱炎患者临床除了疼痛往往还表现脊柱、关节僵硬，韧带钙化，骨赘形成，即使生物制剂也难以改善相应病变。中医认为病变属于痰淤痹阻，非草木药物之攻逐可以奏效，可以选择虫类药。虫类通络药性善走窜，搜剔络脉，善治久病久痛久瘀入络，祛除络中凝痰败瘀。虫类药中，乌梢蛇甘平无毒，有搜风通络作用，作用较缓，适合各种痹证。白花蛇性温有毒，可治顽痹，但不可久服。临床可将乌梢蛇、白花蛇合用，增强疗效，从而达到抗炎消肿，缓解疼痛僵硬的目的。全蝎、蜈蚣两者作用相近，皆有熄风止痉，通络止痛作用。蜈蚣咸温，长于通络镇痛，且有暖肾助阳作用，可选用于外周型脊柱关节病。全蝎辛平，长于通络止痉，肢体麻木，活动不利者较宜，宜于中轴型脊柱关节病的治疗。二者常合并使用，临床可用蜈蚣全蝎等量研粉混合，每次 2g，一日二次。地龙味咸性寒，能清热止痉，祛风通络，常用于治疗热痹、行痹、脉痹和顽痹。僵蚕咸甘平，能祛风清热，祛痰止痉，可用于行痹、热痹、筋痹。临床地龙，僵蚕常配伍使用增强效果。穿山甲咸微寒，可通络散瘀消肿。炮山甲研粉可 1.5g 一日两次口服。地鳖虫咸寒，能逐瘀散结活血。蚕砂辛甘微温，能祛风湿，通络止痛，可用于湿热顽痹。露蜂房咸甘平，长于祛风通络，止痛解毒，适用于治疗顽痹。

3. 重视兼夹之症

重视 AS 关节外表现，如复发性虹膜炎、炎症性肠病等需要在辨证治疗基础上强化针对性用药，及时辨证处置。

30% 的 AS 患者可出现反复发作的葡萄膜炎或虹膜炎，西医通过使用糖皮质激素，来达到控制炎症的目的，往往只能暂时缓解症状，不能有效控制病情，中药方面可以选择一些清热解毒，淡渗利湿的中药达到消除肿胀，控制血管炎症，保护眼睛功能的目的。常用的中药有大青叶、金银花、连翘、龙胆草、丹皮、栀子、泽泻、车前子，临床实践证明，配伍清热解毒，淡渗利湿的中药来治疗强直性脊柱炎所致的虹膜炎要比单纯使用西药治疗效果要好。

AS 及脊柱关节病最新的发病机制与肠道感染、菌群失调、肠道黏膜屏障薄弱有关，上述因素可以影响 AS、SPA 的发病时间、疾病的严重程度及预后。而中医历来强调顾护脾胃重视后天之本，部分益气健脾、清热苦寒药可以影响肠道黏膜及肠道菌群。所以我们辨证治疗中需要重视后天之本。对于合并溃疡性结肠炎的患者，西医使用 5- 氨基水杨酸、糖皮质激素、免疫抑制剂，虽能暂时缓解病情，但用药周期较长，且容易复发。中医药治疗溃疡性结肠炎积累了大量的经验，通过使用一些清热燥湿的药物如黄连、大黄、黄芩、秦皮、白头翁、槟榔等灌肠，并结合口服中药，可有效控制病情，延缓复发时间。对于长期使用非甾体抗炎药出现腹痛腹泻的症状，中医药在治疗脾胃方面的优势往往可以拮抗这些不良反应。中医认为脾虚生湿，无湿不成泻，中医药方面，通过健脾益气，化湿止泻，酌加如党参、苍术、白术、白蔻仁、茯苓、陈皮等药即可拮抗这些副作用。

四、调摄与护理

（一）调摄

调摄即是调理、摄养的意思，俗称调养。中医历来主张治病，重在养生，《灵枢·本神》载："故智者之养生，必须四时而适寒暑，和喜怒而安居处，节阴阳而调刚柔，如是，则避邪不至，长生久视。"说明要预防疾病，就须应气候变化，调和情志，饮食起居有常。具体到强直性脊柱炎病人的调摄应注意以下几点：

1. 保持精神愉快

风湿病的发生发展与人的精神状态密切相关，因此保持心情愉快也是预防和康复风湿病的一个重要方面。病人要充分发挥主观能动性，树立战胜疾病的信心和决心。遇事要注意不可过于激动或者长期闷闷不乐，忧忧虑虑，要善于节制不良情绪，努力学习，积极工作，心胸开阔，愉快生活，正气内守，病从安来？故《内经》中有："恬淡虚无，真气从之，精神内守，病从安来""精神不进，志意不治，故病不可愈"。

2. 坚持经常锻炼

强直性脊柱炎病人必须进行功能锻炼，目的是通过活动关节，避免出现僵直挛缩，防止肌肉萎缩，恢复关节功能，即所谓"以动防残"。通过锻炼还能促进机体血液循环，改善局部营养状态，振奋精神，增强体质，促进早日康复。如每日早晨在公园或房室前后空旷空气新鲜之处，打打太极拳，舞太极剑，做广播操，八段锦或者练气功等；身体较好的人可以跑步、打球；有的人结合日常生活进行锻炼，如坚持上下班步行等等。

锻炼时必须注意，要根据自己的身体状况选择相应的锻炼方式，切勿操之过急，超过自己的耐受力，应适可而止，量力而行，而且切勿一开始活动量太大，用力过猛，必须循序渐进，贵在坚持，必要时请医生或有关人员指导。早晨锻炼在寒冷季节不可太早，免得再受风寒，对疾病不利。

3．注意防范风寒、潮湿

风湿病的病因与风、寒、湿有密切关系，因此在平时防范风寒、潮湿之邪入侵非常重要，尤其是当身体虚弱时更应注意。当季节更换天气突然寒冷时，应随时增加衣服以防受寒；夏季天气炎热；酷暑难当时，亦不可睡在当风之处，或露宿达旦，或睡中以风扇、空调直接吹拂，以防凉风侵入经脉影响筋骨。另外尽量避免雨淋，以及长期在潮湿的环境下工作或居住等。对于风湿病病人的居室最好是向阳、通风、干燥。天晴时宜打开窗户以通风祛湿，床上被褥也应经常在太阳下曝晒以去潮气。

强直性脊柱炎的病因是风、寒、湿邪气杂至，或寒邪入内化热，病因比较复杂，因此在日常生活中注意避风、防寒、防湿，截其来路，是预防摄养之良策。

（二）护理

1．机体功能的护理

站立时尽可能保持挺胸、收腹和双眼平视的姿势，坐位应保持身体直立位。应睡硬板床，多取仰卧位，避免促进屈曲的体位。枕头要低，一旦出现胸椎及颈椎受累，应不用枕头。对于长期从事伏案工作的患者，应选择高背靠椅和有扶手的座椅，间歇时将头颈部及双手放在相应的位置休息，可减少对脊柱的外力。

2．饮食护理

饮食调养对强直性脊柱炎病人来说非常重要。首先，强直性脊柱炎人应选用高蛋白、高维生素及容易消化的食物，经过合理的营养搭配及适当的烹调，尽可能提高患者食欲，使患者饮食中的营养及能量能满足机体的需要。其次，风湿病人不宜服用对病情不利的食物和刺激性强的食品，如辣椒等，尤其是风湿病活动期的病人及阴虚火旺型病人最好忌用。

3．心理护理

强直性脊柱炎患者易产生心理障碍，目前大量研究结果表明，本病严重影响了患者的心理健康。要重视本病可能出现的抑郁临床症状，及时发现，及时治疗。AS 患者的心理护理以心理疏导为主。首先要针对患者的文化程度和自身素质，对其进行健康教育，向患者介绍疾病的发生、发展、治疗及预后等有关常识，使其对疾病有正确的了解，缓解焦虑、抑制情绪，鼓励患者树立战胜疾病的信心；其次，家属要充分理解患者的心情，在经济上给予帮助和支持，当患者感到不幸，感情上遇到挫折时，要特别加强心理照顾，要热情地给予患者关怀和帮助。

【医案精选】

病案一　孙某，女性，24 岁，中学教师，泰州市人，因"腰腿痛 6 年，加重 2 年"于 2003 年 3 月 24 日来我科门诊，当时腰腿痛剧烈，转侧困难，手不能抬举，无法在黑板上写字，不能上课工作，穿衣困难，生活不能自理，弯腰活动困难，腰背部强直，脊柱前屈、后仰、侧弯皆严重受限，活动痛甚，呼吸时胸部隐痛，自感时有低热（测体温 37.2℃），苔黄腻，舌暗红，脉细，曾用泼尼松 10～30mg 加环磷酰胺、非甾体消炎药镇痛，病情未能缓解，目前仍服用泼尼松 10mg/ 日，扶他林 75mg/ 日，查体：双侧"4"字试验阳性，骨盆按压试验阳性，血沉：96mm/h，RF 阴性，CRP：68.20mg/L，HLA-B27 阳性，骶髂关节 X 片示：双侧骶髂关节外侧关节面密度增高，边缘不光整，印象：双侧骶髂关节炎。CT 示：双侧骶髂关节下部关节面模糊毛糙，关节间隙狭窄，骶骨髂骨轻度骨质疏松，印象：双侧骶髂关节炎改变（双侧Ⅱ级）。药用强脊定痛汤加减，处方如下：

全当归 10g，白芍 30g，川牛膝 10g，骨碎补 10g，乌药 8g，独活 12g，灵仙 20g，蜈蚣 3 条，全蝎 5g，炮山甲 12g，玄胡 10g，雷公藤 12g，甘草 6g，维持泼尼松 10mg/ 日，停用其他西药。

2003 年 4 月 14 日患者复诊诉：口服上药一周腰腿疼痛渐有缓解，二周后已能弯腰，平抬手臂，但因近几日气候骤变，周身疼痛有所加重，前方出入，去骨碎补，加麻黄 10g，桂枝 10g，防风 12g，七剂口服，患者诉药后微微汗出，周身疼痛已去三分之二，泼尼松渐减至 5mg/ 日，直至停用，以后去麻黄、桂枝、防风，加入生熟地各 15g，桃仁 10g 继服。

2003 年 6 月 16 日来诊诉：疼痛基本消失，生活自如，已恢复工作，前方继续巩固治疗。2003 年 11 月 14 日复查 ESR：49mm/h，CRP：20.10mg/L，又过二月各项生化指标全正常，骶髂关节 X 线片、CT 复查示病变无发展。患者一直坚持纯中药治疗，追诊至 2004 年 11 月，病情未见反复，生活工作正常。

按：患者腰腿疼痛因受凉引起，腰背部僵硬明显，两侧髋关节、左侧膝关节疼痛不适，伴纳差，便溏，小便清长，舌暗，苔白腻，脉沉细。金实教授认为该患者病机复杂，为肾虚督空，寒湿阻络型，虚实夹杂，本虚标实。故选用独活、威灵仙、雷公藤祛风散寒，除湿通络以治标，骨碎补、牛膝补肾强督以治本。乌药、元胡、全蝎、蜈蚣、穿山甲理气活血，以助通络。金实教授强调，雷公藤具有非常强的抗炎止痛之效，只要病情处于活动期，皆可选用。二诊系天气骤变，患者复感风寒，腰腿痛疼痛加重，故加入麻黄、桂枝、防风以增散寒通络之力，后因患者病情缓解表邪以解，正气尚虚，故去麻黄、桂枝、防风，加入填精养血之生、熟地。

病案二 陈某，男，26 岁。初诊：2010 年 11 月 25 日。主诉：腰骶部疼痛 4 年。病史：患者 2006 年因腰骶部疼痛就医，在当地医院查 X 线片示骶髂关节炎，HLA-B27 阳性，诊断为"强直性脊柱炎"。2009 年 11 月腰背、双髋关节疼痛，病情加重，诸药少效，反复迁延，是故前来中医诊治。刻诊：双髋、腰骶、背部疼痛，活动困难，平卧不能翻身，深呼吸，胸部略有不适，难以站立，纳可，苔中心薄腻微黄，舌红边有齿痕，脉细弦。2010 年 5 月 8 日 检 查：IgG 24.3g/L，IgA 4.57g/L，IgM 2.28g/L，ESR 80mm/h，CRP 38.7mg/L，HLA-B27（＋），血常规正常，ANA 自身免疫抗体全套正常。

病机：肝肾亏虚，风寒湿三气杂至，郁而化热，痹阻经脉。

【治法】 益肾养血，蠲痹通络。

方药：强脊方加减。独活 12g，桑寄生 15g，川牛膝 10g，炒当归 10g，白芍 30g，橘核 10g，元胡 12g，防风 15g，防己 12g，白芷 12g，蜈蚣 3 条，全蝎 6g，雷公藤 10g，鸡血藤 20g，黄柏 10g，生石膏（先煎）15g，砂仁 4g（后下），甘草 6g。

患者持续服药后，至 2011 年 3 月 10 日，经治疗症状有所改善，生活已经能自理，ESR、CRP 均已恢复正常值。髋关节疼痛已有缓解，纳可，苔薄腻微黄，脉细弦。

按：该患者病情较长，久病伤正，故病性当属本虚标实，虚实夹杂，病机特点为肝肾亏虚，风寒湿三气杂至，郁而化热，痹阻经脉。本方重用白芍以滋阴养血柔肝，以牛膝、桑寄生补养肝肾，当归、鸡血藤养血活血，以治本为主；同时选用独活、防风、白芷、黄柏、生石膏等祛邪止痛，标本兼顾。考虑患者病情仍处于活动期，加雷公藤，鸡血藤抑制病情活动，用息风镇痉之蜈蚣、全蝎加强祛风镇痛作用；考虑患者血沉较高，且症情有化热趋势，故选用有降低血沉作用之黄柏、生石膏清热化湿以阻止病情发展。患者持续近四个月的中药治疗，基本上病情稳定，ESR、CRP 等恢复正常，能站立行走，生活自理。后随访 2 年，患者病情稳定。可见，对于强直性脊柱炎患者应重视标本兼顾，益肾养血、蠲痹通络共施，方可事半功倍。

附：

历代医籍相关论述精选

《素问·痹论》："五藏皆有合，病久而不去者，内舍于其合也。故骨痹不已，复感于邪，内舍于肾。"

《素问·痹论》："肾痹者，善胀，尻以代踵，脊以代头。"

《素问·生气通天论》："阳气者，精则养神，柔则养筋。开合不得，寒气从之，乃生大偻。"

李中梓《内经知要·卷下·病能》："夏则腠理开而发泄，冬则腠理阖而闭藏，与时偕行也。若当开不开，当闭不闭，不得其宜，为寒所袭，留于筋络之间，软急不舒，形为俯偻矣。"

参考文献

［1］娄高峰，娄玉铃.娄多峰论治风湿病［M］.北京：人民卫生出版社，2007.

［2］李满意.娄多峰教授虚邪瘀治痹理论临床应用［J］.中国当代医药，2010，17（8）：65-66.

［3］娄高峰，娄玉铃，娄万峰.娄多峰论治痹病精华［M］.天津：天津科技翻译出版公司，1994.

［4］黄烽.强直性脊柱炎［M］.北京：人民卫生出版社，2011.

［5］葛均波，徐永健.内科学［M］.北京：人民卫生出版社，2013.

［6］金实，钱先.风湿免疫疾病证治经验荟萃［M］.北京：人民卫生出

版社，2014.

［7］韩善夯.金实教授治疗强直性脊柱炎经验［J］.四川中医，2005，23（11）：1-2.

［8］唐福林.风湿免疫科医师效率手册［M］.北京：中国协和医科大学出版社，2010.

［9］朱良春.虫类药的应用［M］.江苏：江苏科技出版社，1981.

第四章　系统性红斑狼疮

系统性红斑狼疮（Systemic lupus erythematosus，SLE）是一种多因素参与的多脏器多系统损害并伴有多种免疫学异常的自身免疫性疾病。该病多发生于20~40岁的中青年，以女性居多，男女的发病比例为1∶8~10。其病程迁延，临床多呈慢性经过，病死率较高。我国流行病学调查其患病率达70.4/10万，患者人数达百万之多，是困扰医学界的难题之一。

在中医文献中并无系统性红斑狼疮病名记载，依据其临床表现与多种中医病证相关。以红斑性皮肤损害为主的可称为"阴阳毒""鬼脸疮""蝴蝶丹""马缨丹""日晒疮"；伴见发热的又可归属"瘟毒发斑"；因肾脏损害而见浮肿者，属"水肿"范畴；心脏损害出现心慌者，可称"心悸"；呼吸系统受累以咳喘为主或有胸腔积液者，可称为"咳嗽""喘证""悬饮"；以关节肢体疼痛为主者，属于"痹证"；肝脏损害出现巩膜黄染、肝脏肿大不适者，可归于"黄疸""胁痛""癥积"；血液系统病变以慢性虚弱表现为主者，又可属"虚劳"病证。

【病因及发病机制】

一、中医学病因病机

（一）病因

禀赋不足，脏腑失调为发病基础；劳倦过度，饮食不当，情志内伤，外感六淫邪毒是致病原因。

1. 禀赋不足

"肾为先天之本"，"肾藏精"，精是构成人体的基本物质，又是人体各种机能活动的物质基础。先天禀赋不足，精气亏损，阴阳失调，脏腑功能紊乱，是SLE的发病基础。

2.劳倦过度

劳倦过度，调养失当，阴血精气耗伤，脏腑功能失调，虚火内生，外邪乘袭，诱使本病发生或加重。

3.饮食不当

恣食辛辣酒热、海腥发物，或服药失当，激发阴阳气血紊乱，脏腑功能失调，耗伤阴血，蕴生热毒。

4.七情内伤

五志过极，郁而化火，或思虑过度，阴血暗耗，导致肝肾阴亏，血热火盛而萌生病态。

5.外感六淫邪毒

外邪袭表犯肺，痹阻肌肤筋骨，深入血络，燔灼营血，致使发热恶寒、肌肉筋骨疼痛，皮肤斑疹诸症丛生。外邪中以火热毒邪为主，烈日曝晒每使病情加重。风寒湿邪日久亦可郁而化热。

（二）病机

1.病变部位初起以肌表血脉筋骨为主

在先天不足，阴血亏虚，脏腑失调的基础上，风燥暑热外邪与内热虚火相搏，燔灼营血，熏蒸肌表；若感受风寒湿邪，则易于痹阻肌肉筋骨。如饮食不当，劳倦内伤，七情过极，扰动阴阳，耗伤精血，血热火盛，肌肤血络受损，出现面赤身热，皮肤斑疹。疾病初起，虽有阴血不足，脏腑亏虚的病理变化，但病变部位主要以肌表血脉筋骨为主。

2.病情发展，内侵脏腑，损及肾、心、脑、肝、胆、肺、脾

禀赋不足，阴血亏虚，加之久病耗伤，血热瘀毒内攻，渐及五脏六腑。如阴血内伤，心络痹阻，导致心悸不安、胸闷心痛；肺失宣肃，内生积饮，出现咳喘气急；脾胃损伤，生化乏源，则见纳少便溏，气短乏力；阴虚阳亢，肝络失和，可致头痛、眩晕、胁肋疼痛；湿热困遏，胆汁泛溢，则现黄疸；病久及肾，水液不归正化，以致肢体浮肿，精微下泄；湿热瘀毒，上攻巅脑，可出现神识昏昧，痉厥抽搐。

本病禀赋不足,脏腑亏虚为发病基础,加之外邪瘀热蕴毒致病。毒邪为患,具有伤及广泛,无所不至的特点,因此病变损害部位广泛,常见多个脏腑与经络、肌肉、关节同时受累。于现代医学所谓的SLE多系统、多脏器损害的病变特点相合。

3.病理性质为本虚标实,虚实错杂

(1)本虚以肾虚阴亏为关键 禀赋不足,脏腑亏虚为本病发病基础,外感内伤诸因精血耗损,脏腑重伤。正虚为致病之本,而肾虚阴亏尤为关键。肾藏精,为先天之本,五脏六腑之根。先天不足,后天戕伤,SLE病变过程中,诸脏腑损伤多以肾虚为核心,阴阳气血的亏损尤以阴血最为惨烈。此外,久病阴血暗亏,阴损及阳,血伤气耗,亦可形成阴阳两虚,脾肾俱败,以及气血不足,心脾两虚证候。

(2)标实以血热瘀毒为主 本病属本虚标实,虚实错杂证。论其标,外有六淫邪毒,内有火热、痰湿、风阳、瘀血,邪久不化,均可蕴毒。诸邪之中,以血热瘀毒为主。

本病虚(肾虚阴亏为主)、瘀(血络瘀滞)、毒(热毒、火毒)三者并存,互为因果。肾虚阴亏,瘀热易于蕴毒;热毒燔灼,耗伤阴血,则肾虚阴亏更甚;热毒搏结于血分,血脉痹塞则为瘀血,正所谓"热更不泄,搏血为瘀"。虚、瘀、毒三者互为影响,终至本虚标实,虚实错杂之证。

二、西医学病因及发病机制

(一)病因

系统性红斑狼疮发病原因至今未能明确,一般认为是多因性的,遗传因素在发病中起决定作用,是发病的内在基础,在遗传素质、性激素、环境因素等相互错杂的作用下,引起机体免疫调节功能紊乱,导致本病的发生和发展。

1.遗传因素

近20年来,遗传因子在人类系统性红斑狼疮发病机制中的作用日益受到重视。红斑狼疮在某些种族人群中的发病率明显高于其他种族,发病有家族聚集倾向,以及同卵双生子的发病一致率(25～70%)明显高于异卵双生子

（1～3%），皆提示遗传素质对人类系统性红斑狼疮发病的重要影响。目前已知与本病密切相关的基因存在于人类主要组织相容性复合体（HLA 或 MHC）的某些基因位点上，但是值得注意的是有一些不与 MHC 连锁的基因可能也很重要。本病患者的遗传素质不尽相同，因而在临床和血清学表现等方面可呈现明显的异质性。

2. 性激素

系统性红斑狼疮好发于女性，育龄期女性的患病率比同龄男性高 9～13 倍，但青春期前和绝经期后的女性患病率低下。已知雌激素对免疫调节有重要作用。在狼疮鼠中，雌激素能增加自发和诱发的抗 ss-DNA 抗体，而雄激素与之相反。雌二醇会损害 T 细胞反应性并显著降低 NK 细胞的活性，雌激素一般能平行地抑制细胞免疫和增加自身抗体的产生。

3. 紫外线

约 40% 的患者有光敏感，暴露于紫外光后可引起症状复发。暴露于紫外光的狼疮鼠常在未成熟时便死亡。磺胺类、四环素等药物能诱发光敏感，会增强紫外线的效应。

4. 药物

多数能够诱发系统性红斑狼疮的药物结构特点是含有一个反应性芳香族胺基团或联胺基团，这些反应基团诱发本病的机制尚不清楚。

5. 饮食

含有补骨脂素食物（如芹菜、无花果等）具有增强患者光敏感的潜在作用。蘑菇、某些食物染料（如酒石酸类物质）及烟草含有可诱发药物性狼疮的联胺。另一类胺——L- 刀豆素也与狼疮有关，它主要存在于苜蓿类的种子新芽及多数豆荚类植物中。过度热量及脂肪酸的摄入可能增加鼠狼疮的疾病严重程度。

6. 感染

目前没有发现一个对系统性红斑狼疮特殊的环境致病因子，但不同的致病因子可能在不同的患者中激发狼疮，可能是感染因子诱发或改变了宿主抗原，或外源性表位与自身抗原表位有交叉反应，或是通过多克隆激活和旁路免疫刺激，多种感染因子导致大量淋巴细胞活化，细菌性超抗原可激活表达特定 TCRVβ 的 T 细胞，产生大量的细胞因子，从而引发病情的活动。

7. 其他

严重的生理、心理压力可诱导疾病的发作，氯化乙烯、石棉、硅石及含有反应性芳香族胺的染发剂都可能与 SLE 发病有关。

（二）发病机制

系统性红斑狼疮的发病机制尚不甚清楚，普遍认为是在特殊的遗传素质基础上，在某些因素的激发和诱导下，使免疫活性细胞数量和功能失常，导致免疫功能紊乱，体内产生大量的自身抗体，引起免疫复合物型（Ⅲ型）及细胞毒型（Ⅱ型）超敏反应，最终造成广泛的组织损伤和多系统的临床症状。

B 细胞自发过度增殖、活化，产生大量多种自身抗体是本病免疫学异常特征之一。T 细胞有调节 B 细胞的功能，T 细胞的异常与本病发病密切相关。系统性红斑狼疮患者 T 细胞减少，主要是 T 抑制细胞（CD4$^+$）和 T 抑制 – 诱导细胞（CD4$^+$2H4$^+$）亚群减少。从而抑制 B 细胞活化功能减弱。NK 细胞的细胞毒作用下降，活动期更明显，对 B 细胞表现为单相的正辅助作用，自身抗体的持续产生与 NK 细胞相关，抗淋巴细胞抗体可以通过多种途径影响细胞功能。细胞因子是由淋巴细胞产生的，能够调节淋巴细胞成熟、分化的激素样分子，如 IL-1、IL-2、IL-4、IL-6、IL-10、γ 干扰素、IL-2R 等对疾病的发生发展及转归过程有重要意义。系统性红斑狼疮在 B 细胞功能亢进的同时，伴有细胞免疫的缺陷，呈现免疫不平衡状态与自身免疫耐受的破坏。系统性红斑狼疮多数组织的损伤，尤其是血管和肾脏病变是由抗原 – 抗体免疫复合物沉积并诱发急性或慢性炎症所致，这与补体受体与单核巨噬细胞系统（MPS）的清除功能缺陷有一定关系。

【诊断标准】

美国风湿病学会 1997 年推荐的 SLE 分类标准

1. 颊部红斑	固定红斑，扁平或稍高起，在两颧突出部位
2. 盘状红斑	片状高起于皮肤的红斑，粘附有角质脱屑和毛囊栓；陈旧病变可发生萎缩性瘢痕
3. 光过敏	对日光有明显的反应，引起皮疹，从病史中得知或医生观察到
4. 口腔溃疡	经医生观察到的口腔或鼻咽部溃疡，一般为无痛性
5. 关节炎	非侵蚀性关节炎，累及 2 个或更多的外周关节，有压痛、肿胀或积液
6. 浆膜炎	胸膜炎或心包炎

7. 肾脏病变	尿蛋白定量（24h）>0.5g 或 +++，或管型（红细胞、血红蛋白、颗粒或混合管型）	
8. 神经病变	癫痫发作或精神病，除外药物或已知的代谢紊乱	
9. 血液学疾病	溶血性贫血，或白细胞减少，或淋巴细胞减少，或血小板减少	
10. 免疫学异常	抗 dsDNA 抗体阳性，或抗 Sm 抗体阳性，或抗磷脂抗体阳性（包括抗心磷脂抗体、狼疮抗凝物、至少持续 6 个月的梅毒血清试验假阳性三者中具备一项阳性）	
11. 抗核抗体	在任何时候和未用药物诱发 "药物性狼疮" 的情况下，抗核抗体滴度异常	

2009 年 SLICC 修改的 ACR SLE 分类标准

临床标准：①急性或亚急性皮肤狼疮；②慢性皮肤型狼疮；③口鼻部溃疡；④脱发，非瘢痕性；⑤关节炎；⑥浆膜炎：胸膜炎和心包炎；⑦肾脏病变：尿蛋白 / 肌酐比值 >0.5mg/mg，或 24 小时尿蛋白 >0.5g/d，或有红细胞管型；⑧神经病变：癫痫发作或精神病，多发性单神经炎，脊髓炎，外周或脑神经病变，脑炎；⑨溶血性贫血；⑩白细胞减少（至少 1 次 <4.0×10^9/L）或淋巴细胞减少（至少 1 次 <1.0×10^9/L）；k 血小板减少症（至少 1 次 <100×10^9/L）

免疫学标准：（1）ANA 滴度高于参考标准；（2）抗 dsDNA 滴度高于参考标准（ELISA 法需 ≥ 2 次）；（3）抗 Sm 阳性；（4）抗磷脂抗体：狼疮抗凝物阳性 / 梅毒血清学试验假阳性 / 抗心磷脂抗体高于正常 2 倍或抗 β 2GPI 中滴度以上升高；（5）补体减低 :C3/C4/CH50；（6）无溶血性贫血但 Coombs 试验阳性

患者如果满足下列条件至少一条，则归类于系统性红斑狼疮：1. 有活检证实的狼疮肾炎，伴有 ANA 阳性或抗 ds-DNA 阳性；2. 患者满足分类标准中的 4 条，其中包括至少一条临床标准和一条免疫学标准

注：在入选的患者中应用此标准，较 ACR 标准有更好的敏感性 (94%vs.86%)，并与 ACR 标准有大致相同的特异性 (92%vs.93%)，同时明显减少误分类（p=0.0082）

皮肤红斑狼疮诊断标准

1992 年 Wallace 等：

（1）有慢性皮肤红斑狼疮的病理证据：①持续局部红斑；②粘附性瘢痕；③毛囊栓；④毛细血管扩张；和⑤萎缩。

（2）亚急性皮肤红斑狼疮的病理证据：有鳞屑丘疹性或环状非瘢痕性皮损

（3）深在性狼疮（狼疮性脂膜炎）或大疱性狼疮的证据，狼疮性荨麻疹或口腔溃疡或过敏性颊部皮疹，持续至少 3 个月，病理检查有炎症和免疫荧光有免疫性沉积物，并排除白塞病、结节性红斑、大疱性天疱疮和多形性光疹

（4）不能满足 ACR 有关 SLE 的诊断标准

第 4 项加前 3 项中任 1 项可确诊

ACR 药物性狼疮标准

①服用过引起狼疮样症状的药物，用药前无任何症状；②无或仅有轻度

多系统损坏，无肾脏和中枢神经受累；③停药数日或数周后症状改善；④抗组蛋白抗体，特别是 H2A-H2B 抗体阳性；⑤抗 ds-DNA、抗 Sm、抗 SSA 和抗 SSB 抗体均阴性，而 ANA 阳性；⑥无补体下降；⑦停药后 ANA 滴度下降。

【治疗】

一、中医治疗

（一）辨证施治

对于系统性红斑狼疮辨证分型有 3～10 型不等，根据本病的不同阶段、不同脏器受损的临床表现，分为以下 10 个证型辨治为宜。

1. 热毒炽盛证

【症状】高热持续不退，烦躁不眠，面部蝶形红斑，皮肤紫斑，关节肌肉酸痛，大便干结，小便短赤，舌质红，苔黄腻，脉洪数或弦数。

【治法】清热泻火解毒。

【主方】黄连解毒汤、五味消毒饮加减。

【常用药】黄连、黄芩、黄柏、山栀、知母、白茅根、水牛角、羚羊角、生地、丹皮、生石膏、生玳瑁、金银花等。

【加减】高热不退，重用石膏、知母，加寒水石、滑石、大青叶；大便秘结，加生大黄、芒硝；关节疼痛，加忍冬藤、桑枝、土茯苓；口渴心烦，口腔溃破，小便短赤，加黄连、淡竹叶、车前草、鲜芦根。

2. 邪入气营证

【症状】壮热不已，红斑色鲜艳，或有水肿型红斑，甚者可有血疱或大疱，神昏谵语，抽搐，吐血衄血，皮肤紫斑，舌质红绛，苔黄，脉洪数或弦数。

【治法】清气凉营。

【主方】清营汤、清瘟败毒饮加减。

【常用药】水牛角、丹皮、赤芍、生地、玄参、生石膏、知母、生玳瑁、黄连、黄芩、山栀、银花、连翘、竹叶、生甘草等。

【加减】斑疹红赤，重用生地、丹皮，加白茅根；神昏谵语，加牛黄清心丸、安宫牛黄丸。

3.湿热内蕴证

【症状】低热躁烦，口舌生疮，皮肤破溃，生疮如粟，腿生红斑结块，关节红肿酸痛，食欲不振，舌苔黄腻，脉象弦数或濡数。

【治法】清热化湿。

【主方】王氏连朴饮加减。

【常用药】黄连、厚朴、焦山栀、香豉、芦根、石菖蒲、制半夏等。

【加减】皮疹明显者，加土茯苓、凌霄花；发热、舌苔黄厚而腻，加藿香、瓜蒌皮。

4.风湿热痹证

【症状】关节肿胀疼痛，游走不定，痛不可近，屈伸不利，或局部发热、严重者口渴，咽干，烦闷不安，低热，小便短赤，大便秘结。舌质红，舌苔黄，脉数有力。

【治法】祛风清热通络。

【主方】白虎桂枝汤、桂枝芍药知母汤加减。

【常用药】生石膏、知母、忍冬藤、桂枝、秦艽、羌活、独活、防风、薏苡仁、海风藤、虎杖、桑枝、威灵仙等。

【加减】关节肿痛明显，加地龙、蜈蚣、全蝎、乌梢蛇；皮疹红赤，加赤芍、紫草等。

5.瘀热伤肝证

【症状】黄疸，胸胁胀痛，腹胀纳呆，头晕失眠，月经不调，皮肤紫斑，吐血，衄血，胁下癥块，舌质红，或舌质紫黯瘀斑，少苔，脉细弦。

【治法】凉血疏肝。

【主方】丹栀逍遥散、茵陈蒿汤、膈下逐瘀汤加减。

【常用药】柴胡、川楝子、玄胡索、枳壳、陈皮、丹皮、赤芍、郁金、丹参、生地、紫草、茵陈、山栀、大黄、鸡骨草等。

【加减】吐血，衄血，加白茅根、小蓟、茜草；胁下癥块，加桃仁、红花、莪术、地鳖虫。

6.瘀热郁肺证

【症状】胸闷胸痛，咳嗽痰少，心悸气短，动则尤甚，咽干口渴，烦热不安，舌质暗红，脉滑数或偶结代。

【治法】清热泻肺。

【主方】泻白散合葶苈大枣泻肺汤加减。

【常用药】桑白皮、地骨皮、黄芩、知母、瓜蒌皮、葶苈子、冬瓜子、茯苓、猪苓、鬼箭羽、枳壳、郁金、杏仁、桔梗等。

【加减】咳嗽痰多、胸胁疼痛者，加白芥子、法半夏、五加皮、香附、玄胡索；气急胸闷加苏子、厚朴；心悸气短、心慌者，加玉竹、五味子、太子参、龙齿；唇舌暗紫者，加苏木、川芎、丹参；咽干口渴者，加沙参、麦冬、天花粉。

7. 阴虚火旺证

【症状】持续低热，五心烦热，斑疹黯红，自汗盗汗，咽干咽痛，耳鸣腰酸，脱发，足跟疼痛，舌质红，或舌光无苔，脉细数。

【治法】养阴清热。

【主方】青蒿鳖甲汤、玉女煎加减。

【常用药】南沙参、北沙参、天门冬、麦冬、玄参、玉竹、青蒿、秦艽、鳖甲、知母、黄柏、丹皮、山萸肉、生地、地骨皮、女贞子等。

【加减】低热不退，加胡黄连、银柴胡。肌肤红赤者，加水牛角、赤芍；骨节酸痛明显者，加忍冬藤、络石藤、青风藤；口渴欲饮，大便干结者，加天花粉、川石斛、玄参、麦冬、制大黄。舌红苔少，阴伤明显，加女贞子、旱莲草。

8. 肝肾阴虚证

【症状】偶有低热，局部斑疹黯褐，腰酸腿痛，关节轻度酸楚，毛发脱落，月经不调或闭经，或伴头晕目眩，耳鸣，眼内干涩，口燥咽干，大便偏干，小便黄，舌质红少津，苔薄黄，脉细数。

【治法】滋养肝肾。

【主方】六味地黄丸、左归丸加减。

【常用药】生地、熟地、山药、山茱萸、制首乌、女贞子、旱莲草、天麦冬、枸杞子、菟丝子、续断等。

【加减】五心烦热，盗汗，加糯稻根、牡蛎；关节疼痛者，加石楠藤、鹿含草；头晕耳鸣，腰酸，加女贞子、旱莲草；大便干结者，加玄参、柏子仁；

口舌溃破者，加白残花、黄连、人中白；月经不调，加当归、益母草、菟丝子；皮疹明显，加丹皮、赤芍。

9. 脾肾阳虚证

【症状】面色无华，四肢浮肿，腹部胀满，腰膝酸软，神疲乏力，足跟痛，肢冷面热，尿少或尿闭；或见悬饮，胸胁胀满，气促，喘咳，痰鸣，精神萎靡，舌质淡，舌体胖嫩，苔少，脉沉细弱。

【治法】健脾温肾。

【主方】金匮肾气丸加减。

【常用药】熟附片、肉桂、仙茅、仙灵脾、桑寄生、熟地、山茱萸、山药、茯苓、泽泻等。

【加减】水肿明显，小便短少，加车前子、猪苓；腹大如鼓者，加陈葫芦、川椒目、大腹皮；食欲不振，大便溏薄，加炒苡仁、怀山药、山楂肉、鸡内金；恶心呕吐，加法半夏、姜竹茹、橘皮；蛋白尿长期不消，加芡实、金樱子、石韦；胸腔积液，咳嗽气喘者，加葶苈子、白芥子、苏子、莱菔子、法半夏等。

10. 气血两虚证

【症状】面色苍白，神疲乏力，汗出，心悸气短，眩晕耳鸣，月经量少色淡，或闭经，舌淡，脉细无力。

【治法】补气养血。

【主方】八珍汤合当归补血汤加减。

【常用药】党参、黄芪、茯苓、白术、甘草、当归、川芎、熟地、白芍、阿胶等。

【加减】出血量多，加旱莲草、龟板；紫斑明显者，加侧柏炭、蒲黄；大便溏薄者，加山药、扁豆。

（二）名医治法验方

1. 汪履秋——狼疮方

汪履秋先生认为，红斑狼疮由于病程长，病变脏器多，证情复杂，中医很难归纳成单纯某个病，单用某种药治疗，必须根据临床症状，审证求因，辨证论治。红斑狼疮之发病，肝肾阴虚是根本，热毒伏于营阴是关键，经脉瘀阻是邪毒留滞之所，风湿是发病之诱因。本病有四个阶段，初期为风湿活动而发病，极期为气营两燔，缓解期为热邪已去，主要表现为肝肾阴虚不足，恢复期证情基本稳定，有时见血行瘀滞络脉不和之象。在治疗上针对性地创用了祛风宣湿、清营泄热、补肝益肾，和血通络之法则，并制定了狼疮方，该方由首乌、桑椹子、生熟地、丹皮、土茯苓、紫草、水牛角、防风、防己、薏苡仁、虎杖、红花、雷公藤等组成，一般均为常用量。本方可广泛用于红斑狼疮初期、极期、缓解期、恢复期，运用时不一定狼疮方全方具备，而是根据具体病程、病情之侧重突出重点，随证变化而加减组方，临床疗效均佳。特别是对缓解期、恢复期，本方用之尤合。

2. 沈丕安——红斑汤、清肾汤、清脑汤

红斑汤适用于阴虚内热证，该证多见于系统性红斑狼疮早期，轻症、慢性活动期以及服用糖皮质激素后，病情未完全控制，属红斑狼疮的基本型。方药组成为生地黄、生石膏、玄参、黄芩、生薏苡仁、知母、忍冬藤、羊蹄根、川牛膝、绿豆衣、生甘草、陈皮、大枣。功能养阴清热，活血通络。

对于瘀热损肾证可用清肾汤合红斑汤加减方，本证相当于系统性红斑狼疮中的狼疮性肾炎，药物组成：生地黄、炙龟板、知母、生石膏、黄芩、落得打、接骨木、六月雪、猪苓、茯苓、泽泻、杜仲、续断、黑大豆、赤小豆、甘草、大枣。

对于瘀热入脑证可用清脑汤合红斑汤加减方，该证见于系统性红斑狼疮中狼疮脑损害之轻证，在临床出现中枢神经病理表现，且变化缓慢，方适合中医治疗，如出现重症脑损害，宜中西医结合抢救。药物组成：生地黄、黄芪、枸杞子、天麻、蒺藜、川芎、蔓荆子、炙穿山甲、生石膏、黄芩、全蝎、僵蚕、半夏、陈皮、甘草。

3. 金实——补肾化毒法

金实教授强调 SLE 的主要病因病机是肾虚瘀毒。素体虚弱，真阴不足，六淫之邪结于血分，痹阻经络，酿生瘀热毒邪，内侵脏腑，且肾虚瘀毒贯穿于疾病过程的始终。针对于此，金师根据扶正祛邪总的治疗原则，创立"补肾化毒"治法，并以此法贯穿于治疗过程的始终。补肾以滋养肾之阴血为主，化毒为化解、排除血分蕴毒，具体包括清热凉血解毒，活血化瘀通络之法。

在补肾化毒的基础上，随证施法，配合清肺、健脾、柔肝、养心、逐饮等治法，此即抓住了主要病机，立补肾化毒之法使肾之阴血得复，瘀热邪毒化解，临证中每每效验，控制了病情发展，提高了 SLE 病人的生活质量。

（三）单方验方

1. 黄芪 30～60g，水煎服，每日 1 剂。用于系统性红斑狼疮表现为气虚者。

2. 党参 30g，黄芪 30g，沙参 30g，玄参 30g，生地 30g，丹皮 30g，赤芍 12g，当归 12g，桃仁 6g，红花 15g，郁金 6g，川连 6g，莲子心 6g，血竭 3g，甘草 6g。水煎服，每日 1 剂，用于系统性红斑狼疮辨证属气阴两虚兼有血瘀证者。

3. 生玳瑁、生地、金银花、白茅根、丹皮、天花粉、玄参、黄柏、知母、石斛。有清热解毒、凉血护阴之功，用于系统性红斑狼疮属毒热炽盛证。

4. 枸杞子、女贞子、黄连、生黄芪、黄柏、白芍、党参、山萸肉、乌梢蛇、秦艽、丹参、北沙参。有滋阴补肾、活血解毒之功，用于系统性红斑狼疮属肾阴亏损证。

5. 附子、白术、茯苓、山药、熟地、山萸肉、当归尾、赤芍、白花、泽泻、紫河车、肉桂、黄连、黄芩、党参、荠菜花。有补肾温阳、健脾利水之功，用于系统性红斑狼疮属脾肾两虚证。

（四）常用成药

1. 红藤注射液

功能与主治活血化瘀。用于系统性红斑狼疮血瘀较著者。

用法与用量每次 4 支（每支 2ml，含生药 4g），加入 5%～10% 葡萄糖溶液 500ml 中，静脉滴注，每日 1 次。或肌肉注射，每次 1～2 支，每日 1～2 次。

2. 雷公藤片

功能与主治：祛风解毒。用于系统性红斑狼疮血瘀较著者。

用法与用量每服 2 片，每日 3 次。

3. 三藤糖浆

功能与主治：活血凉血养血。用于各型系统性红斑狼疮。

用法与用量雷公藤、红藤、鸡血藤各等量，制成糖浆，每次 10 ~ 15 毫升，日服 3 次。

4．秦艽片

功能与主治：滋阴清热、祛风利湿、活血通络。用于系统性红斑狼疮各型。

用法与用量秦艽、乌梢蛇、黄芪、元参、生地、丹参、茯苓、泽泻、黄柏共研细末，制成片剂，每片重 0.5g，每日 15 ~ 20 片，分 2 ~ 3 次服。

（五）外治疗法

1．大黄附子牡蛎汤

生大黄 12g，熟附子 10g，牡蛎 10g，加水 500 ~ 800ml，煎至 200ml，保留灌肠，每日 1 次，保留 30 分钟后排出。用于系统性红斑狼疮肾脏损害者。

2．白枯五倍粉

白矾 0.5g，枯矾 0.5g，五倍子 2g。上药研细末，过细筛后，在糜烂或溃疡处直接以药粉扑之。一般用药 1 ~ 2 周即有好转。功能解毒收敛，用于系统性红斑狼疮口腔溃疡者。

3．二石甘草粉

尿浸膏 90%，制炉甘石 10%，甘草粉少许。外用石膏先尿浸半年（或用熟石膏）洗净，再进行漂洗，然后煅熟研粉，再加入煅炉甘石粉、甘草粉和匀，以麻油少许调成药膏，再加入凡士林适量搅拌和匀（药粉约 30%、油类约 7%），将药膏少许均匀涂纱布上，敷贴患处。功能清热解毒敛疮，用于系统性红斑狼疮。

二、西医治疗

1．一般治疗

正确认识疾病，消除恐惧心理，明白规律用药的意义，强调长期随访的必要性。避免过多的紫外光暴露，使用防紫外线用品，避免过度疲劳，自我认识疾病活动的征象，配合治疗、遵从医嘱，定期随诊。对症治疗和去除各种影响疾病预后的因素，如注意控制高血压，防治各种感染。

2. 药物治疗

SLE 目前还没有根治的办法，但恰当的治疗可以使大多数患者达到病情的完全缓解。强调早期诊断和早期治疗，以避免或延缓不可逆的组织脏器的病理损害。SLE 是一种高度异质性的疾病，临床医生应根据病情的轻重程度，掌握好治疗的风险与效益之比。既要清楚药物的毒副反应，又要懂得药物给患者带来的生机。

（1）轻型 SLE 的治疗　轻型的 SLE，虽有狼疮活动，但症状轻微，仅表现光过敏、皮疹、关节炎或轻度浆膜炎，而无明显内脏损害者。治疗药物包括：①非甾类抗炎药（NSAIDs）可用于控制关节肿痛。服用时应注意消化性溃疡、出血，肾、肝功能等方面的不良反应。②抗疟药可控制皮疹和减轻光敏感，常用氯喹 0.25g，每日一次，或羟氯喹 0.4mg/d，分两次服。主要不良反应是眼底病变，用药超过 6 个月者，可停药 1 个月，有视力明显下降者，应检查眼底，明确原因。另外有心脏病史者，特别是心动过缓或有传导阻滞者禁用抗疟药。③短期局部应用激素治疗皮疹，但脸部应尽量避免使用强效激素类外用药，一旦使用，不应超过 1 周。④小剂量激素，（如泼尼松 ≤ 10mg/d）可减轻症状。⑤权衡利弊必要时可用硫唑嘌呤、甲氨蝶呤或环磷酰胺等免疫抑制剂。应注意轻型 SLE 可因过敏、感染、妊娠生育、环境变化等因素而加重，甚至出现狼疮危象。

（2）重型 SLE 的治疗　①糖皮质激素：重型 SLE 的标准剂量是泼尼松 1mg/kg，每日 1 次，病情稳定后 2 周或疗程 8 周内，开始以每 1～2 周减 10% 的速度缓慢减量，减至每日泼尼松 0.5mg/kg 后，减药速度可按病情适当调慢；如果病情允许，维持治疗的激素剂量尽量小于泼尼松 10mg/d。在减药过程中，如果病情不稳定，可暂时维持原剂量不变或酌情增加剂量或加用免疫抑制剂联合治疗。在有重要脏器累及的 SLE，乃至出现狼疮危象的情况下，可以使用较大剂量（≥ 2mg/kg/d）甚至使用甲基泼尼松龙 500～1000mg 冲击治疗，每天 1 次，连续 3–5 天为 1 疗程。②环磷酰胺：是治疗重症 SLE 的有效的药物之一，尤其是在狼疮性肾炎和血管炎的患者中，环磷酰胺与激素联合治疗能有效地诱导疾病缓解，阻止和逆转病变的发展，改善远期预后。目前普遍采用的标准环磷酰胺冲击疗法是：$0.75 \sim 1.0 g/m^2$ 体表面积，加入生理盐水 200ml 中静脉滴注，每 3～4 周 1 次。③硫唑嘌呤：对本病有浆膜炎、血液系统、皮疹者疗效较好。用法每日 1～2.5mg/kg，常用剂量 50～100mg/d，即 50mg 每日口服 1～2 次。④甲氨蝶呤：剂量 10～15mg，每周 1 次。主要用于关节炎、肌炎、浆膜炎和皮肤损害为主的 SLE。⑤环孢素：对狼疮性肾炎有效，可用环孢素每日剂量 3～5mg/kg，分两次口服。用药期间注意肝、肾功能及高血压、高尿酸血症、高血钾等。

三、中西医结合治疗

由于系统性红斑狼疮大多有多脏器损害，病机多复杂，病情多变化，诱发病情加重的因素也较多。一旦疾病出现急性活动，病情常多加重，甚至出现危及生命的情况，此时单纯用中药治疗可能缓不济急，所以不可避免地要同时使用激素、免疫抑制剂等治疗，以缓解病情，挽救患者的生命。一些重型患者，特别是在出现神志异常、肾功能衰竭等危重症时，病人无法服用中药汤剂，只能以西医西药为主，可以适当用醒脑静、生脉针等中药制剂，中西医结合救治。

对于大多数系统性红斑狼疮也应中西医结合治疗，特别是皮质激素的运用往往是必不可少的，尽可能使用小剂量激素以控制病情的发展，必要时常要加用羟氯喹、环磷酰胺等。少数病情较轻的患者可以单纯内服中药汤药。病情控制较好的病人还可以用丸剂、膏剂调理，以保持病情的长期稳定。

本病使用中药的作用在于：一是对大多数病例而言，可减少激素用量，或可停用环磷酰胺等免疫抑制剂，但不能完全取代激素。少数病例（特别是病情较轻患者）可不用或逐步停用激素，单用中药能取得满意效果。二是减少西药的毒副作用。三是提高临床效果，降低死亡率。四是可较快地改善症状，减少病情波动，提高患者生存质量。

在中西医结合治疗的时候要注意，如已长期使用激素和免疫抑制剂治疗，切不可突然停药，尤其是激素。待取得效果，病情相对好转后再逐步减少激素和免疫抑制剂的用量，直至完全停用激素和免疫抑制剂，实现完全的中药治疗。

【临证备要】

一、辨证

1.临床表现繁杂，证型多变，宜围绕主证进行辨证

SLE临床表现多种多样，病变重点或以肌肤筋骨血脉为主，或五脏六腑、阴阳气血损害不一，症状繁杂，证型多变。临床应以当前突出主证为中心，综合分析，辨证分型。

2.本虚标实，虚实错杂证型最为多见

SLE患者多系先天禀赋不足，饮食、情志、劳欲内伤，六淫邪毒外感所致。呈现正虚肾亏，邪热瘀毒蕴结表现，纯实纯虚证少，本虚标实，虚实错杂证多。但在病程某一阶段，也可能以邪实或正虚症状为突出表现，辨为邪实或正虚证候。

二、治疗

1.补虚泻实，正邪兼顾为基本原则

SLE病变以本虚邪实为主，治疗当补虚泻实，正邪兼顾。从脏腑分类，补虚有补肾、益肝、健脾、宁心、养肺的不同；从阴阳气血而言，有温阳、益气、滋阴、养血的区别。临症中，补肾养阴，清化瘀毒为常用大法。

2.急则治其标，缓则治其本

临症若邪实表现突出，如高热不退，或神昏痉厥，或黄疸胁痛明显，或关节疼痛剧烈等等，此时应以急则治标为主。如病情尚属稳定，以腰酸乏力、心慌气短、面色无华等阴阳气血亏虚症状为主者，治疗以补虚图本为主。

治疗本病要抓住治标与治本两个方面。由于本病的形成主要是外感风热湿毒所致，因而治标多从祛风清营解毒着手。以面部或全身皮损为主，重在祛风清热，凉营解毒，药如当归、生地、蝉衣、防风、牛蒡子、丹皮、赤芍、紫草等。以肢体关节肌肉疼痛为主症，治疗当以祛风宣湿，清热通络为主，方用白虎桂枝汤或桂枝芍药知母汤加减，药如石膏、知母、桂枝、防己、忍冬藤、秦艽、虎杖、桑枝、薏苡仁等。急性暴发型红斑狼疮患者除表现为面

部红斑以外，还常伴有高热、烦躁、舌苔黄燥、舌质红绛等气营两燔的表现，甚则出现神昏谵语、四肢抽搐等症，当清气凉营解毒，用清瘟败毒饮加减，常用药如银花、连翘、石膏、知母、黄连、生地、丹皮、赤芍、犀角（或水牛角）、玄参、竹叶等。

本病的病理变化除了风湿热毒等标实的一面外，还有肝肾亏虚等本虚的一面，标实与本虚往往互相错杂。因为风湿热毒极易耗伤人体的阴血，导致肝肾亏虚，而肝肾亏虚又容易导致风湿热毒等标邪的侵入或稽留不去，再则本病患者由于长期使用皮质激素、雷公藤等药物，也容易形成阴虚火旺的病理改变。在临床上本病也常表现为头晕目眩、毛发脱落、面部黯黑、身体低热或手足心热、舌红少苔等肝肾阴血受损的征象，特别是在病变稳定期或缓解期尤为突出。此时治疗则应以治本为主，以养肝益肾为大法，方用左归饮加减，常用何首乌、枸杞子、生地黄、熟地黄、女贞子、旱莲草、玄参、山药、山萸肉等。养肝益肾非朝夕可图，须久久服用，方可收功。

3. 病证多端，随机化裁

红斑狼疮特别是系统性红斑狼疮往往是多脏器的损害，尤以肾、肝、肺、心等脏器的损害为多见。治疗时要根据各受损脏器的病变特点分别采用相应的治法。如狼疮性肾炎主要表现是面目、四肢浮肿，且浮肿程度往往较甚，尿中蛋白持续不消。治疗应以健脾益肾为主，稍佐化气行水、活血化瘀之品，药用党参、黄芪、白术、山药、菟丝子、仙灵脾、补骨脂、茯苓、泽泻、车前子、桃仁、红花、泽兰叶等。

狼疮性肝炎初期主要表现为胁胀、纳差等肝脾不和的征象。由于肝肾阴伤是致病之本，故治疗应以养肝运脾为主，稍佐理气疏肝之品。气郁较甚，胁痛明显时酌加川楝子、郁金、延胡索；腹胀较著，从实用川朴、鸡内金理气消胀，从虚用党参、山药健脾助运。肝功能明显损害时，加用黑料豆、枸杞子、楮实子、泽兰叶等。若腹水形成，则改投春泽汤加味以健脾利水。

狼疮性肺炎多见咳嗽、气喘、胸闷等，波及胸膜还可形成狼疮性胸膜炎、胸腔积液，以致咳嗽加重。前者治疗重在清热宣肺，常用麻杏石甘汤或泻白散加减；后者则以下气行水为主，常用葶苈子、白芥子、苏子、茯苓、桑白皮、冬瓜子、半夏、薏苡仁、杏仁等。

少部分患者还可见狼疮性心肌炎，表现为心悸、少寐、胸闷、气短、脉至数不均等，治疗每以益气养阴、宁心安神为主，常用炙甘草、太子参、麦冬、五味子、紫丹参、生地、茯神、柏子仁、玉竹、酸枣仁等。

总之，系统性红斑狼疮病情变化莫测，证候错综复杂，临证时要仔细辨别，抓住主要矛盾，灵活多变地随机施治。

4. 辨证与辨病

本病的治疗当以辨证为基础，同时要结合辨病用药，如雷公藤、青风藤等，这类药物有调整机体的免疫功能作用，长期使用时要注意定期检查肝功能和外周血象，一旦出现异常即停用。

三、注意事项

1. 本病病情一般均较重，应诊断后尽早给予合理有效的综合治疗。

2. 合理进行中西医结合治疗：对大多数病例而言，用中药治疗可减少激素、免疫抑制剂的用量，但不能完全取代激素和免疫抑制剂。在病情加重时必须及时调整激素和免疫抑制剂的用量。

3. 注意观察病情的变化，特别是要注意重要脏器有无损伤的情况，一旦出现应采取有效的干预措施。

4. 注意观察治疗进程中出现的毒副反应，定期检查肝肾功能、血常规等。

5. 本病病程较长，大多需要长期服药治疗，有的患者可能要终生用药，因此，对于本病的用药一定要坚持长期，不宜轻易停药或减量。

四、预防护理

"上工治未病"是中医学所具有的积极预防意义的治疗手段。本病病情复杂，且每因气候、情志、劳累、饮食等因素而急剧加重。故本病在稳定期、缓解期需预防其发作，无论病情活动或已缓解，都应定期到专科专病医生处进行长期随访，才能达到最佳的疗效。

1. 调摄生活起居

避免日光暴晒及紫外线照射。需按时作息，不宜过于疲劳。节制房事，房事往往会加重病情，缓解期方可进行正常性生活。严格控制妊娠，疾病未控制时，不宜妊娠。调摄寒温，适应四时气候变化，尤其在初冬，感冒多发季节，避免六淫邪毒侵袭而诱发旧疾。

2. 注意饮食忌宜

禁烟酒，也不宜用药酒、补酒等治疗。内热重者，宜食凉性食物，水果也宜选用生梨、西瓜、生藕、荸荠等。忌食羊肉、狗肉、马肉、驴肉等温性食物，可诱发和加重病情。辣椒、青椒、大蒜、大葱、韭菜、桂圆等热性的食物不宜多食。菠菜能发疮，花菜能加重脱发，香菇、芹菜能引起红斑皮疹，不宜食用。

3. 增强体质，提高防病机能

气虚易感冒者，可服用益气药如黄芪精口服液、玉屏风散等；阴虚体质者，可服用六味地黄丸、大补阴丸、左归丸等，能预防感冒。

【医案精选】

病案一　周某，女，21岁。以反复不规则发热伴面部红斑7年余，于1995年1月7日初诊。

患者于1988年5月无明显诱因导致发热，稽留不退，体温达40℃左右，全身出现充血样皮疹，面部红斑，并有面部及下肢浮肿，尿蛋白阳性，肝脾肿大，予多种抗生素治疗效果不佳。经多家医院反复检查，确诊为"系统性红斑狼疮、狼疮性肾炎。"应用大剂量泼尼松（60mg/d）及雷公藤（15mg/d）发热下降，体温降至正常后则予泼尼松10～20mg维持。遇疲劳、情绪波动或外感则体温复升，弛张难平，必须反复应用大剂量激素方能控制。但近4个月来，泼尼松减至30～40mg即起身热。发热通常上午为甚，并无形寒，午后身热渐降，体温38.7℃～40.1℃，两膝及手指关节疼痛，手心灼热，经闭2年有余。苔黄薄腻、舌红带紫，脉来细数。颈、臂散发紫红疹点，下肢内侧有青紫痕斑，胁下胀痛（肝、脾肿大Ⅰ度）。此乃内伤发热，肝肾阴虚，瘀热内扰。治宜清透血热、凉血散血。

处方：银柴胡10g，青蒿30g（后下），白薇15g，炙鳖甲15g（先煎），知母10g，炮山甲10g（先煎），炙僵蚕10g，葎草30g，丹皮10g，大生地15g，鬼箭羽15g，商陆根6g，炒常山6g。泼尼松仍用40mg，清晨顿服。

二诊（1月14日）：服药1周，体温有所降低，晨起37.2℃～37.8℃，上午最高体温38.4℃，午后汗出热退，疲劳乏力。治守原法，酌加益气之品，原方加太子参12g，去鬼箭羽。

三诊（1月21日）：续服药2天，体温又有下降，并鼻血1次、血色鲜红，近日来体温已正常。晨起纳差腹胀，背后酸楚，皮肤时有痒感。苔黄薄腻、舌质偏红，脉细。药已中病，血热有减，原方续服。

四诊（1月28日）：连续服药，身热未起，泼尼松已减为30mg/d。唯右手指关节僵硬疼痛，口不干，牙龈肿痛，苔脉如前。原方加片姜黄10g通络止痛。

五诊（1996年1月23日）：体温已正常近2月，激素减为泼尼松25mg/d，自觉无明显不适，面部已无红斑，颈、臂疹点渐隐，下肢青紫斑褪去，月经于本月18日来潮，口干不著。予养阴清热、和营凉血继进。

处方：银柴胡10g，青蒿20g，白薇15g，炙鳖甲15g（先煎），炮山甲6g（先煎），大生地15g，知母10g，丹皮10g，太子参15g，蝉衣5g，商陆根9g，炒常山9g。

六诊（1996年2月10日）：体温正常。日来面部瘙痒潮红、稍有热感，口干。苔黄薄腻、舌边尖红、舌质偏暗，脉细。肝经郁热，气阴两伤，风毒郁于肌腠。

处方：柴胡10g，炒黄芩10g，山栀10g，青蒿15g，丹皮10g，知母10g，大生地15g，功劳叶10g，蝉衣3g，炙僵蚕10g，商陆根9g，太子参15g。

病员坚持来诊，症情平稳，月经按时来潮。服中药同时，激素继续缓慢递减，发热未再复作。

按：此例患者以发热、皮疹为主症，从阴虚与瘀热论治，用青蒿鳖甲汤加丹皮、生地、鬼箭羽等凉血化瘀之品。二诊时出现气虚症状，加太子参补气。三诊守方不变，四诊时关节疼痛明显，加片姜黄祛风通络。五诊面部瘙痒潮红，加蝉衣祛风止痒。六诊从肝经郁热，气阴两伤，风毒内郁着手收功。

病案二 某女，38岁，因"下肢严重浮肿，腹胀大近1年"来诊。

患者3个月前住外院经肾穿刺确诊为狼疮性肾炎，住院期间曾合并低蛋白血症及霉菌感染，经对症治疗后好转，目前口服泼尼松30mg/d，小便量少，下肢仍高度浮肿。舌质淡苔白腻，脉小数。辨证属脾肾亏虚，水湿停留。治拟补脾肾，利水湿。

处方：附子9g，白术10g，白芍20g，车前草30g，猪苓、茯苓（各）30g，泽泻30g，生黄芪30g，生姜皮6g，冬瓜皮30g，丹参30g，益母草30g。

方投4剂后患者仍小便量少，下肢高度浮肿，腹胀膨隆，动则气喘，大便日行数次，量少不畅，胃纳尚可，苔黄腻，脉小数。测血压165/120mmHg。观前方证治应为合度，但患者久病之下，难求速效，且患者为系统性红斑狼疮病人，素体阴亏有热毒，今水湿停留日久，阻隔气机，水气同病，邪有郁而化热之势，当增以理气清热之力。

处方：附子9g，白术10g，白芍20g，车前草30g，猪苓、茯苓（各）30g，泽泻30g，生黄芪30g，生姜皮6g，冬瓜皮30g，丹参30g，益母草30g，黄芩15g，川朴9g，大腹皮12g，龙葵草30g。

上方投7剂之后，腹胀略松，诸症减轻，再自行续服7剂，前日起头痛头晕，胃纳欠佳，小便尚可，大便有时稀溏，脉数，苔薄腻舌光红起刺，测血压195/120mmHg。考虑其脾肾不足之外，又因水湿化热，伤及阴分，肝肾阴亏，肝阳上亢，清窍被蒙，故致头晕头痛，治拟前法之上再佐平肝潜阳。

处方：羚羊角粉（吞）0.6g，生石决（先）30g，生地15g，石楠12g，苦丁茶15g，旱莲草20g，生甘草9g，附子9g，白术10g，白芍30g，龙葵草30g，猪茯苓（各）30g，大腹皮15g，车前草30g，牛膝15g。

上方连服20剂，自我感觉良好，下肢浮肿基本消退，小便尚可，无明显不适。

按：本病初诊时，患者高度浮肿，腹胀大病延一年有余，考虑水肿当责之脾肾，以脾肾阳虚，水湿内停辨治，治用真武汤合五皮饮加减，且"血不利则为水"，"久病之下，必有血瘀"，乃加入丹参、益母草以求活血化瘀，行水消肿。二诊时，水肿未减，更见喘促、苔黄腻，乃思红斑狼疮一病，须考虑到患者有阴虚血热的病机，单从温脾肾利水湿着手，于其阴虚血热，并无裨益，反有助热之势，故见化热气壅之象，应在上法基础上佐以理气清热，故以黄芩、龙葵草清热利水，川朴、大腹皮理气通滞。三诊时水肿见减，但湿热日久伤阴，肝肾阴亏于下，肝阳偏亢于上，而见头晕头痛，舌尖红起刺，为阴阳两虚，阳亢水停之证，故予滋阴平肝、健脾温阳利水之剂，连服20剂后，诸症得消，水肿大退，病情显著好转。系统性红斑狼疮患者因狼疮性肾炎所致水肿，固然要考虑脾胃亏虚、水湿内停之病机，更不应忘记该病本质为阴虚血热，病势一延或得温热之药，邪即有化热化火，上扰清阳之势，当在温补脾肾之外，兼理肝肾之阴，平抑肝阳，使肝、脾、肾同治，方为正治。

附：

历代医籍相关论述精选

东汉·张仲景《金匮要略》："阳毒之为病，面赤斑斑如锦纹，咽喉痛，唾脓血，五日可治，七日不可治，升麻鳖甲汤主之。阴毒之为病，面目青，身痛如被杖，咽喉痛。五日可治，七日不可治，升麻鳖甲汤去雄黄、蜀椒主之。"

晋·王叔和《脉经》："阳毒之为病，身重腰背痛，烦闷不安，或狂或走，或见鬼，或吐血下利，其脉浮大数，面赤斑斑如锦纹，咽喉痛，唾脓血，五日可治，至七日不可治也。有伤寒一、二日便成阳毒，或服药吐下后变成阳毒，升麻汤主之。""阴毒之为病，身重背强，腹中绞捅，咽喉不利，毒气攻心，心下坚强，短气不得息，呕逆，唇青面黑，四肢厥冷，其脉沉细紧数，身如被打，五六日可治，至七日不可治也。或伤寒初病一二日便结成阴毒，或服药六七日上至十日变成阴毒，甘草汤主之。"

隋·巢元方《诸病源候论》："此为阴阳一气偏虚，则受气于毒。若病身重腰脊痛，烦闷，面赤斑出，咽喉痛，或下利狂走，此为阳毒。若身重背强，短气呕逆，唇青面黑，四肢逆冷，为阴毒。或得病数日，变成毒者；或初得病，便有毒者，皆宜依证急治。失候则杀人。""夫欲辨阴阳毒者，始得病者，可看乎足指，冷者是阴，不冷者是阳。若冷至一二三寸者病微，若至肘膝为病极，过此难治。阴阳毒病无常也，或初得病便有毒，或服汤药，经五六日以上，或十余日后不痊，变成毒者。其候身重背强，咽喉痛，糜粥不下，毒气攻心，心腹烦痛，短气，四肢厥逆，呕吐；体如被打，发斑，此皆其候。重过三则难治。阳毒者，面日赤，或便脓血；阴毒者，面日青而体冷。若发斑赤，十死一生；若发黑斑，十死一生。"

宋·陈言《三因极一病证方论》："阳毒，燥热，面赤，咽痛，身斑斑如锦文，下利赤黄，内外结热，舌焦鼻黑，类如烟煤，妄言，狂长，多因肠胃燥热，阳气暴盛，阴气暴绝，妄服燥药、热食所致。""阴毒，手足冷，腰背强，头疼，腹痛，或烦渴，精神恍惚，额与手背时出冷汗，音声郑重，爪甲面色青黑，多因脾肾虚寒伏阴，重感于寒所致。"

清·杨栗山在《伤寒瘟疫条辨》中说："（杂气）适中人之阳分，则为阳毒，适中人之阴分，则为阴毒。观其所主之药，二证一方，并不用大寒大热之剂，可知长沙所谓阳毒阴毒，乃天地之杂气……此二证者，即所谓温病是也，即大头瘟、虾蟆瘟、瓜瓤瘟以及疹胀之类是也。吴又可温病无阴证之论，实本长沙阳毒、阴毒中于杂气之说，受毒有浅深，为病有轻重，一而二，二而一者也。……凡中此杂气之人，不止咽喉痛身痛，甚至心腹指甲色如靛叶，日噤牙紧，心中忙乱，一二日即可死者，此类是也。但刺尺泽、委中、十指出血，即令服玉枢丹最妙。拨正散尤为奇方，男左女右吹入鼻中，虽危必苏，以增损双解散主之。"

参考文献

［1］苏晓，沈丕安.沈丕安教授治疗系统性红斑狼疮的经验［J］.新中医，1998，30（8）：10.

［2］金实.系统性红斑狼疮的中医药研究现状及评价［J］.江苏中医，1999，20（12）：3.

［3］陈湘君.滋阴解毒法为主对SLE免疫调节紊乱调节作用的研究［J］.辽宁中医杂志，1995，22（6）：257

［4］刘喜德.金实补肾化毒法治疗系统性红斑狼疮经验撷要［J］.北京中医，2000，12（6）：3-4.

［5］夏嘉，江春春，苏晓.系统性红斑狼疮中医病因病机及辨证分型的研究进展［J］.医学综述，2015，21（3）：500-502.

［6］王承德，沈丕安，胡荫奇.实用中医风湿病学［M］.2版.北京：人民卫生出版社，2009.528-530.

［7］樊莹，周仲瑛治疗系统性红斑狼疮的经验［J］，中医杂志，1997，38（11）：658-659.

［8］顾军花，茅建春，苏励.陈湘君治疗风湿病经验撷菁—补肾固精法治疗狼疮性肾炎［J］.时珍国医国药，2007，18（6）：1526.）

第五章　痛　　风

痛风是由于长期嘌呤代谢紊乱所致的疾病，临床以高尿酸血症、急性关节炎反复发作、痛风石沉积、慢性关节炎和关节畸形、肾实质性病变和尿酸石形成为特点。根据血液中尿酸增高的原因，可分为原发性和继发性两大类。原发性痛风是由于先天性嘌呤代谢紊乱所致；继发性痛风是由于其它疾病、药物等引起尿酸生成增多或排出减少，形成高尿酸血症而致。

原发性痛风以中年人为最多见，40～50岁是发病的高峰，平均发病年龄为44岁。60岁以上发病占全部病例的11.6%，女性相对升高占全部女性病例的29%。在儿童和老年痛风中，继发性痛风的发生率较高。本病以男性为多，约占95%左右。

根据本病临床以关节红、肿、热、痛反复发作，关节活动不灵活为主要表现，属于中医学"痹证"等病的范畴。其病因在于风、寒、湿、热等外邪的侵入，内因与正气不足、劳逸不当、体质亏虚有关。主要病机为湿邪痰浊留滞经脉，气血运行滞涩，病久可致痰浊瘀血痹阻，肾气受损，表现有虚有实而以实证为主。

【病因及发病机制】

一、中医学病因病机

本病发病由于饮食不节诱发，肝脾肾功能失调或逢外邪，饮食不调，终必瘀结而发，骨节剧痛，久之形成痛风结节，甚则僵肿畸形。痛风的病因不外内外二端。内因为素体禀赋不足、肝脾肾功能失调致浊毒滞留血中不得泄利，初始未甚可不发痛，积渐日久，瘀滞愈甚，内因为根本，若复因饮食劳倦、七情所伤等酿生湿浊，其时内外湿邪合而为患，湿浊蕴毒流注关节、肌肉、骨骼，气血运行不畅，故而形成痹痛，或与风湿热邪相合，痹痛更为加重。

（一）病因

1. 内因

禀赋不足，正气亏虚，肝脾肾功能失调，内因为根本，肾为先天之本，主骨藏精，肾精不足，无以壮骨生髓，濡养五脏；脾为后天之本，脾失健运，则生化乏源，无以运化精微，精微不得布散，反而聚湿生痰；肝者，罢极之本，其华在爪，其充在筋，以生气血，肝的阴血充盈，筋得其养，关节才能灵活而有力，肝血不足，筋失其养，则见关节活动不利。

（1）劳逸不当 劳倦过度，耗伤正气，机体防御功能低下，外邪乘虚入侵。

（2）先天不足 先天禀赋不足或年老体弱，体质亏虚，素体虚弱，或病后气血不足，腠理空疏，卫外不固外邪乘虚而入。

（3）素体肥胖 痰湿内生，脾失健运，则生化乏源，无以运化精微，精微不得布散，反而聚湿生痰。

2. 外因

（1）风寒湿邪 多由于患者居处潮湿、冒雨涉水、汗出当风、气候骤变、寒热交错等原因，以致风、寒、湿邪侵袭人体，留注肌肉、筋骨、关节、经络，气血运行不畅，不通则痛而发病；风为百病之长，其为阳邪，开发腠理，又具穿透之力，寒借风力内犯，风又借寒凝之积，使邪附病位，湿借风邪的疏泄之力，寒邪的收引之能，风寒又借湿邪黏着、胶固之性，经络壅塞，气血运行不畅，则筋脉失养，发为本病。

（2）风湿热邪 风热之邪与湿相并，导致风、湿、热合邪为患；或素体阳盛或阴虚有热，复感外邪，易从热化，或感受风、寒、湿邪，日久不愈，郁而化热，均可导致风湿热之邪阻痹肌肉、筋骨、关节、经络而发病。

（3）饮食劳倦 平素饮食不节，恣食肥甘厚腻或酒热海腥之发物，损伤脾胃，运化失常，湿热痰浊内生，湿热下注，留滞关节经络，发为本病。

（4）七情所伤 七情内伤，肝失疏泄，郁而化热，致湿热内蕴，经脉郁滞，留滞关节，发为本病。

（二）病机

1. 主要病机

肝、脾、肾功能失调，痰、湿、热、瘀、毒阻滞，气血不畅，经脉闭阻而发为本病。

中医将痛风性关节炎归于"痹证""痛风""白虎历节风"等范畴。关于痹证的病因病机早在《素问·痹论》就提出："风、寒、湿三气杂至，合而为痹"。现代中医学者大多认为肝、脾、肾功能失调，痰、湿、热、瘀、毒阻滞，气血不畅，经脉闭阻而发为本病。

2.病理性质总属本虚标实，肝脾肾亏虚为本，以热毒与血瘀、痰湿等浊邪为标

痛风性关节炎中医病因病机复杂，但以肝脾肾亏虚为本，以热毒与血瘀、痰湿等浊邪为标，其中，肾虚、热毒尤为根本。其病机当是脾肾亏虚导致气运失利，血脉不通，血液淤滞，同时津液不能运化而为痰湿，血结、气郁则化热毒，合于痰湿而成湿热，终致热、浊相熬，痰、瘀互结，而成痛风性关节炎发病为患。

3.病久及肾，脾肾阳虚，浊毒内蕴，发为石淋、关格

痛风性关节炎的发病以内因为主，多由于素体阳盛，脾肾功能失调，复因饮食不节，嗜酒肥甘，或劳倦过度，情志过极，脾失健运，肝失疏泄，聚湿生痰，血滞为瘀，久蕴不解，酿生浊毒。湿热瘀毒外则流注经络骨节，内则流注脏腑，加重脾运失司，升降失常，穷则及肾，脾肾阳虚，浊毒内蕴，发为石淋、关格。

4.痛风分为急性期和缓解期

痛风性关节炎分期可为急性期和缓解期，急性期的突出表现为关节的红肿热痛，临床表现以标实为主，缓解期的症状主要表现为慢性关节炎、痛风石、尿酸结石和痛风性肾病等，临床表现以虚证为主，或虚实夹杂。

二、西医学病因及发病机制

（一）病因

1.嘌呤合成代谢增高，尿酸排泄减少是痛风患者血清尿酸水平增高原因

痛风发病的先决条件是高尿酸血症。对高尿酸血症的发生，内源性代谢紊乱较外源性因素更为重要。高嘌呤饮食可使血尿酸浓度升高，甚至达到相当于痛风患者的水平；反之，停止摄入嘌呤，常使尿酸水平降低。在体内，尿酸大部分是以游离尿酸盐形式随尿排出的，小部分尿酸可被破坏，其一是由白细胞内的过氧化酶降解为尿囊素和二氧化碳，更重要的是分泌入肠道的尿酸被细菌分解。后者远较前者多，每天产生的尿酸约 1/3 是由此途径降解的。但在痛风患者并未发现尿酸分解减低。实际上，在高尿酸血症时，特别是发生肾功能衰竭后，进入肠腔分解的尿酸只会增加，成为机体的重要二线防御。因此，嘌呤合成代谢增高及（或）尿酸排泄减少是痛风患者血清尿酸水平增高的原发机制。

尿酸最高溶解度为 0.38mmol/L，更高的浓度就会形成过饱和状态，以尿酸盐的形式沉积在关节软骨、滑膜和其他组织。痛风有肾排泄缺陷者达 90%，患者的血尿酸水平超过正常人 59.48 ~ 108.96Umol/L 时才能达到相当的尿酸排泄率。该缺陷在尿酸产生正常的患者中尤为明显。肾排泄尿酸有赖于肾小球滤过、近端肾小管分泌部回吸收、分泌和再吸收，髓襻升支及集合管亦可回吸收少量尿酸，总排泄量约占滤过的 6% ~ 10%。排出量与尿酸盐在尿中的溶解度有直接关系，在酸性环境中向游离尿酸转移，当 pH 5.0 时，游离尿酸仅15%，pH 6.6 时，几乎所有的尿酸均处于游离状态。所以病人多饮水，保持尿量及尿 pH 对降低血尿酸防止肾结石形成及尿酸肾病有重要意义。

2. 遗传因素

原发性痛风多有遗传性，但临床有痛风家族史者仅占 10% ~ 20%。尿酸生成过多在原发性高尿酸血症的病因中占 10%。其原因主要是嘌呤代谢酶缺陷，次黄嘌呤鸟嘌呤磷酸核糖转移酶缺乏和磷酸核糖焦磷酸盐合成酶活性亢进。原发性肾脏尿酸排泄减少约占原发性高尿酸血症的 90%，具体发病机制不清，可能为多基因遗传性疾病，但应排除肾脏器质性疾病。

3. 痛风的急性发作诱因

痛风的急性发作常有下列诱因存在：①大量饮酒或进食富含嘌呤的食物；②劳累过度或关节劳损；③情绪激动或精神刺激；④受冷、受潮；⑤手术或创伤；⑥药物诱发，如应用利尿剂；⑦癌肿瘤化疗或放射治疗等。

（二）发病机制

急性痛风性关节炎是尿酸钠微结晶引起的炎症反应。高蛋白饮食可增加尿酸合成，酗酒影响较饮食更为明显。因为乙醇代谢使血乳酸浓度增高，乳酸可抑制肾脏对尿酸的排泄作用。乙醇还能促进腺嘌呤核苷酸转化而使尿酸增多。饥饿引起的高尿酸血症是因为血浆乙酰乙酸和 β – 羟丁酸水平增加所致。如果有饥饿、摄入大量乙醇加之高嘌呤、高蛋白膳食则可引起尿酸水平迅速波动，常造成痛风关节炎发作。

痛风肾脏病变主要有以下三种改变。一是间质性肾炎：尿酸盐沉积在肾组织，引起慢性进行性间质性肾炎，可导致肾小管萎缩变性、纤维化及硬化，尤以髓质和锥体明显。晚期发生肾功能衰竭，危及生命。二是急性梗阻性肾病：由于血尿酸明显增高，尿酸结晶在肾集合管、肾盂肾盏及输尿管迅速沉积。见于继发性骨髓增生性疾病化疗或放疗时细胞分裂过盛和急剧破坏，核酸分解突然增多产生大量尿酸所致。偶见于高尿酸血症中突然使用大剂量排泄尿酸的药物时。三是尿酸性肾结石：在高尿酸血症患者中，约 40% 可发生肾结石，而在尿酸排出量正常时，约 20% 发生肾结石。由于尿酸比尿酸盐溶解度低，结石成分 84% 为单纯尿酸，此外尚含磷酸钙、草酸钙及碳酸钙。结石大时阻塞尿路发生肾绞痛。

【诊断标准】

2015ACR/EULAR 痛风诊断新标准

2015 年 ACR/EULAR 颁布的痛风新标准。分类标准包含 3 个项目，8 个条目，共计 23 分，但只需满足 8 分即可诊断痛风。

2015 年 ACR/EULAR 痛风新标准诊断效能较高，敏感性 92%，特异性 89%，同时适用于急性期和慢性期痛风的评估。另外，该新标准包括一个适用标准（即使用该标准的前提条件）、一个确诊标准（即金标准）和一个分类标准，很贴近临床诊疗；

项目	分类	评分
第一步：纳入标准（只在符合本条件情况下，采用下列的评分体系） 第二步：充分标准（如果具备，则可直接分类为痛风而无需下列其他"要素"） 第三步：标准（不符合"充分标准"情况下使用）	至少 1 次外周关节或滑囊发作性肿胀，疼痛或有症状的关节或滑囊中存在 MSU 晶体（如，在滑液中）或痛风石	

续表

项目	分类	评分
临床 症状发作曾累及的关节/滑囊	踝关节或中足（作为单关节或寡关节的一部分发作而没有累及第一跖趾关节）	1
	累及第一跖趾关节（作为单关节或寡关节发作的一部分）	2
关节炎发作特点（包括以往的发作） 　受累关节"发红"（患者自述或医生观察到） 　受累关节不能忍受触摸、按压 　受累关节严重影响行走或无法活动	符合左栏 1 个特点 符合左栏 2 个特点 符合左栏 3 个特点	1 2 3
发作或者曾经发作的时序特征 　无论是否抗炎治疗，符合下列 2 项或 2 项以上为一次典型发作 　到达疼痛高峰的时间 < 24h 　症状缓解 ≤ 14d 　发作时期症状完全消退（恢复至基线水平）	一次典型的发作 典型症状复发（即 2 次或 2 次以上）	1 2
痛风石的临床证据 　透明皮肤下的皮下结节有浆液或粉笔灰样物质，常伴有表面血管覆盖，位于典型的部位：关节、耳廓、鹰嘴黏液囊、指腹、肌腱（如跟腱）	存在	4
实验室检查 　血尿酸：通过尿酸酶方法测定 　　理想情况下，应该在患者没有接受降尿酸测定治疗的时候和症状发生 4 周后进行评分(如，发作间期)，如果可行，在这些条件下进行复测，并以最高的数值为准	< 40mg/L（< 0.24mmol/L） 60–80mg/L（0.36– < 0.48mmol/L） 80– < 100mg/L （0.48– < 0.60mmol/L） ≥ 100mg/L（≥ 0.60mmol/L）	−4 2 3 4
有症状关节或滑囊进行滑液分析（需要由有经验的检查者进行检测）	MSU 阴性	−2
影像学 　尿酸盐沉积在（曾）有症状的关节或滑囊中的影像学证据：超声中"双轨征"或双能 CT 显示有尿酸盐沉积	存在（任何 1 个）	4
痛风相关关节损害的影像学证据：双手和（或）足在传统影像学表现有至少 1 处骨侵蚀	存在	4

1997 年 ACR 急性痛风性关节炎分类标准

表 1 1977 年 ACR 急性痛风性关节炎分类标准

1 关节液中有特异性尿酸盐结晶，或

2 用化学方法或偏振光显微镜证实痛风石中含尿酸盐结晶，或

3 具备以下 12 项（临床、实验室、X 线表现）中 6 项

①急性关节炎发作 >1 次

②炎症反应在 1d 内达高峰

③单关节炎发作

④可见关节发红

⑤第一跖趾关节疼痛或肿胀

⑥单侧第一跖趾关节受累

⑦单侧跗骨关节受累

⑧可疑痛风石

⑨高尿酸血症

⑩不对称关节内肿胀（x 线证实）

⑪ 无骨侵蚀的骨皮质下囊肿（x 线证实）

⑫ 关节炎发作时关节液微生物培养阴性

1990 年 ACR 痛风性关节炎分类标准

①急性关节炎发作 1 次以上；②1 天内关节炎症达高峰；③寡关节炎发作；④关节发红；⑤第一 MTPJ 肿胀或者疼痛；⑥单侧第一 MTPJ 发作；⑦单侧跗骨关节炎发作；⑧可疑或证实的痛风石；⑨高尿酸血症；⑩影像学证实的不对称性关节内肿胀；⑪ 关节炎的发作可完全缓解。

≥ 6 项可确诊。敏感度为 84.8%，特异度为 92.7%。

【治疗】

一、中医治疗

（一）辨证施治

本病常见证型有风寒湿痹证、风湿热痹证、痰浊瘀阻证、肾虚顽痹证。治疗以祛邪通络为原则，根据病邪的偏胜，分别采用除湿、散寒、清热、化痰、祛瘀法；病久正虚者，则应配伍益气血、补肝肾之品。

急性发作期

1. 风寒湿痹

【症状】痛风初期阶段由外感风寒湿邪滞阻肌表经络关节等处。早期症状不显著，或仅表现为病变关节肿痛，夜间加重，且有麻木冷痛感，得热痛减，遇寒痛剧。局部皮色青白或紫暗，触之不热，关节活动受限。舌苔白腻，脉弦紧。

【治法】散寒除湿，祛风通络。

【主方】蠲痹汤加减。

【常用药物】羌活、防风、防己、当归、赤芍、独活、桂枝、苍术、苡仁、制川乌、制草乌、炙甘草。

【加减】若病在上肢者，加桑枝、姜黄以祛风通络止痛；在下肢，加川牛膝以利湿活络；疼痛明显者，加没药、延胡索、青风藤以活血理气通络止痛；关节肿胀者加五加皮、泽泻、晚蚕沙以利湿消肿。

2. 风湿热痹

【症状】痛风急性发作，多在夜间突发关节剧烈疼痛，痛不可触，局部红肿灼热，得冷稍舒，皮色紫红，皮肤绷紧发亮，屈伸不利，关节附近可有痛风石。少数患者伴有发热、口干、心烦、大便秘结、小便黄、舌红苔黄腻、脉滑数。

【治法】清热利湿，通络止痛。

【主方】四妙散合当归拈痛汤加减。

【常用药物】黄柏、苍术、草薢、羌活、独活、当归、赤芍、银花藤、川牛膝、生苡仁、土茯苓。

【加减】若病发上肢者，加桑枝、秦艽以祛风湿通络；在下肢者加木瓜、海桐皮、防己以除湿通络；关节肿胀变形者，加山慈菇、胆南星以化痰浊；红肿明显者加连翘、赤芍、赤小豆以清热活血；疼痛剧烈者，加姜黄、炮山甲、制乳香、制没药以增强通络止痛之功；发热口渴，痛甚汗出，脉滑数者加生石膏、知母、玄参以清胃热；大便燥结者，加大黄、瓜蒌仁以清热通腑泄火。

慢性期及间歇期

1. 痰浊瘀阻

【症状】痛风反复发作，局部关节肿胀疼痛，僵硬或畸形，病损处皮色不红或呈紫暗色。伴头昏胀重，腹胀便溏，肢肿，舌质淡紫、苔白厚腻、脉沉滑或濡缓。（X线片显示不规则穿凿样透亮缺损）

【治法】健脾燥湿，泄浊痰瘀。

【主方】朱氏痛风经验方加减。

【常用药物】苍术、白术、茯苓、苡仁、土茯苓、萆薢、威灵仙、当归、桃仁、泽兰、泽泻、虎杖。

【加减】若见舌苔白厚腻，脉滑者加法半夏、白芥子、陈皮以化痰浊；见痛风石较多且大者，加昆布、海浮石以软坚化积；见肿痛明显者，加蜈蚣、全蝎、延胡索以活血消肿止痛；见关节肿大畸形者，加山慈菇、炮山甲、杜仲、骨碎补、核桃仁、补骨脂以化痰瘀补肝肾。

2. 肾虚顽痹

【症状】痛风病久，顽痹不除，病损关节肿胀畸形僵硬，屈伸不利，持续作痛，痛势不着，伴头晕腰膝酸软，形寒怕冷，舌淡紫、苔白略腻、脉沉细涩。（X线片显示病变关节缺损严重）

【治法】温散寒湿，滋补肝肾。

【主方】独活寄生汤加减。

【常用药物】独活、防风、桑寄生、秦艽、熟地、细辛、桂枝、补骨脂、薏苡仁、炮山甲、姜黄、川牛膝、怀牛膝。

【加减】若疼痛显著者，加制川乌、制草乌、蜈蚣、乌梢蛇以祛风活血止痛；腰膝酸软，形寒怕冷者，加巴戟天、附子、杜仲以温肾阳；局部皮色紫暗、舌面瘀斑明显者，加参三七、地鳖虫以活血化瘀；肝肾亏虚明显者加楮实子、菟丝子以补肝肾；骨质破损者加骨碎补以补肾壮骨；气血亏虚者加黄芪、当归以益气养血。

本病治疗在辨证的基础上，可选用有降低血尿酸的中药，如车前子、玉米须、白茅根、泽泻、薏苡仁等利尿药，有助于尿酸排出，土茯苓、萆薢、地龙、山慈菇、鸭跖草等具有排尿酸的作用。具有碱化尿液和促进尿酸结石溶解作用的有金钱草、青皮、陈皮等，临证也可参入。

（二）名医治法验方

1. 许学猛——扶正祛邪，分期论治

许学猛教授认为痛风性关节炎治则当扶正祛邪，分期论治。急性关节炎期宜清热利湿，或温化寒湿，以祛邪为要，兼以扶正（健脾、滋肾），在除湿方面，取法张仲景的学术思想，"开鬼门、洁净腑、去苑陈莝"，即善于运用发汗、利小便、通大便方法除一身之湿；慢性关节炎期，治当温肾健脾，以扶正为主，兼以祛邪。

痛风性关节炎急性关节炎期因湿邪重浊黏腻，湿性趋下，易袭阴位，故多见患者下肢关节红肿疼痛，湿热下注，当清热利湿，从二便分消，方选四妙散加味。痛风性关节炎慢性关节炎期，该阶段出现痛风石，多无红肿热痛等症状，并多见神疲乏力，面色黧黑，舌淡暗，苔白腻，脉细弱。即久病入络，久病致瘀，证见肾阳虚损、寒湿困脾，治法宜温肾健脾、散寒除湿、祛风通络，方以真武汤加味。

2. 金实——辨证与辨病相结合，总结四种治法，临证时分急性发作期、缓解期

金实教授治疗痛风性关节炎积累了丰富的经验，疗效显著，辨证与辨病相结合，总结了四种治法：活血通络法、清热解毒法、祛风散邪法、利湿泄浊法，临证时分急性发作期、缓解期，灵活使用，并根据临床表现及病程随证加减。

活血通络法用于瘀滞络阻，证见关节肿胀刺痛，屈伸不利，夜间为甚，舌质有紫气，脉涩，药用生地、丹皮、赤芍、当归、泽兰、桃仁、蜈蚣、全蝎、乌梢蛇等。清热解毒法用于热毒壅结，证见关节红肿热痛，触之局部灼热，口干欲饮，纳食欠香，尿黄，便秘，舌红，苔黄，脉数，药用黄柏、石膏、知母、山栀、连翘等。祛风散邪法证见关节抽掣疼痛，游走不定，身热恶风，苔薄，脉浮，药用独活、威灵仙、木瓜、薏苡仁、防风、白芷、秦艽等。利湿泄浊法：用于湿浊痹阻，证见关节肿胀酸楚，僵硬，屈伸不利，纳呆，乏力，小便不利，苔腻，脉滑，药用防己、通草、泽泻、萆薢、猪苓等。

区别发作期与缓解期，治疗灵活变通，急性发作期常用清热凉血、祛风泄浊法，常用药：生地、丹皮、泽兰、石膏、黄柏、防己、白芷、威灵仙、蜈

蚣、泽泻、通草、甘草。缓解期常用活血通络，利湿泄浊法，常用药：当归、泽兰、黄柏、威灵仙、蜈蚣、萆薢、泽泻、通草、甘草、穿山甲、桃仁。

（三）针灸疗法

一般寒湿证宜针灸并用，湿热证则宜针不宜灸，病久阳虚者以灸为宜。常用取穴：肩痛取肩髃、肩贞及压痛点；腕痛取阳池、外关、合谷；肘痛取合谷、手三里、曲池；膝痛取膝眼、阳陵泉；踝痛取中封、昆仑、解溪、丘墟等。

1. 体针

【常用穴】以局部取穴为主。常选用足三里、阳陵泉、解溪、八风、大都、太白、太冲、丘墟、曲池、外关、八邪等穴。

【方法】每次选用2～3穴，急性期取提插捻转泻法，慢性期多取平补平泻法每日或隔日一次，亦可采用温针灸法。

2. 皮下针刺法

【常用穴】取相应的象形部位，例如左踝痛风征取左腕象形部位。

【方法】用长15mm，直径0.38～0.32mm毫针刺入所选象形部位皮下，局部无针感，然后持续刺激10～20秒，留针20～30分钟。留针期间患肢不停地活动。

3. 点刺放血

【常用穴】下肢关节病变选同侧井穴大敦、足窍阴、至阴、隐白、历兑穴；上肢关节病变选同侧井穴少商、商阳、少泽、中冲穴。

【方法】在选取针刺部位上下推按，使瘀血积聚一处，以三棱针迅速刺入0.1～0.2cm，立即出针，挤出3～5滴血。每次治疗选用2穴，可交替轮换选用。

4. 火针疗法

【选用主穴】行间、太冲、内庭、陷谷。配穴：湿热蕴结加丘墟、大都、太白；瘀热阻滞加血海、膈俞；痰浊阻滞加丰隆、脾俞；肝肾阴虚加太溪、三阴交；以上穴位均取患侧穴。

【治疗方法】针具选用中粗火针，将针尖、针体伸入火外焰烧红，对准肿物最高点垂直，快速进针，随即出针，令其出血。

（四）外治法

1. 紫金锭、季德胜蛇药片各适量，研极细末醋调，外敷病变关节红肿处。适用于急性期红肿热痛症状明显的风湿热痹症。

2. 马钱子 20g，红花 15g，生半夏 20g，王不留行 40g，大黄 30g，海桐皮 30g，葱白 3 支，艾叶 20g，煎液熏洗，1 日 2 次。适用于风寒湿痹及痰瘀痹阻症，可消肿止痛。

3. 山慈菇、生大黄、水蛭各 200g，玄明粉 300g，甘遂 100g 等共研细末，消毒，和匀，装瓶备用。每次 3~5g，以薄荷油调匀外敷患处，隔日 1 次。适用于急性期红肿热痛症状明显的风湿热痹症。

4. 生大黄粉、生黄柏粉各等份，研细芒硝占大黄、黄柏粉之 2/3，乳没粉适量，薄荷、冰片、凡士林调匀，外敷患处。

（五）饮食疗法

本病患者的饮食治疗尤为重要。本病患者必须限制食物嘌呤摄取量，每日嘌呤摄取量应在 100~150mg 以下，尤其应该限制摄取富含嘌呤的食物。米、面、水果、多数蔬菜、奶、蛋均属低嘌呤食物，可作为主要食品，而动物内脏（心、肝、肾等）、鱼子、鱼（尤其沙丁鱼）、海米、蟹黄、肉类、花生米、扁豆、豌豆、菠菜、芹菜、菜花等食品，含嘌呤及(或)嘌呤前体较多，应加以限制。合理的烹调方法，可以减少食品中含有的嘌呤量，如将肉食先煮，弃汤后再行烹调。

由于酒能助湿生热，酗酒往往是本病发作的诱因之一，啤酒中含嘌呤也较多，故应严格禁止饮酒。此外，辣椒、咖喱、胡椒、花椒、芥末、生姜等食品、调料，均能兴奋自主神经，诱使痛风急性发作，亦应尽量避免应用。

鼓励选食碱性食品，含有较多钠、钾、钙、镁等元素的食物，如蔬菜、马铃薯、甘薯、奶类等，生理上称为碱性食物。水果如柑橘等。

要保障尿量充沛，以促进尿酸排泄。因此，病人每日液体摄入总量，应达 2500~3000ml。饮料当以普通开水、茶水、矿泉水、汽水和果汁等为宜。但浓茶、咖啡、可可等饮料，有兴奋自主神经系统作用，可能引起痛风发作，故应避免。为了防止夜间尿浓缩，能在睡前或夜半适当饮水，当更适宜。

二、西医治疗

原发性痛风缺乏病因治疗，因此不能根治，治疗的目的是：①迅速控制痛风性关节炎的急性发作；②预防急性关节炎复发；③纠正高尿酸血症，以预防尿酸盐沉积造成的关节破坏及肾脏损害；④手术剔除痛风石，对毁损关节进行矫形手术，以提高生活质量。

1. 急性期

应卧床休息，置受累关节于最舒适位置，并使用抗炎药物治疗。

（1）秋水仙碱　可减少或终止因白细胞和滑膜内皮细胞吞噬尿酸盐所分泌的化学趋化因子。对于制止炎症、止痛有特效。秋水仙碱毒性很大，可导致恶心呕吐、腹泻、肝细胞受损、骨髓抑制、脱发、呼吸抑制等。有骨髓抑制、肝肾功能不全、白细胞减少者禁用。

（2）非甾抗炎药　作用温和，发作超过48小时也可使用。常用的有布洛芬、塞来昔布、双氯芬酸钠、美络昔康等。

（3）糖皮质激素　治疗急性痛风有明显疗效，通常用于不能耐受非甾体类抗炎药和秋水仙碱或肾功能不全者。单关节或少关节的急性发作，可行关节腔抽液和注射长效糖皮质激素，以减少药物全身反应，但应除外合并感染。对于多关节或严重急性发作可口服、肌内注射、静脉使用中小剂量的糖皮质激素。

2. 间歇期和慢性期

应控制血尿酸在正常水平，防治和保护已受损的脏器的功能。

（1）促尿酸排泄药　尿酸排泄减少时原发性痛分的主要原因，本药适用于高尿酸血症期及发作间歇期、慢性期。常用药有丙磺舒、苯溴马隆等。可有皮疹、发热、胃肠道刺激、激发急性发作等副作用。用药期间需多饮水，服碳酸氢钠等碱性药。

（2）抑制尿酸合成药　别嘌醇主要适用于尿酸生成过多者，副作用有胃肠道刺激、皮疹、发热、肝损、骨髓抑制等，肾功能不全者宜减半量应用。非布司他主要作用抑制尿酸生成，可用于尿酸生成过多或尿酸排泄不良患者。

三、中西医结合治疗

目前，中医药治疗痛风性关节炎在临床已取得较大进展，中西医结合治疗痛风性关节炎已广泛应用于临床。处于急性发作的痛风性关节炎患者可予中西医结合治疗，一方面能够快速控制关节肿痛症状，另一方面，中医治疗可减少西医治疗对于患者产生的毒副作用，尤其对于肝肾功能损害的患者，惧于西药副作用，多寻求中医治疗。缓解期的痛风性关节炎通过中医治疗降低血尿酸水平，控制痛风急性发作。

痛风性关节炎需重视中西医结合治疗，提高疗效。对急性痛风性关节炎患者，疼痛较甚者，也可短暂运用非甾体抗炎药，同时外敷扶他林膏剂缓解热痛。缓解期则运用选用别嘌呤醇、非布司他、碳酸氢钠（碱化尿液）等药抑制尿酸生成，促进尿酸排泄。尿酸性肾结石治以清热利湿，通淋排石，用海金沙、车前子等，结合现代药理研究选用青皮、金钱草等，碱化尿液，增加尿酸排泄，减少尿酸在肾小管内的聚集和结石发生。针对降尿酸药物造成的不良反应，出现血细胞减少时，宜选用鸡血藤、黄芪、当归、大枣等益气养血、扶助正气；肝功能指数升高，酌情停用西药，单用中药治疗。

【临证备要】

一、诊断与辨证

1. 辨主证

急性期辨证多为湿热。痛风急性发作，病变部位红肿潮热，久则骨蚀。湿浊之邪稽留不行，久郁化热，热蕴成毒，蒸灼气血，阻滞经络，而见关节红肿热痛，难以忍受，活动受限。从以上可见，古代医家多认为痛风的主要病因病机与湿热等密切相关，这与现代中医将痛风归为"湿热痹"是一致的。

2. 辨兼证

明痰瘀毒邪之异，百病皆由痰作祟，痹证也不例外。痰为水液代谢的病理产物，酒肉肥甘聚湿蕴热酿痰，气虚湿滞不化为痰，阴虚火旺灼津为痰，痰饮流注关节，可致关节肿胀畸形，发为痹证，表现为关节肿胀局限，病势缠绵，有时可触及皮下结节或痛风石，舌淡苔白腻，脉濡或滑。痹证日久症见关节疼痛，入夜为甚，痛有定处，疼痛部位颜色紫黯，舌质偏红，舌下络脉青紫，脉弦，应为夹瘀之证。痰浊也好，瘀血也罢，疾病后期往往痰瘀毒邪相互胶结，致诸证叠见，疾病缠绵不愈。

3. 辨虚实

正虚不固是痹证发生的内在基础，感受外邪是外在条件，正虚致邪气痹阻经脉是基本病机。痹证总体上以本虚标实为主，往往虚实夹杂；同时还需辨清病位，痹证在上者，在辨证基础上加羌活、桂枝祛风胜湿，通络止痛，在下者可选用独活、牛膝祛风止痛，引药下行。急性期痹证新发，常以风寒湿热之邪为主，表现为关节红肿热痛为甚，痛处拒按，严重者生风动血，皮肤破溃流脓，此时以邪实为主，遵循急者治其标原则，治疗上以攻邪为主，兼顾护正气；痹证日久，痰瘀互结，易耗伤正气，往往伴有气血两虚或肝肾不足，表现为关节疼痛，病程缠绵，时轻时重，严重者遗留关节畸形，此时以本虚为主。

4. 痰瘀留滞是痛风的主要病理基础

痛风属中医学痹证范畴，其形成由于人体先天禀赋不足，平素嗜食肥甘厚味，日久导致脏腑功能受损，脾失健运，肾失气化，人体水液代谢功能紊乱，从而聚湿生痰，痰浊内蕴，浊久成瘀，痰瘀互结，阻滞于经络关节，则发为痛风。痰浊与瘀血之间关系十分密切，瘀血来自血液，痰浊来自津液，而津血同源，均由水谷精微所化生；在病理状态下，津液停聚成有形或无形之痰，血行不畅形成瘀血，痰浊阻滞人体，日久影响气血运行，气血不得宣通而为瘀血；反之，瘀血阻于经络，进一步阻碍气血津液运行，凝聚之所，痰瘀相合，不通则痛。由此可见，痰瘀交阻是痛风的主要病理基础，且痰瘀贯穿于痛风整个病程，在治疗过程中要痰瘀并治。

5. 毒邪内蕴亦为痛风性关节炎发作主要病机

中医学认为，凡物过分聚集，即可为害，是为毒；而痛风关节红肿热痛，是为过分聚集，此聚集导致经络不通，郁而发热，噬骨溃肉，痛不可当，不可不谓之毒。湿浊毒邪趋下，而夜间血行迟涩，故临床表现多发作于夜间。

若湿浊邪毒难以排出，久滞脉中，蒸酿气血津液，炼液成痰，血滞为瘀，痰瘀浊毒外则流注经络关节，甚则附骨，出现痛风结节，久之则见溃流脂浊，痰瘀胶固，以致关节僵肿畸形；内则流注脏腑，加重脾运失司，穷则及肾等。正如朱良春认为痛风浊毒滞留血中，不得泄利，初治未甚，可不发病，然积渐日久，愈滞愈甚，或偶逢外邪相合，终必瘀结为害；或闭阻经络，突发骨节剧痛，或兼夹凝痰，变生痛风结节，久之痰浊瘀腐则见溃流脂浊，痰瘀胶固，以致僵肿畸形，由于郁闭之邪最易化热，其证又多兼热象，如湿浊蕴热，煎耗尿液，可见石淋尿血；浊毒久稽，损伤脾胃，寒热杂错，郁塞三焦，而有关格险恶之证，凡此种种浊毒瘀滞为殃，非风邪作祟之证。也有人认为高尿酸血症符合血毒、浊毒的辨证范围，而由此引起的关节表现与"历节病"极为相似，痛风非外邪引起，是由脏腑积热蕴毒，毒攻注着附骨节，留滞血脉所致，与风寒湿三气杂至合而为痹，痹阻日久，郁而化热所表现的关节红肿热痛，症同而证异。

二、治法及用药

1. 泄浊化瘀，推陈致新

湿浊之邪是痛风形成的重要病理因素，临床治疗应恪守化湿泄浊法则，并调脾益肾，标本施治。急性期化湿泄浊，可以排泄尿酸，消肿止痛；非急性期在化湿泄浊的基础上配合调脾益肾，培补人体正气，恢复脏腑正常的生理功能。痛风急性发作期中医辨证以湿热、痰瘀、浊毒为主，病急且重。根据急则治其标的原则，治疗上以祛邪为主，重在清热解毒，利湿泄浊。常用药物萆薢、泽泻、土茯苓、车前子、六一散、生甘草等。诸药配伍清热利湿，化瘀通络，从而使邪毒去而症状缓解。另应投清热通络、宣痹利湿之剂，如炒苍术、黄柏、牛膝、薏苡仁、虎杖、防己、忍冬藤。薏苡仁、虎杖、威灵仙、土茯苓等更能增强其化湿泄浊、通络止痛之功。由于病机中存在湿浊瘀，脉络痹阻，故加入泽兰等。

2. 健脾化湿，行气通络

痛风发病的过程中，湿浊痰瘀是贯穿始终的病理产物。脾肾不足、功能失调是发病的基础。健脾化湿，行气通络可以杜绝和防止痰湿浊瘀的产生，从而抑制和减少尿酸的生成。湿浊内生，湿困脾土，则土壅木郁，使得病程更缠绵难愈。且湿蕴化热则湿遏热伏，湿浊化毒，壅滞脉络。治宜燥湿健脾，化瘀通络。临床配伍土茯苓、苍术、厚朴等。

3. 涤浊化瘀，标本兼治

痛风在病程中有各期的临床特点，如急性期毒热浊瘀突出，慢性期痰浊瘀阻胶结，以虚实夹杂为多见。间歇期仍存在肝脾肾不足、正虚邪恋之征象。湿浊毒瘀滞、脾肾失调始终是痛风致病的关键。痛风虽表现为局部痹痛，关节病变为主，实际上是脏腑功能失调、升降失常、气血失和的全身性疾病。治疗以健脾益肾、化痰除湿、活血通络为主，但在治疗过程中应注意不要过量应用辛燥之品以除湿祛风，易致湿燥成痰，继而化瘀化热，使痛风缠绵难愈，最终导致痛风石形成关节破坏等。在遣方择药上，多选用土茯苓、萆薢、蚕砂、威灵仙等泄降浊毒，通利关节；鬼箭羽、泽兰等活血化瘀，利水泄下。始终抓住湿热、浊毒、痰瘀特点，重视泄湿化浊、化瘀通络。故临床多以萆薢、土茯苓、虎杖、防己、忍冬藤清利湿热泄浊解毒，加丹参、泽兰化瘀化痰、宣痹通络止痛。

4. 巧用佐药

临证时倡导辨证与辨病相结合，常常在辨证施治的基础上加入一两味佐药，以提高临床疗效。如百合、山慈菇含有秋水仙碱，能抑制白细胞趋化，对急性痛风性关节炎有治疗作用。秦皮可降低血尿酸水平。土茯苓能抑制尿酸生成，佐药使用的关键是把握辨证论治的原则，同时兼顾现代医学发病机制、中药药理研究成果，以期辨证与辨病有机结合，从而提高临床疗效。

5. 注重调理脾胃

脾胃为后天之本、气血生化之源，五脏六腑四肢百骸全赖脾胃运化的水谷精微的充养。脾胃得运，气血生化有源。在慢性痛风性关节炎的治疗中，调理脾胃的作用有二：一者为健脾利湿，给邪气以出路；二者健脾和胃，促进饮食及药物的吸收。在临证中，常在处方中加入炒谷芽、砂仁、焦三仙以健脾和胃、滋养后天，加入生薏苡仁、茯苓、泽泻、萆薢以健脾利湿、祛邪外出。

6. 后期重补肾活血，预防复发

张介宾在《景岳全书》中提出"五脏之伤，穷必及肾"，指出五脏病证发展日久多会导致肾中所藏精气受损，肾内阴阳失衡。慢性痛风性关节炎病情反复，病程较长，在治疗中应重视补肾益精、培补先天。肾主骨生髓，肾藏精充盛，则关节病变即会改善，疾病复发亦会减少。久病除及肾以外，也会致瘀，叶天士在《临证指南医案》中提出久病入络，治以活血化瘀之说。在治疗本病时会适当地加入活血化瘀之品，以去瘀血、通经络、止疼痛。补肾活血法可以有效改善慢性痛风性关节炎患者的关节症状，减少复发率，在痛风性关节炎的治疗中应引起足够的重视。

四、调摄与护理

（一）调摄

1. 避免肥胖、高嘌呤及高热量饮食、酗酒、过度劳累、创伤、湿冷及精神紧张等诱发因素。

2. 存在有下列状况试考虑降尿酸药物：有痛风临床症状；有明显痛风、尿路结石家族史；24 小时尿酸排泄量超过 1100mg；经过食物控制或停用影响尿酸代谢的药物，而血尿酸值持续 6 个月大于 9mg/dl。

3. 有高血压、冠心病、肥胖症、尿路感染、肾功能衰竭等并发症或伴发症者，需行对症及病因治疗。

（二）护理

1. 急性发作期宜卧床休息，抬高患肢，72 小时后病情改善后可适当活动，忌过度剧烈运动。

2. 控制饮食，避免进食高嘌呤食物，严格戒酒，多饮水使尿量每天在 2000ml 以上，宜食碱性食物。

3. 保持精神愉快，忌紧张，穿鞋要舒适，勿使关节损伤。

4. 避免受凉受湿，保持大便通畅，注意慎用抑制尿酸排泄药物如利尿剂。

【医案精选】

病案一　王某，男，60 岁，2010 年 8 月 15 日初诊

患者，王某，男，60 岁，患者双足肿痛间作 10 年，足趾交替红肿热痛，

行走时疼痛，查血尿酸 580U/mL，纳食可，夜寐安，苔黄腻，脉弦。中医诊断：痹证，证属：湿热痹阻证；西医诊断：痛风性关节炎，治法：清热利湿，泄浊通络止痛，拟方：萆薢 20g，泽泻 15g，车前子 10g，玉米须 15g，秦艽 10g，土茯苓 15g，豨莶草 15g，防己 10g，山慈菇 15g，苍术、白术各 10g，丹参 15g，郁金 10g，六一散（包煎）15g。服 3 剂后二诊，诉近两周足肿仍有发作，余情况尚可，苔黄腻，脉弦。拟原方去豨莶草、郁金、车前子，加黄柏 10g、山慈菇 15g、百合 15g、制大黄 6g。服 12 剂后三诊，近日足肿未发，稍感活动欠利，复查 UA 430U/mL，苔厚腻，脉细弦。拟上方去山慈菇，加川牛膝 10g、路路通 10g。随诊两年，未复发。

按：本案按舌、脉辨证为湿热痹阻证，故采用清热利湿、化浊通络法。本方中萆薢苦、微寒，有利湿祛浊、祛风除湿的作用，与泽泻合用起利水通络、利湿祛浊之效。土茯苓与萆薢合用，有分清泌浊，解毒及利关节之功，用之即可降浊泄毒，又可通利关节，不但能降低血尿酸，并可解除骨节肿痛。苍术辛苦而温，芳香而燥，直达中州，为燥湿健脾之主药；黄柏直清下焦之湿热，在方中能燥湿健脾，祛风胜湿；防己祛风湿止痛利水；生甘草补脾益气，清热解毒，调和诸药，诸药配伍清热利湿化痰通络而症状缓解。后期久痹入络，瘀血凝滞，络脉阻塞，关节肥厚、畸形、僵硬、活动渐受限制，治疗除利湿通络外，还必须佐以活血祛瘀之药，根据久病必瘀的特点，加入丹参、郁金活血行气化瘀，起到活血通络之效。高尿酸血症与本病发病密切相关，降低血尿酸是治疗痛风的关键。药理研究认为：土茯苓、萆薢、晚蚕砂可降尿酸；薏苡仁、泽泻、车前子、茯苓可增加尿酸的排泄；泽兰、桃仁、当归可抑制尿酸合成；山慈菇、百合含秋水仙碱样物质；威灵仙、秦艽可溶解尿酸和镇痛。倡导先辨病后辨证再论治的原则，防治结合，预防为先，在痛风的治疗过程中要始终贯彻中医治未病的理念，加强痛风的临床诊治。

病案二 陈某，男，60岁，2015年6月5日初诊

患者，陈某，男，60岁，2015年6月5日初诊，有痛风病史6年余，两天前，工作劳累后又饮啤酒，第2天夜间，右足第一跖趾关节疼痛剧烈，红肿明显，有重着感，下肢活动欠利，外踝关节红肿，关节周围皮肤触之有灼热感，大便偏软，一日二行，小便微赤，舌红，苔薄根黄腻，脉弦小数。查

血尿酸为 556mmol/L。四诊合参，中医诊断：痛风，湿热瘀毒证，西医诊断：痛风性关节炎，主要病机为湿热瘀毒流注，关节经络结而为痹。治以清热利湿，清化瘀毒，药用：全当归、泽兰、黄柏、知母、苍术、萆薢各 10g，防风 15g，威灵仙 20g，生薏苡仁 30g，通草 6g，蜈蚣 3 条，全蝎 4g，甘草 5g。7 剂后复诊：患者诉服药 2 天后，关节疼痛明显减轻，再诊时患者疼痛、红肿已不明显，右足第一跖趾、外踝关节仍有重着感，皮肤灼热感消失，二便基本正常，舌红，苔薄腻，脉弦，转以用养血活血、化湿行瘀解毒法。药用：全当归、赤芍各 10g，川牛膝、黄柏、苍术、萆薢各 10g，白芍 30g，防风 15g。威灵仙 20g，通草 6g，生薏苡仁 30g，延胡索 10g，甘草 5g，7 剂后原方加减，服药月余，病情明显好转。3 诊：经治未明显发作，活动明显改善，仅左膝、右外踝有胀感，二便调，舌红苔薄少，脉弦。查血尿酸为 350mmol/L。治疗转以养血活血，调补肝肾为主，药用：全当归 12g，生地 20g，白芍 30g，泽兰、川牛膝各 10g，生薏苡仁 30g，威灵仙、木瓜各 20g，通草 6g，甘草 5g，14 剂，并嘱其注意饮食与休息。药后症状消失，至今未再发作。

按：本案按舌、脉四诊合参，辨证为湿热瘀毒证，故采用清热利湿、化瘀解毒法。本方中黄柏、知母、苍术、萆薢、生薏苡仁、通草，清热利湿祛浊、防风、威灵仙祛风除湿，全当归、蜈蚣、全蝎化瘀通络止痛，用于治疗急性期痛风性关节炎，缓解期治拟养血活血，调补肝肾为主治疗，药用全当归、生地、白芍、泽兰、川牛膝、生薏苡仁、威灵仙、木瓜、通草，共起控制血尿酸，防再次急性发作。

附：

历代医籍相关论述精选

《素问·痹论》指出，"风、寒、湿三气杂至，合而为痹。其风气胜者为行痹，寒气胜者为痛痹，湿气胜者为着痹也"

《类证治裁·痹证》有言："诸痹……良由营卫先虚，腠理不密，风寒湿乘虚内袭。正气为邪阻，不能宣行，因而留滞，气血凝涩，久而成痹。"

参考文献

［1］沈佳红，周富明.周富明痛风性关节炎辨治要诀［J］.浙江中医药大

学学报，2016，6（40）：464-465.

　　［2］杨钊田.杨卫彬教授治疗痛风性关节炎经验撷菁［J］.北京中医药大学学报（中医临床版），2013，9，20（5）：47-49

　　［3］谭唱.汪悦治疗痛风性关节炎经验［J］.山东中医杂志，2014，8，33（8）：682-684

　　［4］魏刚.金实治疗痛风性关节炎经验撷萃［J］.辽宁中医杂志，2002，29（11）：649

　　［5］王治世.金实教授痛风性关节炎证治经验初析［J］.中国医药导报，2008，6，5（17）：89

第六章 骨关节炎

骨关节炎（Osteoarthritis，OA）是由多种因素引起关节软骨纤维化、皲裂、溃疡、脱失而导致的关节疾病，临床上以关节疼痛、肿胀、僵硬、功能障碍甚至关节畸形为主要表现，影响所有的关节组织，包括软骨、软骨下骨、滑膜、韧带和其他软组织。按其病因可分为原发性骨关节炎和继发性骨关节炎两类。原发性骨关节炎按其病变部位累计是否超过三个关节分为局限性骨关节炎和全身性骨关节炎两类。若骨关节炎是由关节结构损伤、外伤、感染、先天性畸形以及代谢性疾病等所引起的，则为继发性骨关节炎。按其有无临床症状可分为症状性骨关节炎和无症状性骨关节炎。

骨关节炎属于"痹证"范畴，分别有"骨痹""膝痹""筋痹""痛痹""历节""鹤膝风"等称谓。其命名乃根据"痹者闭也，以气血为邪之所闭，不得通行而痛也"，属于痹证之列。《素问·痹论》描述其特异性症状"痹在于骨则重，在于脉则血涩而不流，在于筋则屈不伸，在于肉则不仁，在于皮则寒"，指出"病在骨，骨重不可举，骨髓酸痛，寒气至，名曰骨痹"，明确指出了本病的病名、病因及主要症状，并将之归属于中医"骨痹"范畴。《金匮要略》记载"中风历节病"的病理为"筋伤""骨痿"，临床主要表现为"历节痛，不可屈伸"，近似于骨关节炎的病理和临床特点。《中藏经·五痹》谓"骨痹者，乃嗜欲不节，伤于肾也……则邪气妄入"，指出邪气闭阻经络，气血不通，脉络绌急是本病的病机所在，日久也可由经络累及脏腑。张景岳在论治痹证时指出"阳非有余，真阴不足"，形成了治疗上注重补益真阴元阳，慎用寒凉及攻伐之品的风格，并创制三气饮、大防风汤、易老天麻丸之类方剂，嘱"治痹之法，惟此为最"。

【病因及发病机制】

一、中医学病因病机

本病的形成，乃正虚邪实之变。正虚是肾元亏虚、肝血不足、脾气虚弱等致使骨失所养，筋骨不坚，不能束骨而利机关。邪实是外力所伤、瘀血痹阻或外邪侵袭，经脉痹阻。邪实正虚往往兼夹为患，故临床常见虚实夹杂证。

（一）病因

1.外感风寒湿邪气，久居潮湿之地，冒雨涉水，经肌表经络客于脊柱、关节，局部气血运行不畅，均引起颈项酸强、肢体酸麻、腰臀胀痛等。加之年老体衰，气血不足，卫外不固，膝理不密，邪气更易乘虚侵袭、痹阻经络，气血运行不畅，乃成本病。

2.阳气偏盛，内有蕴热，感邪诱发。正如《金匮翼》所说："脏腑经络先有蓄热，而遇风寒湿气客之。热为寒郁，气不得伸，久则寒亦化热，群痹燔然而闷也。"热与湿合，湿热互结，可以发为骨痹。此外热盛也可化火伤阴，阴虚，筋脉夹于濡养，亦可致本病。

3.先天禀赋不足或年老肝肾精血渐亏，肾虚不能主骨，肝虚无以养筋，致使筋骨失养，乃发病。

4.饮食不节，损伤脾胃，致使脾虚生化乏源，气血不足，筋骨失养；脾虚运化失司，则痰湿内生，痰阻血瘀，痹阻经络，经脉不通。而发为痹证。

5.劳逸失当、耗伤正气，或劳后汗出当风或汗后冷水淋浴，风寒湿邪乘虚而入，痹阻经络而致本病。

此外，跌破损伤，伤及筋脉，气血筋脉痹阻，不通则痛。

（二）病机

1.基本病机是外邪痹阻经络、筋脉、关节，致使气血运行不畅，不通则痛；或者年老体恤致肝肾不足，气血两虚，筋骨失养，不荣则痛。

2.病理性质是本虚标实。其中肝肾亏虚、气血不足为本，痰、瘀、风寒、湿、热为标。本病的病位主要在关节、筋脉，病变可累计四肢大小关节或脊柱。

二、西医学病因及发病机制

（一）病因

目前 OA 的病因未明确。免疫因素在发病中的作用引起广泛重视。年龄、性别、肥胖、居住环境、过度运动、关节损伤、家族史、营养不良、内分泌病均为 OA 的独立危险因素。

1. 免疫因素

研究发现，关节软骨不仅能够诱导自身免疫反应，还能使自身免疫反应持续作用。OA 大鼠模型的研究发现，大鼠关节腔内有大量的辅助 T 细胞浸润，而这种 T 细胞又激活了单核细胞炎性蛋白（MIP-1γ）的表达，该蛋白可促进破骨细胞的生长，加快软骨的破坏，诱发 OA。

2. 年龄

年龄是所有 OA 相关因素中最强相关的因素。年龄越高，发病率越高。15~44 岁的人群中，OA 发病率约为 5%，而 60~75 岁人群的发病率高于 50%，75 岁以上人群中，80% 患者有 OA。虽然好发于中老年，但是病理学和放射学层面上的改变，可能早于 20 岁就已经开始。

3. 性别

女性防病率高于男性，分别为 259/1000 和 1.71/1000，尤其是绝经后期妇女更多见。

4. 肥胖

高体重指数（BMI）加速了关节退行性病变，肥胖可通过加重生物负荷和增加脂质代谢中间代谢产物而导致 OA 发生。此外，超重引起内分泌的变化，更易发生 OA。若消除肥胖，OA 的发病率男性会下降 26%~52%，而女性可减少 28%~53%。控制体质量是 OA 首要的治疗和预防措施。

5. 居住环境

阴暗、潮湿、寒冷等居住条件均为 OA 发病的危险因素，若居住环境潮湿又阴暗则 OA 发病的风险性会更高。

6. 缺乏锻炼

适度的锻炼可以预防和延缓 OA 的发展进程，选择合适的运动项目和掌握合适的劳动强度至关重要。

7. 关节损伤

关节外伤和关节生物力学的改变被认为与 OA 发病有关。当关节负荷时，软骨变形，形成拱形纤维结构承受沿着胶原纤维方向传导的压力，分散到软骨下骨，卸载时压力消失，纤维恢复原样。当关节负荷紊乱时，拱形纤维结构受到破坏，软骨失去保护而受到磨损。如长期负重的体力劳动增加了膝关节的负荷，容易造成膝关节积累性损伤，增加了膝骨关节炎发生的风险性。

8. 家族史

OA 发病具有一定的遗传因素，如果直系亲属患有 OA，其子女中老年时期患 OA 的概率会增高。王学谦等研究认为 OA 可能与 Ⅱ 型胶原遗传基因缺陷有关。另有遗传研究表明 OA 受复合的隐性正染色体基因的影响。

9. 营养不良

摄入较多维生素 D 的人群较低剂量人群影像学 OA 患病率低，而摄入维生素 D 不足的人群，其发生膝骨关节炎的风险性较大，这说明营养状况对 OA 发病影响较大。

10. 内分泌病

研究已证实，糖尿病与 OA 的发生发展密切相关，并显著影响 OA 的治疗效果。有关研究发现，糖尿病引起的高糖环境及部分代谢产物对软骨细胞及基质的损伤。但由于糖尿病性骨关节炎是多因素参与的复杂病变过程，但具体发病机制还未明确。生长激素对关机软骨亦有刺激作用，若生长激素不足，可导致软骨退行性改变。

（二）发病机制

OA 病理特点为关节软骨变性破坏、软骨下骨硬化或囊性变、关节边缘骨赘形成等。OA 进展以关节软骨合成与分解代谢失衡导致的关节软骨破坏、滑膜炎性反应和纤维化、软骨下骨硬化、关节边缘骨赘形成及关节液黏度降低为标志，累及关节内软骨、滑膜、软骨下骨等多种组织。

目前多数学者认为负重大关节发生 OA 起因于局部机械应力异常，关节局部炎性反应是 OA 进展的最主要的病理机制。异常机械应力导致软骨损伤和软骨基质释放，促进滑膜局部炎性反应，激活软骨细胞和成骨细胞。激活的软骨细胞和炎性滑膜组织分泌多种促炎因子和基质降解酶，破坏软骨合成与分解代谢平衡，导致关节软骨溶解缺失；激活的成骨细胞一方面引起关节下骨重构，增加表面软骨所受剪切力而加重损伤，另一方面通过分泌细胞因子促进软骨细胞凋亡,抑制关节软骨自身修复。此外,细胞外基质成分和结构的异常改变会干扰骨髓间充质干细胞的成软骨分化,从而使软骨的修复无法进行。目前,关于 OA 发病机制的研究主要在以下几方面。

1. 细胞因子研究

OA 是一个多种细胞因子参与,由多种病理途径、多种机制相互作用引起的复杂病理过程,通过研究细胞因子之间的交叉作用和协同作用,从而探索 OA 发病机制。在 OA 发生和发展过程中,多种细胞因子协同参与,如肿瘤坏死因子 -α(TNF-α)、白介素 -1(IL-1)及一氧化氮(NO)均是关键性的破坏因素,它们可导致软骨基质中蛋白聚糖的降解和胶原网络的破坏,从而引起 OA 软骨退行性病变。

(1)TNF-α TNF-α 能促进成纤维细胞释放黏附分子,使血液中的白细胞通过与黏附分子相互作用,而被集中到关节腔参与对软骨细胞的破坏;TNF-α 还可以刺激滑膜与软骨细胞合成胶原酶与前列腺素 E2(PGE2),刺激软骨细胞合成金属蛋白酶与丝氨酸蛋白酶,进而造成软骨细胞外基质的降解,同时,增强糖蛋白降解能力,产生中性蛋白酶和胶原酶,释放骨钙等,导致人体软骨和骨的破坏。

(2)白介素家族 白细胞介素家族在 OA 发生发展过程中表达的失衡可加速骨关节软骨破坏,且与临床症状及预后密切相关。IL-1β 可通过对软骨破坏酶如基质蛋白金属酶(MMP)、带有血小板凝血酶敏感蛋白结构生成的解聚素与金属蛋白酶(ADAMTS)等的调节,与 IL-6、TNF-α 等相互协同加速关节软骨损伤;IL-4、IL-10 和 IL-1Ra 可通过抑制或拮抗 IL-1 的生物效应起到保护关节软骨的作用。

(3)一氧化氮(NO) NO 是一个促炎性介质,可能与软骨细胞的凋亡有关。NO 能通过抑制细胞色素 C 氧化酶来调节细胞呼吸和其他活性氧自由基的产生,其一直被视为软骨细胞凋亡的主要诱导剂。王传家等通过研究发现,NO 的浓度与软骨细胞凋亡成正相关。

2. 信号通路研究

信号通路的作用主要表现在参与炎症反应、加剧软骨基质的降解及加速软骨细胞的凋亡三个环节。研究表明与 OA 密切相关的信号通路包括 Notch、Wnt、SDF-1/CXCR4、OPG/RANK/RANKL、p38-MAPK、MAPK-MEK-

ERK1/2、NF-κB 等。

（1）Notch 信号通路　Notch 信号通路广泛存在于动物及人正常关节软骨中，在调控软骨细胞增殖、分化，维持软骨细胞表型及调节软骨基质代谢平衡方面起着十分重要的作用。Brew 等研究发现阻断 Notch 信号可以下调 OA 主要标志物基质金属蛋白酶 13（MMP-13）的表达，从而保护关节软骨。

（2）Wnt 信号通路　OA 发生、发展与 β-catenin 信号通路密切有关。研究表明 OA 患者及受到机械性损伤的人群关节软骨组织中 β-catenin mRNA 和蛋白的表达水平均明显增加，Wnt7a 通过刺激 β-catenin 的转录活性诱导关节软骨细胞去分化，从而抑制软骨形成。

（3）SDF-1/CXCR4 信号通路　Wei 等研究表明 OA 患者关节内 SDF-1 与滑液中软骨细胞表面的 CXCR4 受体结合后，诱导软骨细胞释放 MMP-3、MMP-9 及 MMP-13，进而导致关节软骨破坏、软骨基质降解及软骨细胞死亡。研究表明，特异性拮抗剂 AMD3100、T140 等能够阻止 SDF-1 与 CXCR4 的结合，阻断软骨细胞释放 MMP-3 及减少炎症反应，从而阻止软骨的退变。

（4）OPG/RANK/RANKL 信号通路　研究表明 OPG 有保护骨组织的作用，而 RANKL 则相反，两者之间的动态平衡是骨组织发挥正常生理功能重要因素之一。Koura 等发现 OA 动物模型滑膜液中的 RANKL 增加时，软骨下骨组织的破坏会加剧，但当 OPG 增多时，软骨下骨的破坏进展会受到抑制。

（5）p38-MAPK 信号通路　研究已明确 p38-MAPK 信号通路的激活与 OA 有密切关系，主要表现在三方面：首先该通路参与了 OA 中炎症反应，其被激活可使 IL-1β 及 TNF-α 过表达，导致关节软骨损伤；其次，该通路参与了 OA 中软骨细胞的凋亡，抑制该通路的激活可有效阻止软骨细胞凋亡。

（6）MAPK-MEK-ERK1/2 信号通路　MAPK-MEK-ERK1/2 信号通路在调控软骨退变中发挥重要作用。应用透明质酸和 MAPK-MEK-ERK1/2 信号通路抑制剂协同治疗大鼠 OA 模型，可显著下调软骨退变标志基因 COL10 和 RUNX2 及 ADAMTS-5 和 MMP-13 的表达，同时上调软骨标志基因Ⅱ型胶原表达（COL2a1）。

（7）NF-κB 信号通路　NF-κB 信号道路在关节软骨的发育及 OA 发生、发展中扮演着重要角色。NF-κB 转录因子决定关节中炎症因子和基质分解因子的表达，调控软骨分化至肥大化的阶段。Akhar 等研究发现，通过抑制软骨细胞中 NF-κB 的活性,能使软骨基因表达从分解代谢向合成代谢和再生方向转变。

【诊断标准】

诊断 OA 主要根据患者的症状、体征、影像学检查及实验室检查。目前采用中华医学会骨科分会骨关节炎诊治指南(2007 年版)。其中手 OA 分类标准无放射学改变,敏感性为 92%,特异性为 98%。膝 OA 分类标准的敏感性和特异性分别为 91% 和 86%。髋 OA 分类标准的敏感性和特异性分别为 91% 和 89%。该分类标准对于区分 OA 和炎性关节病的意义较大,但对早期 OA 的诊断意义有限。

手 OA 分类标准(临床标准)

1. 近 1 个月大多数时间有手关节疼痛,发酸、发僵

2.10 个指关节中,有骨性膨大的关节 ≥ 2 个

3. 掌指关节肿胀 ≤ 2 个

4. 远端指间关节骨性膨大 > 2 个

5.10 个指间关节中,畸形关节 ≥ 1 个

满足 1+2+3+4 条或 1+2+3+5 条可诊断手 OA

注:10 个指间关节为双侧第二、三远端关节及近端指间关节,双侧第一腕掌关节

膝 OA 分类标准

临床标准

1. 近 1 个月大多数时间有膝关节疼痛

2. 有骨摩擦音

3. 晨僵时间 ≤ 30min

4. 年龄 ≥ 38 岁

5. 有骨性膨大

　满足 1+2+3+4 条,或 1+2+5 条或 1+4+5 条者可诊断膝 OA

临床 + 放射学 + 实验室标准

1. 近 1 个月大多数时间有膝关节疼痛

2. X 线示骨赘形成

3. 关节液检查符合 OA

4. 年龄 ≥ 40 岁

5. 晨僵 ≤ 30min

6. 有骨摩擦音

　满足 1+2 条或 1+3+5+6 或 1+4+5+6 条者可诊断膝 OA

髋 OA 分类标准

临床标准

1. 近 1 个月大多数时间有髋痛

2. 内旋 < 15°

3. ESR < 45mm/1h

4. 屈曲 < 115°

5. 内旋 > 15°

6. 晨僵时间 < 60min

7. 年龄 > 50 岁

8. 内旋时疼痛

满足 1+2+3 条或 1+2+4 条或 1+5+6+7+8 条者可诊断髋 OA

临床 + 放射学 + 实验室标准

1. 近 1 个月大多数时间有髋痛

2. ESR ≤ 20mm/1h

3. X 线示骨赘形成

4. X 线髋关节间隙狭窄

5. 晨僵 ≤ 30min

满足 1+2+3 条或 1+2+4 条或 1+3+4 条者可诊断髋 OA

OA 的临床诊断主要依赖疼痛症状、X 线片以及关节镜或 MRI 检查来明确，多数 OA 患者可以通过 X 线片得到诊断。OA 的 X 线表现通常采用 Kellgren-Lawrence 评分进行分级：0 级为无异常改变；1 级为轻度骨质增生和关节间隙可疑狭窄；2 级为明确骨质增生和关节间隙轻度狭窄；3 级为中度多处骨质增生、关节间隙狭窄和软骨下骨部分硬化；4 级为显著骨质增生、关节间隙明显狭窄、严重的软骨下骨硬化和骨端畸形。

【治疗】

一、中医治疗

（一）辨证施治

辨证首当明辨虚实之主次。属劳损为主者，以虚证为多见，尤以肝肾亏虚为主；属外伤等引起者，以瘀滞为主；后期病证复杂，虚实并见，缠绵难愈。其次，尚需辨清病位，即辨在颈、在腰、在上肢或下肢。

1. 风寒湿痹证

【症状】肢体关节酸楚疼痛，痛处固定有如刀割，或有明显的重着感，或患处表现为肿胀感，关节活动不灵活，畏风怕冷，得热则舒，舌质淡，苔白腻，脉弦紧或濡数。

【治法】散寒除湿，温经通脉。

【主方】蠲痹汤加减。

【常用药物】羌活、独活、桂枝、秦艽、当归、川芎、木香、乳香、甘草等。

【加减】寒邪偏盛者，加麻黄、川乌、草乌、细辛；湿邪偏盛者，加防己、萆薢、苍术、生苡仁、泽泻、蚕砂；痛在下肢者，加牛膝、木瓜、续断。

2.瘀血内阻证

【症状】肢体关节刺痛，痛处固定，局部有僵硬感，也可出现固定的腰背疼痛，或双膝关节疼痛，行路困难，双下肢或见麻木不仁，舌质暗紫，脉细涩。

【治法】活血化瘀，通络止痛。

【主方】身痛逐瘀汤加减。

【常用药物】桃仁、红花、当归、五灵脂、地龙、川芎、没药、香附、羌活、秦艽、牛膝、甘草等。

【加减】若疼痛较剧，加全蝎、蜈蚣、蜂房、僵蚕；腰膝酸软无力，加杜仲、续断。

3.肝肾不足证

【症状】腰膝酸软，骨节疼痛，屈伸不利，肌肉萎缩，肢体麻木，遇劳加重，且反复发作，或伴头晕耳鸣，筋脉拘急，舌质淡苔白，或舌质红苔薄，脉沉弱或细数。

【治法】滋养肝肾，舒筋活络。

【主方】六味地黄汤加减。

【常用药物】熟地、茯苓、山药、山茱萸、丹皮、泽泻、当归、白芍、桑寄生、杜仲、补骨脂、鸡血藤等。

【加减】肾阳偏虚者，加淫羊藿、金毛狗脊、巴戟天、桂心等。

4.阴虚络热证

【症状】自觉腰背或四肢关节灼热疼痛，形体消瘦，舌质干红少苔或无苔，或舌有裂纹，脉细数。

【治法】养阴清热通络。

【主方】育阴清络汤加减。

【常用药物】生地、丹皮、赤芍、羚羊角、玄参、桃仁、地龙、鳖甲、龟板、秦艽、橘络、甘草等。

【加减】低热不清者，加秦艽、地骨皮。

（二）名医治法验方

1. 娄多峰

认为本病的发生以肾精亏虚为本，另外还与邪侵、损伤等有关系。①年老肾虚：中年以后，肝血肾精渐亏，气血不足，致筋骨失养，形体疲极而易发病。②外邪侵袭：肾虚者，易受外邪侵袭，致经络、筋骨、关节痹阻不通，造成关节周围疼痛。而肥人关节疼痛则多由风湿与痰饮留注经络，致局部气血凝滞，络脉受阻，不通则通。久痛入络、入骨，日久则骨痿渐生，且与风、寒、湿、痰并存。③劳损过度：长期姿势不良，过度负重，劳损日久，致气血不和，经脉受阻，筋骨失养而诱发。主张分期辨证论治，初期（瘀血阻络型）治以活血化瘀，祛风散寒，理气止痛，用身痛逐瘀汤加减；中期（肝肾亏虚型）治以补益肝肾，祛风通络，除湿止痛，用独活寄生汤加减；后期（气阴两虚型）治以培补肝肾，益气活血，佐以通络，用十全大补汤加减。

2. 张鸣鹤

认为本病病因病机为肾精亏虚，骨疣压迫经络，阻滞血脉所致，病程较久，多发老年体弱之人，因而提出软坚散结、活血益气并举的治则治法，重用夏枯草、威灵仙、穿山甲、皂角刺软坚散结，并用桃仁、红花、鸡血藤、赤芍活血通络止痛，酌加黄芪、褚实子、当归益气生血。加减：颈部、上肢、肩背病变者，加葛根、天麻、桂枝；下肢剧痛加大白芍用量，加土鳖虫；膝痛者，加全蝎；伴膝肿积液者，加土茯苓、薏苡仁；足跟痛、行走困难者，加两头尖。

（三）针灸治疗

1. 针灸

现代研究显示，针灸治疗具有显著的免疫调节、镇痛等作用，在针刺的过程中，通过对穴位进行良性刺激，使关节的微循环得到改善，从而促进炎性物质吸收，缓解患者的症状，恢复关节功能。

（1）体针　肘部：曲池、手三里、天井、合谷；腕部：外关、阳溪、阳池、合谷；指掌部：中渚、合谷；髋部：环跳、秩边、髀关；膝部：血海、伏兔、阳陵泉、梁丘、双膝眼；踝部：中封、昆仑、解溪、三阴交；脊柱：风池、风门、大椎、肾俞或华佗夹脊穴。

根据疼痛部位选穴，采用平补平泻法，留针15～20分钟，每日或隔日1次，15次为1疗程。

（2）电针　主穴：内外膝眼、血海、梁丘、鹤顶；配穴：足三里、委中、阳陵泉及阿是穴。

用平补平泻法，留针后接电针仪，脉冲频率为每分钟30次，每次治疗20分钟，15次为1疗程，每疗程间歇2周，可进行下1疗程。

2. 推拿疗法

（1）肝肾不足证　病人取仰卧位。取穴：命门、腰阳关、气海、大肠腧、夹脊、阳陵泉、承山。手法：擦、按、揉、点、踩、跷。

操作：医者站于患者一旁，用擦法施于患者腰背部及腰椎两侧，配合指按命门和、气海、关元、夹脊或用掌根压脊椎两旁自上而下，再用擦法于脊柱两旁肌肉。亦可以肘尖压每个椎体关节两旁的肌肉，或用踩跷法。最后拿委中、承山、阳陵泉。时间：20～30分钟。

（2）痰瘀互结证　上肢关节：医生站于患者一旁，一脚踩凳子上。将患肢放在医生大腿上，用擦法在手臂内外侧施治，从腕到肩，上下往返，然后按揉肩髃、肩贞、肩髎、曲池、手三里、合谷、曲池、大陵主穴。同时配合各关节被动活动。腕、掌指及指间关节用捻法及揉法。肿胀关节用轻揉法。自指根至指尖用轻捻法。下肢关节：患者去仰卧位，医者立于一旁。用捏法施于大腿前部及内外侧，沿足三里、阳陵泉之踝部。膝关节周围用捏法，同时揉按膝眼。踝关节周围用揉法。臀部用擦法：自臀部向下至小腿后侧，然后环跳、居髎、委中、承山穴。

（四）中药外治

1. 熏洗法

用药物煎汤熏洗患处关节，或加醋、白酒等增强活血通络作用。李兴岭运用花椒、艾叶、透骨草、荆芥、防风、蒲公英、紫花地丁、桑枝、鸡血藤、制川乌头、制草乌头、生甘草等中药熏洗治疗膝骨关节炎72例，临床控制28例，显效23例，有效16例，无效5例，总有效率93.06%。

2. 贴敷法

将药物制成膏剂或散剂，直接敷贴于患处。王志军等运用奇正消痛贴膏（主要由独一味、姜黄、花椒、水牛角、水柏枝、藏红花等组成）外贴治疗OA，每日1贴，疗程12周。结果总有效率为90.6l%，各项指标均较疗前显著改善。

3. 热熨法

将药物研碎后装入袋中熏蒸，热后取出熨敷关节。

4. 离子导入法

通过离子机脉冲电位对穴位刺激，减少组织液渗出，解除对神经的压迫。另外，中药经离子导入，增强透皮吸收，使病变局部形成离子堆，使炎症消退。侯春艳采用伸筋草、透骨草、海桐皮、千年健、鸡血藤、川芎、苏木、红花、生艾叶等中药离子导入治疗OA以达到活血化瘀、舒筋通络之目的，治疗组显效44例，好转26例，无效4例，总有效率94.6%。

5. 综合疗法

赵东风用荆芥、防风、羌活、独活、伸筋草、透骨草、海桐皮、川乌、草乌、红花、木香、姜黄、桂枝打碎后装入布袋内，用水稍加浸湿，扎紧袋口放入微波炉高火加热8~12min，待温度适宜（50~60℃）后熨烫颈背等疼痛部位，每天1次，每次持续时间20~30min，配合推拿膝骨关节炎72例，结果显效18例，好转47例，无效7例，总有效率90%。镇兰芳等运用自拟中药方（组成：当归15g、鸡血藤10g、桑枝30g、金毛狗脊10g、忍冬藤30g、怀牛膝15g、煅龙骨30g、煅牡蛎30g、延胡索10g等），并随症加减，同时将煎煮后的药渣再次加热水对患处进行熏洗和热敷综合治疗KOA患者56例；对照组予以扶他林片口服。结果在不良反应、疼痛缓解程度、关节功能恢复程度方面，治疗组均优于对照组。柳海平等运用骨痹痛消方内服（组成：独活12g、当归15g、威灵仙12g、川芎15g、牛膝10g、熟地黄15g、杜仲12g、桑寄生12g等），同时自拟关节熏洗方（组成：伸筋草15g、透骨草15g、威灵仙

15g、独活 10g、防风 10g、乳香 10g、没药 10g、牛膝 10g 等）熏洗及外敷患膝，结果临床总有效率为 92.5%。王照康探讨中药内外合治配合手法治疗膝骨关节炎的疗效和优势，将 64 例患者采取通痹止痛汤内服（组成：桑寄生、牛膝、当归、地龙、伸筋草、川芎、透骨草、乌梢蛇、川乌、肉桂等），并将上药药渣加陈醋 250mL，熬热用纱布装好敷于患膝，同时配合手法治疗；对照组仅给予西药对症处理。结果观察组总有效率为 85.94%，对照组为 70.31%。

二、西医治疗

OA 治疗目的在于缓解疼痛、阻止和延缓疾病的进展、保护关节功能、减少致残、改善生活质量。治疗方案应个体化，应充分考虑患者的发病危险因素、受累关节、关节结构改变、炎症程度、疼痛程度及并发症等具体情况。治疗原则应以非药物治疗联合药物治疗为主，必要时手术治疗。

1. 非药物治疗

对于初次就诊且症状较轻 OA 患者首选非药物治疗。

（1）患者教育 常用自我行为疗法包含减少不合理的运动（适量活动，避免不良姿势，避免长时间跑、跳、蹲，减少或避免爬楼梯），减肥，有氧锻炼（如游泳、自行车等），关节功能训练（如膝关节在非负重位下屈伸活动，以保持关节最大活动度），肌力训练（如髋 OA 应注意髋部外展肌群的训练）等。

（2）物理治疗 常用方法包括电疗、磁疗、红外线照射、超声波、离子导入法、空气压力波及臭氧等。物理治疗具有操作简单、效果明显等优点，是 OA 临床综合治疗的推荐措施。

（3）行动支持 主要减少受累关节负重，可采用手杖、拐杖、助行器等。

（4）改变负重力线 根据 OA 所伴发的内翻或外翻畸形情况，采用相应的矫形支具或矫形鞋，以平衡各关节面的负荷。

（5）心理治疗 积极合理的药物治疗的同时，还应注重患者的心理治疗，疏导患者的负面情绪，树立战胜疾病的信心。

2. 药物治疗

（1）对症治疗药物 控制 OA 症状的西药主要以镇痛药、激素及非甾体类抗炎药物为主。镇痛药包括乙酰氨基酚、曲马多或者弱阿片类、甚至强阿片类，为其均 OA 疼痛治疗的首选药物，然而现阶段临床上并不推荐应用。现在非甾体类抗炎药物成为西医治疗 OA 主体药物。糖皮质激素、透明质酸钠为关节腔内注射用药，糖皮质激素适用于对 NSAIDs 药物治疗 4-6 周无效的严重 OA 或者不能耐受 NSAIDs 治疗、持续疼痛的患者；糖皮质激素抗炎作用明显，能有效缓解关节疼痛和肿胀，但易损害软骨，因此每部位每个月不超过 1 次，每年不超过 3 次。

（2）改善病情药物　改变 OA 病程的药物，以透明质酸、S- 腺苷甲硫氨酸、硫酸氨基葡萄糖、基质金属蛋白酶抑制剂等为主。此类药物需连续服用 3 个月以上初见疗效，真正意义上改善关节功能，阻止 OA 病情进展，采取牛肝中提取的超氧化物歧化酶产品给予关节腔注射可以使骨关节疼痛症状得到有效缓解，然其临床作用缓慢、近期疗效不太理想。"二膦酸盐类"等抗骨质疏松药物被用于部分 OA 患者的治疗，此类药物可抑制破骨细胞的活性，抗骨吸收以改善软骨下骨的病理改变，从而达到保护关节软骨的目的。透明质酸钠适用于口服药物治疗效果不佳者。有研究表明透明质酸能够缓解膝关节 OA 患者的疼痛并改善症状，但多项权威指南对透明质酸的疗效仍然持怀疑态度。此外还有作者推荐透明质酸联合关节镜清理来改善关节腔内环境，疗效待证实。

此外，随着分子生物学和基因组学技术突飞猛进的发展，近年来使用基因治疗、细胞移植治疗的研究也取得了一定的突破，但仍处于研究探索阶段。如隐热蛋白（NACHT，LRR and PYD domains-containing protein 3，NALP 3）炎症小体的激活参与 OA 炎症反应，而秋水仙碱能够阻断 NALP 3 炎症小体的激活，因此已被用于治疗 OA 的临床试验。另外，碱性磷酸钙晶体被认为可以通过脾酪氨酸激酶（spleen tyrosine kinase，SyK）和磷脂酰肌醇 3 激酶（phosphatidylinositol 3-kinase，PI3K）通路激活炎症小体和 IL-1α，因此，能够抑制 Syk 通路或阻断组织碱性磷酸酶激活减少晶体形成的药物，可能会对 OA 的治疗有益。除此之外，骨髓间充质干细胞具有再生、免疫调节、抗炎作用，关节腔注射安全性较高。

3. 手术治疗

对于内科保守治疗无效或难以进行日常工作生活的严重 OA 患者，可按需要行手术治疗。目前主要通过关节镜和开放手术治疗。关节镜可准确诊断

OA，且关节镜下实施关节清理术和冲洗术对本病能达到较好的止痛效果，且创口较小。开放手术治疗通过手术改善消除病因和血供，去除病变软骨，包括截骨术、关节融合术、关节置换术等。

三、中西医结合治疗经验

中医治疗本病疗效显著，副作用小，患者易接受。西医多采用止痛的对症治疗，短期效果好，但需长期服用，易引起严重不良反应。对于严重 OA 患者西医常予手术治疗，但部分年老体虚、病情较为复杂患者，难以耐受手术；即使采用手术治疗，术后并发症较多，功能恢复缓慢，远期效果不理想。中西医各有优势，若结合取长补短，则能够取到事半功倍的效果。

1. 西药止痛，中药治本

OA 最主要的临床表现是疼痛，患者最痛苦的表现也是疼痛，因此在疼痛发作剧烈时短期采用西药对症治疗有一定必要。在止痛的同时，配合中药辨证论治，一方面可增强疗效，另一方面可减轻西药的副作用。另外，治疗 OA 的中药复方多由滋养肝肾、蠲痹通络的中草药组或现代药理研究显示，这类药物可减少滑膜和血清中 IL-6、TNF-α、MMP3、MMP9 和 MMP13 等细胞炎性因子的产生，从而抑制炎症因子对关节软骨的破坏，减缓 OA 的发展进程。不仅可预防病变的进展，甚至可以逆转已发生的病变。

2. 中药外治配合激素封闭

目前临床常用的是西药局部痛点或者关节腔封闭治疗 OA。激素抗炎止痛作用迅速但副作用较严重，如激素可加重骨质疏松，进一步增加关节损伤的风险。而中药外治法明显不良反应方式多样（如熏洗、服药及针灸推拿），且无两者可以互相补充。

3. 外科手术配合中药内服

对于经中西医保守治疗无效的患者，严重疼痛、功能障碍或者严重畸形者，可选用西医手术治疗。西医手术可矫正畸形，取出赘生物，缓解疼痛症状，短期可改善肢体功能。倘若患者既往的生活习惯未得到改变，体质状况未有改善，病变部位的赘生物可再生或者在他处生长，故常见远期效果不显。而通过中医辨证论治，予补肝肾、强筋骨、祛风湿、化痰湿、祛瘀经等治法，常能从根本上使患者的病情得以控制。则可避免多次手术及反复手术痛苦。有部分患者年老体虚不能耐受手术，可在术前、术后予中药调治，不仅能增强体质、而且可促进功能恢复，减少手术并发症。

【临证备要】

一、诊断与辨证

1. 辨寒热属性

《类证治裁》云："诸痹，风寒湿三气杂合，而犯其经络之阴也。风多则引注，寒多则掣痛，湿多则重着"。同时《症因脉治》曰："痹者闭也，经络闭塞，麻痹不仁，或攻注作疼，或凝结关节，或重着难移，手足偏废，故名曰痹……或冲寒冒雨，露卧当风，则寒邪袭之，而寒痹作矣"。反观骨关节炎临床特点，多以关节僵硬、漫肿、疼痛，遇阴雨天或者秋冬季节加重，此外我国北方患病率明显高于南方，与风寒湿邪有密切相关，运用温性药物之后，疼痛会明显缓解。虽然偶有遇到关节局部有热感、烦热等表现，但多数病程较长或者素体阳盛易热化，可见，局部的热象主要因病程较长，外邪郁热化热，可佐以凉润之品如知母、白芍等。

2. 辨发病部位

病变在不同部位，可在辨证基础上针对性地选用药物及不同的针灸部位。在上肢者，可选用羌活、姜黄等作用偏于上肢的药物。针灸部位选择也可以以疼痛部位选择以下穴位为主穴。如肘部：曲池、手三里、天井、合谷；腕部：外关、阳溪、阳池、合谷；指掌部：中渚、合谷。偏于下肢者，可选用独活、川牛膝等作用偏于下肢的药物。针灸部位可分别选用以下穴位为主穴。如髋部：环跳、秩边、髀关；膝部：血海、伏兔、阳陵泉、梁丘、双膝眼；踝部：中封、昆仑、解溪、三阴交。而偏于脊柱者可以风池、风门、大椎、肾俞或华佗夹脊穴为主穴。

3. 辨病变脏腑

肝藏血，充足的血液可濡养肝脏及形体诸窍，若肝失所藏则不能濡养筋脉诸窍，可见筋脉拘急，肢体麻木，屈伸不利。如《素问·阴阳应象大论》曰："东方生风……肝生筋"。骨关节炎在临床表现上表现为肿胀、肌肉萎缩、畸形、关节活动受限、关节囊挛缩等症状，实与肝贮藏血液功能密不可分。机体生命活动的持续和气血津液的生化，都有赖于脾胃运化的水谷精微。脾在体合肉，主四末，如《素问·痿论篇》曰："肝主身之筋膜，脾主身之肌肉"，如脾气健运，则四肢的营养充足，活动轻劲有力；如脾失健运，转输无力，则四肢的营养缺乏，可见倦怠无力，甚则痿废不用。骨关节炎到中晚期，病程长，情志失调，思虑伤脾，而脾失健运，出现倦怠无力、痿废不用、韧带松弛或挛缩等临床症状。肾中精气，是机体生命活动之本。肾受五脏六腑之精而藏之，又能生髓充骨，濡养筋骨。《素问·逆调论》曰："肾不生则髓不能满"。病久及肾，肾精亏损，骨髓化源不足，致骨骼脆弱无力、胫膝酸软冷痛或空痛等临床症状。

4. 辨痰瘀特征

脾虚则运化水湿功能失调，而致痰湿内停，故曰脾为生痰之源；加之外湿也乘虚侵袭，而致肢体肿胀、漫肿、倦怠、无力，病情缠绵不愈等症状。《类证治裁·痹症论治》曰："良由营卫先虚，腠理不密，风寒湿乘虚内袭，正气为邪气所阻，不能宣行，因而留滞，气血凝涩，久而成痹"，说明内虚可致瘀。而《灵枢·本脏》指出："经脉者，所以行血气而营阴阳，濡筋骨利关机也。是故血和则经脉流利，营复阴阳，筋骨劲强，关节清利矣。"久病入络也可致瘀，久病耗伤正气，气血阴阳亏虚皆能致瘀。临床可见四肢痿软，冷痛，固定不移，局部可见瘀斑，倦怠乏力，脘痞纳呆，大便稀溏或者干结难解，舌质暗紫有瘀斑，舌下脉络青紫，脉沉细而涩。

5. 辨虚实及病期

人至中年后，肝脾肾渐亏，加之风寒湿邪乘虚侵袭留注关节，或跌仆扭伤或长期劳损，导致经络痹阻，络脉瘀滞，不通则痛。骨关节炎早期病变侵袭关节周围肌肉、韧带等软组织，正气亏虚，风、寒、湿邪侵袭，此期以邪实为主。病情进入中期病变侵袭关节软骨，病程长，外邪未去，肝脾肾亦虚，此期虚实并重。晚期病变侵袭软骨下骨、骨组织，病情缠绵不愈，肝脾肾愈虚，此期以正虚为主。

二、治法及用药

1. 病症结合

辨病论治与辨证论治相结合可以更充分地反映疾病发生发展的规律。而

OA 的早期主要的病理改变是滑膜炎，基于此，在治病过程中一方面要分析 OA 的发病机理，另一方面要结合患者的具体情况及病情辨证论治，可增强疗效，减轻不良反应。临床上可选用威灵仙、鸡血藤、骨碎补、桑寄生、防风、白芷等调节免疫、抗炎止痛药物。

2. 分期论治

OA 早期正气亏虚，风、寒、湿邪乘虚侵袭，实证为主，虚证为辅。治以祛风祛湿、宣痹通络，适当辅以扶正以祛邪外出。OA 中期病情发展到关节软骨，外邪未去，肝脾肾亏虚，此期虚实并重，应以扶正祛邪并重，治以补益肝肾、健脾化湿，祛风散寒、活血化瘀。晚期病情发展到软骨下骨、骨组织，出现关节畸形，疼痛症状严重，单纯的中医药治疗无以达到预期疗效，可以借助外科手术改善关节畸形、骨质破坏等器质性病变，同时在围手术期补脾益气以充养四肢肌肉，补肾精以强筋健骨，化痰祛瘀以畅通脉络。

3. 有毒中药

在治疗 OA 过程中，尤其是病情较重、疼痛剧烈的患者，我们经常会用到附子、细辛、川乌、草乌等有毒草药。OA 的主要致病因素是风寒湿之邪，运用上述温热性药物可以起到温阳散寒通络止痛之效。只要运用得当，严格按照君臣佐使的配伍原则，正确的煎煮方法和合理的使用剂量不但不会中毒，而且能明显提高临床疗效。

三、治疗注意点

OA 中后期，肝脾肾亏虚，痰浊瘀血内结，治疗当扶正祛邪，化痰散瘀。但是对于伴有关节肿胀、僵硬不利、肌肤漫肿、肢体顽麻疼痛或痰核硬结、瘀斑，面色黧黑，舌紫暗或有瘀斑，舌下紫筋明显，脉沉涩表现者，一般的活血化瘀，化痰散结效果不佳，须用虫类药如全蝎、蜈蚣、地龙等，利用其行走攻窜，通经达络，疏逐搜剔之性，引药直达病所，其灵动迅速非一般植物药所能比拟。

四、调摄与护理

（一）调摄

1.教育患者让其了解自然病程，不要增加心理负担。积极引导病患，树立战胜疾病的信心。即使骨关节炎晚期，关节变形，影响生活，还可选用人工关节置换术。

2.在天气变幻时注意加强保暖早做防护，保持理想体重，积极控制自身合并的慢性疾患。饮食方面，适量摄取富含淀粉、纤维素和维生素的食物；减少脂肪和胆固醇的摄入，避免摄入过多糖分及钠盐含量。

（二）护理

1.一般护理

骨关节炎的护理包括三方面内容，即体育锻炼、止痛和控制体重。患者通常为减轻疼痛而减少活动，此时应告知患者适量活动的必要性。体重超重患者通常感到身体承重部位的疼痛更严重，因此，减轻体重是必要的。同时，使用柔软的鞋垫和特使的训练以减轻膝关节的压力。

2.辨证施护

（1）肾虚髓亏者　注意休息、劳逸结合。疼痛较甚者，卧床休息，抬高患肢，可减轻肿胀、缓解疼痛。同时，中药外敷、理疗以减轻疼痛和僵硬，还应保持关节适度的活动，改善关节周围肌肉张力，增加关节稳定性，减轻体重、借助外物减轻关节负重。饮食方面多食新鲜蔬菜、水果及强筋健骨之品。

（2）肝血不足、肾阳亏虚、气血两虚者　局部用热敷、理疗、按摩以改善局部血供，温服汤药食物，病室应温暖。

（3）寒凝瘀阻者　注意保暖，避免受寒，局部热敷、理疗以散瘀行血止痛。饮食多食高热量、高维生素、低脂之品。

（4）肾虚血瘀者　中药外敷以活血通络、消肿止痛。脉冲可扩张局部血管，改善局部血供，减弱致痛物质活性，从而缓解疼痛；红外线可增强血液循环，加快新陈代谢，起到消肿、消炎、镇痛、解痉等作用。

【医案精选】

病案一　杨氏，女，45岁，南京某高中教师，2012年10月3日初诊。

发病3年余，患者长期站立且缺乏运动，平素以双膝关节酸乏疼痛为主，遇阴雨天症状加重，未予特殊治疗。近来因登山后出现双膝关节疼痛加重，蹲坐、站立、及爬楼明显，活动不利，晨起双膝关节有僵硬感，伴行走时双下肢无力，肩关节、后颈部疼痛不适，腰酸明显，耳鸣时作，两目干涩，纳食正常，二便调，夜寐尚可。舌质红苔薄，脉细数。双膝关节骨摩擦音（＋）；浮髌试验（－）；双膝关节明显压痛，局部无肿胀。血肝肾功能均正常范围内，血常规、血沉、C反应蛋白均为正常，抗CCP（－）。拟从"肝肾不足证"治疗。处方：川断10g，骨碎补10g，怀牛膝15g，鸡血藤30g，桑寄生10g，生地10g，怀山药30g，茯苓10g，丹皮10g，知母10g，葛根15g，桑枝10g，白芍20g，14剂。

服用14剂后，患者双膝关节疼痛有所好转，双下肢乏力、后颈部及肩关节疼痛明显好转，腰酸已不明显，耳鸣、两目干涩有减轻，在前方的基础上，加用威灵仙20g通络止痛，女贞子10g加强养肝明目的作用。

继续服药1月左右，患者所有症状均有明显改善，后坚持服药3月余，双膝关节疼痛已不明显，阴雨天晨起偶有僵硬感，长时间行走后双下肢时有乏力感，休息后好转，耳鸣、两目干涩症状已消失。

按：患者为中年女性，年过四十，阴气自半，患者出现双膝关节疼痛的同时，伴有腰酸耳鸣，两目干涩，证属肝肾阴虚，肝主筋，肾主骨，肝肾不足，则筋骨失养，不荣则痛，故治疗时宜以补益肝肾，蠲痹通络为法。方中用川断、骨碎补、怀牛膝、桑寄生补肾通络，根据"治风先治血，血行风自灭"的中医理论，在补肾蠲痹基础之上，重用鸡血藤，养血活血。生地、怀山药、白芍滋养肝肾，茯苓健脾，以助山药之健运，丹皮清泄肝火，患者颈部不适，用葛根养阴柔筋，桑枝祛风湿、利关节，性善上行，治疗肩部疼痛。补益肝肾为治疗大法，但临床仍需根据偏阴虚、偏阳虚及患病部位的不同而随症加减，以达到最佳的治疗效果。

病案二 徐某，女，70岁，退休工人，2013年5月5日初诊。

患者年轻时劳作辛苦，故发病多年，平素右膝关节疼痛时作，时重时轻，行走尚稳健，患者未予重视，未行治疗。1周前患者受凉后出现右膝关节酸楚疼痛，有明显的重着感，行走不利，屈伸不能，畏风怕冷，右膝热敷后疼痛缓解，舌质淡，苔白腻，脉弦紧。右膝关节压痛（＋），肤温正常。右膝关节

X 线：右膝关节退行性改变。拟从"风寒湿痹证"治疗，处方：独活 20g，桂枝 10g，秦艽 10g，当归 10g，川芎 10g，炙甘草 6g，威灵仙 20g，防风 15g，蜈蚣 2 条，白芍 30g，防己 15g，白芷 10g，14 剂。

服上方 14 剂后，患者右膝关节酸楚疼痛稍好转，重着感明显减轻，屈伸仍不利，仍有畏风怕冷，服药后大便不成形，日行 2 次，在前方的基础上白芍减量至 20g，加制川乌 10g、制草乌 10g 助桂枝温经散寒通络，关节屈伸不利加伸筋草 15g 舒筋活络。

患者服药 1 月余后，右膝关节酸楚疼痛明显好转，重着感消失，已能屈伸，无畏风怕冷，大便正常。后患者诉天气转凉或爬楼梯或行走不平路面时，右膝关节疼痛较明显，转以补益肝肾为主，以骨痹方加减治疗 2 月左右，患者间断服药，随访至今，患者症情较稳定。

按： 患者年高体亏，正气不足，故肝肾亏虚为其致病之本；外感风寒湿邪乘虚客于经络骨节，导致气血运行不畅，故风湿痹阻脉络为发病之标。急则治其标，缓则治其本。患者受凉后右膝关节疼痛明显，宜温经散寒通络为主，治疗上得注重疏通经络，通行气血，以达到"通则不痛"的目的。方中用独活、桂枝、秦艽等祛风温经通络，威灵仙"宣通十二经络"，蜈蚣祛瘀通络止痛，如张锡纯《医学衷中参西录》曰："蜈蚣最善搜风，贯穿经络脏腑，无所不至，凡气血凝聚之处皆能开之"，与防风、白芷等合用起祛风除湿通络止痛的功效，诸药合用，使病邪除，经络通，气血畅，疼痛自止。待风寒湿邪祛除后，转以补益肝肾为主，骨痹方加减。故临床治疗时需根据患者症情的轻重缓急来采取不同的治疗方法，该患者随访至今，症情稳定。可见，骨性关节炎急性发作期，应以祛邪为主，缓解期，则以补肾为要。

附：

历代医籍相关论述精选

《素问·逆调论》："人有身寒，汤火不能热，厚衣不能温，然不冻慄，是为何病？岐伯曰：是人者，素肾气盛，以水为事，太阳气衰，肾脂枯不长，一水不能胜两火，肾者水也，而生于骨，肾不生，则水不能满，故寒甚至骨也。所以不能冻慄者，肝一阳也，心二阳也，肾孤脏也，一水不能胜二火，故不能冻慄，病名曰骨痹，是人当挛节也。"

《素问·痹论》："痹在于骨则重，在于脉则血涩而不流，在于筋则屈不伸，在于肉则不仁，在于皮则寒。"

《素问·长刺节论》："病在骨，骨重不可举，寒气至骨髓酸痛，名曰骨痹"。

《中藏经·五痹》："骨痹者，乃嗜欲不节，伤于肾也……则邪气妄入"。

《中藏经·论痹》："大凡风寒暑湿之邪，入于心则名血痹……入于肾则名曰骨痹"。

《杂病源流犀烛·六淫门·诸痹源流》："诸痹，风寒湿三气，犯其经络之阴而成痹也。……入于骨，则重而不举也为骨痹……经又曰：太阳有余病骨痹"。

参考文献

［1］Kapoor M，Martel-Pelletier J，Lajeunesse D，et al.Role of proinflammatory cytokines in the pathophysiology of osteoarthritis ［J］.Nature Reviews Rheumatol，2011，7（1）：33-42.

［2］de Lange-Brokaar BJ，Ioan-Facsinay A，van Osch GJ，et al.Synovial inflammation，immune cells and their cytokines in osteoarthritis：a review.［J］.Osteoarthritis Cartilage，2012，20（12）：1484-1499.

［3］Scanzello CR，Goldring SR.The role of synovitis in osteoarthritis pathogenesis［J］.Bone，2012，51（2）：249-257.

［4］LB Ru.Synovium and the innate inflammatory network in osteoarthritis progression ［J］.Curr Rheumatol Rep，2013，15（5）323.

［5］荣杰生，陶天遵，陶树清，等.高寒地区城市汉族人群膝骨关节炎情况调查［J］.中国骨质疏松杂志，2007，13（10）：723-726.

［6］沈明球，刘俊昌，王新军，等.新疆北疆牧区维 哈 汉族膝骨性关节炎致病因素的流行病学调查［J］.中国组织工程研究，2015，19（29）：4614-4618.

［7］王学谦.检验与临床诊断：骨折疏松与骨关节病分册［M］北京：人民军医出版社，2006：318-331.

［8］王华军等.糖尿病对骨关节炎影响的研究进展［J］.暨南大学学报（自然科学与医学版），2016，37（1）：1-6.

［9］王景红，夏坤，张志千，孙毅坤，等.骨关节炎相关细胞因子及生物标志物的研究进展［J］.中国实验方剂学杂志，2015，21（10）：225-230.

［10］罗玉明，郑维篷，魏合伟.骨关节炎与细胞因子TNF-α，IL-6关

系的研究进展［J］.现代诊断与治疗，2013，24（2）：326-327.

　　［11］曾卫，向阳，潘航，任琼，金攀，何伟等.NO与骨关节炎的关系研究进展［J］.生物技术世界，2015，12：0088.

　　［12］闫虎.骨关节炎相关信号通路的研究［J］.中华临床医师杂志（电子版）2016，（12）：1823-1825.

　　［13］Liu Z，Chen J，Mirando AJ，et al.A dual role for NOTCH signaling in joint cartilage maintenance and osteoarthritis［J］.Sci Signal，2015，8（386）：R71.

　　［14］Brew CJ，Clegg PD，Boot-Handford RP，et al.Gene expression in human chondrocytes in late OA is changed in both fibrillated and intact cartilage without evidence of generalized chondrocyte hypertrophy［J］.Ann Rheum Dis，2010，69（1）：234-240.

　　［15］Sassi L，Laadhar M，Allouche B，et al.The roles of canonical and non-canonical Wnt signaling in human de-differentiated articular chondrocytes［J］.Biotech Histochem，2014，89（1）：53-65.

　　［16］董旺超.Wnt/β-catenin信号通路与骨性关节炎的形成机制［J］.河南中医，2015，35（1）：1-83.

　　［17］Wei F，Moore DC，Wei L，et al.Attenuation of osteoarthritis via blockade of the SDF-1/CXCR4 signaling pathway［J］.Arthritis Res Ther，2012，14（4）：R177.

　　［18］Shen W，Chen J，Zhu T，et al.Intra-articular injection of human meniscus stem/progenitor cells promotes meniscus regeneration and ameliorates osteoarthritis through stromal cell-derived factor-1/CXCR4-mediated homing［J］.Stem Cells Transl Med，2014，3（3）：387-394.

　　［19］马珂，李晓林，李彦林等.T140体外阻断SDF-1/CXCR4信号通路阻止人关节软骨Ⅱ型胶原蛋白降解的研究［J］.实用医学杂志，2014，30（12）：1879-1882.

　　［20］Tsushima H，Okazaki K，Ishihara K，et al.CCAAT/enhancer-binding protein-β promotes receptor activator of nuclear factor-kappa-B ligand（RANKL）expression and osteoclast formation in the synovium in rheumatoid arthritis [J].Arthritis Res Ther，2015，17：31.

[21] Koura HM，Zaki SM，Ismail NA，et al.Relationship between Biochemical Bone Markers and Bone Mineral Density in Patients with Phenylketonuria under Restricted Diet [J].Iran J Pediatr，2014，24（1）：23-28.

[22] Joos HA，Brecht W，Laufer S，et al.Differential effects of p38MAP kinase inhibitors on the expression of inflammation-associated genes in primary，interleukin-1bcta-stimulated human chondrocytes [J].Br J Pharmacol，2010，160（5）：1252-1262.

[23] Joos H，Hogrefe C，Rieger L，et al.Single impact trauma in human early-stage osteoarthritic cartilage：implication of prostaglandin D2 but no additive effect of IL-1β on cell survival [J].Int Mol Med，2011，28（2）：271-277.

[24] Takebe K，Nishiyama T，Hayashi S，et al.Regulation of p38 MAPK phosphorylation inhibits chondrocyte apoptosis in response to heat stress or mechanical stress [J].Int Mol Med，2011，27（3）：329-335.

[25] Prasadam I，Mao XZ，Shi W，et al.Combination of MEK-ERK inhibitor and hyaluronic acid has a synergistic effect on anti-hypertrophic and pro-chondrogenic activities in osteoarthritis treatment [J].J Mol Med（Berl），2013，91（3）：369-80.

[26] 江蓉星，张晓剑，金珠.杜派筋伤治疗手法整理发掘与研究 [J].四川中医，2010，28（01）：5-7.

[27] 李兴岭.中药熏洗治疗膝骨性关节炎72例 [J].中国中医急症，2009，18（5）：820-821.

[28] 王志军，李彩虹.奇正消痛贴膏治疗骨性关节炎临床观察 [J].中国当代医药，2011，18（21）：134-135.

[29] 侯春艳.中药离子导入治疗膝关节骨性关节炎74例 [J].实用中医内科杂志，2009，23（5）：71-72.

[30] 赵东风.推拿结合中药烫熨治疗膝关节骨性关节炎72例 [J].现代中西医结合杂志，2010，19（10）：1243-1244.

[31] 镇兰芳，镇东鑫.自拟中药方内服外洗治疗骨关节炎56例 [J].中国中医急症，2010，19（4）：678-680.

［32］柳海平，柴喜平.自拟骨痹痛消方内服配合中药熏洗外敷治疗退行性膝骨性关节炎临床观察［J］.西部中医药，2013，26（8）：84-85.

［33］王照康.中药内外合治配合手法治疗膝关节骨性关节炎64例［J］.中国民康医学，2012，24（20）：2489-2490.

［34］刘献祥，郑春松.透骨消痛胶囊防治骨性关节炎的化学空间分析［J］.福建中医学院学报，2010，20（02）：16-18.

［35］Campbell KA，Erickson BJ，Saltzman BM，et al.Is local viscosupplementation injection clinically superior to other therapies in the treatment of osteoarthritis of the knee：a systematic review of overlapping meta-analyses［J］.Arthroscopy，2015，31（10）：2036-2045.

［36］Hunter DJ.Viscosupplementation for osteoarthritis of the knee［J］.N Engl J Med，2015，372（11）：1040-1047.

［37］Kon E，Filardo G，Drobnic M，et al.Non-surgical management of early knee osteoarthritis［J］.Knee Surg Sports Traumatol Arthrosc，2012，20（3）：436-449.

［38］曾国习，陈海友，朱建富等.中西医结合治疗膝关节骨关节炎［J］.浙江中西医结合杂志，2011，26（04）：1987-1988.

［39］Leung YY，Thumboo J，Wong BS，et al.Colchicine effectiveness in symptom and inflammation modification in knee osteoarthritis（COLKOA）：study protocol for a randomized controlled trial［J］.Trials，2015，16：200.

［40］Cunningham CC，Mills E，Mielke LA，et al.Osteoarthritis-associated basic calcium phosphate crystals induce pro-inflammatory cytokines and damage-associated molecules viaactivation of Syk and PI3 kinas［J］.Clin Immunol，2012，144（3）：228-236.

［41］Jo CH，Lee YG，Shin WH，et al.Intra-Articular injection of mesenchymal stem cells for the treatment of osteoarthritis of the knee：a Proof-of-Concept clinical trial［J］.Stem Cells，2014，32（5）：1254-1266.

［42］Wakitani S，Okabe T，Horibe S，et al.Safety of autologous bone marrow-derived mesenchymal stem cell transplantation for cartilage repair in 41 patients with 45.joints followed for up to 11 years and 5 months［J］.J Tissue Eng Regen Med，2011，5（2）：146-150.

第七章　骨质疏松

骨质疏松症（Osteoporosis，OP）是一种以骨量低下、骨微结构破坏，骨脆性增加，易发生骨折为特征的全身性骨病。从疾病的过程来看，骨质疏松至少包括骨量减少、骨质疏松症和骨质疏松性骨折三个阶段。可出现疼痛、身高变矮、脊柱变形，严重时可出现骨折等症状，进而严重影响生活质量。

骨质疏松症为西医学病名，在中医文献中可找到"骨痿""骨枯""骨痹""骨蚀""骨癫疾""骨痿""骨厥""骨空""骨极"等相关病名。其中与骨质疏松的症候群较为相近的描述是"骨痿"。患者多有先天禀赋不足，或兼有它病，或因药毒所伤，病情复杂，多有变证，虚实夹杂，治疗颇为棘手。

【病因及发病机制】

一、中医学病因病机

本病主要由于肾精亏虚，气虚血瘀，或气机郁结等阻碍血和津液的生成以及运行，无以资助肾中精血，致髓少骨松，从而发生骨痿，表现为腰背或肢体骨骼酸痛，甚至髓空而致骨折。

（一）病因

1. 肾精亏虚

肾藏精，精生髓，髓养骨，故骨髓生长、发育，均有赖于肾精的滋润与濡养。肾中精气的盛衰决定着骨骼生长发育的强健与衰弱。肾精充足则骨髓化生有源，骨得髓养而坚固、强健有力；肾精亏虚则骨骼失养而痿弱无力，出现骨髓空虚，骨骼脆弱而发生骨质疏松症，出现腰背酸痛、膝软等临床症状。

2. 脾胃气虚

脾为后天之本，气血生化之源。脾运化水谷的功能正常，则能化生精、气、血、津液，能使脏腑、经络、四肢百骸、筋肉皮毛等组织都能得到充分的营养，而进行正常的生理功能。肾为先天之本，有赖于后天滋养。根据《素问·痿论》有"治痿独取阳明"的理论，就能认识到骨痿与脾胃虚弱有密切关系。脾胃虚弱无以运化水谷，气血生化不足，无以资助肾中精血，而致髓少骨松，从而发生骨质疏松。脾胃又主全身之肌肉，若脾胃虚弱，气血乏源，则肌肉失养，日久瘦削无力，甚至痿废不用，骨骼失去肌肉的支撑，愈加骨弱难支。

3.肝气郁结

肝为将军之官，主疏泄和藏血，在体合筋，有贮藏血液和调节血量的功能。肝脏的疏泄功能正常，血和津液才能够正常运行和输布代谢，脾胃功能方得以正常运化和腐熟水谷精微。若肝气郁结，肝失疏泄，就会严重影响血和津液的生成以及运行，进一步影响对筋骨的营养。

4.瘀血阻络

机体骨骼的生长发育离不开气血的滋润与濡养，气血瘀滞，骨髓失养，渐发本病。此外，血瘀也是骨痿的影响因素之一。中老年人因为脾肾两虚导致其整体功能衰退，出现气虚的表现，气弱不足无以运血通脉，可出现血瘀痛症，故临床多见骨质疏松症患者伴有腰背疼痛症状。"久病必瘀"，因此，瘀血是脾肾久虚产生的重要病理产物，形成瘀滞之证，而瘀阻脉络，精微运输阻滞不畅，又会进一步加剧脾肾的虚损，骨失所养，生髓乏源，骨松髓枯更甚，从而加速骨质疏松的发生。

（二）病机

1.主要病机为气血精液亏虚或气血瘀滞，导致骨骼无以滋润与濡养

肝脾亏虚、脾胃虚弱无以运化水谷，气血生化不足，肝气郁结，影响血和津液的生成以及运行，无以资助肾中精血，而致髓少骨松，从而发生骨痿，症状表现为腰背酸痛、身高变矮，严重时可出现骨折等症状。

2.病理性质以本虚为主，有时可夹有实证

"本虚"为肾、肝、脾胃等脏腑之虚痿，"标实"为肝脾肾亏虚的前提下产生的血瘀等重要病理产物，即脉络痹阻不通或局部不荣引起的痹痛。病初

以本虚为主，病久气血不畅可致虚实夹杂。因病变初起是肾精亏虚，脾之气血生化乏源，肝之疏泄功能下降，骨失所养，无血瘀等标实之证，或不明显，故以虚证为主。病若不解，肝脾肾虚弱之势更甚，或出现骨折等，可出现血瘀等病理产物，而表现为刺痛等实证表现。虚实之间又常因果错杂，本虚易致血瘀，反之血瘀又可加重本虚，进一步损伤阴阳气血，而使病情加重。

病位初在肝脾肾，久则深入筋骨，并可出现血瘀等病理产物。病初因以脏腑亏虚、骨髓失养为主，故临床表现以骨骼、肌肉隐痛、酸楚、重着为主症；日久则气血不畅，滞而为瘀，或骨脆易折，跌仆外伤后为瘀，以骨骼刺痛、肿痛、骨节变形、活动障碍为主症。瘀血既是人体正常气机失去平衡之后产生的病理产物，同时又是导致疾病的重要原因之一，对骨病也有明显影响。《灵枢·本脏》曰："经脉者，所以行气血而营阴阳，濡筋骨，利关节者也。"可见气血精微可濡养全身筋骨，若气血运行不畅，脉络阻塞，可致筋骨关节失养而出现疼痛、痿废不用。

二、西医学病因及发病机制

（一）病因

虽然原发性骨质疏松症的病因至今仍不明了，但研究人员总结了导致原发性骨质疏松症的部分因素。

1. 年龄、性别因素

流行病学研究表明，50～69 岁女性骨质疏松症的发病率高于 50%，这和女性的内分泌代谢的改变有关，因为女性绝经后体内的雌激素水平明显降低。而 50～69 岁男性的骨质疏松症发病率平均为 27.51%，也和其内分泌代谢的改变有关。两性之间患病率差异有统计学意义（$P < 0.01$）；女性发病率为男性的 2.73 倍。有资料显示，年龄每增加 10 岁，骨质疏松症患病危险就增加 1.4～1.8 倍；70 岁以上女性患病率达 80%～90%，男性达 48%～56%；80 岁以上女性达 85%～100%，男性达 60%～65%。

2. 内分泌因素

（1）雌激素　雌激素减少一直被认为是原发性骨质疏松症发生的重要原因。在原发性骨质疏松症的病人中，绝经后妇女占 1/3～1/2。且近来通过对男性原发性骨质疏松症病人的研究，发现睾酮对骨的作用主要通过雌激素介导，即睾酮在芳香化酶的作用下转化为雌激素，因而提示雌激素减少在男性原发性骨质疏松症的发生过程中亦发挥着重要的作用。有研究显示雌激素直接作用于成骨细胞和破骨细胞，通过各种细胞因子（白细胞介素－6等）抑制破骨细胞骨吸收作用。绝经后妇女血胰岛素、IGF－I和瘦素水平与骨密度均无直接关系。

（2）雄激素　骨量峰值是决定患OP危险的主要因素，雄激素在男性获得骨量峰值和维持骨质量起重要的作用，抗雌激素或雌激素缺乏也会影响男性获得适度骨峰值。雄激素、生长激素缺乏是男性OP的最主要病因；作为旁分泌激素，骨组织中产生的胰岛素样生长因子受生长激素、1,25（OH）$_2$维生素D的调节，与血中睾酮和雌激素正相关；还有细胞自分泌和旁分泌IGFs/IGF结合蛋白调节骨的形成和吸收。临床研究已经证实雄激素在骨质疏松症病因学中具有重要的作用。

（3）甲状旁腺激素　甲状旁腺激素（parathyroid hormone，PTH）是由甲状旁腺主细胞分泌的由84个氨基酸组成的单链多肽激素组成，PTH作为骨吸收抑制剂有利于骨质疏松的治疗。但PTH在骨的代谢过程中是一把双刃剑，小剂量的PTH刺激成骨细胞分泌骨胶原形成新骨，但大剂量则会抑制成骨细胞。

（4）降钙素　以往一直认为，降钙素的主要作用是通过抑制骨吸收和抑制肾小管远端对钙磷的重吸收而达到降低血钙浓度的作用。后来研究发现，降钙素直接作用于破骨细胞上的降钙素受体，抑制破骨细胞的数量和活性，使骨骼中钙的释放降低而血液中钙进入骨骼的过程仍继续。小剂量的降钙素可抑制小肠对钙的吸收，而大剂量的降钙素促进小肠对钙的吸收。近来许多学者在动物及人体骨组织形态学实验中表明降钙素除了抑制破骨细胞的骨吸收作用外，对成骨细胞亦有直接影响。目前国内外学者采用钙负荷—降钙素兴奋试验，发现原发性骨质疏松症病人的降钙素储备功能降低且降低程度与骨量丢失程度相关，提示原发性骨质疏松症与降钙素降低似乎有内在联系。

（5）二膦酸盐　二膦酸盐类药物不但可吸附于骨组织中的羟磷灰石结晶表面，抑制其结晶和非结晶前体物质形成、阻止骨骼中钙盐"逸出"，而且可诱导成骨细胞分泌抑制因子，阻断破骨细胞启动的破骨过程，抑制骨吸收。

不同类型的二膦酸盐对骨吸收的抑制和对骨矿化的影响有明显差异。

（6）骨保护蛋白 骨保护蛋白（osteoprotegerin，OPG）是一种含401个氨基酸残基的分泌型糖蛋白。该蛋白在加工过程中被切除21个氨基酸信号肽后，形成含380个氨基酸残基的成熟肽。一些实验显示，绝经后骨质疏松，雌激素缺乏导致核因子2κB受体活化因子配体（receptoractivator of nuclear factor2κBligand，RANKL）表达增加，OPG表达降低；去卵巢鼠雌激素缺乏时，骨髓微环境及骨组织中细胞表达OPG减少，而RANKL产量增加。雌激素有可能通过作用于成骨细胞或基质细胞上具有转录活性的ERα，引起细胞表达OPG，从而间接促进破骨细胞凋亡。

3. 遗传因素

骨成熟后达到最高骨矿含量一峰值骨矿含量，与种族、遗传关系更为密切。黑人骨峰值高于白人，男性又高于女性。如果峰值骨矿含量高，老年后发生骨质疏松症的机会就少或发病年龄推迟，反之则不言而喻。

4. 营养因素

构成骨骼的营养成分包括钙、磷、镁、蛋白质、维生素以及部分微量元素，它们是影响骨代谢的物质基础。因此，这些物质的缺乏或比例失调是导致营养性骨质疏松症的主要原因之一。钙是人体含量最多的矿物质成分，99%的钙储存在骨组织中。钙不仅是骨矿物质的重要组成成分，而且对机体的细胞有重大作用和影响。老年患者钙的缺乏，会导致血钙水平下降，PTH分泌增多，进而造成破骨细胞活性增强，骨吸收加速并超过骨形成，骨钙排除增多，从而导致骨质疏松的发生。

5. 物理因素

骨骼发育程度和骨量大小与运动密切相关。运动负荷可以使疏松骨骼骨量增加，如果运动负荷停止则增加的骨量可以再度丢失。长期机械负荷减少促使全身骨量丢失。每卧床1周，骨量则丢失1%，该值相当于全年的生理性骨量丢失量。大量研究证明，适度体育锻炼可以明显增加人体的骨密度，调节机体的骨代谢，使身体的骨质总量适度增加。

6. 生活习惯因素

吸烟、饮酒等不良生活习惯也是诱发骨质疏松发病的高风险因素之一。

有烟酒嗜好人群的骨质疏松发病率远高于无烟酒嗜好人群。因为吸烟会导致骨丢失，所以它是骨质疏松骨折的一个重要危险因素。长期饮酒会导致体内包括雌激素在内的多种激素分泌紊乱、维生素 D 等代谢异常，从而影响钙的吸收与代谢。

7. 免疫因素

至于免疫系统对骨骼代谢的影响，目前学者们认为主要通过以下几个环节来实现：(1) 破骨细胞和成骨细胞数量和活性的变化，其中破骨细胞可能来自巨噬细胞，故具有潜在免疫功能，可被淋巴因子所激活；(2) 有关的体液因子如白细胞介素、前列腺素、破骨细胞活化因子等均将参与成骨细胞和破骨细胞的骨形成和骨吸收过程，从而实现对骨重建的调节作用。因此，免疫功能的失调无疑将成为骨质疏松发病的另一个重要原因。

（二）发病机制

近几十年来许多学者从整体激素水平、组织细胞及分子水平等方面对骨质疏松症的发病机制进行了大量研究，认为其主要发病机制是雌激素缺乏导致破骨细胞增殖分化，破骨细胞功能活跃，同时抑制破骨细胞凋亡，从而使骨吸收速度超过骨形成速度，造成骨质有机物和无机物成比例地减少。另外，雌激素受体（ER）、维生素 D 受体（VDR）、Ⅰ型胶原和转化生长因子 - β（TGF-β）等基因多态性与骨质疏松也关系密切。

1. 激素水平

（1）性激素　已公认绝经期卵巢功能下降、雌激素缺乏是绝经早期女性骨量快速丢失的主要原因。雌激素可抑制成骨细胞、T 和 B 淋巴细胞细胞核因子 κB 受体活化因子配基（RANKL）的合成，增加成骨细胞护骨素（OPG）的合成，而雌激素缺乏则导致 RANKL/OPG 比例失衡；雌激素还可调节很多细胞因子的合成，其缺乏导致促进骨吸收的细胞因子（如白介素 -1、白介素 -6、肿瘤坏死因子 - α、巨噬细胞集落刺激因子、前列腺素等）水平的升高，共同导致骨吸收增加。雌激素还可增加成骨细胞前体细胞胰岛素样生长因子 IGF-1、转移生长因子 TGF-β 及骨胶原合成，抑制成骨细胞凋亡。近期人体研究提供了雌激素可刺激骨形成的直接证据，因此其缺乏很可能还与增龄相关的骨形成减少相关。尽管骨质疏松多发生在女性，但在英国每 12 个男性中有 1 个患骨质疏松，骨质疏松病例中 1/3 患者为特发性。研究证实，雌激素缺乏和男性骨质疏松发生有关，但特发性骨质疏松患者中雌激素、雌激素受体 α mRNA 水平正常，雌激素受体 α 蛋白表达异常，因此骨丢失和雌激素受体 α 蛋白表达异常相关。这一资料证实骨质疏松和雌激素受体密切相关。近期研究显示，在男性群体中，随着年龄的增长，性激素结合球蛋白（SHBG）升高两倍甚至更多，导致游离及有生物活性的性激素水平降低，BMD 及其变化与血中游离雌激素水平相关，提示雌激素缺乏与男性老年性骨质疏松也密切相关。

（2）甲状旁腺激素（PTH）及维生素 D　老年人血 PTH 浓度随年龄增加而增高，并与骨转换指标相关。老年人群中维生素 D 缺乏比较普遍，且肾功能生理性减退，$1,25-(OH)_2D_3$ 生成减少；另外长期的雌激素缺乏可导致机体负钙平衡。上述多重因素导致血钙值降低，引起继发性甲状旁腺功能亢进症。

（3）其他激素　随着年龄的增长，生长激素（GH）-IGF-1 轴功能降低。有研究显示，骨形成减少、低骨量与 IGF-1 降低、IGF 结合蛋白（IGFBP2）升高可能相关。有学者研究了垂体各激素与骨质疏松的关系，表明促甲状腺激素（TSH）降低、卵泡刺激素（FSH）增高与骨质疏松发生相关，而促肾上腺皮质激素（ACTH）及催产素则有促进骨形成的作用。

2. 细胞水平

（1）破骨细胞　近 10 年的研究集中于 RANKL/RANK/OPG 系统，RANKL/RANK 通路的活化促进破骨细胞的分化、增殖、多核形成、活化及存活，OPG 为 RANKL 的天然拮抗剂。Src 激酶在破骨细胞中高表达并介导调节破骨细胞活性的多个通路。Src 缺陷小鼠破骨细胞不能形成完整的皱褶缘，表现为骨硬化。组织蛋白酶 K 是成熟破骨细胞降解胶原、发挥破骨作用的关键蛋白酶，决定破骨细胞的骨吸收活性。最近研究结果表明，雌激素通过调节 c-Jun 基因表达和 c-Jun N 末端激酶磷酸化，阻断受体活化区域配体（RANKL）/M-CSF 诱导的激活蛋白 -1（AP-1）转录，抑制骨髓单核细胞前体形成多核的破骨细胞，抑制骨吸收。

（2）成骨细胞　维生素 D 及间歇性脉冲式 PTH 可促进成骨细胞前体分化为成熟成骨细胞，甲状旁腺表达的钙敏感受体（Ca SR）可调控 PTH 的释放。在分子水平，经典 Wnt/β-catenin 通路的活化为成骨细胞分化的关键。Wnt 抑制剂 Dkk-1、骨硬化素（sclerostin）可结合并阻断 Wnt 受体 LRP-5，从而对该通路进行负调节。

3. 基因多态性

家系和双胞胎研究表明骨质疏松具有很强的遗传倾向。与骨质疏松有关的遗传标志物包括 VD 受体（VDR）基因（Bsml、Tagl 和 Apal 限制性酶）、雌激素受体基因（Xbal 和 PvuII 限制性酶）限制性内切酶片段长度多态性、I 型胶原 α1 基因启动子的 Spl 结合位点的核苷酸重复多态性及 TGF-β 基因 T→C 多态性。研究结果表明，这些基因多态性还可影响雌激素治疗骨质疏松的疗效。

【诊断标准】

临床上用于诊断骨质疏松症的通用指标是：发生了脆性骨折及/或骨密度低下。目前尚缺乏直接测定骨强度的临床手段，因此，有过脆性骨折在临床上即可诊断为骨质疏松症。

骨密度是诊断骨质疏松症、预测骨质疏松性骨折风险、监测自然病程以及评价药物等干预措施疗效的最佳定量指标。骨密度仅能反映大约 70% 的骨强度。骨折发生的危险与低骨密度有关，若同时伴有其它危险因素则会增加骨折的危险性。

（1）测量方法　双能 X 线吸收法（DXA）是目前国际学术界公认的骨密度检查方法，其测定值是骨质疏松症诊断的金标准。其它骨密度测量方法如各种单光子（SPA）、单能 X 线（SXA）、定量计算机断层照相术（QCT）等，根据具体条件也可用于骨质疏松症的诊断参考。

（2）诊断标准（基于骨密度测定）　可以参照世界卫生组织（WHO）-2.5 SD 的标准，也可根据中国人群的实际情况采用中国老年学学会骨质疏松委员会（OCCGS）建议的 -2.0 SD 或者骨量下降 25% 作为诊断标准，见表 1。

表 1　国内、外用骨密度诊断骨质疏松的标准及分级

临床状态	定义
正常	T 值 > -1
低骨量或骨量减少	-1 ≤ T 值 < -2.5

续表

临床状态	定义
骨质疏松	T 值 ≤ −2.5
严重骨质疏松	T 值 ≤ −2.5，伴有一处或多处脆性骨折（如髋、腕或脊椎）

【治疗】

一、中医治疗

（一）辨证施治

原发性骨质疏松的病因病机主要是肾亏、脾虚、痰瘀阻脉，根据"肾主骨"的理论，肾亏是发病的关键。以中医脏腑和八纲辨证理论为基础，综合分析其证候因素和特征，现将该病分为 6 个常见证型：肾阳虚证、肝肾阴虚证、脾肾阳虚证、肾虚血瘀证、脾胃虚弱证及血瘀气滞证。

1. 肾阳虚证

【症状】腰背冷痛，酸软乏力，驼背弯腰，活动受限，畏寒喜暖，遇冷加重，尤以下肢为甚，小便频多，舌淡苔白，脉弱等。

【治法】补肾壮阳，强筋健骨。

【主方】右归丸（《景岳全书》）加减。

【常用药物】熟地黄、制附子、肉桂、怀山药、吴茱萸、菟丝子、当归、杜仲、鹿角片、枸杞子

【加减】虚寒证候明显者，可加用仙茅、肉苁蓉、淫羊藿、骨碎补等以温阳散寒。

2. 肝肾阴虚证

【症状】腰膝酸痛，手足心热，抽筋，驼背弯腰，两目干涩，形体消瘦，眩晕耳鸣，潮热盗汗，失眠多梦，舌红少苔，脉细数等。

【治法】滋补肝肾，填精壮骨。

【主方】六味地黄汤（《小儿药证直诀》）加减。

【常用药物】熟地黄、怀山药、山茱萸、丹皮、泽泻、茯苓

【加减】低热心烦，或午后潮热，加生地黄、枸杞子、桑椹子；阴虚火旺

证明显者，可加知母、黄柏；阴虚甚者，加龟板；酸痛明显者，可加桑寄生、牛膝等。

3.脾肾阳虚证

【症状】腰膝冷痛，食少便溏，腰膝酸软，双膝行走无力，弯腰驼背，畏寒喜暖，腹胀，面色㿠白，舌淡胖，苔白滑，脉沉迟无力等。

【治法】补益脾肾，强筋壮骨。

【主方】补中益气汤（《脾胃论》）合金匮肾气丸（《金匮要略》）加减。

【常用药物】炙黄芪、炒党参、炒白术、陈皮、升麻、柴胡、当归、制附子、肉桂、山萸肉、泽泻、茯苓

【加减】阳虚腹泻甚者，加仙茅、仙灵脾、巴戟天；夜尿多者加桑螵蛸等。

4.肾虚血瘀证

【症状】腰脊刺痛，腰膝酸软，下肢痿弱，步履艰难，耳鸣，舌淡紫，脉细涩等。

【治法】补肾活血化瘀。

【主方】补肾活血方（《伤科大成》）加减。

【常用药物】熟地黄、杜仲、枸杞、补骨脂、菟丝子、当归、没药、山萸肉、红花、独活、肉苁蓉

【加减】肾气虚，腰膝酸软，加川断、狗脊；骨节疼痛，乏力较著，加鹿衔草、千年健；肾精亏虚者，加锁阳、狗脊；肌肤麻木者，加青风藤，路路通以祛风除湿通络；瘀血明显，关节疼痛、肿大、强直、畸形，活动不利，舌质紫暗，加三七，莪术；疼痛日久者，加穿山甲、全蝎、蜈蚣。

5.脾胃虚弱证

【症状】形体瘦弱，肌软无力，食少纳呆，神疲倦怠，大便溏泄，面色萎黄，舌质淡，苔白，脉细弱等。

治则：益气健脾，补益脾胃。

【主方】参苓白术散（《太平惠民和剂局方》）加减。

【常用药物】炒党参、炒白术、陈皮、山药、茯苓、莲子、薏仁、桔梗、白扁豆、炙甘草

【加减】腹泻甚者，加芡实、怀山药；食少纳呆甚者，加炒谷麦芽、砂

仁等。

6. 血瘀气滞证

【症状】骨节刺痛，痛有定处，痛处拒按，筋肉挛缩，骨折，多有骨折史，舌质紫暗，有瘀点或瘀斑，脉涩或弦等。

【治法】理气活血，化瘀止痛。

【主方】身痛逐瘀汤（《医林改错》）加减。

【常用药物】秦艽、川芎、桃仁、红花、甘草、羌活、没药、当归

【加减】骨痛以上肢为主者，加桑枝、姜黄；下肢为甚者，加独活、汉防己、鸡血藤以通络止痛；久病关节变形、痛剧者，加全蝎、蜈蚣以通络活血。

此外，在临床上亦可见症状较轻、或感受风寒湿邪、或兼夹证者，辨证施治时需灵活应用。

（二）名医治法验方

1. 诸方受　益肾助阳法

诸方受教授分析本病的病机首责年老体虚，骨失充养，以肾虚为主，亦关乎肝、脾虚损；其次与体虚受邪、寒瘀痹阻经络有关。以腰背痛为主的骨痛是骨质疏松症患者的首要临床表现和就诊原因，重者可见驼背、身高短缩。将骨质疏松症腰背痛分为四种证型——气血亏虚证、肝肾阴虚证、脾肾阳虚证、寒瘀痹阻证，以补虚壮骨、宣痹通络为总的治则，以经验方温肾宣痹汤为基本方（药物组成为：制狗脊10g、淡附片10g、北细辛6g、山萸肉10g、川桂枝10g、广木香10g、明天麻10g、泽泻10g、茯苓12g、生薏苡仁15g、炒白术10g、生甘草10g），随证加减论治。针对本病"肾虚为本、寒瘀痹阻"的主要病机，重用益肾助阳之附子、细辛、狗脊、山萸肉、桂枝等，意在温补肝肾，强壮腰膝，温经通络，散寒宣痹；伍以白术、茯苓、薏苡仁、泽泻健脾除湿宣痹；佐以木香、天麻以通络除痹，行气止痛；甘草缓急止痛，调和诸药。全方共奏温肾健脾、散寒宣痹之功，扶正与祛邪兼顾，止痛之效显著。临证以本方为基本方，随证加减运用，治疗原发性骨质疏松症腰背痛屡获效验。

诸方受治疗骨痿骨痹之腰背疼痛，重在温肾宣痹，而非单纯补虚。认为正虚不荣、邪痹不通均可致痛。《儒门事亲》说："不仁或痛者为痹，弱而不用

者为痿。"虚痛者腰脊酸软无力，痛势隐隐，绵绵不绝；实痛者腰背痛有定处，痛而拒按，转侧不利。诸师临证尤善用附子、细辛，认为人身气血津液之所以能运行不息，通畅无阻，全赖　身阳和之气的温煦推动。

诸方受临证尤重预防，《素问·上古天真论》中说"男不过八八，女不过七七，而天地之精气皆竭矣"。中老年时期，尤其女性绝经后，因骨量丢失加速，是骨质疏松症好发之际，应调饮食，畅情志，合理运动，定期检查，未病先防。对于已罹患骨质疏松症的中老年患者，更应早治防变，尤当慎起居，防摔、防绊、防颠，严防出现骨折并发症。

2. 钱先　健脾益肾法

认为脾与骨的关系不容小觑。脾不运化，脾精不足，则肾精乏源，导致肾精亏损，骨骼失养，终致骨骼脆弱无力，而发生骨质疏松症。《素问》云："脾主身之肌肉"、"清阳实四肢"。只有肌肉丰满强健，活动有力，骨骼才能得到滋养而强健有力；若肌肉消瘦痿弱不用，则骨髓生化乏源，骨髓失养，骨矿含量下降，易导致骨质疏松症的发生。补肾阴之品偏于滋腻，过服可造成脘闷纳呆；补肾阳之品偏于温热，过服可助火生热；二者都可损伤脾胃之气，健脾可防脾胃之气及运化之功受损。

从现代医学角度看，脾胃功能减弱会影响钙、蛋白质、维生素 D、微量元素等其他营养物质的摄入，从而影响骨骼的质量而发生骨质疏松症。肾气不足，则肾气聚合所成之肾精亦不足，或肾虚固摄无权而津精耗散导致精亏髓空、骨脆易折。肾阳虚，则气化动力不足，新陈代谢缓慢。日久阳损及阴，可伴见肾精亏损的证候。五脏六腑之阴精，非肾精而不能滋生；五脏六腑之阳气，非肾阳而不能温养，故肾之阴阳亏虚，可导致全身阴阳不足。而全身的虚弱状态又促使肾精耗损进一步加重，终至骨骼空虚痿软而衰竭。

钱先教授以健脾益肾法组方，着眼于健脾益气、滋肾填精、清热泄火。方中黄芪与熟地黄两药合为君药。因黄芪性微温，味甘，归肺、脾经，为补气健脾之要药；张景岳认为"熟地黄味厚气薄，大补血衰，滋培肾火，填骨髓，益真精，专补肾中之气。"两药为健脾益肾之佳品，山药兼有补益脾肾之功，既补后天也有助于充养先天；茯苓健脾胃，淡渗利湿，可增强黄芪益气利尿功用；《本草新编》指出："扁豆味轻气薄，单用无功，必须同补气之药共用为佳"。臣药为太子参、首乌、鹿角片、旱莲草、女贞子等，其中太子参味甘，微苦，性微温，补益脾肺，益气生津；首乌味苦、甘、涩，性微温，收敛精气，养血益肝，固精益肾；鹿角片味咸，性温，入肝、肾经，行血消肿益肾；旱莲草与女贞子味甘酸，性寒，归肾、肝经，滋补肝肾，凉血止血；山茱萸味酸、涩，收敛精气，为佐助之用；生地黄味甘、苦，性寒，归心、肝、肺经，凉血滋阴，养阴生津，同时可以缓解长期使用糖皮质激素所致的阴虚血热。

（三）针灸治疗

1. 体针法

①脾肾亏虚：多取背俞穴、原穴，肾俞、脾俞及原穴太溪、太白。②肾精不足：绝骨穴，大杼穴，阳陵泉穴。

骨的代谢周期较长，一般而言，整个骨的重建过程持续约 3~4 个月，且该时只有 70% 的骨基质矿化，完全矿化还须 4 个月左右的时间。故整个针灸疗程至少需要半年以上的时间。根据取穴患者选择适当的体位，以 1~1.5 寸 30 号毫针刺入，得气后采用提插捻转补泻，留针 30 分钟，每日一次或隔日一次，10 次为一疗程，疗程间隔 35 天，根据病情随证加减穴位。为防止穴位疲劳性，可在治疗期间适当休息几次或采用两组穴位交替治疗。

（四）中药外治

1. 中药熏蒸

根据患者具体情况，辨证选用中药熏蒸治疗，每次 30 分钟，每日 1~2 次。

桂枝、细辛、制川乌、延胡索、透骨草、川芎、透骨草等药物组成，用智能型中药熏蒸自控治疗仪，每日一次，一次 30 分钟。治疗时蒸汽与施术部位保持一定的距离，以患者舒适为度，以免发生烫伤，患者治疗后局部保持温暖。

2. 中药外敷治疗

取威灵仙、川乌、草乌、透骨草、续断、狗脊各 50 克，红花 30 克，川椒 20 克，共研细未，每次取 50 克~100 克以醋调后装纱布袋敷于骨痛处，每次 30 分钟，每日 1~2 次，疗程 30 天，用于骨质疏松疼痛者。

二、西医治疗

骨质疏松在治疗上目前尚无理想和特殊有效的治疗方法，强调综合治疗、早期治疗和个体化治疗。治疗方案和疗程应根据疗效、费用和不良反应等因素确定。合适的治疗可减轻症状，改善预后，降低骨折发生率。

1. 基础措施

纠正不良的生活方式，坚持健康的生活习惯，均衡膳食，避免嗜烟、酗酒，慎用影响骨代谢的药物等。保持适度运动，避免肢体制动，增强抵抗力。改善营养状况，补充钙剂和维生素 D，建议老年人根据自身钙和维生素 D 的摄入水平适当补充。目前我国营养学会推荐，如果饮食中钙供给不足可选用钙剂补充，绝经后妇女和老年人钙摄入推荐量为 1000mg/d，维生素 D 推荐剂量为 400～800IU/d。预防跌倒，老年人应注意加强自我保护，注意防治增加跌倒风险的疾病，避免使用影响机体平衡的药物。

2. 对症治疗

有疼痛者可适当给予非甾体类抗炎药。发生骨折或顽固性疼痛时，可应用降钙素制剂。骨畸形者应局部固定或采用其他矫形措施防止畸形加剧。骨折者应给予牵引、固定、复位或手术治疗，同时辅以物理康复治疗。

3. 主要药物治疗

（1）抗骨吸收药物　双膦酸盐类：能抑制破骨细胞介导的骨吸收作用，降低骨转换，有较强的抑制骨吸收及增加骨量的作用。循证医学研究表明，双膦酸盐可提高腰椎和髋部骨密度，降低椎体及髋部等部位骨折风险。

降钙素类：能抑制破骨细胞的生物活性和减少破骨细胞的数量，快速抑制骨丢失，提高骨密度。降钙素的另一突出特点是能明显缓解骨痛，尤其适合有疼痛症状的骨质疏松症患者。欧盟及美国分别对降钙素的长期安全性进行了重新评估，认为长期使用降钙素鼻喷剂（≥6 个月）与增加恶性肿瘤风险有轻微相关性，目前降钙素鼻喷剂仅限于其他药物治疗无效的骨质疏松患者。

雌激素类：此类药物只能用于女性患者。雌激素类药物能抑制骨转换，阻止骨丢失。雌激素补充治疗可增加血栓风险，血栓性疾病患者禁用。

选择性雌激素受体调节剂：有效抑制破骨细胞活性，降低骨转换率，增加骨密度，明显降低椎体骨折发生率，是预防和治疗绝经后骨质疏松症的有效药物。该药只用于女性患者，其特点是选择性地作用于雌激素的靶器官，能降低雌激素受体阳性浸润性乳腺癌的发生率，而不增加子宫内膜增生及子宫内膜癌的危险。国外报道，该类药物可增加静脉栓塞风险，因此有静脉栓塞史及血栓倾向者禁用。

（2）促进骨形成药物　甲状旁腺激素（parathyroid hormone，PTH）：小剂量重组PTH（rPTH）1～34有促进骨形成的作用，是当前促进骨形成药物的代表药，能有效治疗严重绝经后骨质疏松，增加骨密度，降低椎体和非椎体骨折发生的危险。目前，PTH用于严重骨质疏松症患者，且治疗时间不宜超过2年，用药期间要监测血钙水平，防止高钙血症的发生。

（3）双重作用机制药物　锶盐：锶盐可同时作用于成骨细胞和破骨细胞，具有抑制骨吸收和促进骨形成的双重作用。临床研究证明，锶盐可提高骨密度，降低椎体及非椎体骨折风险。欧洲药品管理局药物警戒风险评估委员会对锶盐重新进行了风险－获益评估，由于锶盐治疗增加了心脏疾病以及栓塞、严重皮肤反应等风险，现已对其进行严格的限制使用，即仅限于不适合其他药物治疗的严重骨质疏松患者，且开始治疗前及治疗期间均需对患者进行心血管疾病风险评估。

三、中西医结合治疗

目前，中西医结合治疗骨质疏松逐渐被临床医师接受。继发性骨质疏松需注意诊治原发疾病或在可能的情况下，去除诱发因素。骨量减少或轻度骨质疏松的患者，可用中药以补肾强骨，并联合钙剂和维生素D进行治疗。重度骨质疏松患者，在服用钙剂及维生素D等治疗的基础上，可根据骨质疏松类型选择抗骨质疏松药物及联合中药的治疗；另一方面，中医治疗可减少西医治疗对于患者产生的毒副作用。

1. 补肝肾强骨中药

补肝肾强骨中药具有类性激素样作用，能调节机体内环境微量元素的平衡，促进骨生成，抑制骨吸收，降低骨转换率，提高骨质量，具有整体调治、疗效好、无不良反应等优势。对于不能耐受长期补充钙剂及维生素D，或不能补充性激素药物的绝经后或老年患者比较适合。临床多采用具有补肝肾填精功效的药物，常用的中药有：熟地黄、生地黄、枸杞子、女贞子、桑寄生、首乌、山茱萸、阿胶、元参、黑芝麻、鹿角胶、桑葚子、龟甲、黄精等，能较好地缓解骨骼及肌肉的症状。现代医学有时用钙剂、维生素 D、选择性雌激素受体调节剂（SERMs）、雌激素类等治疗绝经后或老年骨质疏松，但雌激素依赖性肿瘤（乳腺癌、子宫内膜癌）、血栓性疾病、不明原因阴道出血及活动性肝病和结缔组织病为绝对禁忌证。子宫肌瘤、子宫内膜异位症、有乳腺癌家族史、胆囊疾病和垂体泌乳素瘤者慎用，且部分病人可出现血栓事件。使用补肝肾强骨中药与西药联合，不仅能更快更好地缓解患者疼痛，减少骨吸收，同时可以减少性激素药物的用量，减少长期应用带来的副作用。

2. 严重骨质疏松

发生脆性骨折的患者，可因经脉受损、气血瘀滞而出现肿痛难忍的症状，在充分卧床休息或必要的手术、西药治疗基础上，应配合服用活血化瘀止痛药物。现代医学有时用手术治疗骨折，同时加用镇痛药物、降钙素或磷酸盐制剂等，但患者仍需承受术后的长期疼痛及面临镇痛药物带来的消化道溃疡、肝肾损伤等副作用。使用活血化瘀，通络止痛药物与骨质疏松骨折后手术、药物治疗相结合，可以减轻患者疼痛程度，缩短患者骨折愈合时间，明显提高生活质量，同时在一定程度上改善局部骨骼血供，防止再发骨折。常用的活血化瘀止痛药物有川芎、当归、红花、乳香、五灵脂、骨碎补、天仙藤、川续断等。

3. 部分骨质疏松患者

消化功能不良，对维生素 D3、元素钙等不能充分吸收，使消化吸收、营养物质代谢、能量代谢、血液循环、免疫及神经内分泌等多系统功能失调。应用健脾养血中药可以促进 1，25-（OH）2D3 的生成，促进肠道对钙、磷等微量元素、氨基酸及蛋白质等营养物质的吸收。骨的正常生长亦离不开后天气血的荣润，临床治疗可使用补脾中药联合元素钙、维生素 D3 口服，可促进肠钙吸收，抑制破骨细胞增殖，促进成骨细胞增殖和分化，有效地防治骨质疏松症。同时健脾药物可缓解患者因服用元素钙或使用降钙素等药物后导致的腹胀、便秘、恶心、食欲不振等不良反应，很受患者欢迎。常用的健脾养血中药有党参、黄芪、白术、神曲、茯苓、枳实、砂仁、山楂、当归、山药等。

4. 非药物的治疗方式结合中西药结合治疗

可能增强治疗效果。非药物治疗注重对患者进行健康宣教，改变患者的生活习惯，如戒烟、戒酒、戒饮料、加强体育锻炼、进行适量日晒、增加含钙食物的摄入等，可以有效增强身体机能，增强肌肉力量并防摔倒，促进钙剂吸收。在此基础上，配合中西药物治疗，从而预防或者缓解骨质疏松症。

【临证备要】

一、诊断与辨证

辨证论治是中医认识疾病和治疗疾病的基本原则，是中医治疗的精髓。骨质疏松的治疗也非常强调在辨证的基础上结合辨病，有助于进一步提高疗效。骨质疏松中医辨病的特点为肾虚髓空，因此以补肾强骨为基本治疗方法。在此基础上根据病情不同，配合疏肝理气、健脾补血、活血止痛等法。西医认为骨质疏松症除了主要与绝经和老年有关的原发性骨质疏松外，还可能由多种疾病引起，称为继发性骨质疏松症。可能引起骨质疏松的常见疾病有：内分泌疾病，如糖尿病（1型、2型）、甲状旁腺功能亢进症、库欣综合征（Cushingsyndrome）、性腺功能减退症、甲状腺功能亢进症、垂体泌乳素瘤、腺垂体功能减退症等；结缔组织疾病，如系统性红斑狼疮、类风湿性关节炎、干燥综合征、皮肌炎、混合性结缔组织病等；慢性肾脏疾病，如多种慢性肾脏疾病导致肾性骨营养不良；胃肠疾病和营养性疾病，如吸收不良综合征、胃肠大部切除术后、慢性胰腺疾病、慢性肝脏疾患、营养不良症、长期静脉营养支持治疗等；血液系统疾病，如白血病、淋巴瘤、多发性骨髓瘤、骨髓异常增殖综合征等；神经肌肉系统疾病，如各种原因所致的偏瘫、截瘫、运动功能障碍、肌营养不良症、僵人综合征和肌强直综合征等；长期制动，如长期卧床或太空旅行。我们认为，骨质疏松的治疗，应在抓住病机的基础上，参考西医的诊断，根据疾病的不同类型和病人自身的实际情况，审证求因，辨证用药，在选定主方的情况下，注意配伍一些有现代药理研究论证对原发病或骨代谢有效的单药，从而达到减毒增效的作用。

骨质疏松症为虚实夹杂之证。原发性骨质疏松症和部分继发性骨质疏松症总体而言是一种衰退性疾病。老年人因年老体弱，天癸已竭，气血亏虚，部分病人因药毒或他病致虚，表现为肾虚、脾虚、肝郁、气虚血瘀相互影响，但总体以虚证为主；部分内分泌疾病或肿瘤导致的骨质疏松症则是因实致虚，表现为实证基础上，耗伤精血，骨髓失养而致骨痿。骨质疏松症病人因骨痿易折，出现脆性骨折后表现为血瘀之证，证型则转为因虚致实，虚瘀夹杂，以瘀为主，表现为局部肿痛，活动受限。总而言之，骨质疏松症为虚实夹杂证，应对其不同疾病过程和特点进行辨证，具体又根据其临证归属的不同有所偏倚。

肾主骨，为先天之本，老年患者骨疏松症病程缓慢，年高体迈，元气不足，故病位在肾；女子以肝为先天，绝经期女性骨质疏松症有情志症状，出现肝气郁结的症状，病位多在肝。脾为后天之本，肾中精气要靠后天脾胃运化而来的营养物质的滋养，脾胃功能衰惫，健运失司，枢机滞寒，化源不振，则无以养骨荣髓。病程时间长，辨证过程中需注意如有因病程长或他病、药毒所致面色萎黄、食纳不佳、乏力、腹胀、大便稀溏等表现者，应考虑其病位在脾胃。

二、治法与用药

中医认为肾为先天之本，藏精主骨生髓。《医经精义》指出："肾藏精，精生髓，髓生骨，故骨者肾之所合也；髓者，肾精所生，精足则髓足，髓在骨内，髓足则骨强。"肾精亏则骨髓失养而痿软，髓无以得生，髓在骨内，髓不足则骨无所养而致骨质脆弱无力，导致骨痿。中药治疗原发性骨质疏松症具有整体治疗效果好、副作用小的优点，而补肾中药治疗原发性骨质疏松症则通过作用于不同组织和器官（如肾脏、小肠、骨组织等），通过刺激成骨细胞活性，抑制破骨细胞的活性抑制骨吸收。促性激素或类性激素通过调节体内环境微量元素的平衡、调控机体细胞因子和体液因子多环节、多途径、多靶点发挥其补肾强骨作用。常用药物有熟地黄、山茱肉、菟丝子、枸杞子、鹿角胶、龟板胶、川牛膝、淫羊藿、杜仲、蛇床子等。

血瘀既是致病因素，也是病理产物，病程中应注意活血化瘀。骨痛是原发性骨质疏松症最常见、最主要的临床症状，以腰背痛最为多见，疼痛持久，痛处固定不移。清代唐容川提出："瘀血在经络脏腑之间，则周身作痛，以其堵塞气之往来，故滞障而痛，所谓痛则不通也。"肾精的衰败，使骨密度降低，导致骨质疏松。"多虚多瘀"是老年人病理的基本特点，骨衰老与血瘀也有着不可分割的关系。活血化瘀类中药治疗骨内高压，主要是改变了"血瘀"状态，改变了机体的血液流变学特性的异常，改善了全身和骨内的微循环异常。虫类药适用于疼痛较甚者，常用药有全蝎、蜈蚣、地龙、乌梢蛇、白花蛇、地鳖虫、穿山甲、僵蚕、蜂房、鹿角片、鹿角胶等。严重骨质疏松患者可发生骨折而疼痛剧烈，常用化瘀通络之品，如桃仁、红花、全当归、川芎、莪术、三棱、鬼箭羽、路路通、虎杖等。

不忘补气、行气药物的使用。骨痿的根本病因在于肾精亏虚，但部分病人也与肝失疏泄，脾气亏虚有关。如果患者消化功能不良，其对维生素 D3、钙等所需品不能充分吸收。应用健脾方药可以促进 1，25-（OH）$_2$D$_3$ 的生成，促进肠道对钙、磷等微量元素、氨基酸及蛋白质等营养物质的吸收，常用药物如白术、党参、茯苓、山药等。对于部分绝经后女性，可出现肝失疏泄的表现，应注意使用行气止痛药物，如香附、柴胡、砂仁、豆蔻、陈皮、延胡索、片姜黄等。对于有血瘀证的患者，使用行气药物可助活血祛瘀之功。

三、治疗注意点

骨质疏松患者多为年老体弱或久病者，用药过程中要注意几点细节：一要注意慎用过于峻猛之品，如制川草乌等。如果病情需要久用，尽量外用，并注意避开皮肤破溃之处外用，观察用药过程中是否有皮肤潮红、发泡等反应。二要注意避免过用滋腻碍脾品。骨质疏松患者多因疼痛而减少活动或因骨折卧床不起，久则脾气亏虚，如治疗过程中一味追求温补脾肾，予以大队温阳补肾药物如熟地、仙灵脾、肉桂、巴戟天等，则可能导致患者脾气亏虚日重，脾胃受损，气血生化乏源，骨失所养加重，从而加重病情。

四、调摄与护理

（一）调摄

1. 经常进行体育锻炼

可以增强体质，增加骨质，预防骨质疏松，减轻骨质疏松的症状。运动前须进行常规身体检查和运动功能试验，以确保安全。尽可能于室外运动。

2. 加强饮食营养

尤其注意动物性食物中钙的补充，必要时应在医生的指导下适量进行药物补充。骨质疏松患者在药物治疗的同时，还应配合一些饮食治疗，但是在饮食调理的同时，并不是一味的补充营养，要注意合理调配。膳食应含有丰富的钙，每日至少 1.5 克；宜供给足够的蛋白质，每日最好能食用 1 升左右的奶或相应的奶制品。但如果摄入过多蛋白质，亦会使钙从尿中排出量增加。

（二）护理

1. 骨质疏松所带来的最严重的后果就是骨折，虽然有时候骨质疏松引起的骨折是自发性的，但避免跌倒亦十分重要。对老年人某些不正确的行走姿势、坐姿、睡姿等加以纠正，避免危险的发生。

2. 生活环境中某些障碍物是造成老年人跌倒的常见原因，如不适合的垫子或地毯、磨损的楼梯、乱扔的果皮、溜滑的地面、昏暗的灯光，以及场地拥挤和交通事故等。患者应时刻注意这些危险因素的存在，避免摔倒，必要时可采用髋部保护器等措施，以保护骨骼免受外力的冲击。

3. 对于骨质疏松骨折的患者，保证骨折固定效果，确保外固定满意。科学地指导功能锻炼，使功能恢复与骨折愈合同步进行。应注意患肢外固定处与身体受压处皮肤有无红肿、水疤、破溃，有无胶布过敏反应，骨牵引针孔有无红肿、脓液渗出。

【医案精选】

病案一　张某，女，73 岁。2015 年 11 月 25 日初诊。

腰背酸痛反复 20 余年，遇寒冷天气尤甚，卧床休息可缓解，伴腰膝冰冷，逐年加重，背渐驼，四肢乏力。诊时自诉坐起则腰背痛甚，乃至卧床不起，腰以下如坐冷水，纳食无味。舌质黯、苔薄白，脉沉细涩。查腰椎 CT 示：L4、L5 骨质疏松。骨密度测定提示：T：L4-3.7，L5-3.2。诊为骨痿，证属命门火衰，肾虚骨髓失充，寒瘀痹阻经络。治以温肾散寒、通络止痛为法。方选右归丸加减。

处方：淡附片 10g，肉桂 3g，鹿角胶 10g，熟地黄 10g，枸杞子 15g，山药 10g，菟丝子 12g，杜仲 10g，当归 20g，制狗脊 10g，丹参 12g，川芎 10g，炒白术 10g，生甘草 3g。7 剂。常法煎服。

服药 3 周后诉腰背痛症状减轻，腰背似有暖流，此为肾阳之气渐复，内寒之症渐消之征，故守方继进 10 剂。

服药 6 周后诉能起床活动，但食欲减退，大便略干结，原方去肉桂，加怀山药 15g，茯苓 15g，桃仁 10g，火麻仁 10g 以健脾润肠通便。后以此方出入继服 2 月余，腰背痛症状未再加重，食欲恢复正常。

后门诊每月均有随诊，病情逐步改善明显，随诊 3 个月后患者腰背部疼痛已明显缓解，无怕冷恶风，但负重后腰背部时有隐痛。

（江苏省中医院门诊病例，门诊号：M21681099）

按： 本案患者年老体衰，命门火衰，推行无力，致气血运行不畅，久而成瘀。寒瘀是本病日久的病理产物，而寒瘀痹阻经络，影响精微输布，又使骨失所养。方中以以附子、肉桂、鹿角胶为君药，温补肾阳，填精补髓。臣以熟地黄、枸杞子、山茱萸、山药滋阴益肾，养肝补脾。佐以菟丝子补阳益阴，固精缩尿；杜仲补益肝肾，强筋壮骨；当归养血和血，助鹿角胶以补养精血。诸药配合，共奏温补肾阳，填精止遗之功。在一派温补肾阳药物基础上，不忘健运脾胃，以防大队温补药物滋腻碍胃而收良效。

病案二 王某，女，63 岁，2016 年 2 月 3 日初诊。

患者半月前因雨天路滑不慎摔倒致后腰痛难忍，自行卧床休息一周缓解不理想，疼痛重着，为刺痛，活动受限，舌质暗，苔薄白，脉细涩。骨密度（DEXA）示：腰椎骨质疏松，腰椎 CT 示：L3、L4 压缩性骨折。西医诊断：骨质疏松；中医诊断：骨痿，证属气滞血瘀型。拟黄芪桂枝五物汤加减。

处方：炒当归 10g、炒白芍 30g、白术 15g、川芎 12g、川断 20g、骨碎补 15g、地鳖虫 10g、地龙 12g、鸡血藤 20g、元胡 15g、桂枝 9g、甘草 5g，28 剂。

二诊：服药后，患者感疼痛缓解明显，但感四肢乏力，舌胖，苔薄白，脉细。此为脾胃虚弱、气血不足之象，治当健脾养胃，补气养血。方用八珍汤加减。

处方：生黄芪 30g、党参 12g、桑枝 20g、茯苓 15g、鸡血藤 20g、炒当归 10g、炒白芍 30g、熟地 15g、白术 15g、陈皮 10g、桂枝 9g、地鳖虫 10g。续进 14 剂。

上方加减守服一月余，疼痛已微，可适度活动。

（江苏省中医院门诊病例，门诊号：ZZJ20561131）

按语： 患者腰椎骨折后导致局部血管破裂，血液溢出血管而成离经之血。因长期卧床，必定导致患处气血流动不畅，离经之血未化，则气血瘀滞更甚，故患者感疼痛明显。骨质疏松多属骨痿，但如有骨折等瘀象表现，可为虚实夹杂，而在痿证表现之外有痹证表现。正如《病因脉治·痹症论》所云："痹者，闭也，经络闭塞，麻痹不仁，或攻注作疼，或凝结关节，或重着难移，故名曰痹"。治以活血通痹，行气止痛。方中予当归、川芎、元胡、鸡血藤活血止痛；白芍养血和营，缓急止痛；桂枝舒经活络；地龙、地鳖虫搜剔络道，通络止痛；骨碎补、川断补肾壮骨，接骨续筋；甘草调和诸药。患者服药后，气血通达，则疼痛缓解明显。但患者卧床日久，肌肤、筋骨、关节失于濡养，又因脾主肌肉，故在原方的基础上予黄芪、党参、茯苓、白术、健脾养胃，补气养血。

附：

历代医籍相关论述精选

《素问·六节脏象论》："肾者主蛰，封藏之本，精之处也；其华在发，其充在骨，肾为先天之本，……主骨生髓。"

《医经精义》："肾藏精，精生髓，髓养骨，故骨者，肾之合也，髓者，精之所生也，精足则髓足，髓在骨内，髓足则骨强。"

《脾胃论》："大抵脾胃虚弱，阳气不能生长，五脏之气不生。脾胃则下流乘肾……则骨乏无力，是为骨痿。令人骨髓空虚，足不能履地，是阴气重叠，此阴盛阳虚之证。"

《医宗必读·痿》："阳明虚则血气少，不能润养宗筋，故弛纵，宗筋纵则带脉不能收引，故足痿不用。"

《灵枢·本藏》："经脉者，所以行血气而营阴阳，濡筋骨，利关节者也。……是故血和则经脉流行，营复阴阳，筋骨劲强，关节清利矣。"

参考文献

［1］王少君.中医理论对骨质疏松症发病机制的认识.世界中医药，2013，8（9）：1044-1048

［2］李沛，潘富伟.骨质疏松症中医证候分布规律及相关性研究进展.中国骨质疏松杂志2014，20（1）：110-114

［3］孙秀娟，周菁荣，张丽岩.中医骨之内涵初探.四川中医，2015，33（2）31-33

［4］郭晓黎.中医学对骨质疏松症病因病机认识.中医学报，2012，27（173）：1289-1290

［5］白蕊，陈文辉，李双蕾，粟麟.浅谈中医学防治骨质疏松症研究的进展及思考.辽宁中医杂，2014，41（11）：2497-2500

［6］孔晶，王鸥，邢小平.2014版NOF防治骨质疏松症临床指南解读.药品评价，2015，12（15）：8-12

［7］中国老年学学会骨质疏松委员会中医药与骨病学科组.中医药防治原发性骨质疏松症专家共识（2015）.中国骨质疏松杂志，2015，21（9）：1023-1029.

［8］吕君.骨质疏松症中医辨证论治分析.世界最新医学信息文摘，2015，15（98）：107-108.

［9］李鼎鹏，谢兴文，宋敏，侯费祎，赵永利.近五年中西医结合治疗原发性骨质疏松症的临床研究进展.中国骨质疏松杂志，2014，20（3）：301-304

［10］冯歆，葛继荣.中医从脾论治原发性骨质疏松症的研究进展.中国骨质疏松杂志，2014，20（8）：968-973

［11］陈巨鹏，王培民，马勇，黄国淳.诸方受辨治原发性骨质疏松症腰背痛的经验.江苏中医药.2013，45（12）：9-12

［12］应建伟，裘伟国.姚新苗从瘀论治骨质疏松症经验浅谈.内蒙古中医药2016，10（6）：15

第八章　系统性硬化症

系统性硬化症（systemic sclerosis，SSc）以皮肤肿胀，变硬变厚、最后萎缩为临床表现，并可累及血管、心、肺、消化道、肾等全身多系统的慢性自身免疫性疾病。病因及发病机制尚不确定，病理改变为胶原的增殖、组织的纤维化，血清中可以出现多种自身抗体。本病女性多见，发病率大约为男性的 4 倍。根据患者皮损范围可分为弥漫性硬皮病和局限性硬皮病，前者皮损面积大、往往发展迅速并至内脏损害、病情较重，后者皮肤增厚通常只限于手指和面部、且进展缓慢、病情较轻。

系统性硬化症为现代医学的病名，按其主要临床表现，可归属于中医"皮痹"范畴。《素问·痹论》云："夫痹之为病，不痛何也……痹在于骨则重，在于脉则血凝而不流，在于筋则屈不伸，在于肉则不仁，在于皮则寒，故具此五者则不痛也"。隋·巢元方《诸病源候论》记载："风湿痹病之状，或皮肤顽厚，或肌肉酸痛"。如果累及内脏器官，则属"心痹""肾痹""肺痹"等。

【病因及发病机制】

一、中医学病因病机

（一）病因

一般认为"皮痹"的病因有内因和外因两个方面，内因多为正气不足，肺脾肾三脏功能失调，或为肺气虚，或为脾肾阳虚，气血运行无力，日久成瘀，加之气血亏虚，皮肤肌肉不得温润濡养而发病；外因多为卫外不固，腠理不密，风寒湿等外淫邪气夹杂侵袭肌表，营卫不和，邪气阻滞郁闭在皮肤与肌肉间，致气血津液运行不利所致。

1. 内因

《内经》有云"邪之所在，皆为不足""邪之所凑，其气必虚"，《诸病源候论》也提出"此证由于素体气血虚弱，卫外不固，腠理不密，外感六淫之邪……，而成痹阻"、"风湿痹状，或皮中顽厚，或肌肉酸痛……由气血虚外受风湿而成此病"，可见正气的强弱是发病的基础。

（1）正气不足　肺主皮毛，肺气虚则皮肤毛孔开阖失司、卫外不固，机体防御功能低下，外邪容易乘虚入侵；其次，"肺之合皮也，其荣毛也"，肺气虚，则与其表里关系的皮肤得不到温润滋养也可发病。

（2）素体阳虚　肾藏精，为先天之本，脾主运化水谷精微，为后天之本，脾肾不足则气血匮乏无以化生，外至皮毛内至脏腑均不得濡养而发病；其次，血液运行赖于阳气有力的温煦推动，若脾肾阳虚，则血液运行无力甚至留而成瘀，痹阻皮肤肌肉之间，也可发病。

2. 外因

《素问·痹论》提到："所谓痹者，各以其时重感于风寒湿者也。""风寒湿三气杂至，合而为痹。"认为风、寒、湿邪为痹证的主要病因。《诸病源候论》有云："风湿痹痛之状，或皮肤顽厚，或肌肉酸痛……。此证由于素体气血虚弱，卫外不固，腠理不密，外感六淫之邪……，而成痹阻，致发热关节酸痛，皮肤受损，则肿厚苍白而为皮痹。"亦认为风寒湿等外邪为其发病的重要原因。

总的来讲，系统性硬化症患者其肺气不足、脾肾阳虚是发病的内在基础，而外感风寒湿邪，则是诱发本病和加重病情的重要因素。

（二）病机

1. 主要病机为正气不足、复感外邪，邪气痹阻肌肤腠理

皮痹的主要病机为素体阳虚或兼气血不足，又遇风寒湿邪乘隙外侵，邪气客于肌肤腠理，气血瘀滞，营卫不和肌肤失荣受损而致。风性善行数变，寒性收引，湿性粘滞，故患者每遇风寒刺激、可致手足血管收缩而迅速起病，加之湿邪阻滞肌肤脉络，气血运行因此不畅，肢端失其所养可见皮肤苍白，寒邪凝重可见紫绀，湿邪聚积局部可见皮肤肿胀而致病。

2. 病理性质属本虚标实

本病病理性质属本虚标实，本虚以脾肾阳虚或气血不足为常见，标实指风寒湿之邪和痰浊瘀血。病初因素体正气不足，外受风寒湿，阻遏阳气运行，使血行不利，进而成瘀，郁于肌腠，可出现肌肤麻木不仁，甚则肿胀、酸痛，

发为本病；邪气瘀滞日久，气血长期运行不畅，则正气不足的程度加重。肺气虚则不能布散精微于皮毛，脾虚则气血化生乏源，不能濡养肌腠，脾虚也可致水湿不化聚而成痰，脾肾阳虚则无力鼓动气血运行而有瘀滞，痰瘀互结于肌腠脉管使其血脉不通，肌腠难以获得滋养，故晚期多见四肢肌肤变硬萎缩，其上毛发脱落。本病虚实之间又常因果错杂，本虚易于感邪而致标实，反之标实又可加重本虚，进一步损伤阴阳气血，而使病情加重。

3. 痰瘀既是本病的病理产物，同时也是致病因素，是疾病发展过程中的重要病机

在硬皮病的病情进展中，邪气流连于经络，经脉阻滞日久，可形成痰瘀，而痰瘀可加重经脉阻滞，成为新的发病诱因，使病情加重。同时，五脏机能失常，或肝失疏泄，气机郁滞，不能行血而致血瘀；或心气、心阳不足，行血无力，血脉寒滞，而生血瘀；或脾失健运，水液代谢失常，水湿停聚，化生痰液；或肺失宣肃，肺津不布，津液停聚，形成痰饮或水肿；或肾阳亏虚，气化无权，水湿泛滥。脏腑亏虚，行血无力可生瘀血，津液不能正常输布则生痰湿，痰浊瘀血阻滞经络，使气血津液不输，不能濡养肌肤腠理及脏腑而发病。

4. 病位在肌肤腠理，易累及内脏

本病病位在肌肤腠理，表现为皮肤肿胀、发紧变厚，后期因气血不足失其濡养可见肌腠硬化萎缩，与肺脾肾三脏关系密切。痰瘀可见于本病发病过程中任何阶段，若痰瘀痹阻于心，阻遏心阳、心失温养可见心悸，阻遏血脉气血运行可见胸痛；若痰瘀痹阻于肺，肺气壅塞，肺失宣降可见胸满胸闷。

综上所述，硬皮病多因正气亏虚，卫外不固，外邪侵袭，痹阻肌腠经络，气血津液不能输布，皮毛肌肤腠理失养而发病；外邪迁延入里，脏腑机能活动失常，酿生痰瘀，内外合邪，进一步阻滞气血津液的正常运行，而气血津液失运又加重痰瘀生成，进一步使肌肤、经脉、脏腑受损，形成恶性循环，病情缠绵难愈。

二、西医学病因及发病机制

（一）病因

本病的病因尚不清楚，归纳起来涉及以下几个方面：

1．遗传与环境因素

SSc 患者中人类白细胞抗原（HLA）DR、DQ 的频率增高。SSc 患者一级亲属发病危险性是普通人群的 11～158 倍，在重症患者中 HLA-B8 发生率增加及患者亲属中有染色体异常，认为遗传类型的特征可能在 X 染色体的显性等位基因上。其他环境因素如长期接触矽尘、氯乙烯、少量 X 线反复照射、低氧状态等可能诱发特发性硬皮病，而博莱霉素、氨苯砜等药物亦能导致与 SSc 类似的疾病。

2．感染因素

不少患者发病前常有急性感染，包括咽峡炎、扁桃体炎、肺炎、猩红热、麻疹、鼻窦炎等。在患者的横纹肌和肾脏中曾发现副粘病毒样包涵体。

3．结缔组织代谢异常

患者显示广泛的结缔组织病变，皮肤中胶原含量明显增多，在病情活动期皮肤损害内存在较多的可溶性胶原和不稳定的分子间侧链。对患者的成纤维细胞培养显示胶原合成的活性明显增高。

4．血管异常

患者多有雷诺现象，不仅限于肢端，也发生于内脏血管，组织病理显示皮损及内脏多可有小血管（动脉）挛缩及内膜增生，故有人认为本病是一种原发性血管病，但由于血管病变并非在所有患者中都能见到，故也有认为血管病变并非是本病唯一发病因素。

5．免疫异常

患者体内可测出多种自身抗体（如抗核抗体、抗 DNA 抗体、抗 ssRNA 抗体、抗拓扑异构酶 I 抗体），T 淋巴细胞亚群分布异常、局部单核细胞浸润，B 细胞数量增多，体液免疫明显增强，循环免疫复合物测定阳性率高达 50% 以上，多数患者有高丙球蛋白血症；部分病例常与红斑狼疮、皮肌炎、类风湿关节炎、干燥综合征或桥本氏甲状腺炎并发。

（二）发病机制

目前多数认为本病可能是在一定遗传背景基础上再加持久的慢性感染而导致的一种自身免疫性疾病。病理变化：早期损害，胶原纤维束肿胀和均一化，胶原纤维间和血管周围有以淋巴细胞为主的浸润；晚期损害，真皮明显增厚，胶原纤维束肥厚、硬化，血管壁增厚，管腔变窄，甚至闭塞。皮脂腺萎缩，汗腺减少。内脏损害主要为间质及血管壁胶原纤维增生及硬化。其发病机制大体涉及 HLA、血管、细胞因子、免疫等方面。

1．HLA 基因多态性

HLA-I 类分子广泛分布于全身有核细胞表面，参与递呈外来抗原给 CD8+ T 细胞。HLA-II 类分子主要识别和递呈外源性抗原肽，与辅助受体 CD4 结合，参与 CD4+ TH 识别抗原。HLA 基因多态性是导致个体间免疫应答能力和对疾病易感性出现差异的主要遗传学原因。

2．血管病变

血管内皮细胞内分泌功能异常，一氧化氮 - 内皮素之间平衡关系的破坏，可导致微循环血管舒张 - 收缩功能紊乱、血管内皮受损及通透性改变，同时还会引发血液成分、血流变特性的变化。

3．细胞因子异常

转化生长因子 β（TGF-β）、结缔组织生长因子（CTGF）、肿瘤坏死因子 α（TNF-α）、内皮素（ET）、肥大细胞、单核细胞趋化蛋白（MCP-1）、血管内皮生长因子（VEGF）等在硬皮病的发病过程中均有异常表达。

4．免疫学异常

抗 Scl-70 抗体为 SSc 的标志性抗体，但敏感性较低，可作为预测弥漫性皮肤硬化及肺部损害的指标；对 SSc 患者的皮肤、肌肉和肾脏血管的平滑肌和弹性纤维层行直接免疫荧光检查显示有 IgM、IgA、IgG 沉积，提示体液免疫参与了 SSc 皮肤纤维化过程；抗拓扑异构酶 I 抗体是 SSc 的血清标志抗体，并且 40% SSc 患者抗拓扑异构酶 I 抗体的出现与弥漫性皮肤受累有关；抗着丝点抗体是系统性硬化亚型 -CREST 综合征的特异性抗体，抗着丝点抗体在 SSc 患者中的发生率约为 30%。

【诊断标准】

目前，临床比较常用的是美国风湿病协会（ACR）1980 年修订的系统性硬化分类标准。

1980 年美国风湿病学会（ACR）提出的 SSc 分类标准，该标准包括以下条件：

（1）主要条件：近端皮肤硬化：手指及掌指（跖趾）关节近端皮肤增厚、紧绷、肿胀。这种改变可累及整个肢体、面部、颈部和躯干（胸、腹部）。

（2）次要条件：①指硬化：上述皮肤改变仅限手指。②指尖凹陷性瘢痕或指垫消失：由于缺血导致指尖凹陷性瘢痕或指垫消失。③双肺基底部纤维化：在立位胸部 x 线片上，可见条状或结节状致密影。以双肺底为著，也可呈弥漫斑点或蜂窝状肺，但应除外原发性肺病所引起的这种改变。

判定：具备主要条件或 2 条或 2 条以上次要条件者，可诊为 SSc。雷诺现象、多发性关节炎或关节痛、食管蠕动异常、皮肤活检示胶原纤维肿胀和纤维化、血清有抗核抗体、抗 Scl-70 抗体和抗着丝点抗体阳性均有助于诊断。

欧洲硬皮病临床试验和研究协作组（EULAR scleroderma trial and research group，EUSTAR）提出了"早期硬皮病"的概念和诊断标准，即如果存在：①雷诺现象；②手指肿胀；③抗核抗体阳性，应高度怀疑早期硬皮病的可能；应进行进一步的检查；如果存在下列 2 项中的任何一项就可以确诊为早期硬皮病：①甲床毛细血管镜检查异常或②硬皮病特异性抗体。如抗着丝点抗体阳性或抗 Sc-70 抗体阳性。

2013 年 ACR/EULAR 关于 SSc 的分类标准

新的分类标准采用项目评分加和的方式，最高评分为 19 分。当患者的累计得分≥ 9 分时可以诊断为 SSc。

2013 年 ACR/EULAR 关于 SSc 的分类标准

评分项目	子项目	权重 / 分值
双手掌指关节近端的皮肤硬化（仅此 1 条即可诊断）	-	9
手指皮肤硬化（按高分值的项目计算）	手指肿胀	2
	手指远端硬化（近端指间关节和掌指关节之间的部分）	4
指尖病变（按高分值的项目计算）	指尖溃疡	2
	指尖凹陷性瘢痕	3
毛细血管扩张	-	2
甲周毛细血管异常	-	2
肺动脉高压和（或）肺间质病变（最高 2 分）	肺动脉高压	2
	肺间质病变	2
雷诺现象	-	3
SSc 相关抗体阳性（最高 3 分）	抗着丝点抗体 抗 Scl-70 抗体 抗 RNA 多聚酶Ⅲ	3

【治疗】

一、中医治疗

（一）辨证施治

1. 寒湿痹阻证

【症状】皮肤肿胀，肢冷恶寒，关节疼痛，遇寒加重，遇热减轻，肤色淡黄，肢节屈伸不利，常伴有口淡不渴、舌淡苔白、脉紧。

【治法】祛风散寒，除湿通络。

【主方】麻黄附子细辛汤加减。

【常用药物】麻黄、制附片、细辛、生姜、川芎、当归、杭白芍、桂心、丝瓜络等。

【加减】若风邪偏胜，疼痛游走者，加防风、秦艽；若寒邪偏盛，肢端疼痛者，可加熟附子或制川乌、制草乌以温经散寒；兼阳虚明显者，可加仙茅、仙灵脾；湿邪偏重，皮肤肿胀重着者，加防己、木瓜、茯苓、五加皮等；肌肤麻木，苔腻者，重用苍术，加青风藤，路路通以祛风除湿通络。

2. 痰阻血瘀证

【症状】皮肤坚硬如革，捏之不起，肤色暗滞，肌肉削瘦，关节疼痛屈伸不利，胸背转侧仰俯不便，吞咽困难，妇女月经不调，舌质暗有瘀斑、瘀点，苔厚腻，脉滑细涩。

【治法】活血化瘀，祛痰通络。

【主方】身痛逐瘀汤合二陈汤加减。

【常用药物】地龙、桃仁、丹参、红花、香附、川芎、当归、羌活、陈皮、半夏等。

【加减】若气滞血瘀明显，痛处固定者，可加枳壳、青皮、丹参、苏木、乳香、没药；若阳虚明显，畏寒肢冷者，可加制附子、仙茅、仙灵脾；若痰湿偏盛，舌苔厚腻湿胜者，加薏苡仁、苍术；若痰瘀日久、皮肤变硬有瘀斑者，可加半夏、白芥子、皂角刺、穿山甲、三棱、莪术以祛痰破瘀。

3. 脾肾阳虚证

【症状】皮肤灰暗，皮薄如纸，皮骨相贴形如板状，肌肉削瘦，精神倦怠，肢冷形寒，面色㿠白，腹痛泄泻，腰膝酸软，舌胖质淡苔白，脉沉细无力。

【治法】补益脾肾，温阳散寒。

【主方】右归饮合理中汤加减。

【常用药物】熟地黄、山茱萸、制附片、肉桂、干姜、党参、白术、枸杞子、鹿角霜、淫羊藿等。

【加减】若肾阳亏虚、腰膝酸软者，可加川断、狗脊、杜仲、菟丝子；若肌肉削瘦明显者，可加黄芪、山药；若肢体疼痛者，可加青风藤、忍冬藤、威灵仙、海风藤；若阳虚日甚不能振奋心阳而致胸闷者，可加薤白、延胡索、半夏；若大便溏泻者加补骨脂、肉豆蔻、薏苡仁、炒扁豆、山药。

4. 气血亏虚证

【症状】皮肤绷紧而硬，或萎缩而薄，肤色淡黄，局部毛发稀疏，可有肌肉削瘦，肌肤麻木不仁；周身乏力，声怯气短，面色不华，爪甲不荣，舌淡边有齿痕，苔薄白，脉沉细无力。

【治法】益气养血，佐以通络。

【主方】黄芪桂枝五物汤加减。

【常用药物】黄芪、桂枝、白芍药、当归、川芎、怀山药、鸡血藤、生姜、大枣等。

【加减】心慌气短者，加玉竹、酸枣仁、朱茯神；食欲减退，进食困难者，加半夏、陈皮、焦三仙；吞咽困难者加紫苏梗、枳壳；腹胀者加厚朴、木香；皮肤颜色暗滞、或舌暗有瘀斑者，加桃仁、红花、赤芍药、丹参；肢冷肤寒者加制附片、仙灵脾。

（二）名医治法验方

1. 周平安　益气健脾、养血通络、温阳散寒

周教授认为"皮痹"病在五脏，而表现为皮、肌、脉、筋、骨的病变，根据脏腑功能特点，脾胃为后天之本，气血生化之源，脾主肌肉四肢；由于脾气亏虚，运化无力，不能主四肢肌肉，又有外邪侵袭皮毛、肌肉、经络，气虚血瘀，经络痹阻不通而病；故而周教授主张治疗要紧紧抓住中焦脾胃这个关键，当治以益气健脾，脾胃得健则气血生化有源，五脏得充，而疾病向愈。周教授强调，即使在病变早期，仅仅有皮肤损害之时，也要以健脾益气为主，

此即治病求本之意。同时针对血瘀寒凝经脉，应当养血通络、温阳散寒。

临床在重用生黄芪、苍白术的基础上加用当归四逆汤加减。周教授认为，黄芪性甘微温，归肺脾肝肾经，乃补气的圣药，可补肺健脾、益气固表、敛汗固脱、托疮生肌、升阳举陷、利水消肿，对于硬皮病的脾胃虚弱、气血不足、卫外不固、皮肤萎缩、肌肉消瘦有良好疗效，再配伍健脾补中的白术、苍术，共为君药。在益气健脾基础上，配伍具有温经散寒，养血通脉功用的当归四逆汤，组成治疗硬皮病的经验方：生黄芪 20g、苍术 20g、白术 20g、当归 10g、桂枝 6g、细辛 3g、赤芍 10g、白芍 10g、皂角刺 10g、鸡血藤 20g、积雪草 15g、白芥子 10g、炙甘草 10g。方中黄芪、白术、苍术是益气健脾的要药，用量宜大为君。当归甘温，养血和血；桂枝辛温，温经散寒，温通血脉；细辛温经散寒，助桂枝温通血脉；赤芍、白芍养血活血和营，助当归补益营血，为臣药；白芥子、皂角刺、积雪草温阳通络，化痰散结为佐药；炙甘草为使药；合方益气健脾，养血通脉，温经散寒，温而不燥，补而不滞，通而不泻，使正气得复，邪气得除，疾病向愈。

2. 杨德才 宣肺祛痰，化瘀通络

杨教授认为，硬皮病的治疗上原则是"初起强硬作痛者，宜疏风豁痰；沉重者应流湿行气，久病必致瘀，应分气血虚实痰瘀多少治"。其在应用现代医学与传统医学治疗同时，强调饮食调护。故选用以下亦食亦药制成药膳用于系统性硬化症日常饮食调护，制成百合三仁粥。

百合性微寒平，入心经，具有清火、润肺、安神的功效。中医认为百合得土金之气，而兼天之清和，故味甘平，亦应微寒无毒，入手太阳、阳明，亦入手少阴。陈皮，性味，苦、辛、温，归肺、脾经；温能行气，辛能发散，苦而泄水。故陈皮有三大作用，一是导胸中寒邪，二破滞气，三益脾胃。薏苡仁，性凉、味甘、淡；能健脾渗湿，除痹止泻。现代药理证实，其脂肪油能使血清钙、血糖量下降；薏仁煎剂、醇及丙酮提取物对成纤维细胞增殖有抑制作用。杏仁，性味苦、微温，，归肺、大肠经。苦杏仁中含有一种生物活性物质——苦杏仁苷，具有改善微循环、抗氧化、纤维化作用。桃仁，性味苦、平；归心、肝、肺、大肠经；能破血行瘀，润燥滑肠。现代研究证实，桃仁有抗凝血、抗血栓、预防肝纤维化等作用。配以山药，其气平入肺，味甘入脾，而脾统血，主四肢，脾血足则不饥，四肢轻捷；肺主气，肺气充则轻身，气为

之倍增；又因其质地稠黏，能补肾填精，精足则强阴，延年益寿。

（三）针灸治疗

1. 局部取穴

上肢：曲池、手三里、外关、合谷等；下肢：风市、足三里、阳陵泉、丰隆、三阴交等；头面：阳白、颧髎、地仓、颊车、迎香、承浆、百会、头维等。

2. 辨证取穴

外感邪气：曲池、外关、大椎、风池等；气虚：足三里、气海、膻中等；血虚血瘀：血海、肝俞等；肾阳虚衰：关元、命门、气海等；痰盛：中脘、丰隆等。

3. 梅花针

皮损局部轻轻叩打，每日 1 次。可促进血液循环，减轻硬皮病皮肤的硬度，使皮肤软化。

4. 艾灸

在毫针留针同时，于局部施以艾炷灸，采用非化脓灸。初病，体质强壮者，患处位于肩背、腰腹、两股等处，皮肤损害面积较大者，壮数宜多；久病、体质虚弱者，病变位于头面、胸部，四肢末端皮薄而多筋骨处者，壮数宜少。治疗以患者自感温热、局部皮肤出现红晕为度，连续灸 5~9 壮。

（四）中药外治法

1. 白附子、木通、独活、川乌、红花、透骨草、艾叶等药物热蒸后布包外敷于硬皮病患者局部皮肤，对皮肤硬度、关节疼痛和关节功能方面，均有明显疗效。

2. 川草乌、炮姜、鸡血藤、川桂枝、红花、伸筋草、透骨草煎汤外洗，用于硬皮病初期。

3. 葛蒲透骨草浸泡方：透骨草、石菖蒲、川乌、草乌、艾叶、红花、伸筋草、桂枝，煎汤趁热熏蒸，用于硬皮病肿胀期。

4. 红花桂枝酒：红花、桂枝各 30g，加 50% 酒精 250ml 浸泡，加温后趁热温熨。用于硬皮病硬化期。

5. 桃、柳、桑、槐、榆树各一尺，乳香、没药、羌活、千年健、三七、鸡金各 15g，用香油 500m1 煎开，纳以上诸药炸至焦黄，去药渣，趁热加入黄丹 50g，制成药膏，将药膏加温取出敷患处治疗。

二、西医治疗

目前无特效药物，治疗措施主要为抗纤维化、扩血管、免疫调节和免疫抑制及对症处理。

（一）一般治疗

保暖是针对雷诺现象的重要措施，禁烟，避免精神紧张、避免损伤。

（二）药物治疗

1.抑制胶原合成

青霉胺、秋水仙碱是常用药物，临床使用需定期检测血尿常规、肝肾功能。依地酸钠钙，能与钙离子及其它金属离子如单胺氧化酶中的铜离子结合，促其排出，从而减轻皮下钙质沉积、抑制胶原合成。

2.改善微循环

如果患者出现蛋白尿、高血压、肺动脉高压，则需服扩血管药，有助于改善血液循环。常用的有血管扩张剂（贝前列素钠），钙离子通道阻滞剂（硝苯地平），阿司匹林、双嘧达莫等。贝前列素钠使用时宜从小量用起，多晚夜间服用。

3.糖皮质激素

主要用于皮肤肿胀期，对关节痛、肌痛、间质性肺炎有一定疗效。

4.免疫抑制剂

如环磷酰胺、硫唑嘌呤、甲氨喋呤等，但疗效不肯定。有报道对皮肤关节和肾脏病变有一定疗效，与糖皮质激素合并应用，常可提高疗效和减少糖皮质激素用量，但不能阻止本病的进展。

（三）中西医结合治疗

系统性硬化发病机制尚未完全明确，考虑可能与遗传、环境、免疫功能紊乱有关。近年来在发现一些特异性抗体，能有助临床诊断、疾病分型和预后的判断。临床应发挥中西医优势，取西药以免疫抑制剂、抑制胶原形成类药物，有条件的可予血浆置换；有雷诺氏现象的应加强保暖及给予血管扩张剂、钙离子通道阻滞，同时结合中药益气温阳、活血化瘀、通络止痛等治疗。本病属慢性病，可出现消化道病变，西药的使用也可能会有消化道反应，故应注意保护脾胃，可结合中药调理。

1. 针对皮肤硬化

使用具有抗纤维化、抑制胶原形成作用的药物。西药如青霉胺、秋水仙碱、依地酸钠钙等。皮肤肿胀期及硬化早期还可用血浆置换仪进行血浆置换，可迅速改善皮肤肿胀和减轻硬皮病皮肤的硬度，使皮肤软化。部分中成药，如：复方丹参片、复方丹参注射液、血塞通注射液都有活血化瘀，疏通经络、软化皮肤的功效。积雪甙是从中药落得打（积雪草）中提取的一种有效成分，文献报道积雪甙能抑制成纤维细胞的增殖，动物实验发现用药后组织的酸性粘多糖和胶原数量明显降低，转酰氨基酶也不具有活性，提示对结缔组织的基质和纤维成分具有抑制作用。中药药理学研究表明丹参、川芎等中药不仅能抑制成纤维细胞的增殖，还具有抗血小板聚集、改善微循环等多种作用。

2. 有雷诺现象的患者

可选用西药扩张血管，改善循环，如：钙离子通道阻滞剂、前列腺素、硝酸甘油等。中医多认为雷诺现象是素体阳虚，阴寒内生，外感寒湿之邪，内外相引，瘀阻经络，经络气血不通而致，以温阳散寒、活血通脉为治法，可用阳和汤加味。方中熟地、鹿角胶温补营血、填精补髓；白芥子、细辛温化寒痰、通络散结；姜炭温中散寒、破阴通阳；肉桂入营、温通血脉；仙灵脾温补脾肾，党参补气健脾，麻黄辛温散寒、宣通经络。

【临证备要】

一、诊断与辨证

1. 利用现代医学手段，辨病辨证相结合

SSc 患者分为局限性和弥漫性两种，除了肢端皮肤受损范围大小不同，临

床上还应需充分利用现代医学的技术准确评估病情。比如，因本病常致贲门功能受损，食道扩张蠕动减弱，下 2/3 食道收缩力下降，胃内容物反流致食管远端可见狭窄，胸片上可见到扩张充气的食道，食道远端狭窄，扩张的食道内可见到气液平面。可行卧位食道钡餐透视，通过钡剂排空时间，评估有无食道运动功能障碍。胸部高分辨 CT 有助于间质性肺病的诊断，肺功能测定往往显示肺顺应性下降、肺活量降低、CO_2 弥散降低、及通气血流比降低、动脉血氧分压下降的限制性通气功能障碍的表现。心脏彩色超声可以评估心脏房室功能，还可以通过血流速率的变化估算出肺动脉压力，有利于判断心脏功能状态，判断预后。

2. 辨病理性质

皮痹以寒证多见。寒性收引，皮痹之皮肤紧张，与病机多属寒有一定的关系。其肢冷肤寒，触之不温，遇寒加重，遇热减轻，舌淡苔白均为寒性特点。皮痹少有属热者，见于疾病早期，表现为发热，或皮肤紫红，舌质红苔黄厚腻，脉数。

本病主证虽见于皮腠，但病机有在表在里之分。初起风寒痹阻肌肤脉络，病在表；继则可因阳气式微，抗邪无力，传入脏腑，病在里。辨皮痹是否已入脏腑，是本病辨证之关键。

皮痹之实证多属外邪侵淫，或痰阻血瘀之候，如皮肤硬肿、肢冷不温、舌淡苔白、脉弦紧之寒湿证；皮肤坚硬如革、肤色暗滞、舌质暗或有瘀点瘀斑、脉沉细涩之痰瘀阻痹之证。皮痹之虚证则以皮肤萎缩、肌肉削瘦、为其临床特点，常伴周身乏力、面色不华、气短心悸、纳少便溏、腰膝酸软等症，多为气血两虚及脾肾阳虚之证候。

3. 辨痰浊瘀血

寒邪犯及肺卫，肺失宣降，津液难输，聚而为痰；或脾肾阳虚，水不化津而痰浊内蕴；郁怒日久，情志不舒，可导致气滞血瘀。痰浊瘀血二者既为病理产物又是致病因素。痰瘀致病可见皮肤坚硬，捏之不起，肤色暗滞，手指尖细，关节疼痛，屈伸不利，胸背紧束，吞咽困难，胸闷心悸，面无表情，舌质暗红，脉沉或涩。治则：祛痰通络，活血化瘀。临床用药可加半夏、南星以加强祛痰；远志、菖蒲、丹参、鸡血藤豁痰开窍，活血化瘀；痰浊血瘀甚者，加入白芥子、皂刺、王不留行、土鳖虫、水蛭，僵蚕更能增加祛痰通络，活血化瘀之功。

二、治法与用药

（一）从肺论治硬皮病

钱先教授认为，系统性硬化与中医之"肺"密切相关，肺与皮毛互为表里，两者在生理功能上相互为用，病理上又相互影响。肺气宣发，宣卫气于皮毛，温分肉、充肌肤、肥腠理、司开阖、抗外邪，若宣发不力致卫表不固，则外邪易犯，两者相辅，共奏御邪之功；又输精于皮毛，使皮毛肌腠能得气血津液的滋养，若肺气虚不能输布精微，则皮毛失养，毛发干枯，肌肤槁暗。不仅肺在生理、病理上能对皮毛产生影响，皮毛对肺也有相应作用。体内外气体的交换离不开肺的宣发与肃降，而皮毛的汗孔，《内经》中称"玄府""气门"，即是指汗孔是肺对外气体交换的重要部位，皮毛由此可宣散肺气，调节呼吸，还可促进汗液排泄以助肺调节水液。若皮毛受邪，或风寒之邪客表，或暑湿之邪郁腠，均可内合于肺，出现咳嗽、气喘等症状。肺主皮毛，肺气亏虚、痰瘀阻络是其发病机制，肺气亏虚为本，瘀血阻络为标，以补肺清瘀为其治则，选用李仲南《永类钤方》中补益肺气的代表方补肺汤为基础方，配以化瘀通络药如丹皮、丹参、当归、凌霄花、桃仁等创制补肺清瘀颗粒，其中党参、黄芪补益肺气，山药平补肺脾肾之气，与党参、黄芪同用，增加补益肺气之功，兼健脾助运；当归养血活血，丹参活血凉血，丹皮、凌霄花、桃仁活血化瘀、通络止痛，此五药共奏活血通络之功，使血行通畅；五味子补肺敛肺，桔梗归属肺经，引药上行入肺。全方补益肺气为主，兼化瘀活血通络，肺气足则肺宣肃合宜，痰瘀化则经络通，气血津液输布有道，脏腑组织、肌肤腠理得以濡润，标本共治，病乃得愈。

（二）活血祛瘀是重要的治疗方法

在硬皮病的发病过程中，血瘀虽为病理产物但它几乎见于疾病的整个过程。尤其是疾病后期血瘀较明显，中医有"久病多瘀"之说，且瘀多挟痰，故在硬皮病的发展过程中，血瘀证又可见痰阻血瘀与气虚血瘀两种情况。痰阻血瘀是本病的继发病因，同时也是疾病发展过程中的主要病机。因此，祛瘀通络应贯穿硬皮病治疗处方用药的整个过程。用药上应着以活血兼顾养血之品；久病伤正者治疗当以益气活血为主，兼以虫蛇类药物搜风通络。现代研究证实硬皮病患者存在血管异常，其小动脉和毛细血管有广泛改变，微动脉有固定性阻塞及血管痉挛，与中医瘀证相当，这为硬皮病中医活血化瘀疗法提供了可靠的客观理论依据。药理学研究发现一些活血药具有抗纤维化的作用，如积雪草、丹参、红花、当归、茜草能显著抑制患者皮肤成纤维细胞的胶原合成，赤芍和茜草水提取物能够抑制系统性硬皮病成纤维细胞增殖，不同程度地抑制 Ⅰ、Ⅲ 型胶原 mRNA 的表达，具有一定的抗纤维化作用。常用于治疗硬皮病的活血方药有大黄䗪虫丸、补肺清瘀颗粒、桃红四物汤和补阳还五汤。

（三）临床分期治疗

SSc 水肿期，治疗上着重于活血通络，祛湿消肿，方药可选用五苓散、五皮饮等，酌情加用桃仁、赤芍、泽兰、泽泻、鸡血藤等活血通络之品；硬化期，治宜温阳散寒、活血通络为主，辅以滋阴养肺，方药可选用当归四逆汤、阳和汤等，酌情加用巴戟天、补骨脂、淫羊藿、制附片、沙参、熟地、山茱萸等；萎缩期，治宜补肾滋阴养肺，方用左归丸合沙参麦冬汤加减。而中药药理研究证实，百合和山慈菇含秋水仙碱，能抑制胶原形成；鹿茸、仙灵脾等补肾药多有提高体内皮质激素水平的作用；黄芪、生地、制首乌等药有免疫调节作用，均可结合辨证应用。

三、治疗注意点

SSc 肿胀期使用糖皮质激素时，可能导致高血压、糖脂代谢紊乱、消化道溃疡、诱发和加重感染、无菌性股骨头坏死、骨质疏松、低血钾、向心性肥胖等副作用，一般在使用的同时，予以抑酸护胃、补钙等治疗。在晚期肾损，特别是有氮质血症的患者，糖皮质激素能促进肾血管闭塞性改变，可能导致硬皮病肾危象，故慎用。使用免疫抑制剂和抑制胶原合成药时，应定期检查血尿常规、肝肾功能。

SSc 累及消化道，常见因返流性食管炎所致的上腹部饱胀或泛酸嗳气，西药的消化道反应也有胃痛胃胀和食欲减退，故运用中药时应兼顾调护脾胃。若胃痛隐隐，喜温喜按，泛吐清水，手足不温，大便溏，舌淡苔白，脉虚弱或迟缓，应温中健脾、和胃止痛，可予黄芪建中汤，方中黄芪补中益气，桂枝、生姜温中散寒，芍药、炙甘草、饴糖、大枣补虚助阴、缓急止痛。若吐酸时做，嗳气酸腐，胸脘胀闷，喜唾涎沫，饮食喜热，四肢不温，大便溏泄，舌淡苔白，脉沉迟，应温中散寒、和胃制酸，可予香砂六君子汤，方中党参、白术、茯苓健脾益气，木香砂仁行气和胃，法半夏、陈皮和胃降逆，干姜、吴茱萸温胃散寒，甘草调和诸药。久病入络，也可酌情运用活血祛瘀药，如延胡索、莪术、赤芍、三七等。

四、调摄与护理

（一）调摄

风寒湿邪是本病的致病因素，顺应四时气候变化，避免感受外邪，特别是寒冷潮湿，是预防本病的重要措施。尤其在冬季寒冷时节要注意保暖防寒，特别是肢体及躯干外露部位要穿着棉衣，戴帽子和手套，以免引起血管收缩，局部缺血，发绀，疼痛。针对诱发和加重血管收缩的因素，平时还需要调摄七情、加强锻炼、必须戒烟。

（二）护理

精神情绪对疾病的发生、发展和治疗效果都有着极其重要的影响。护理人员体贴关怀，热情诚恳的态度，美好、和蔼、充满信心的语言，使病员减少忧虑，避免精神刺激及过度紧张，使病人增加治疗疾病的信心，主动配合治疗，都有利于疾病的康复。有肺纤维化或肺动脉高压者，往往心肺功能不佳，应注意控制运动量，以免加重心肺负担。

【医案精选】

病案一 某患者，女，55岁，因"双上肢、面部皮肤发硬伴雷诺现象24年，加重1个月"于2013年2月18日就诊。患者24年前发现双手皮肤遇冷后发白发紫，双手、面部皮肤肿胀感，至外院就诊行皮肤病理活检示：符合硬皮病改变。予青霉胺、复方丹参等药物治疗，病情缓解不理想，并逐渐出现活动后胸闷气喘。1月前患者自行停服青霉胺等药物，上述症状加重，并出现指端破溃。来诊时，患者双手及前臂皮肤紧绷感，面部明显肿胀感，动则胸闷，偶有咳嗽，无痰，双手雷诺现象，手指指垫处数处破溃，左膝关节时有疼痛，遇风寒尤甚，畏寒明显，肢体乏力，食纳欠佳，有时有吞咽困难，大便溏，小便清长，舌淡红，有紫气，苔薄白，脉细。实验室检查示：总ANA（免疫荧光法）：阳性，（＞1：1000）颗粒＋核仁型。ANA抗体谱：抗Scl-70（＋）。血清球蛋白34.8g/L，免疫球蛋白IgG 18.9g/L。胸部高分辨CT示：双肺局限性纤维化。心脏彩超估测肺动脉压：30mmHg。肺功能：弥散功能测定中度降低范围。西医诊断为系统性硬化，中医诊断为皮痹，证属脾肾阳虚、气虚血瘀。治拟健脾温肾、祛瘀通络。处方：党参15g，黄芪20g，附片10g，当归10g，山药20g，五味子6g，牡丹皮10g，丹参15g，桃仁10g，凌霄花10g，徐长卿10g，陈皮10g，砂仁3g，甘草3g。14剂，每天1剂，水煎服，早晚各1次。

患者服药14剂后，诉面部及双上肢肿胀感明显缓解，关节肿痛亦有缓解，咳嗽已愈，可从事轻度体力活动而不觉胸闷，吞咽干物无不适感。胸腹部烘热感，手指遇冷发白改善不明显，舌质淡红、苔薄白，脉细。证候如前，治法守前，原方去附片，加用川芎10g、赤芍10g、片姜黄10g。

继服2周后，面部及上肢肿胀已不明显，双手雷诺现象明显改善，指垫溃破渐愈。复查免疫球蛋白降至正常，病情终获缓解，予以原方调整，以巩固疗效。

按：硬皮病在中医归属为"皮痹"范畴，多因脾肾阳虚，无力推动气血，不能运化水湿，日久瘀阻内生，瘀血阻于肌腠所致。主要病机为脾肾阳虚，气虚血瘀。本病属本虚标实之证，脾肾阳虚为本，瘀血内阻为标。方中党参、黄芪、山药健脾益气，附片温肾助阳，脾肾得健则可助气血运行；当归、丹皮、丹参、桃仁、凌霄花、徐长卿以活血化瘀；陈皮、砂仁理气和中。中药药理学研究表明：丹参、川芎等活血化瘀中药所蕴含的成分除了能抑制成纤维细胞的增殖，还能抑制其胶原合成的反应。另有研究显示川芎有抗血小板聚集、改善微循环等多种作用，其中所含有的有效物质川芎素可能是川芎治疗硬皮病的机制之一。当归具有保护血管及较强的抗氧化作用，常被运用在改善硬皮病雷诺氏症的治疗。黄芪则具有较强的抗氧化作用及抗纤维化作用，和当归搭配运用效果更强，其抗氧化的作用机制在于能提升超氧化物歧化酶的活性从而抑制氧化反应。

对于硬皮病，应掌握好正虚与邪实的关系，做到分阶段论治，确定扶正与祛邪孰轻孰重的问题，使祛邪不伤正，扶正不助邪，强调以辨证用药为主。硬皮病患者多有雷诺现象，继而出现指端破溃，看似应为寒象，但在运用温补药后如该现象缓解不明显甚至加重，反出现患者一派热象之时，应考虑到此寒象为瘀血痹阻，脉络不通，阳气无法通达四末以行温煦之功，故予益气活血通络，再辅以温阳之品，则阳气可得以输布，寒象得解。

病案二 张某，女，24岁，数年前春季，发现左下肢萎缩，在大腿内侧有条状斑片，表面光滑，患处微痒微疼，色淡红，皮肤变硬，某医院病理诊断为"局限性硬皮病"，经治疗效果不显。现自感疲乏无力，关节疼痛，气短懒言，头晕嗜卧。舌质淡无苔，脉沉细。方药：党参20g，当归尾20g，桂枝15g，白芍20g，熟地黄25g，黄芪50g，川芎15g，白术20g，羌活20g，防风20g，生姜4片，大枣7枚。水煎服，一日1剂。

上方药服4剂后，自觉头晕、关节痛减轻，全身亦较前有力，患处痒痛消失。在前方基础上加活血散瘀之品，先后加桑枝25g，海风藤20g，丹参20g，服20余剂。药后淡红色斑片转暗淡，且逐日缩小，唯局部按之仍硬感，继服上方加减20余剂后，局部开始变软，面积变小，为使左腿复原，改为丸剂，2月后，斑片萎缩消失，皮肤如常，毳毛新生，萎缩小腿稍恢复，症获显效。

按：本病患者诊断为"局限性硬皮病"，根据全身及局部表现，辨证属气血不足型，气血亏虚，肌肤失养，故皮肤萎缩变硬；血虚生风，不荣则痛，故患处微痒微痛，神疲乏力，气短懒言，头晕，脉沉细皆为气血不足的表现，故在治疗上选用四物汤加黄芪、党参、白术补气健脾，养血活血，桂枝汤调和营卫，羌活、防风祛风止痒，服4剂后，症状明显改善，后仍以此方为基础加减，效果显著。

（王俊志等.白郡符老中医治疗硬皮病经验［J］，光明中医，2016，31（7）：929-
930）

附：

历代医籍相关论述精选

《素问·痹论》又曰："五脏皆有合，病久而不去者，内舍于其合也。故……皮痹不已复感于邪，内舍于肺。所谓痹者，各以其时重感于风寒湿之气也，痹入脏者死。"

《难经十四难》中，"一损损于皮毛，皮聚而毛落；二损损于血脉，血脉虚少不能荣于五脏六腑；三损损于肌肉，肌肉消瘦，饮食不能为肌肤；四损损于筋，筋缓不能自收持；五损损于骨，骨痿不能起于床。"

《诸病源候论风湿痹候》曰："风不仁者"由荣气虚卫气实，风寒入于肌肉，使血气行不宣流，其状搔之皮肤，如隔衣是也。"

《杂病源流犀浊·诸痹源流》又曰："痹者风寒湿三气杂至，其状肌肉顽厚或疼痛，由人体虚腠理开，故受风邪也。"

参考文献

［1］周茂松，严煜林.硬皮病病因及发病机制的研究进展.医学综述，2008，14（1）：88-89.

［2］姚凤玲.硬皮病病因与诊治研究.继续医学教育，2013，27（1）：60-66.

［3］赵党生，王凤仪.硬皮病血瘀证机制研究述评，中医研究，2011，24（2）：4-6.

［4］曹玉璋，董彬，房定亚.中医药治疗硬皮病的思路与方法探讨［J］.北京中医药大学学报（中医临床版），2010（05）：32-34.

［5］董丹丹，陈剑梅，钱先.补肺清瘀法治疗硬皮病机制探讨［J］.江苏中医药，2015（03）：17-18.

［6］陈剑梅，郭峰，钱先.钱先教授从肺论治硬皮病理论溯源及验案探析［J］.中华中医药杂志，2014（08）：2541-2543.

［7］张国伦.系统性硬皮病辨治一得［J］.中医杂志，1998（05）：275-276.

［8］王俊志，王喜，吴迪.白郡符老中医治疗硬皮病经验［J］.光明中医，2016，31（7）：929-930.

［9］赵连皓，马科党.韩世荣主任医师诊治皮肤病验案举隅［J］.陕西中医，2015（03）：363-364.

［10］刘孟渊.中西医结合治疗系统性硬化病经验［J］.辽宁中医杂志，2008（11）：1630-1631.

［11］谢志军，曹灵勇，温成平，等.温阳通络方对硬皮病成纤维细胞

I、III型胶原及MMP-1mRNA的影响［J］.浙江中西医结合杂志，2011，21（5）：295-299.

［12］孙淑君，向阳，黄世林.单味中药及其有效成分抗纤维化机制的研究进展［J］.中国中药杂志，2008，33（24）：2882-2886.

［13］高祥福.范永升教授从肺论治硬皮病［J］.浙江中医药大学学报，2008，32（2）：195-196.

第九章　白塞病

贝赫切特病（Behcet's disease, BD, 也称白塞病）是 1937 年土耳其 Behcet 教授首先描述的一种以口腔和外阴溃疡、眼炎及皮肤损害为临床特征，并累及多个系统的慢性疾病。病情呈反复发作和缓解的交替过程，部分患者因眼炎遗有视力障碍，除少数因内脏受损死亡外，大部分患者的预后良好。

本病根据其内脏系统的损害不同而分为血管型、神经型、胃肠型等。血管型指有大、中动脉和（或）静脉受累者；神经型指有中枢或周围神经受累者；胃肠型指有胃肠道溃疡、出血、穿孔等。

白塞病为西医学病名，中医学没有相应的病名，按其临床表现，一般认为统属于中医学"狐惑"之范畴。

【病因及发病机制】

一、中医学病因病机

本病主要由于先天禀赋不足、脏腑功能失调，肝郁脾虚，肝郁化火，脾虚生湿，湿热内蕴，或感受湿热毒邪，热邪内扰，湿热毒邪熏蒸，内则扰乱神明、外则发为口腔、阴部皮肤溃烂而致病。

（一）病因

1. 感受湿热毒邪

感受湿热之邪，其中以湿为主，湿邪黏滞，缠绵难愈，深入脏腑，隐匿经隧，化为湿毒，则伺机作变。故《诸病源候论·伤寒病诸候下·伤狐惑候》论述狐惑的病因时云："皆湿毒气所为也"。湿热之邪，侵袭人体，由表入里，阻遏肝脾，壅滞气机，升降失司，气血运行不畅，脉络受损，发为溃疡。

2. 饮食辛辣肥甘

五味过极，嗜食辛辣，肥甘油腻，过量饮酒，则蕴湿生热，伤脾碍胃，气机壅滞，脉络受损，发为溃疡。

3. 禀赋不足，肝郁脾虚，湿热蕴遏

《诸病源候论》云："足太阴，脾之经也，脾气通于口。脏腑热盛，热乘心脾，气冲于口与舌，故令口舌生疮也"。患者往往情志不畅：或郁怒伤肝，肝失条达，气郁化火；或忧思气结，脾运失职，内生痰湿。亦有患者素体虚弱，或病后、产后气血不足，腠理空疏，卫外不固，外邪乘虚而入。日久及肾，肾有所亏，水不涵木，肝阳化火。

（二）病机

1. 主要病机为肝郁脾虚

肝郁脾虚，肝郁化火，脾虚生湿，湿郁化热，湿热蕴毒，热毒伤络，进而影响到诸脏腑之间的协调关系，致使气血阴阳失调，而发为狐惑，症状表现为口腔溃疡、阴部溃疡或下肢结节红斑等。

2. 病理性质为本虚标实，虚实夹杂

本虚指肝脾肾阴阳气血的亏虚，标实指湿热之邪和痰浊瘀血，病初以邪实为主，病久邪留伤正可致虚实夹杂。因病变初起是感受湿热之邪，病程短，发病快，正气未伤，故以邪实为主。病若不解，湿热之邪经久不去，势必伤及肝脾肾阴阳气血，邪未尽而正气已伤，体虚邪实而呈虚实夹杂之候。同时，由于湿热之邪蕴结于内，影响气血津液的运行，或因肝脾肾阴阳气血不足，气血津液运行无力，可导致痰、瘀的形成。痰瘀互结者，可表现为反复口腔溃疡，下肢结节红斑等。虚实之间又常因果错杂，本虚易于湿邪加重而致标实，反之标实又可加重本虚，进一步损伤阴阳气血，而使病情加重。

3. 病位初在肝脾，久则及肾

病初因湿热蕴结肝脾，表现为反复口腔溃疡、阴部溃疡，眼炎，下肢结节红斑等；病久及肾，故见腰膝酸软，大便稀溏，倦怠乏力等症状。

二、西医学病因及发病机制

（一）病因

本病确切的病因尚不清楚。流行病学证据表明遗传和环境因素与发病有关。

1. 感染因素

有报道认为本病与病毒感染、细菌感染（如链球菌、结核杆菌感染）引起的自体免疫异常有关。比如：据国内有关报道，本病患者中，有三分之一过去患过结核病或者正在患结核病，部分病人经过治疗结核后，不仅结核治愈，而且白塞病症状也有好转。也有人发现单纯疱疹病毒和溶血链球菌与本病有关。说明细菌病毒感染与本病有关。

2. 遗传因素

本病有地区性发病倾向，如多见于地中海沿岸国家。对表明人类遗传特征的物质 HLA 的研究发现，白塞病患者中 HLA–B5 阳性检出率可达 60% 以上，HLA–B51 的阳性检出率也很高。另外，白塞病可能与常染色体隐性遗传有关。

3. 微量元素

患者病变组织多种微量元素含量增高，如有机氯、有机磷和铜离子。也有人发现某些微量元素锌、硒缺乏可能与本病有关。

4. 免疫异常

患者血清中存在抗口腔黏膜抗体、抗动脉壁抗体等自身抗体，血清中免疫复合物阳性率达 60%，并与病情活动有关，患者免疫球蛋白增高，淋巴细胞比例失调，血管周围、脑脊液、血管壁等病损处可见到淋巴细胞、免疫球蛋白、补体等与免疫反应有关的物质，说明本病与免疫失调有密切关系。

（二）发病机制

人们对白塞氏病发病机制的认识和研究是一个相当漫长的过程。早期认为感染是导致白塞氏病发病的因素，人体清除感染因子的同时，对自身成分也发生了免疫反应，但是由于一直未能找到明确感染的致病微生物，因此该理论未能得到证实。近些年来，许多学者认为白塞氏病的发病机制包括血管损伤及自身免疫反应。循环免疫复合物和中性粒细胞与皮肤黏膜损害的发生有关。患者血清中存在抗口腔黏膜和抗动脉壁自身抗体，免疫复合物升高，尤其是病情活动时。外周血中细胞因子的种类或水平可异常，中性粒细胞趋化性增高。皮损处血管壁有 IgM、IgG 和 C3 沉积。

此外，纤维蛋白溶酶抑制物可使纤维蛋白溶解活性降低和纤维蛋白原增高，中性粒细胞的化学趋向活性增强，在病情的发展中有一定作用。

【诊断标准】

由白塞病国际标准修订小组（27 个国家参与）开发出新的白塞病国际标准（ICBD）。在 ICBD 中，对眼部损害、口腔溃疡、及生殖器溃疡着三个症状每个赋值 2 分，而皮肤损害、中枢神经系统累及血管表现每个赋值 1 分，如针刺试验阳性，则赋值 1 分。如果患者最终得分达到或超过 4 分，则被诊断患有白塞病。ICBD 的敏感度和特异度分别为 93.9% 和 92.1% 白塞病的国际标准评分系统：得分 ≥ 4 提示诊断白塞病

症状 / 体征	分数
眼部损害	2
生殖器溃疡	2
口腔溃疡	2
皮肤损害	1
神经系统表现	1
血管表现	1
针刺试验阳性 *	1*

* 针刺试验是非必须的，最初的评分系统未包括其在内。但如果进行了针刺试验，且结果为阳性，则加上额外的 1 分。

国际白塞病研究组 1989 年制定的诊断标准

临床表现　反复口腔溃疡（由医生观察到或患者诉说有阿弗他溃疡。1 年内反复发作至少 3 次）

加以下任何 2 项

1. 反复外阴溃疡（由医生观察到或患者诉说外阴部有阿弗他溃疡或瘢痕）

2. 眼病变（前和（或）后色素膜炎、裂隙灯检查时玻璃体内有细胞出现或由眼科医生观察到视网膜血管炎）

3. 皮肤病变（由医生观察到或患者诉说的结节性红斑、假性毛囊炎或丘

疹性脓疱；或未服用糖皮质激素的非青春期患者出现痤疮样结节）

4. 针刺试验阳性（试验后 24 ～ 48h 由医生看结果）有反复口腔溃疡并有其他 4 项中 2 项以上者，可诊断。上述表现需除外其他疾病。

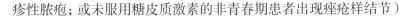

日本 2005 年颁布了最新修订的白塞综合征诊断标准

一、主要症状

1. 口腔黏膜的复发性阿弗他溃疡。

2. 皮肤症状：①结节性红斑样皮疹；②皮下血栓性静脉炎；③毛囊炎样（痤疮样）皮疹；④皮肤的应激性增高作为参考。

3. 眼部症状：①虹膜睫状体炎；②视网膜葡萄膜炎（脉络膜炎），如有以下所见也视为①②，考虑系①②所致的虹膜后粘连，晶状体上有色素沉着，脉络膜萎缩，视神经萎缩，并发白内障．继发性青光眼，眼球结核。

4. 外阴部溃疡。

二、次要症状

1. 不伴有变形和强直性的关节炎。

2. 附睾炎。

3. 以回盲部溃疡为代表的消化道病变。

4. 血管病变。

5. 中等程度以上的中枢神经病变。

三、病型诊断标准

1. 完全型：病程中出现 4 个主要症状。

2. 不全型：①病程中出现 3 个主要症状．或出现 2 个主要症状和 2 个次要症状。②病程中出现典型的眼部症状和其他 1 个主要症状或 2 个次要症状。

3. 疑似患者：虽有部分主要症状出现与消失。但不能满足不全型的诊断条件，或典型的次要症状反复发作或加重。

4. 特殊型白塞综合征：①肠道型白塞综合征，应记载有无腹痛及大便隐血反应。②血管型白塞综合征，应分别记载大动脉、小动脉，大、小静脉的损害。③神经型白塞综合征，应记载有无头痛、麻痹、脑脊髓病及精神症状等。

四、HLA 检查

应作 1 次关于 HLA–B51（B5）检查，并记录 HLA 的分型。

五、作为参考的检查（并非必须）

1. 针刺反应阴性或阳性（应使用 22 ～ 18G 比较粗的注射针头）。

2. 链球菌疫苗单刺试验阴性或阳性，因为白塞综合征患者往往对溶血性链球菌为主的口腔内链球菌呈现很高的过敏反应，用灭活链球菌抗原作单刺试验（26G 针头），20 ～ 24h 后可见很强的红斑反应。

3. 炎症反应：红细胞沉降率加快，血清 C 反应蛋白阳性，末梢血白细胞增多，补体增高。

4. HLA–B5l（B5）阳性。

5. 组织病理：急性期结节性红斑样皮疹可见脂肪间隔炎症，脂肪小叶间的浸润细胞为多核白细胞和单核细胞。在初期多形核细胞增加，单核细胞浸润为中心，可呈现淋巴细胞性血管炎的组织像。应注意有无坏死性血管炎的存在，若有则提示可能伴有全身性血管炎。

【治疗】

一、中医治疗

（一）辨证施治

本病主要病机为肝郁脾虚、湿热内蕴，治疗上当以疏肝健脾、清热利湿，辨证论治时要抓住标本缓急及寒热虚实。早期多属实证，宜祛邪为主；日久损及肝肾，气血不足，邪气留恋，宜扶正为主。

1. 肝脾湿热证

【症状】起病急，病程短，口腔黏膜及外阴溃疡，灼热疼痛，或下肢皮肤红斑结节，或伴有畏寒发热，心烦口干，胸闷纳呆，妇女带下黄稠，小溲短赤，舌苔黄腻，脉濡数或弦数。

【治法】清热解毒，化湿和中。

【主方】甘草泻心汤加减。

【常用药物】炙甘草、黄芩、黄连、干姜、制半夏、党参、大枣。

【加减】若胸闷、纳呆、舌苔厚腻，加藿香、佩兰，芳香化湿，升清和胃；

食少、便溏，加白术、茯苓、赤小豆健脾祛湿。

2. 气郁化火证

【症状】反复发生口腔及外阴溃疡，皮肤出现结节红斑，胸胁胀满，眼红目赤，心烦口苦，小便黄赤，大便干结，舌质红，苔黄腻，脉弦数。

【治法】清肝泻火，疏利气机。

【主方】龙胆泻肝丸加减。

【常用药物】龙胆草、山栀、黄芩、木通、车前子、柴胡、当归、生地、甘草。

【加减】若胸胁胀闷明显，妇女乳房作胀，月经不调，加香附、枳壳以疏肝理气；气滞血瘀，皮疹紫黯，舌暗脉涩，加桃仁、红花以活血化瘀；面红目赤，大便干结，苔黄燥，加芦荟、大黄以釜底抽薪，泻火解毒。

3. 心脾积热证

【症状】口舌、外阴破溃，皮肤结节红斑，心烦口苦，夜寐不宁，舌质红，苔黄、脉弦数。

【治法】清心泻胃，散火解毒。

【主方】清胃散合导赤散加减。

【常用药物】黄连、生地、丹皮、当归、升麻、木通、竹叶、甘草梢。

【加减】若脾胃伏火，口臭唇干，烦热易饥，加藿香、防风、石膏、山栀以清散伏火；若烦躁不安，夜寐不宁，加川黄连、酸枣仁以清心宁神。

4. 阴虚火旺证

【症状】病程日久，口腔及外阴溃疡反复发作，头目眩晕，妇女月经不调，男子遗精，手足心热，夜寐梦多，口干口苦，舌质红，苔少，脉细数。

【治法】滋补肝肾，养阴清热。

【主方】知柏地黄丸加减。

【常用药物】知母、黄柏、干地黄、山萸肉、山药、茯苓、泽泻、丹皮。

【加减】若心悸、怔忡、神疲、乏力，心脾两虚，加用党参、当归、黄芪；若腰膝酸软，形体瘦削，加女贞子、墨旱莲。

5. 虚阳上扰证

【症状】口腔及外阴溃疡反复不愈，口舌干燥，心烦不寐，腰膝酸软，形寒怕冷，腰以下为甚，舌质淡，苔薄，脉沉细。

【治法】温阳散火。

【主方】交泰丸合金匮肾气丸加减。

【常用药物】黄连、肉桂、附子、干地黄、山萸肉、山药、茯苓、泽泻、丹皮。

【加减】若腹胀便溏，脉沉迟，脾胃虚寒者，可用附子理中丸温补脾阳。

（二）名医治法验方

1. 路志正——湿邪为主，化浊祛湿贯穿疾病始终

路志正教授认为，本病与湿邪密切相关。现人贪凉，湿邪侵袭人体；加之平素嗜食肥甘辛辣、恣食生冷，损伤脾胃；或热病后余热未尽，影响脾胃功能；或长期精神紧张，情志不宣，郁久化火，波及脾胃；或素体脾虚，均可使脾胃运化失职，津液不得转输，停聚而成湿。湿邪伤人最缓最隐而难觉察，其性重浊黏腻，一旦侵入人体则深入脏腑，隐匿经隧，循经上蚀下注，形成本病。同时湿邪又会随人体体质的差异发生不同的变化。或夹热熏蒸；或湿热久停，蒸腐气血，化热成毒，上下相蚀；或日久伤及气阴，致使虚实兼夹，缠绵难去。

路志正教授认为，临证治疗应抓住湿邪的病理特点，"中土安则四脏皆安"，所以在治疗上化浊祛湿贯穿疾病的始终。再据其不同的病理阶段辨证施治。湿热蕴结，上蚀下注：治宜辛开苦降，寒温并用，泻脾和胃；湿毒瘀阻，上下相蚀：治宜化浊祛湿，解毒清热；气阴两虚，湿热内蕴：治宜益气阴，清湿热，理肝脾。

此外，路志正教授强调外治法，他认为本病病机复杂，症状变化反复，不易速去，且湿邪熏蒸于外，每有皮肤黏膜损伤之外症，临证用药宜内外同治，缓以图之。因此其在辨证用药的同时常配以中药外洗，以期使病邪内外分消，达到最佳的治疗效果。

2. 刘永年——湿热毒瘀是病机关键，清热化湿、解毒活血通络为治疗大法

刘永年教授认为，湿热酿毒固然是本病的重要病机，然而，该病为慢性全身炎症性病变，络脉瘀阻乃发病的重要环节。湿热火毒之邪或病邪蕴久化热，进而热入营血，耗伤津液，血液黏滞不行成瘀；再则热邪灼伤脉络，血溢

脉外，积而成瘀。或因久病耗伤阳气，无力推动血液运行；或因久病阴血亏虚，脉道滞涩而为瘀。湿热毒瘀胶着难解，从而导致各个相关脏器组织功能的改变和失常，临床出现疼痛、糜烂、出血、发热、肿胀、皮肤赤缕等相应的证候。

刘永年教授认为，湿、热、毒、瘀是本病的病机关键，因此确立清热化湿、解毒活血通络的治疗大法，并分期治疗。急性期以湿热蕴毒、夹瘀阻络为主要病机，病位有心肝与脾胃之侧重。缓解期以湿热羁留、气阴不足为多见，此时以益气养阴为主，酌情配伍清热解毒、活血化瘀之品。临床上，他重用清热解毒，巧用活血化瘀，配合免疫调节。

（三）针灸疗法

1. 毫针法

合谷、肺俞、内关、少冲、风池、足三里。针刺手法：施平补平泻法，留针 10~15 分钟，每日 1 次。

2. 粗针法

神道透至阳，中枢透悬枢。手法：针后得气留针 4 小时，2 日 1 次。

（四）中药外治

1. 苦参 30g，煎水洗外阴，1 日 2 次。用于外阴溃疡。

2. 竹叶适量，研极细末，经消毒处理后，散于口腔破溃处，1 日 2~3 次。用于口腔溃疡。

3. 陈艾叶 30g，黄药子 20g，白矾 3g。煎水洗外阴，1 日 2 次。用于外阴溃疡。

4. 吴萸适量，研粉，调醋成湖状，置纱布上贴两足心涌泉空穴，每晚 1 次。可引火下行，治疗口舌生疮。

5. 苦参汤：苦参、蛇床子、白芷、银花、野菊花、黄柏、地肤子、菖蒲、猪胆汁。煎汤外洗，治外阴溃疡。

6. 蛇床子汤：蛇床子、当归尾、威灵仙、苦参。煎汤外洗，治外阴溃疡。

7. 月白珍珠散：青缸花、轻粉、珍珠。将前药制成散剂，外掺治口腔溃疡。

8.养阴生肌散：犀黄、麝香、青黛、煅石膏、儿茶、两月石、黄柏、薄荷。将前药制成散剂，外敷治口腔溃疡。

二、西医治疗

BD 的治疗可分为对症治疗、眼炎治疗、血管炎治疗几个方面，然而任何一种治疗都不能取得根治的效果。

1. 非甾体抗炎药

主要对关节炎的炎症有疗效。

2. 秋水仙碱

对有关节病变及结节性红斑者可能有效，有时对口腔溃疡者也有一定疗效。剂量为 0.5mg，每日 3 次。

3. 糖皮质激素制剂的局部应用

①口腔溃疡者可涂抹软膏，可使早期溃疡停止进展或减轻炎症性疼痛；②眼药水或眼药膏对轻型的前葡萄膜炎有一定的疗效。

4. 沙利度胺

对黏膜溃疡、特别是口腔黏膜溃疡有较好的疗效，每日剂量 25～100mg，有引起胎儿海豹胎畸形的不良反应。

5. 内脏系统的血管炎

主要是应用糖皮质激素和免疫抑制剂，可根据病变部位和进展来选择药物的种类、剂量和途径。对于严重眼炎、中枢神经系统病变、严重血管炎，需甲泼尼龙 1000mg/d 静滴，连续 3 天；免疫抑制剂通常选用硫唑嘌呤、甲氨蝶呤、环磷酰胺、环孢素等。糖皮质激素和免疫抑制剂都有其不良反应，尤其是长期服用者更需注意。服药期间必须根据临床表现而不断调整剂量，同时严密监测患者血象、肝肾功能、血糖、血压等。出现异常者应及时减量、停药或改用其他药物。

6. 手术

有动脉瘤者应结合临床而予切除。

三、中西医结合治疗经验

目前，中医药治疗白塞病在临床已取得较大进展，中西医结合治疗白塞病成为时代所趋。运用中西医结合治疗，一方面能够控制病情进展，缓解临床症状，另一方面，中医治疗可减少西医治疗对于患者产生的毒副作用。

急性发作时，患者可出现发热、血沉增快或急性严重的多系统多部位局部损害等，西药应根据损害部位加强局部用药，如有危及生命中枢神经系统病变时，应及时短期使用皮质类固醇制剂，如静滴甲泼尼龙 1g/d，3~5d 为 1 个疗程，并加用免疫抑制剂，病情控制后，及时调整剂量。中医症状一般以湿热毒邪熏蒸为主，中药治疗以清热利湿、解毒泻火为主要治疗法则，可用龙胆泻肝汤、黄连解毒汤为基本方进行加减组方治疗。

病久患者常迁延不愈，多系统多部位局部损害呈反复性发作与缓解交替出现，病情一般不重。西药治疗应根据个体情况应用免疫抑制剂，可选用硫唑嘌呤、环磷酰胺、环孢素、甲氨蝶呤等。中医症状以阴虚津亏、邪热留恋为主。治疗常需攻补兼施，以益气养阴、清热除湿为主要法则，可选用六味地黄汤（丸）、甘草泻心汤为基本方进行加减组方治疗。此期病程一般较长，应正确立法，守方稳进，坚持治疗。

晚期患者表现主要是不可逆的各系统损害，如局部溃疡疤痕、视力显著减退或失明、血管损害、血栓形成致心肺功能减低或严重并发症等。此时西药治疗应充分个体化，竭力缓解病情。对血栓性病变一般主张使用肠溶阿司匹林、潘生丁、丹参片等作用缓和的抗凝、抗血小板药物，慎用或避免使用肝素和华法令。内科治疗不能奏效者，应及时手术治疗。中医症状主要为肝肾阴虚、脾肾阳虚、虚实恶化等症候。中药治疗以滋补肝肾、温阳健脾、活血化瘀、清热解毒为法则，常用六味地黄汤（丸）、参苓白术散合四物汤、赤小豆当归散、血府逐瘀汤基本方加减组方治疗。

【临证备要】

一、诊断与辨证

1. 辨证为主结合辨病

辨证论治是中医的基本法则，是中医治疗的精髓。在辨证的基础上结合辨病，有助于进一步提高疗效。白塞氏病中医辨病的特点为湿热毒邪蕴结，因此白塞氏病的治疗，清热化湿解毒为基本治法。西医认为 BD 是结缔组织和自身免疫损害，基本病理为血管炎，累及毛细血管、细小静脉，少数为细动脉，在大血管中是静脉多于动脉。我们认为，若能在抓住病机的基础上，参考西医的诊断，以辨证用药为主导，结合现代药理学研究结果，配伍针对性较强的专用药物，可增强疗效，减轻毒副作用。临床上常可配伍雷公藤、青风藤、知母、生石膏、黄连、黄芩等调节免疫、抑制病情的有效药物。

2. 辨病性

白塞氏病往往病程长久，迁延不愈，症情复杂，临床治疗首辨湿热的偏重，脾胃湿热者，往往湿重于热，湿的表现如肢体困重，纳呆，腹胀，大便溏泻表现明显。热的表现相对较轻。肝胆湿热者，往往热重于湿。热的表现如身热，口干，口苦，大便干结。小便短赤的表现明显，而湿的表现相对较轻。

3. 辨虚实

病变初起是感受湿热之邪，病程短，发病快，正气未伤，故以邪实为主。病若不解，湿热之邪经久不去，势必伤及肝脾肾阴阳气血，邪未尽而正气已伤，体虚邪实而呈虚实夹杂之候。同时，由于湿热之邪蕴结于内，影响气血津液的运行，或因肝脾肾阴阳气血不足，气血津液运行无力，可导致痰、瘀的形成。痰瘀互结者，可表现为反复口腔溃疡，下肢结节红斑等。虚实之间又常因果错杂，本虚易于湿邪加重而致标实，反之标实又可加重本虚，进一步损伤阴阳气血，而使病情加重。

二、治法与用药

1. 急性期

以湿热蕴毒、夹瘀阻络为主要病机，病位有心肝与脾胃之侧重。前者可见口腔溃疡，色红痛甚，目赤肿痛，眼眵多，口干咽痛，心烦急躁，失眠耳鸣，治宜清肝泻火、解毒通络。可用导赤散、龙胆泻肝散加减，以引火下行，分消湿热。后者可见口腔及外阴多发溃疡，肿痛难安，皮肤红斑、结节，关节红肿热痛，活动不利，小便色黄，大便干结，或见黑便、血便，舌红苔黄腻，脉数。治宜清化湿热、剔毒宁络，可予清胃散、玉女煎、黄连解毒汤、二妙丸等加减。常用药物有玄参、牡丹皮、大青叶、土茯苓、金银花、赤芍、淡竹叶、升麻、生甘草、卫矛、紫草、水牛角等。口干渴饮者，加石斛、麦冬生津润肺；口苦心烦者，加黄连、竹茹清热化痰；口腔溃疡色红痛甚者，加白残花、凤凰衣、白及解毒护膜；双目干涩疼痛者，加木贼草、决明子清热明目；外阴溃疡疼痛者加知母、黄柏清泄下焦湿热；心悸怔忡者，加百合、莲子心清心安神；关节肿痛者，加土茯苓、木瓜祛湿通络；下肢结节红斑者，加连翘、丝瓜络凉血散结；颈部淋巴结肿大者，加僵蚕、浙贝母化痰软坚。

2.缓解期

以湿热羁留、气阴不足为多见，可见口舌、外阴溃疡久不敛口，疮面色淡痛缓，目涩视糊，皮肤斑疹结节色暗，倦怠乏力，腰膝酸软，舌红少津，苔少脉细等。此时以益气养阴为主，酌情配伍清热解毒、活血化瘀之品。常用四君子汤、知柏地黄汤加减。予党参、黄精、白术、茯苓等甘平或甘温之品，酌加金银花、淡竹叶、黑大豆等药物，以清解余毒。在缓解期病情相对稳定的情况下，部分患者仍会表现为低热起伏，午后潮热，口疮散发色红，皮下红斑反复隐现难消，舌质红绛苔少，脉细数。通常认为此时并非热毒炽盛，乃病程日久，湿热毒邪耗气伤阴，阴亏液少则虚热内生，因此治宜清滋柔潜而忌单纯苦寒泄降。可用玉竹为主组方，以之滋养阴液，清热润燥冀潜虚火，护膜敛疮。用量为20～30g，伍以生地黄、百合、石斛、女贞子、白芍、生甘草加强增液生津清热作用；还可配以玄参、龟板，咸寒入肾，清热育阴；青蒿、白薇、地骨皮凉血除蒸。待症情缓和，予玉竹膏常服，或单味玉竹煎服，对于减少或延缓溃疡发作亦有效验。

3.巧用活血化瘀，配合免疫调节

在辨证用药强调重用清热解毒药的同时，需要巧用活血化瘀药，适当使用免疫调节药。白塞氏病症状严重，反复发作，绝非一般湿热之邪可为，乃湿热酿毒，邪毒深伏体内难以解除。现代医学研究证实，其与病毒或细菌感染有关，在患者体内亦检测出相应抗体。因此强调重用清热解毒之品，如金银花、连翘、白花蛇舌草、黄芩、贯众、大青叶、生甘草、升麻、玄参、紫草等，剂量可增大至15～30g，通过及时清解热毒驱除病邪，减少邪毒内舍对脏腑的损伤，达到安抚正气的目的。研究表明，白花蛇舌草、黄芩等清热解毒药具有抗炎、提高吞噬细胞功能及抗细胞增生的作用，可一定程度上减轻或阻止病情的发展。

白塞氏病患者反复口腔溃疡、下肢结节性红斑，提示血瘀的存在，这与现代医学所观察到的血管炎相一致。因此，活血通络药使用至关重要，应灵活选择。如口腔溃疡疼痛剧烈，皮下斑疹新起色红，予水牛角、赤芍、牡丹皮、紫草等凉血；紫斑隐现，血不归经，予紫丹参、仙鹤草等化瘀止血；腹胀、呕血黑便，予参三七、凤凰衣、白及、海螵蛸化瘀护膜宁络；关节肿胀、活动不利，予穿山甲、炙鳖甲、煅牡蛎等通络软坚散结。通过活血化瘀可以流畅血脉，祛除瘀滞，使已经受损的脏腑功能得到恢复，从而利于正气恢复和病邪的消除。实验结果表明，当归、川芎等活血祛瘀药不但能抑制血小板聚集，还能降低血管通透性，防止微小血栓形成，从而减少口腔溃疡的发生。

另外，白塞氏病有一定遗传相关性，研究发现患者血清中细胞免疫指标和体液免疫指标均显示异常，提示遗传易感性及免疫功能异常是其发病的重要因素。可以选用一些具有免疫调节作用的药物：如卫矛除了可以解毒活血外，还具有抗肿瘤、抗炎及双向免疫调节作用；猪苓利水渗湿，同时猪苓多糖能够提高吞噬细胞的吞噬功能，具有促进免疫和保肝作用；甘草除清热解毒、调和药性外，具有肾上腺皮质激素样作用，可减少患者皮质激素的用量，同时可提高机体对外界刺激的适应性并能起到保护机体作用。正所谓"正气存内，邪不可干"，通过扶助正气，辅助驱邪，达事半功倍之效。

4. 整体内服，局部外用

白塞氏病的治疗以口服药物为主，适当配合外用药，对改善口腔及外阴溃疡效果较好。通常可用绿袍散、冰硼散、锡类散、青黛粉等外敷口腔溃疡面，或以白残花、金银花、生甘草煎汤漱口缓解溃疡疼痛，促进创面愈合。外阴溃疡可以苦参、黄柏、苍术等煎汤外洗。

三、治疗注意点

白塞氏病常常以口腔溃疡为主要表现，有时甚至为全消化道多发性溃疡，故治疗上要注意顾护脾胃，又因用西药消炎止痛药和免疫抑制剂等都可伤及脾胃，故治疗更宜护脾胃，可加用陈皮、白术、白及等。此外，重症患者需使用激素治疗，在减量过程中要用一些温补肾阳药如仙灵脾、仙茅、生熟地、女贞子等。使用激素类药出现副作用，如阴虚火旺见面红、目赤、盗汗等症，常用知母、黄柏、枸杞子、丹皮、地骨皮等养阴清热。出现面部痤疮、口干、苔黄腻等湿热之象时，可加白花蛇舌草、土茯苓等清利湿热。

四、调摄与护理

（一）调摄

1.本病常继发于外感之后，故凡遇外感，应及时治疗避免反复迁延。

2.本病之内因多由湿热蕴毒，故生活应有规律，饮食应清淡，对于肥甘厚味、烟、酒等蕴热生湿之品应严加节制。

（二）护理

1.本病病情时有反复，要做好病人思想工作，以使医护密切配合。尤其是本病之蚀烂部位较多，病人至为痛苦，故应及时给予适当处理。同时，还应给病人以耐心解释，使之了解本病的病证特点，坚持治疗。

2.避免过劳，心情愉快，保持足够的睡眠，加强户外活动。

【医案精选】

病案一　宋某，男，68岁。2008年7月4日初诊。

患者患有白塞氏病多年，口腔溃疡，破溃后疼痛，口唇红肿，龟头常有溃痛，阴囊亦有破损，两手背瘀斑多发，手掌热，鱼际红，面部潮红，尿黄，舌苔黄、质红中有裂纹，脉小滑。病机：湿毒内蕴，营血伏热，肝肾阴伤。治法：清热燥湿，凉血化瘀，滋养肝肾。处方：水牛角片（先煎）15g，赤芍12g，丹皮10g，大生地15g，玄参10g，黄连5g，苦参10g，龙胆草5g，黄柏10g，知母10g，煅人中白5g，马勃5g，紫草10g，土茯苓25g，炙僵蚕10g，肿节风20g，地肤子15g，苍耳草15g。14剂。水煎服，日1剂。

二诊（7月18日）：口腔溃疡基本未发，龟头及阴囊破损较前有明显好转，大便偏干，舌质红，苔薄黄腻，脉细滑。原方不变。14剂。水煎服，日1剂。

后门诊每月均有随诊，病情逐步改善明显，随诊3个月后患者口腔溃疡、阴部溃疡已基本消失，无恶寒发热，纳寐可，二便调，无胃脘部不适。复查辅助检查提示：CRP：1.8mg/L，ESR：14mm/h。

按：本例患者病变过程中往往表现有瘀热的证候，存在瘀热相搏这一病理基础。狐惑病为湿热虫毒所致，湿热蓄积体内，不得化解，转酿为毒，伤害脏腑功能，导致实质性损害。伏毒具有隐伏、多变、缠绵、暗耗、难愈等特点，故临证处方以犀角地黄汤为基础，但临床必须辨清热偏重、湿偏重、湿热并重三类倾向，针对"湿象"和"热象"孰轻孰重及其消长变化，决定祛湿与清热的主次，患者明显为热重于湿，故加入黄连、苦参、龙胆草、黄柏祛其湿热，临证见收良效。

病案二 某女，35岁，初诊时间：2012年11月21日。

初诊：患者4年前无明显诱因出现口腔溃疡，黏膜糜烂，伴外阴有时也见溃疡，肩、膝关节时时隐痛，皮肤无红斑、结节，在上海某医院检查诊为"白塞氏病"，经激素等治疗后、口腔溃疡、关节疼痛好转，但是，停用醋酸泼尼松后，口腔溃疡又反复发作，近来出现口腔溃疡又起，外阴溃疡也见，疼痛不适，诊见舌及口腔黏膜各有一处溃疡，边红，口干口苦，心烦，失眠，大便偏干，舌质较红，苔中薄黄腻，脉细弦。中医诊断：狐惑病。西医诊断：白塞氏病。辨属湿热毒邪内蕴，熏灼窍络。治宜：清热利湿解毒。处方：土茯苓40g，黄柏10g，菝葜10g，黄连5g，人中黄10g，冬凌草10g，肿节风30g，云茯苓15g，丹皮10g，虎杖10g，泽泻15g，玉蝴蝶6g，全瓜蒌15g。14剂，每日1剂，分2次水煎服。

二诊：药后口腔溃疡、外阴溃疡较前减轻，口干口苦亦好转，关节仍然隐痛，夜寐转安，大便一日一行。舌质偏红，苔薄黄腻，脉弦细。湿热渐得清利，仍以前方加减。上方去黄柏加怀牛膝10g。14剂，水煎服。

三诊：外阴溃疡已愈，口腔溃疡明显好转，关节疼痛不显，舌质微红，苔薄白，脉弦细。湿热毒渐去，络脉渐利。仍以清利湿热为主，佐以健脾。处方：土茯苓40g，菝葜10g，黄连3g，冬凌草10g，肿节风30g，云茯苓15g，虎杖10g，生薏仁30g，怀山药30g，藿香10g，麦冬12g，知母10g，生甘草6g。14剂。

四诊：症情尚稳，口腔及外阴溃疡未现，口微干，有时乏力，纳食可，舌质淡红，苔薄白腻，脉弦细。脾肾两虚，湿毒内蕴，以健脾益肾，解毒利湿调治其本。处方：珠儿参 10g，冬凌草 10g，生白术 15g，怀山药 30g，仙灵脾 15g，忍冬藤 15g，蛇舌草 20g，蒲公英 30g，云茯苓 15g，丹皮 10g，陈皮 6g，生甘草 6g。水煎服，14 剂。此后以此方加减调治 2 个月。

2013 年 6 月 15 日随访，口腔及外阴溃疡未作，一般状况良好。

按：本病发病多由感受湿热毒邪，或因热病后期，余热未尽，或脾虚湿浊之邪内生等致湿热毒邪内蕴，病及血分，毒瘀互结。且久病伤络，湿热之毒弥散三焦，循经走窜，外浸肌肤、关节，上扰口舌、眼目，下蚀前后二阴。治宜化湿泄热解毒为法。本患发病已 4 年，有口腔、外阴溃疡，伴有关节疼痛。发作时一派湿热毒邪熏灼窍络之象，治当清热利湿解毒，急挫其势。以土茯苓为主药，除湿，解毒，通利关节，善治湿热疮毒；以黄柏、黄连、人中黄清热解毒泻火；菝葜祛风湿，利小便，消肿毒；虎杖清热解毒利湿；泽泻、茯苓利湿；丹皮清热凉血活血；玉蝴蝶和胃生肌，有助溃疡愈合。全瓜蒌通便，使湿热从便而去；冬凌草清热解毒，消炎止痛，活血；肿节风清热凉血，活血消斑，祛风通络；甘草，意在能解激素之毒，清代医家邹澍谓："甘草之用生、用炙确有不同。如《本经》《别录》（甘草）主治，大率"除邪气，治金疮，解毒皆宜生用"调和诸药。二诊时口腔溃疡较前减轻，外阴溃疡消失，关节隐痛，大便畅通，舌质偏红，苔薄黄腻，湿热未净，加强清利湿热，加怀牛膝通利经络。湿热毒邪纠缠难去，故三诊口腔溃疡消失，关节疼痛好转，舌质偏红，苔薄黄，脉弦细，仍然以清热利湿解毒为主。四诊口腔、外阴溃疡已愈，思其病易反复，关键在于怎样调治其本，防其复发。考之根本在于脾肾两虚，湿热内生，酿生毒邪，以健脾益肾，解毒利湿并施方为治疗其本。珠儿参清热养阴，消肿止痛；冬凌草清热解毒活血；生白术、怀山药、仙灵脾健脾益肾；忍冬藤、蛇舌草、蒲公英苦寒清热解毒；云茯苓、陈皮健脾化湿；丹皮凉血活血，终以固本调治，效果良好。

附：

历代医籍相关论述精选

《金匮要略·百合病狐惑阴阳毒篇》："狐惑之为病，状如伤寒，默默欲眠，目不得闭，卧起不安，蚀于喉为惑，蚀于阴为狐，不欲饮食，恶闻食臭，其面目乍赤、乍黑、乍白、蚀于上部则声嗄，甘草泻心汤主之"。

《医宗金鉴·狐惑》："古名狐惑近名疳，狐蚀肛阴惑唇咽，病后余毒斑疹后，癖疾痢后也同然，面眦赤白黑不一，目不能闭喜贪眠，潮热声哑腐秽气，能食堪药治多全。"

参考文献

［1］马武开.白塞氏病的中医病因病机探讨［J］.江苏中医药，2003，07：7-8

［2］田玉娥，刘江杰，田莉.白塞病中医辨证论治［J］.中国民族民间医药，2010，11：107-108

［3］施明，刘永年.刘永年教授治疗白塞氏病［J］.吉林中医药，2015，11：1104-1107

［4］魏晴雪，皇玲玲，郭立中.周仲瑛教授从瘀热论治白塞氏病验案2则［J］.江苏中医药，2008，08：43-44

［5］朱凌波，姜丹.吴坚辨治白塞氏病经验［J］.中医药临床杂志，2015，02：269-271

［6］岳树香.路志正教授从湿论治白塞氏病经验［J］.中国中医急症，2009，07：1114-1115

第十章　成人斯蒂尔病

成人斯蒂尔病（adult onset Still's disease，AOSD），曾用名"变应性亚败血症"（subsepsis hyperallergica），是一种病因未明的，以高热、皮疹、一过性关节炎、咽痛为主要表现，并伴有周围血白细胞总数及中性粒细胞比例增高，肝、脾、淋巴结肿大的临床综合征。本病发病率男女相近，发病无明显地域差异，好发年龄在 16~35 岁，高龄发病亦有报道。由于本病缺乏特异性的诊断标准及检验特征，属于"排除性诊断"，需排除感染、肿瘤、其他结缔组织病等疾病后方能诊断，给临床诊疗带来一定的难度。即便诊断为"成人斯蒂尔病"，也有部分患者最终被证实或者转变为淋巴瘤、白塞病、恶性组织细胞病、类风湿关节炎、系统性红斑狼疮等，提示本病必须密切随访观察。

成人斯蒂尔病为西医学病名，中医学文献中无相似病名与之对应。但根据其临床表现特点，常归属于"内伤发热""温病""热痹"范畴。临床多采用卫气营血辨证法进行辨证施治，但也有医家采用脏腑辨证、六经辨证、三焦辨证等手段进行辨治。

【病因及发病机制】

一、中医学病因病机

（一）病因

一般认为成人斯蒂尔病的病因较为复杂，有因素体禀赋不足，阴血亏虚，进而化火化热；有因湿热伏邪、脏腑内热为患；亦有因正虚邪实、无力祛邪外出，乃至湿热充斥三焦所致等等。总体来说，临床必须坚持中医学"审证求因"的基本方法，条分缕析，方能正确找到本病病因。

1. 禀赋不足

素体禀赋不足，阴血不足，或因劳倦、饮食、外感、情志等因素诱发，进而化热化火，出现高热、咽痛；热极生风，则皮疹时隐时现；内热亢盛，炼津成痰，炼血成瘀，痹阻经脉骨节，故而关节肿痛。

2. 感受外邪

感受火热之邪，痹阻少阳半表半里之间，则见寒战高热，休作有时；热邪充斥三焦，则可高热不退，或热退旋即又升；邪郁肌肤，热灼血络，故皮疹鲜红；痹阻经络骨节则骨节红肿热痛；热邪炼津成痰，着于经络肌肤，则淋巴结肿大。

3. 正气亏虚

正气亏虚，感受风、湿、热邪后物理激发正气，不能祛邪外出，进而久病邪困，正虚邪恋，虚实夹杂，病久迁延难解。后期伤及正气，可见气阴两伤，或是阴血亏虚的证候。

综上所述，本病病因由内因与外因两个方面，内因多与阴虚血热，化热化火；或正气亏虚难以祛邪外出有关；外因多由于感受外邪，进而充斥三焦有关。但临床本病常可多因互见，仍需仔细揣摩，分析判断，方能进行有针对性的辨证施治。

（二）病机

1. 主要病机为热毒蕴结，充斥三焦

成人斯蒂尔病基本病机为热毒蕴结，充斥三焦，病性总属于热，症状表现为高热、皮疹、关节炎、咽痛、肝脾淋巴结肿大等。但热有虚实，病机不一：虚者多因阴血不足，化热生火，燔灼三焦气血所致；实者多因感受风湿热、时疫毒邪，而致风湿热毒壅盛，风湿热邪痹阻经络、骨节，热毒充斥三焦及卫、气、营、血分所致。

但临床亦可见虚实夹杂，或者虚实转化。虚实夹杂者可因素体阴虚，复感外邪，邪气郁而化火，炼津成痰，炼血成瘀，故至湿热痰瘀痹阻三焦经络骨髓，见咽痛、关节肿痛、肝脾淋巴结肿大；犯于肌肤，则见皮疹时隐时现；火邪弥散，充斥三焦，乃生种种变证。亦可因正气不足，难以祛邪外出，渐而化热生火，由卫渐次入血，故生诸证。虚实转化者，可因火邪亢盛，耗气伤阴，乃成气虚、阴虚或气阴两虚之候；亦可由于素体阴虚，化热生火，水虚不制，渐成火毒，成为热毒诸证。

2.病初以邪实为主，病久多产生变证

热毒之邪，充斥三焦，可产生各类变证。一是五脏六腑功能受到影响，产生各类变证，表现为脏器功能衰竭、水肿、低血压、浆膜腔积液、蛋白尿等等。二是火热藩篱，可生风动血，表现为抽搐、出血或出血倾向、血小板减少，产生危候。三是热病耗气伤阴，虚实夹杂，使证型复杂化和治疗困难化。

总之本病病机复杂，证情多变，临床需紧扣热毒蕴结，充斥三焦的基本病机，参合患者临证表现，方能正确施治。

二、西医学病因及发病机制

（一）病因

目前，成人斯蒂尔病的发病原因仍然不明。但认为有如下几点。

1.感染

20世纪70年代后从AOSD患者齿槽中发现了链球菌，从血清中检测到了葡萄球菌A复合物、耶尔森菌抗体、链球菌溶血素O抗体及副流感病毒、腮腺炎病毒、风疹病毒、巨细胞病毒、微小病毒B19、丙型肝炎病毒等病毒抗体，提示感染与AOSD相关。可能是该病的诱发因素之一。

2.遗传因素

研究提示人类白细胞抗原HLA-B17、HLA-B18、HLA-B35、HLA-DR2基因的显性表达与AOSD的相对危险度关联为2.1~2.9；另有研究提示白介素18（IL-18）相关基因多态性、IL-1α及IL-1受体拮抗基因多态性等均与AOSD的易感性显著相关。这提示该病可能为诱发因素（如感染）作用于基因易感的个体所触发的过度自身免疫反应所致。

3.免疫异常

（1）细胞免疫异常　现已发现，在AOSD活动期患者中，血清IL-18、IL-1、IL-6、sIL-2R、IL-8及TNF-α水平均明显高于缓解期和正常对照组。其中IL-18被认为是AOSD发病中的关键细胞因子。这些细胞因子的增高与发热、皮疹、血沉、C反应蛋白、铁蛋白等反应相一致，说明有大量单核细胞被活化；研究发现，在活动期AOSD患者血清中通过PCR测定发现，T细

胞受体 γδ 表型阳性细胞和中性粒细胞 Fc-γRⅡa 和 Fc-γRⅢa 分子表达增多。这些被激活的免疫活性细胞不仅大量产生促炎性细胞因子，有些细胞还具有细胞毒作用。

（2）免疫复合物增加　部分 AOSD 患者，特别是反复发作或慢性迁延的 AOSD 患者有免疫球蛋白增高，多数为 IgG，也可以是 IgA、IgM 增高，某些 AOSD 皮损处可见到免疫复合物损伤的表现。

（二）发病机制

同大部分风湿病一样，AOSD 的发病机制仍不明确。研究提示可能有不同的机制参与 AOSD 的发病。

（1）巨噬细胞活化失衡　AOSD 患者血液中有许多巨噬细胞型细胞因子的产生与分泌，故推测 AOSD 的发生可能与巨噬细胞的异常活化有关。如 AOSD 的临床症状与 IL-1 水平增高具有明显的相关性，IL-1 可通过诱导蛋白水解酶、基质金属蛋白酶及前列腺素 E2 使细胞外机制降解并影响 Ca^{2+} 的释放从而引起滑膜增生及关节的损伤。IL-6 可通过激活 NF-κB 途径促进 TNF-α 和 IL-1 表达，从而扩大致炎性生物学作用。IL-18 可以上调多种细胞因子的如 ICAM-1、CX3CL1、VCAM-1、INF-γ 等促进中性粒细胞的趋化及调节体内炎症的发生和发展。巨噬细胞游走抑制因子（MIF）可以增加各类致炎因子产生，促进 Th-1 细胞分化，大量分泌 IL-18 加剧自身免疫反应。

（2）Th1 和 Th2 细胞活化失衡　Th1 和 Th2 细胞活化的失衡是近几年提出的 AOSD 可能的发病机制。Th1 细胞发生免疫反应使 IL-2、IFN-γ 和 TNF-α 的表达增加从而促进 B 细胞产生 IgG2a，活化巨噬细胞、NK 细胞以及促进细胞调节免疫反应。有学者在 20 名活动性 AOSD 患者中进行血清标本和组织活检标本取样以检测 Th1 细胞型细胞因子（INF-γ）和 Th2 细胞型细胞因子（IL-4）的比率，发现在与健康对照组比较时 AOSD 患者具有较高的比率，表明 Th1 和 Th2 细胞分泌的细胞因子失衡，特别是 Th1 细胞分泌的细胞因子在 AOSD 的诱导和发展中可能起到关键作用。也有学者通过运用 ELISA 方法测定 AOSD 患者血清发现主要增多的是 IL-4 和 IL-13 即 Th2 型细胞因子。可见，Th1 和 Th2 细胞活化的失衡是 AOSD 潜在的发病机制。

（3）Th17 细胞异常　Th-17 细胞可诱导 TNF-α、IL-1β、IL-6 及 IL-17R 的表达，这些细胞因子可以通过 SEFIR 而激活 NF-κB、MAPK 及 C/EBP 途径，影响细胞信号转到及细胞趋化因子的分泌。研究发现，活动性未治疗的 AOSD 患者血清中的 Th17 细胞因子异常升高，病情当疾病处于缓解期后 Th17 水平下降 10 倍以上，另外，Th17 细胞水平与 Th17 细胞相关细胞因子（IL-17、IL-1β、IL-6、IL-18、IL-21 和 IL-23）水平及以血清铁蛋白为基础的 AOSD 活动性分数密切相关，这说明 Th17 细胞在 AOSD 发病过程中起着一定作用。

（4）遗传易感性　很多学者对 AOSD 患者 HLA 等位基因进行研究与分析试图揭示其遗传学相关发病机制。目前有研究表明 HLA-B17、HLA-B18、HLA-B35、HLA-DR2 基因的显性表达与该疾病的发生呈正相关，而与 DRB1*04 等位基因的表达呈负相关。提示该疾病具有一定的遗传易感性，可能是诱发因素作用于基因易感的个体所触发的自身炎症反应所致。

【诊断标准】

Yamaguchi 标准：

主要标准：

1.关节痛 >2 周；

2.持续或间断发热 >39℃，间歇性，≥ 1 周；

3.典型皮疹；

4.白细胞 $>10 \times 10^9/L$（中性粒细胞分类 >80%）。

次要标准：

1.咽痛；

2.淋巴结和（或）脾肿大；

3.肝功能异常；

4.类风湿因子和抗核抗体（–）

排除标准：感染、恶性肿瘤、其他风湿性疾病。

诊断：否定排除标准后，符合 5 条标准（至少 2 条主要标准）

Cush 标准：

主要标准：（每项 2 分）：

1.每日发热 >39℃；

2.典型皮疹（一过性）；

3.白细胞 $>12 \times 10^9/L$，红细胞沉降率 >40mm/ h；

4. 类风湿因子和抗核抗体（−）；

5. 腕关节强直。

次要标准（每项 1 分）：

1. 起病年龄 <35 岁；

2. 关节炎；

3. 前驱咽痛史；

4. 网状内皮系统受累或肝功能异常；

5. 浆膜炎；

6. 颈部强直或跗骨强直。

判断：可能 AOSD：观察 12 周满足 10 分。确诊 AOSD：观察 6 个月满足 10 分。

Fautrel 标准：

主要标准：

1. 高峰热 ≥ 39℃；

2. 关节痛；

3. 一过性红斑；

4. 咽炎；

5. 多核白细胞分类 ≥ 0. 80；

6. 糖化铁蛋白 ≤ 20%。

次要标准：

1. 斑丘疹；

2. 白细胞 ≥ 10×10^9/L L。

诊断：4 条主要标准，或 3 条主要标准 +2 条次要标准。

【治疗】

一、中医治疗

（一）辨证施治

1. 邪犯肺卫证

【症状】发热恶风或伴恶寒，关节肌肉酸痛不适，咽喉疼痛，口干微渴，汗出，头痛，舌边尖红，苔薄白或薄黄，脉浮数。

【治法】疏风清热，解表透邪。

【主方】银翘散。

【常用药物】银花、连翘、淡竹叶、荆芥、牛蒡子、薄荷、黄芩、甘草、桔梗、芦根。

【加减】若咽痛明显，加马勃、玉蝴蝶、胖大海；若风邪偏胜，关节疼痛明显者，加防风、羌活、忍冬藤，亦可酌加温通之药如桂枝、细辛，但不可过量，以防助热生火；口干明显者，可加石膏、知母、天花粉以泄热存津；皮疹隐隐者，乃热窜营血之兆，可酌加量银花用量，并加用丹皮、栀子等；寒热往来如疟者，可加用柴胡、黄芩或从小柴胡汤加减以和解少阳；若恶寒壮热，甚则寒战明显，为肺卫重症，当换为辛凉重剂白虎汤加减，以加强泄热之效。

2.气分实热证

【症状】壮热无汗，无明显恶寒，关节疼痛，咽喉疼痛，口干，烦躁，舌红或有芒刺，苔黄或黄腻，脉数有力。

【治法】清热解毒，泻火存阴。

【主方】白虎汤合黄连解毒汤。

【常用药物】石膏、知母、甘草、黄芩、黄连、栀子、蒲公英。

【加减】热邪亢盛者，高热烦躁者，可酌情增加药物用量，或伍用大剂清热解毒药如紫花地丁、紫背天葵、野菊花等；若神昏谵语，为逆传心包之象，直需解毒开窍，宜加用郁金、菖蒲、麝香等开窍之品或汤剂送服安宫牛黄丸、紫雪丹等；若邪热夹湿，可伍用辟晦化湿之品如苍术、佩兰、郁金、半夏等；若热入肠腑，大便闭结，急待泻下存阴，可予大承气汤或增液承气汤泄下存阴。

3.营血热盛证

【症状】发热夜甚，无明显恶寒及寒战，斑疹隐隐，淋巴结肿大，口干或不甚干，神志昏愦或欠清，舌质红绛，脉细数。

【治法】清营凉血。

【主方】清营汤或犀角地黄汤。

【常用药物】水牛角、生地黄、赤芍、丹皮、竹叶、银花、玄参、栀子。

【加减】淋巴结肿大明显者，可伍用凉血散结之品，如夏枯草、海蛤壳等；

若高热明显，为气血两燔之象，可投清瘟败毒散饮，以气血两解；若神昏谵语者，为热入心包，可予清宫汤加减，或汤剂送服安宫牛黄丸；若乏力明显，脉象虚数，为血热伤阴之象，可酌加麦冬、玉竹、石斛等凉润之品，以安阴液。

4. 正虚邪恋证

【症状】发热缠绵难遇，时作时止，斑疹时隐时现，口干，关节肌肉隐隐作痛，咽喉不利，舌质淡胖或红胖，脉沉细或虚数。

【治法】扶正祛邪。

【主方】竹叶石膏汤加减。

【常用药物】石膏、竹叶、麦冬、党参、玄参、生地黄、甘草、山药。

【加减】若乏力较甚，为邪未尽而气以伤，可加党参、山药等亦气之品，以缓补其气以助祛邪；若口干明显，舌质红嫩者，为阴液已伤，可重用麦冬，加用玉竹、石斛、沙参等养阴之品，气阴两伤者亦可加用太子参、西洋参等气阴双补之品，但不可过量，以防助邪生火；腰酸、尿有泡沫者，可加用山萸肉、山药、菟丝子以安其肾；咽喉疼痛明显者，可加桔梗、玉蝴蝶、胖大海等以利咽止痛；肌肉酸痛者，可加白术、防风以扶脾安肌。

5. 痰瘀痹阻证

【症状】关节肿痛明显，或屈伸不利，晨僵，难以消退，发热，咽痛，舌质红，可见瘀斑瘀点，苔腻，脉涩。

【治法】祛瘀化痰，通络止痛。

【主方】双合汤加减。

【常用药物】当归、川芎、白芍、生地、陈皮、半夏、桃仁、红花、白芥子。

【加减】若关节灼热疼痛，为热痹之象，加用石膏、知母、虎杖、桑枝等清热蠲痹之品；若关节疼痛难忍，可加用姜黄、延胡索等以助止痛之力；若关节疼痛日久变形，或转为尪痹者，可加用全蝎、蜈蚣、炮山甲等虫类药以搜风通络。

（二）名医治法验方

1. 范永升——清热解毒，顾护经验

范永升教授根据本病的临床特点提出了"热疹痹"的新病名，其认为本

病的发病与感受风热、时行疫毒、湿热毒邪等邪气有关。风热之邪，熏蒸清道，则出现咽喉或瘰疬肿痛；时行疫毒，极易出现热毒炽盛，流连气分，则见高热、汗出；风湿热毒，痹阻关节经络，引起关节灼热肿痛、甚或屈伸不利；热毒深入营血，可出现斑疹隐隐等症状。本病的基本病机为风湿热毒，痹阻气血。初期以邪实为主，多为风、湿、热、毒；后期伤及正气，出现阴虚内热、气阴亏虚之证候，久病出现瘀血阻络之征象。

治疗方面，本病初期邪犯肺卫，应疏风清热、解肌透邪；进展期湿热毒蕴，应清热祛湿、解毒通络；甚或邪入气营，当清营凉血、透热转气；恢复期当养阴清热、散瘀通络。本病演变符合温病卫气营血传变规律，故治疗以清热解毒治法贯穿始终，同时应注意热毒易伤津液，须时时顾护津液。

2. 刘健——中西结合，取长补短

刘健教授在长期临床观察中认为，本病病情复杂，临证应中西医结合，发挥各自优势。急性发作期以激素为主，及时控制病情；稳定期多以气阴两虚为主，应辨证论治，发挥中医扶正固本，调节免疫的优势，以减轻激素副作用及不良反应，降低疾病复发。

中医方面，刘健教授认为禀赋不足，阴血亏虚是发病基础；湿热伏邪、痰瘀痹阻是病理关键；正虚邪实、湿热痰瘀互结是复发根源。临床主要可以分为"阴虚内热证""湿热痹阻证""痰热瘀结证"三种，并进行辨证论治

（三）其他治疗

AOSD 的其他治疗报道叫较少，目前有研究认为针刺及刺络放血疗法对 AOSD 有一定效果。针刺可取穴合谷、曲池、大椎、外关、太冲、血海等，手法以泄法为主，每日 1 次，留针 30 分钟；刺络放血可先行膀胱经走罐，皮肤潮红后予大椎穴、肺腧穴、心腧穴、肝腧穴、委中穴放血，每周 2～3 次。

二、西医治疗

本病尚无根治方法，但如能及早诊断、合理治疗，可以控制发作、防止复发。具体用药包括以下几类：

1. 非甾体类抗炎药（NSAIDs）

急性发热炎症期的治疗可首先单独使用，少部分患者经合理使用 NSAIDs

可以控制症状，使病情缓解，通常这类患者预后良好。一般 NSAIDs 需用较大剂量，病情缓解后应继续使用 1~3 个月，再逐渐减量。定期复查肝功能、肾功能及血常规，注意不良反应。

2. 糖皮质激素

对单用 NSAIDs 无效，症状控制不佳，常用泼尼松 0.5~1mg/kg/d，待症状控制、病情稳定后逐渐减量，然后以最小有效量维持。有系统损害、病情较重者应使用中到大量糖皮质激素。病情严重者如顽固发热、重要脏器损害、严重血管炎、ESR 极快、常规 DMARDs 联合治疗半年以上效果差，需用大剂量激素甚至激素冲击治疗。长期服用激素者应注意感染、骨质疏松、消化道损伤等并发症，应注意进行预防如同时给予钙剂、活性维生素 D、质子泵抑制剂制剂等。

3. 控制病情药（DMARDs）

激素仍不能控制发热或激素减量即复发者，或关节炎表现明显者，应尽早加用 DMARDs。使用 DMARDs 时首选甲氨蝶呤。单用甲氨蝶呤仍不缓解，或转入以关节炎为主要表现的慢性期时。在此基础上，采用联合其他 DMARDs 策略。如患者对 MTX 不能耐受或疗效不佳时，可根据病情改用或联合使用其他免疫抑制剂，如：来氟米特、硫唑嘌呤、环孢素、环磷酰胺等。DMARDs 用药过程中，应密切观察所用药物的不良反应，监测患者血常规、血沉、肝肾功能、铁蛋白变化。并根据患者病情变化情况及用药安全性表现调整药物剂量。

4. 生物制剂

是难治、复发、重症和高度活动的 AOSD 的治疗新途径，肿瘤坏死因子阿尔法（TNF-α）拮抗剂、白细胞介素 1（IL-1）拮抗剂，白细胞介素 6（IL-6）拮抗剂首次出现要求写中文等已逐步在临床应用于治疗 AOSD。

三、中西医结合治疗经验

目前，中医药治疗 AOSD 在临床已有许多的报道，中西医结合治疗该病具有一定的优势，一方面可以帮助控制病情，缓解临床症状；另一方面，中西医结合治疗可以协助激素撤减，一定程度的减少西药的药物不良反应或引起的身体不适。

1. 中西协同，减毒增效

除轻症 AOSD 患者外，大部分患者不可避免的需要使用激素。激素引起的不良反应成为临床不可忽视的问题：高血压、糖皮质激素相关性糖尿病、骨质疏松、水钠储溜、消化道溃疡等等，一方面我们固然需使用预防性用药或协同用药，如钙剂、双膦酸盐制剂、PPI 制剂、降压药、降糖药等协同治疗。但有些糖皮质激素引起的相关症状如兴奋、潮热、盗汗、肥胖等，并非西医治疗之所长，临床常用的西药往往不能够减轻这类症状。虽然这些症状并不"严重"，但恰恰是这些自觉不适，最容易引起患者情绪焦虑、依从性下降，甚至自行停药，治疗失败。此时配合使用中药，或以凉血泄火，或以滋阴清热，或以补益气阴等进行辨证论治，一方面可以减少激素引起的这些不良反应，另一方面可以减少疾病活动度，帮助激素尽快撤减，起到减毒增效作用。

2. 重视自觉症状的中医处理

AOSD 患者在高热、皮疹、一过性关节炎、咽痛等主要症状外，往往还伴有一些自觉症状，如果焦虑、失眠、肌肉酸痛、大便不佳、胃纳不佳等，中医采用中药煎剂治疗时自由灵活，可在辨证准确的基础上，重点兼顾这些兼症，协同既定治疗方案帮助缓解病情，提高临床疗效；甚至某些患者持续以这些自觉症状为苦主者，可以以中药重点治疗此类症状，而降控制 AOSD 病情的任务交给西药，以达到"各司其职"的目的。笔者认为，中国患者普遍存在排斥西医治疗的问题，通过中医药的综合调理，可以一定程度的改善患者生活质量，提高患者依从性；笔者临床发现中药对患者的胃纳改善，便质改善，情绪改善及皮疹改善效果较好，临床凡是胃脘不适者先调其胃，大便不通畅者先畅其大便，让其饮食顺畅，自然心情愉悦，配合治疗的依从性也大为提高；对情绪不佳的患者，一方面使用中药辨证论治，或以疏肝理气，或以养阴柔肝，或以滋水涵木，或以重镇安神等等，一方面可予一定心理暗示（这恰恰是中医擅长的），这明显提高了患者的依从性，改善了患者的生活质量。

【临证备要】

一、辨证

（一）细辨卫气营血

中医辨证虽有脏腑辨证、三焦辨证、六经辨证及卫气营血辨证多种方式，但在 AOSD 中，采用卫气营血最为多见。在辨卫气营血时，需严格按照为其营血辨证纲要，抓住各证的特征性症状，才能辨证准确。如卫分最大的特点是"恶寒"，所谓"有一份恶寒，便有一份表证"，临床见卫分证时，需严格"在卫汗之可也"，不可早投营血分药，以防滋腻，诱邪深入；其余气分证、营分证、血分证也是同理。切不可一见发热就妄用苦寒，有可能不但不利于疾病恢复，反而加重病情。

除单一的卫气营血证外，AOSD 辨证还行需仔细揣摩，判断是否有卫气同病、气营两燔及气血两燔等"同病"情况出现。方能正确用药，提高疗效。

（二）辨湿邪之有无

AOSD 一般归属中医"内伤发热""温病"等范畴之内，虽与火热之邪密不可分，临床多按卫气营血辨证进行辨治，但也需时时警惕湿邪之有无。临床发现，需要患者不仅存在火热之邪，耗气伤阴，还存在湿邪为患，使疾病缠绵难遇。此时需特别注意患者舌苔情况，若身热不扬、关节肌肉酸痛不适、舌苔厚腻、胸闷脘痞、纳食不馨及病情缠绵难解者，需警惕湿邪之存在。必要时，可根据需要应用黄柏、黄连等寒凉燥湿药，或同时配伍应用苍术、半夏、厚朴、砂仁等温药以温燥化湿，加强疗效。有时也可取叶天士"通阳不在温，而在利小便"之意，应用薏苡仁、车前子、泽泻等药利尿通阳，使小便得疏，湿从水化，邪有出路。

（三）辨脾胃之强弱

治疗 AOSD 不可避免的需要使用寒凉药物，然苦寒伤胃是不争的事实。临床辨证不仅需要辨明在卫在气在营在血，还需时时辨明脾胃之强弱。若脾胃实，患者纳食佳，无恶心呕吐、嗳腐泛酸等症状，此时可酌情重剂猛投，以期迅速缓解病情；但若患者脾胃已伤，纳食不佳，或难以饮下中药，或咽下既吐、不思饮食，此时用药需处处顾护脾胃，如减小苦寒药之用量；酌投乌贼骨、谷芽、麦芽、半夏等和胃之药，以兼顾脾胃；重者甚至可以专调脾胃，以图后治。切不可求功心切，大肆攻乏，妄投苦寒，脾胃一伤，药食难进，则其病则难愈也。

（四）辨虚实

AOSD 患者除辨明在卫在气在营在血外，还需重点辨别虚实。火邪燔灼三焦，易于耗气伤阴；邪入营血，则易耗阴动血，因此辨明气、阴、营、血之虚实则尤为重要。热病后期，邪已尽而正已伤者，可以扶正为主，根据气、阴、营、血之耗伤程度不同，或以益气，或以养阴，或以滋补营血，以期恢复正气；如虚实夹杂，口干明显，舌质少津，是为阴伤之象，可在处方中酌情添加养阴之麦冬、玉竹等，以复其阴；如乏力明显，舌淡边有齿痕，是气伤之象，可予党参、山药等，以补其气，但不可过用人参、黄芪等补气猛剂，以防助火，若气阴两伤者，可使用太子参、沙参等气阴双补之品；若舌质红绛，或光红无苔，是营血耗伤之征，直须填补真阴，以复营血，可使用阿胶、龟甲、天冬、鳖甲等等。总之，辨别虚实需使观察于 AOSD 治疗之始终，不得一味猛浪，耗伤正气，则病亦难愈也。

二、治疗及用药

（一）卫气营血，治有不同

叶天士在《温热论》中说"在卫汗之可也，到气才可清气，入营扰可透热转气，入血就恐耗血动血，直须凉血散血"，揭示了热病传变及治疗用药的一般规律。在 AOSD 中，仍必须遵循这类准则用药。卫分证明显时，需"汗之可也"，这并非要使用麻黄、桂枝等辛温发汗重剂，而是可采用"辛凉解表"之法，并根据病情轻重选择合适方剂，如发热轻、病情不重者可采用银翘散加减，重者可采用辛凉重剂白虎汤加减；气分证明显时，需以清气为主，使用白虎汤等方剂加减，配合使用清热解毒诸药，如蒲公英、紫花地丁、白花蛇舌草等，以达到凉解之目的；到营血分时，则需按照营血分用药需求，清营凉血，采用清营汤、犀角地黄汤等方剂加减，重用地黄、芍药、栀子等药物，适当伍用入于营血分之清热解毒药物，如银花、大青叶等，以期达到效果。

（二）清热解毒，适度配伍

AOSD 多属热毒为患，适度配伍清热解毒药有助于增强临床疗效。现代药理研究，此类药物具有调节免疫机制，减少渗出，抗炎抗菌，清除抗原，抑制抗体产生等功效，也可解释此类药物发挥作用的原因。但清热解毒药多属苦寒，使用也需小心，一是必须在卫气营血辨证准确基础上使用，例如卫分证明显，过度使用清热解毒药，反而冰遏邪气，使其难以外出。二是必须处处顾护胃气，顾护正气，小心察觉患者脾胃情况，是否有胃脘不适、大便溏泄，甚则饮药既吐之现象，防止苦寒败胃，最终引起药食难进，变生坏证。

（三）顾护正气，贯穿始终

AOSD 患者尤其自身正气不足，或疾病耗伤，常出现虚实夹杂之候，表现为邪未尽而正已伤，此时注重顾护正气就显得尤为重要。根据气、阴、营、血之耗伤程度不同，需参合益气、养阴、滋补营血等手段。口干明显，舌质少津，是为阴伤，可加用养阴生津之品，如麦冬、石斛、玉竹等，但不可滋腻，以防助邪；乏力明显，舌淡边有齿痕，是气伤之象，可予党参、山药等，以补其气，但不可过用人参、黄芪等补气猛剂，以防助火；若气阴两伤者，可使用太子参、沙参等气阴双补之品；若舌质红绛，或光红无苔，是营血耗伤之征，直须填补真阴，以复营血，可使用阿胶、龟甲、天冬、鳖甲等等。

疾病后期，也可出现纯虚无实之象，此时用药则需以扶正为主，如津伤明显，可使用沙参麦冬汤、益胃汤加减论治；胃阴亏耗，不思饮食者，可采用麦门冬汤加减，以养阴和胃；如气虚乏力，则可以四君子汤为底方加减论治；气阴两虚者，可采用生脉散加减，重者可送服《金匮要略》薯蓣丸，以复其虚劳；热病后期，舌质红绛，真阴受损者，使用麦冬、玉竹等养阴药已然无功，须填补真阴，可辨证从左归丸、大补阴丸等进行加减论治。

三、调摄与护理

（一）调摄

AOSD 患者初期多属火邪燔灼三焦，此时饮食需要既保证充足的能量、营养供应，又不能辛辣、油腻，防止助热生火，加重病情。饮食需保证合理的糖类、蛋白质、脂肪配比。同时，需注意保证患者充足的饮水摄入，维持水、电解质、酸碱平衡的稳定状态，如此才能存津液，不至于亡阴亡阳。疾病后期，一般存在气阴两伤，需要注意饮食调理，加强营养摄入。但同时仍需小心，不能"急功近利"，以防食复。尤其是部分患者，存在气阴两伤，但余热未清，此时尤其需警惕，禁止摄入大辛、大热食物，以防疾病复发。

疾病初期，需充分休息，保持良好、充足的睡眠，保存体力，帮助疾病恢复。尤其是需避免去人多的地方，保持空气流通，防止出现感染可能。疾病好转后，可适当进行力所能及的物理锻炼，帮助身体恢复，增加正气，驱邪外出，御敌于外。

（二）护理

1. 一般护理

（1）保持病区空气流通，经常通风换气
（2）安慰病人，使用分散注意力的各种方式来缓解其疼痛。
（3）巡视病人，及时满足其生活需要。

2. 心理护理

与病人多交流，向其介绍关于疾病的各种知识。通过交流消除焦虑情绪，使其积极配合治疗，树立战胜疾病的信心。

3. 治疗配合

（1）高热患者监测体温，遵医嘱给予退热处理。在给予物理降温、温水擦浴或使用药物降温者，应观察用药后的体温变化，注意有无大汗、虚脱发生。

（2）发热患者宜大量饮水，以利散热、利尿，并给予易消化的饮食。出汗多需要输液者，应做好有关护理。

（3）持续高热并伴有全身中毒症状者，应给予口腔护理，预防口腔感染。应给予患者清洁皮肤，保持皮肤清洁干燥。

（4）促进患者舒适。

（5）做好皮肤护理。嘱病人切勿抓挠皮疹处，穿柔软棉制衣服，勤更换。

4. 健康教育

告知患者在治疗护理下可控制病情发展，使其趋于稳定。但在各种诱因作用下仍可复发；如治疗护理得当，大多数病人能正常生活。

【医案精选】

病案一 患者，女，45岁，因"反复发热、皮疹、关节痛伴咽痛1年，再发2天"，于2011年4月18日初诊于我院风湿科。

1年前无明显诱因下出现发热，体温在39℃~40℃，发热时有四肢及躯干部红色斑丘疹，热退后皮疹逐渐消退，伴四肢关节游走性疼痛和咽痛。抗感染治疗无效。予糖皮质激素和甲氨蝶呤治疗后病情逐渐缓解。2天前劳累后再发，遂至我院。入院查体：T 39.2℃，P 90次/min，四肢及躯干可见散在红色斑丘疹，右踝关节略肿，压痛阳性。舌红苔薄腻，脉数。辅检：白细胞 16.5×10^9/L，中性粒细胞89.4%，C反应蛋白122.6mg/L，血沉90mm/H，铁蛋白1103ng/mL，抗核抗体阴性。血培养阴性。中医诊断为：热证（邪入气营证），西医诊断为：成人斯蒂尔病。西医治疗予：甲强龙针40mg/日、甲氨蝶呤片10mg/周、羟氯喹片0.2g/日。中医予清热凉营、除湿透热为法，采用柴胡桂枝石膏知母汤合青蒿鳖甲汤加减，具体方药如下：柴10g，桂枝6g，石30g，知母12g，青蒿30g，丹皮12g，赤芍20g，升麻9g，黄芩12g，姜半夏9g，滑石24g，生甘草9g，白僵蚕9g，蝉衣6g，防风9g，独活10g，佛手9g。7剂，水煎分温二服。

二诊：药后发热、皮疹逐渐消退，仍有下肢关节隐隐作痛，诉口干，舌红苔薄白，脉数。前方去石膏、滑石，加威灵30g、徐长30g以祛风除湿，加麦冬20g以滋阴润燥。再进7剂。

三诊：药后皮疹隐隐，下肢关节时有疼痛，感有口干，舌红苔薄白，脉细数。前方去黄芩、升麻，加生地15g以滋阴养血，独活9g、川牛膝12g以祛风湿通络。续进7剂。

如此治疗3周后患者发热、皮疹、关节痛及咽痛症状消退。门诊继续予以中西医结合治疗3月后复查白细胞 12×10^9/L，中性粒细胞81.1%，血小板 255×10^9/L，CRP 27mg/L，ESR30mm/H，激素逐渐减至强的松片10mg/d、甲氨蝶呤片12.5m/日、羟氯喹片0.2g/日治疗。病情得到明显改善。

按： 本案患者初诊时高热起伏，汗出，肢体皮疹随热而出，踝关节疼痛，咽痛，舌红苔薄腻，脉数，属"热证"邪入气营之表现。此时治则当清热凉营、除湿透热，药用辛微寒之柴胡、升麻，合辛温之桂枝，取柴胡桂枝汤之义，共奏和解通阳之效；石膏、知母甘寒以清热泻火，青蒿、丹皮、赤芍苦寒以清热凉血；再添苦寒之黄芩、辛温之半夏、佛手燥湿，寒热并用以祛湿邪；滑石甘寒利尿通阳，蝉衣利咽透疹，白僵蚕、防风、独活通络止痛，辅以生甘草调和诸药。药后发热、皮疹逐渐消退，下肢关节仍隐隐作痛，故去石膏、滑石之寒凉药，加用威灵仙、徐长卿以祛风除湿、通络止痛，患者又诉口干，此乃热后津伤之征，故用麦冬滋阴润燥。三诊时，热已消，唯皮疹隐隐，口干，下肢关节时有疼痛，原方去黄芩、升麻，加用独活、牛膝益祛风通络之效，合生地以养阴生津。此患者辨证用药准确，故疗效显著。

病案二 患者，男，29 岁。以反复发热、皮疹、关节痛 18 年，再发加重 2 周为主诉。患者约 1995 年无明确诱因出现反复发热，体温最高达 40℃，发热时伴有咽痛、全身多发淡红色风疹、右腕及双膝关节疼痛，至安徽省某医院就诊，诊断考虑为变异性败血症，予以布洛芬缓释胶囊口服，反复发热近 2 个月体温逐渐正常。2010 年 6 月上症再次发作，仍以发热、全身多发淡红色风疹、关节痛为主要表现，累及双膝关节红肿疼痛，至安徽省某医院诊断为 AOSD，予甲泼尼龙 40mg/ 日口服，联合环磷酰胺 0.4g 静脉滴注，每月 2 次冲击治疗，甲氨蝶呤每周 10mg、硫唑嘌呤 50mg/ 日口服。治疗 3 个月余，症状逐渐缓解，患者自行停药。2012 年上述症状再次发作，患者口服泼尼松 20mg/ 日，症状缓解后停药。近 2 周来，患者再次出现发热、散在红色皮疹、关节疼痛，自服泼尼松 10mg/ 日，服用 1 周，效果不佳，遂来安徽中医药大学第一附属医院风湿科就诊，舌质红，苔黄腻，脉细数。实验室检查示白细胞 27.57×10^9/L，红细胞 3.93×10^{12}/L，ESR 98mm/H，RF 19.5U/ml，hs–CRP 269.04mg/L，血清铁蛋白 3506.46ng/mL。西医诊断：成人斯蒂尔病。中医诊断：痹证（湿热痹阻证）。西药治疗予：口服泼尼松 10mg/d。中医治以滋阴清热解毒，健脾化湿通络。处方：蒲公英 10g、白花蛇舌草 15g、紫花地丁 10g、薏苡仁 15g、茯苓 10g、陈皮 6g、丹参 10g、泽泻 10g、知母 10g、黄柏 6g、生地黄 10g、青蒿 10g、地骨皮 10g、垂盆草 15g、豨莶草 10g、炒麦芽 15g、甘草 3g。7 剂，水煎服，每日 1 剂，早、晚分服。

二诊：患者诉诸症皆减，腕关节时有不适，活动不利，偶感心慌，乏力，拟上方去知母、黄柏，加黄芪 15g、桂枝 10g、鸡血藤 15g，同时口服泼尼松，剂量不减。

三诊：患者诉皮疹明显减退，关节疼痛减轻，精神明显改善，诉夜寐差，烦躁不安，拟上方加酸枣仁 30g、远志 30g、夜交藤 15g，泼尼松剂量同前。

随证辨治 5 周后，患者发热、皮疹及关节痛症状明显消退。近 2 年来，患者坚持服用中药治疗，泼尼松已减至 6mg/d，现已无特殊不适，病情稳定。

按：本例患者为中年男性，发病急骤，初诊时见反复高热、皮疹不退及关节疼痛，舌质红，苔黄腻，脉细数，口服大量激素病情控制不佳。询问病史，结合脉象，四诊合参，考虑为湿热痹阻证。患者多因感受湿热毒之邪，蕴结筋骨肌肉关节所致。热为阳邪，热盛则见发热、红肿热痛、溲黄、舌红之象，湿为阴邪，重着黏腻，湿盛则周身困重，湿邪留滞经络关节则感重着；湿热毒邪交阻于经络、关节、肌肉等处，故关节肌肉局部红肿灼热，或变生结节，或见身肿；湿邪重浊下行则易见足肿；气血阻滞不通，故关节疼痛，皮下硬痛，气血瘀滞则斑疹显现；湿热中阻，故口苦口黏，口渴不欲饮，身热不扬，大便黏滞，小便黄赤。舌红、苔黄腻、脉细数均为湿热之象。治疗应当抓住本病基本病机，以滋阴清热解毒为主，又佐以健脾利湿、活血化瘀之品宣痹通络。治疗常用苦寒之蒲公英、白花蛇舌草、紫花地丁行清热解毒凉血之功。知母性辛苦寒，下则润肾燥而滋阴，上则清肺金泻火，乃二经气分药也，为养阴清热之良药。青蒿解湿热，退虚热，其味苦而不伤阳，寒而不碍湿，气芳香而化浊，质轻清而透邪，具有清热除湿之功。薏苡仁、茯苓、泽泻清利湿热。豨莶草通络除痹止痛。丹参活血化瘀。垂盆草保肝降酶，缓解肝功能损伤，以防长期服用非甾体类抗炎药或慢作用抗风湿药引起肝功能损伤。因长期服用糖皮质激素或苦寒之剂，胃肠道多有不适，酌加陈皮、炒麦芽、甘草健脾和胃。若热毒炽盛者，可加生大黄、生石膏清热解毒泻火。

附：

历代医籍相关论述精选

《温热论》："大凡看法，卫之后方言气，营之后方言血。在卫汗之可也，到气方可清气，入营犹可透热转气，如犀角、玄参、羚羊角等物，入血就恐耗血动血，直须凉血散血，如生地、丹皮、阿胶、赤芍等物。否则前后不循缓急之法，虑其动手便错，反致慌张矣。"

《温热经纬》："前言辛凉散风，甘淡驱湿，若病仍不解，是渐欲入营也。营分受热，则血液受劫，心神不安，夜甚无寐，成斑点隐隐，即撤去气药。如从风热陷入者，用犀角、竹叶之属；如从湿热陷入者，犀角、花露之品，参入凉血清热方中。若加烦躁，大便不通，金汁亦可加入。老年或平素有寒者，以人中黄代之，急急透斑为要。热入于营，舌色必绛。风热无湿者，舌无苔，或有苔亦薄也。热兼湿者，必有浊苔而多痰也。然湿在表分者，亦无苔。"

参考文献

［1］金相哲.浅谈成人斯蒂尔病的中医辨证治疗［J］.光明中医.2011，26（12）：2529-2531

［2］包洁，李正富，王新昌，李霄鹏.范永升教授成人斯蒂尔病中医诊治特色探析［J］.浙江中医药大学学报，37（3）：261-263

［3］周巧，刘健，宋倩，黄旦，郭锦晨.刘健教授治疗成人斯蒂尔病经验［J］.风湿病与关节炎.4（12）：40-42

［4］何宜霖，汲泓.卫气营血理论在成人斯蒂尔病辨证中的应用［J］.吉林中医药.34（1）：20-22

［5］陈顺乐.风湿内科学［M］.人民卫生出版社.2009

［6］中华医学会风湿病学分会.成人斯蒂尔病诊断及治疗指南［M］.2010，14（7）：487-489

［7］刘晓蕾，吕良敬.成人斯蒂尔病发病机制的研究进展［J］.中华风湿病学杂志.2014，18（5）

第十一章　银屑病关节炎

银屑病关节炎（psoriatic arthritis，PsA）是一种与银屑病相关的炎性关节病，具有银屑病皮疹，关节和周围软组织疼痛、肿胀、压痛、僵硬和运动障碍的症状，部分患者可有骶髂关节炎和 / 或脊柱炎，病程迁延、易复发，晚期可关节强直，导致残疾。约 75%PsA 患者皮疹出现在关节炎之前，约 10% 出现在关节炎之后，同时出现者约 15%。该病可发生于任何年龄，高峰年龄为30~50 岁，无性别差异，但脊柱受累以男性较多。在美国，PsA 患病率为 0.1%，银屑病患者约 5%~7% 发生关节炎。初步统计我国 PsA 患病率为 1.23%。

据银屑病关节炎的皮肤表现，应属祖国医学"干癣""白疕""蛇虱""白壳疮""松皮癣""马皮癣""银钱癣""疕风"等病证范畴。中医历代文献对本病的认识有一个不断深入的过程。"疕"字于《广雅释言》解释："疕，痂也。"癣，《说文解字》谓之"干疡也"。隋·巢元方《诸病源候论·干癣候》曰："干癣但有匡郭，皮枯索痒，搔之白屑出是也。"明·王肯堂《证治准绳·诸肿》记载："遍身起风轸（疹）疥丹之状，其色白不痛，但痒，搔抓之，起白疕，名曰蛇虱。"到清代对白疕的记载更加详细，如清·吴谦《医宗金鉴·外科心法》描述为："白疕，此证俗名蛇虱。生于皮肤，形如疹疥，色白而痒，搔起白皮。"清·陈士铎《洞天奥旨·卷中》记载："白壳疮，生于两手臂居多，或有生于身上者，亦顽癣之类也。"清·祁坤《外科大成·卷四》中曰"白疕肤如疹疥，色白而痒，搔起白疕，俗称蛇虱。"清·许克昌、毕法合撰的《外科证治全书》又曰："白疕又名疕风，皮肤燥痒，起如疹疥而色白，搔之屑起，渐肢体枯燥坼裂，血出痛楚，十指间皮厚而莫能搔痒。"从以上所描述的症状表现来看，均类似于现代医学中的银屑病。当代医家多主张以"白疕"名称特指银屑病中医病名。据本病关节症状特点应属祖国医学"历节""风湿""痛风""痹病""痹证"等病证范畴。《内经·痹论》为论痹圭臬之作，"风寒湿三气杂至合而为痹"，依据感风、寒、湿邪程度不同将痹病分行痹、痛痹、着痹三型至今沿用，五体痹分别内合五脏被认为是风湿病内脏病变的理论基础。《金匮要略·中风历节病脉证并治》描述历节病为："病历节不可屈伸，疼痛，乌头汤主之。"《诸病源候论·风痹候》言："其状，肌肉顽厚，或疼痛。……病在阳曰风，在阴曰痹，阴阳俱病曰风痹。"《症因脉治》定义痹为"痹者闭也，经络闭塞，麻痹不仁，或攻注作疼，或凝结关节，或重着难移，手足偏废，故名曰痹。"《丹溪心法》将白虎历节命名为"痛风"。

【病因及发病机制】

一、中医学病因病机

（一）病因

先天禀赋不足，素体脏腑积热，或阴虚血热，或阳气偏盛，或外感风寒湿热毒，从阳化热或郁而化热，而致邪毒内伏，阴虚血燥，湿热毒蕴结，外邪引动致邪痹阻于内，兼发于外。

1. 外因

外感六淫。居住潮湿、涉水冒雨、冷热交错等导致机体阳气不足，卫外不固，风寒湿邪乘虚入侵，"邪郁病久，风变为火，寒变为热，湿变为痰"，风寒湿邪郁而化热化火，变生热毒，阻滞血脉，腐蚀营血，流注关节，发为白疕、热痹。如《类证治裁》云："初因风寒湿郁闭阴分，久则化热攻痛。"

2. 内因

禀赋不足。先天肾精不足，元阳亏虚，阳气卫外失常，皮肤腠理失固，阴寒毒邪侵肤，腠理气血凝滞，脉络受阻，血行不畅，阳气不得外达，蕴久化热，暗耗气血，日久化毒，伏而不发，为害不彰。此外先天禀受父母之败精血毒，若外触邪气，引动内毒，致毒发于外，攻于皮肤、骨节亦可发病。先天禀赋不足成为发病的"夙根"。

情志不遂。七情内伤，气机壅滞，郁久化火，以致心火亢盛，心主血脉，心火亢盛则热伏营血。

饮食不节。过食醇酒厚味、辛辣肥甘，脾胃受损，湿邪内生，郁而化热。

久病体虚。病久营血耗伤，气血不足，以致血虚生风化燥，肌肤失养，则发为白疕；阴血不足，气血失和，筋脉失养，发为痹证。

失治误治。过用辛温香燥药物，外邪从阳而化，致火毒内生。

或素体阴虚阳盛，后天脏腑积热蕴毒。脏腑营血积热蕴毒，充斥脉络，外壅肌肤，则发为红斑皮疹；热毒痹阻关节则发为筋脉骨节疼痛。

（二）病机

银屑病关节炎其病位在骨节、肌肤、血脉。病性多为本虚标实。在本为阴虚血燥，在标为风湿热毒蕴结。而其基本病机为邪毒内伏，湿热流注骨节，血燥生风，肌肤失濡。

湿热之邪的形成，责之外感与内生两端。若外感风寒湿之邪，引动内在之湿热，内外相合，湿热流注骨节，阻于经络、皮肤，从而形成湿热痹。湿热羁留，阻遏气机，脉络为之阻滞，或由于湿热伤阴耗气，则血运迟缓无力等均可导致瘀血的发生。湿热与瘀血兼夹，热伤血络，血溢脉外；热毒炽盛，热壅血瘀，外蕴皮肤血脉；或热毒炽盛，腐蚀营血，而发白疕。

银屑病关节炎易反复发作、不易根治，主要的矛盾之一是湿热。热毒重可生湿，湿邪盛能化热，湿热毒交织于一体，痹阻经络、流注骨节、着于筋脉、攻注脏腑，是导致该病反复发作、难以根治的主要内在原因。

二、西医学病因及发病机制

（一）病因

PsA 的病因是不清楚的。遗传、免疫和环境因素在炎症过程的发展中起着重要作用。

1. 遗传因子

银屑病和银屑病关节炎有家族聚集性。特殊家族的研究表明该病比一般人群或夫妻更可能发生在受累个体的一级亲属中。同卵双生子的研究也证实了该病的遗传易感性，同卵双生子有相当高的一致率。人口研究显示，银屑病与 HLA 抗原 B13、B16、B17、B27、B37、B38、Cw6、DR4、和 DR7 相关。银屑病患者同时具有 HLA-B7 和 HLA-B27 注定要发展成关节炎。在银屑病和银屑病关节炎患者中有高频率的 HLA-DR7α。全基因组筛选证实银屑病与染色体 17q、4q 和 6p 位点连锁。连锁最强的证据是染色体 6p 位点。然而在银屑病还没有揭示与银屑病关节炎相关的易感基因的研究。

银屑病和银屑病关节炎的研究证实了疾病的不同表达取决于遗传父母的性别。对于这二种疾病，呈现出突出的父性遗传。

2. 免疫因素

银屑病关节炎的皮肤和关节损害的病理过程是一种炎症反应，也有自身免疫的证据，也许有补体激活的介导。银屑病关节炎的皮肤、关节损害的炎症本质是滑膜衬里细胞的增殖和单核细胞的浸润。银屑病关节炎的细胞因子谱表明 T 细胞和单核巨噬细胞间的复杂相互作用。Th1 细胞因子（TNFα、IL-1β、IL-10）的表达在银屑病关节炎是高于类风湿关节炎，提示这两种疾病可能存在不同的发病机制。

银屑病关节炎患者血中的抗核抗体被认为可与皮肤角质层抗原反应。在银屑病和银屑病关节炎的患者血清中也发现了抗上皮角蛋白和抗细胞角蛋白18 抗体。

几个研究表明，在外周血中 $CD4^+T$ 细胞的数目的百分比均明显减少，但它们在皮肤损害和滑膜中发现有库普弗细胞，并可在混合淋巴细胞反应中参与反应。推测在银屑病关节炎患者的皮肤和关节炎库普弗细胞递呈未知的抗原给 $CD4^+$ 细胞，激活 T 细胞。来自皮肤和滑膜的纤维母细胞增殖反应增强，分泌能力增强，增加 IL-1、IL-6 和血小板来源的生长因子的分泌。几个研究显示，从激活 T 细胞和其他单核细胞分泌的致炎细胞因子可诱导皮肤和滑膜的纤维母细胞的增殖。皮肤内的银屑斑白三烯 B4 水平是增加的，注入白三烯 B4 可引起上皮内的微脓肿，提示这种混合物在银屑病发展中的作用。

3. 环境因素

（1）感染　某种病毒或细菌感染与银屑病或银屑病关节炎的发生或加重的短暂关系提示这些微生物的致病作用。有报道表明，银屑病和银屑病关节炎与人类免疫缺陷病毒感染有关。尽管感染人类免疫缺陷病毒的患者银屑病的患病率与一般人口相似，但患人类免疫缺陷病毒感染的患者常有更严重的红皮病型银屑病，并且银屑病患者感染人类免疫缺陷病毒后皮肤病是加重的。

（2）创伤　几个研究报道银屑病患者在身体创伤后发生关节炎的肢端骨溶解。回顾医学记录的研究表明 138 例银屑病关节炎患者中有 12 例（9%）、

138 例类风湿关节炎患者中仅有 2 例在关节炎发作前曾经历急性疾病或创伤。除发病初（前 6 个月）血沉和 C 反应蛋白水平外，25 例创伤后银屑病关节炎患者的临床和实验室指标与无创伤史的 275 例银屑病关节炎患者相似。这些急性时相反应的差别在随访后消失。提示创伤诱导的关节炎重现了一个强的 Koebner 现象，也许与外周神经释放 P 物质有关。

（二）发病机制

1. 免疫病理学

银屑病关节炎关键的病理改变发生于皮肤、滑膜、附着点、软骨和骨。皮肤和滑膜的病理生理学特征已十分清楚，但仅少数研究关注于附着点炎。关于软骨和骨，较多近期的研究显示在软骨 – 血管翳连接处存在破骨细胞，而在银屑病关节炎患者的血循环中存在大量的破骨细胞前体。

（1）银屑病皮肤病变 银屑病皮肤的特征性改变包括表皮的过度增生、真皮乳头层单个核白细胞浸润、角质层中性粒细胞浸润，以及各种亚群的树突状细胞增加。表皮中的 T 细胞亚群主要为 $CD8^+$ T 细胞，而真皮层则 $CD4^+$ T 细胞和 $CD8^+$ T 细胞皆有。在皮肤病变处的大部分 T 细胞表达地址素、表皮淋巴细胞抗原，这不同于循环 T 细胞和银屑病关节炎时炎性滑膜中的 T 细胞。最后，血管变化在银屑病中也非常明显，表现为浅表血管的过度生长和扩张。

（2）银屑病滑膜病变 很多早期有关银屑病关节炎滑膜病理学研究揭示了突出而显著的血管变化。在第一个比较银屑病关节炎与类风湿关节炎滑膜组织研究中，定量免疫病理分析证实了这种突出的血管变化，并发现在银屑病关节炎滑膜中血管的数量显著增加。在银屑病关节炎中较少见到滑膜衬里层的增加，并且极少有巨噬细胞游走至滑膜组织并迁移到衬里层。T 淋巴细胞的数量及其亚群和 B 细胞的数量与类风湿关节炎相似。

关节镜下发现银屑病关节中存在大量弯曲、扩张的血管，这或许更能直观地说明脉管系统在银屑病关节炎发病机制中的重要作用。关键生长因子的相互作用能够精密地调节新生血管的形成或血管新生过程。在皮肤和滑膜组织中已经发现 TNFα、转化生长因子、血小板衍生生长因子、血管生成素和血管内皮生长因子等生长因子的存在。

（3）附着点 与类风湿关节炎相比，银屑病关节炎患者的附着点 $CD8^+T$ 细胞的表达一致性升高。早期脊柱关节病五个急性附着点炎部位的超声引导活检也证实，附着点部位血管数目增多，以巨噬细胞为主的细胞浸润增加。这些发现和已熟知的银屑病关节炎与 HLA-Ⅰ类抗原的关系相一致。

2. 细胞因子

与骨关节炎和类风湿关节炎相比，从银屑病关节炎关节中获得的滑膜外植体组织产生 T 辅助Ⅰ型细胞因子的水平更高，包括白介素 -2 和干扰素 γ 蛋白。银屑病滑膜外植体也释放高浓度细胞因子 IL-1β 和 TNFα。相比之下，没有发现银屑病关节炎滑膜产生 IL-4 和 IL-5，IL-10 皮肤不表达，滑膜却高表达。

银屑病关节炎患者病变皮肤、滑膜和关节液中 TNFα 水平升高。不少证据表明 TNFα 是银屑病关节炎关节中一种重要的细胞因子。

3. 基质金属蛋白酶和软骨破坏

银屑病关节炎关节 X 线片常可发现软骨丢失，表现为关节间隙狭窄。与类风湿关节炎相类似，基质金属蛋白酶机基质金属蛋白酶组织抑制因子也见于银屑病关节炎滑膜衬里细胞和衬里下层细胞。特别是免疫组化研究显示，MMP-9 局限于血管壁，而 MMP-1、MMP-2、MMP-3、TIMP-1 和 TIMP-2 在滑膜衬里表现为细胞和间质染色的类型。

4. 骨重构

银屑病关节炎关节 X 线片也可揭示显著的骨重构改变，表现为骨吸收和新骨形成。重要的是骨吸收，银屑病关节炎关节活检样本显示，在骨 - 血管翳连接处的深吸收凹陷存在巨大的多核破骨细胞，在骨吸收中扮演重要作用。破骨细胞生成是一个接触依赖过程，受制于骨髓中的成骨细胞和间质细胞。银屑病关节炎新骨形成的机制尚不明确。在这一过程中 TGF-β 和 VEGF 可能甚为重要。

【诊断标准】

一、症状和体征

（一）皮肤表现

皮肤银屑病是 PsA 的重要诊断依据，皮损出现在关节炎后者诊断困难，细致询问病史，银屑病家族史，儿童时代的滴状银屑病，检查隐蔽部位的银屑病（如头皮、脐周或肛周）和特征性放射学表现可提供重要线索，但应排除其他疾病，并应定期随访。

（二）指（趾）甲表现

顶针样凹陷（>20 个），指甲剥离、变色、增厚、粗糙、横嵴和甲下过度角化等。指（趾）甲病变是银屑病可能发展为 PsA 的重要临床表现。

（三）关节表现

累及一个或多个关节，以指关节、跖趾关节等手足小关节为主，远端指间关节最易受累，常不对称，关节僵硬、肿胀、压痛和功能障碍。

（四）脊柱表现

脊柱病变可有腰背痛和脊柱强直等症状。

二、辅助检查

（一）实验室检查

本病无特殊实验室检查，病情活动时血沉加快，C 反应蛋白增加，IgA、IgE 增高，补体水平增高等；滑液呈非特异性反应，白细胞轻度增加，以中性粒细胞为主；类风湿因子阴性，少数患者可有低滴度类风湿因子和抗核抗体。约半数患者 HLA-B27 阳性，且与骶髂关节和脊柱受累显著相关。

（二）影像学检查

1. 周围关节炎

周围关节骨质有破坏和增生表现。末节指（趾）骨远端有骨质溶解、吸收而基底有骨质增生；可有中间指骨远端因侵蚀破坏变尖和远端指骨骨性增生，两者造成"铅笔帽"样畸形；或"望远镜"样畸形；受累指间关节间隙变窄、融合、强直和畸形；长骨骨干绒毛状骨膜炎。

2. 中轴关节炎

表现为不对称骶髂关节炎，关节间隙模糊、变窄、融合。椎间隙变窄、强直，不对称性韧带骨赘形成、椎旁骨化，其特点是相邻椎体的中部之间的韧带骨化形成骨桥，并呈不对称分布。

（三）诊断依据

有炎性关节炎表现即可诊断。因部分患者银屑病出现在关节炎后，此类患者的诊断较困难，应注意临床和放射学线索，如银屑病家族史，寻找隐蔽部位的银屑病变，注意受累关节部位，有无脊柱关节病等来作出诊断并排除其他疾病。

【治疗】

一、中医治疗

（一）辨证施治

1. 湿热痹阻证

【症状】关节疼痛、肿胀、局部发热、活动受限，皮损泛发、疹色鲜红、皮损随关节症状加重，舌质红，苔黄腻，脉滑数。

【治法】清热除湿，活血通络。

【方剂】五味消毒饮、四妙散合白虎加桂枝汤加减。

【常用药物】金银花、野菊花、蒲公英、紫花地丁、苍术、黄柏、牛膝、桂枝、石膏、知母等。

【加减】若湿邪偏盛，关节肿胀重着者，加防己、木瓜、茯苓、五加皮等；若热邪偏盛，关节肿胀、局部发热，皮疹严重者，加丹皮、水牛角、赤芍、生地等。

2. 热毒痹阻证

【症状】关节疼痛、肿胀、局部发热、活动受限，皮疹泛发色鲜红，口渴，大便干，舌红，少苔，脉数。

【治法】凉血解毒，通络除痹。

【方剂】犀角地黄汤、败毒饮加减。

【常用药物】水牛角、生地、丹皮、赤芍、紫草、白茅根、秦艽、木瓜、金银花、连翘、栀子、大青叶、板蓝根、土茯苓、白花蛇舌草、重楼等。

【加减】有发热者，加石膏、熟大黄等，关节肿痛明显者，加丹参、秦艽、黄柏、络石藤、乌梢蛇等。

3. 痰瘀阻络证

【症状】久病关节肌肉刺痛，固定不移，肢体顽麻或重着，其则关节僵硬变形，屈伸不利，皮疹呈暗红色或紫暗，肌肤有瘀斑，舌质紫暗或有瘀斑，舌苔白腻，脉弦涩。

【治法】化痰行瘀，和络止痛。

【方剂】身痛逐瘀汤、双合汤加减。

【常用药物】姜半夏、胆南星、白芥子、当归、桂枝、秦艽、桃仁、红花、香附、地龙、威灵仙、甘草、川芎、白芍、茯苓、陈皮等。

【加减】若瘀血明显，关节疼痛、肿大、强直、畸形，活动不利，舌质紫暗，加三七、莪术；痰瘀交结，疼痛者，加穿山甲、全蝎、蜈蚣；有痰瘀化热之象者，加地龙。

4. 肝肾亏虚证

【症状】日久不愈，关节疼痛时轻时重，疲劳加重，关节屈伸不利，肌肉瘦削，皮疹色淡，腰膝酸软，或畏寒肢冷，阳痿，遗精，或骨蒸劳热，心烦口干，舌质淡红，舌苔薄白或少津，脉沉细弱或细数。

【治法】滋养肝肾，通络止痛。

【方剂】独活寄生汤加减。

【常用药物】独活、桑寄生、秦艽、防风、当归、杜仲、怀牛膝、桂枝、茯苓、川芎、生地黄、白芍、甘草等。

【加减】肾气虚，腰膝酸软，加川断、狗脊；骨节疼痛，乏力较著，加鹿衔草、千年健；阳虚、畏寒肢冷，关节疼痛拘急，加附子、仙灵脾、鹿角片、肉苁蓉；肝肾阴亏，腰膝疼痛，低热心烦，或午后潮热，加生地黄、枸杞子、桑椹子。

5.风寒阻络证

【症状】关节疼痛、酸楚游走不定，或关节疼痛遇寒加重，得热痛缓，或关节重者，肿胀散漫，肌肤麻木不仁，关节屈伸不利，皮疹局限，色淡，舌质淡，舌苔薄白或白腻，脉弦紧或濡缓。

【治法】祛风散寒，活血通络。

【方剂】黄芪桂枝五物汤合身痛逐瘀汤加减。

【常用药物】生黄芪、桂枝、当归、炙甘草、桃仁、红花、乳香、乌梢蛇、川牛膝、地肤子、秦艽、羌活等。

【加减】若风邪偏胜，疼痛游走者，加防风、秦艽；疼痛固定，拘急冷痛者，加麻黄、细辛、制附子、制草乌；痛在上肢、颈项者，加片姜黄、葛根；痛在下肢者，加牛膝、木瓜；肌肤麻木，苔腻者，重用苍术，加青风藤、路路通以祛风除湿通络。

6.寒热错杂证

【症状】关节灼热肿痛，而又遇寒加重，恶风怕冷，苔白罩黄，或关节冷痛喜温，而又手心灼热，口干口苦，尿黄，皮疹可轻可重，舌红苔白，脉弦或紧或数。

【治法】温经散寒，清热除湿。

【方剂】桂芍知母汤加减。

【常用药物】桂枝、白芍、防风、白芷、威灵仙、蜈蚣、青风藤、白术、徐长卿、麻黄、附片、甘草等。

【加减】寒重热轻者，加制川乌、仙灵脾、威灵仙温阳散寒通络；热重于寒者，加生石膏、络石藤清热通络。

（二）名医治法验方

1.胡荫奇——急性期清热凉血解毒，缓解期滋补肝肾，通经活络

胡荫奇教授认为银屑病关节炎多由机体阴阳失调，复感外邪所致。或因素体阳虚复感风寒湿邪，或因素体阳盛，内有蕴热复感阳邪，内外相合，闭阻经络，阴津营血既不能达于肌表，又不能通利关节筋骨，由此造成皮肤关节等损害。急性期多表现为湿热毒瘀之象，证见关节红肿疼痛，活动受限，

皮损泛发、潮红、浸润肿胀，弥漫脱屑，舌红，苔黄腻，脉滑数。治宜清热凉血解毒、祛湿通络为主。药选连翘、土茯苓、土贝母、半枝莲、忍冬藤、白花蛇舌草清热解毒、除湿通络；丹皮、赤芍、紫草、玄参、白茅根以清热凉血；秦艽、威灵仙、木瓜祛湿活络、通利关节。缓解期多表现为肝肾阴虚、经脉痹阻之证，此时泛发的银屑病皮损或红皮样损害及关节红肿缓解，但关节疼痛较重，筋肉拘紧，活动受限。皮损干燥脱屑，白屑迭起，痒甚，常伴头昏、乏力、腰酸背痛、面色萎黄、舌红苔少，脉细数。治宜滋补肝肾、通经活络。方用独活寄生汤与六味地黄汤加减。胡荫奇教授认为：乌梢蛇、蜈蚣、全蝎等虫类药物搜剔通络止痛疗效虽好，但急性期应用可加重银屑病皮损，故血热之象未除时不宜服用；皮屑多时可重用养血药如当归、赤芍、白芍、首乌藤等以润肤止痒。

胡荫奇教授在多年临证经验基础上，根据银屑病关节炎的发病规律及其特有的病因病机，结合每位患者先天禀赋及体质之差异，以及居处环境、发病诱因之不同，提出在对每位银屑病关节炎患者进行辨证论治基础上，加入对银屑病关节炎具有针对性治疗作用的药物，即辨证与辨病相结合。胡荫奇教授在临床上常根据患者病情的不同需要和中药的不同作用特点，将两位中药配伍应用形成药对，两药合用起到协同作用，达到增强药效之目的。如忍冬藤与白花蛇舌草、土贝母与土茯苓、虎杖与半枝莲、生地榆与生侧柏叶、丹皮与生地等。

2. 娄多峰——以虚邪瘀为理论基础

娄多峰教授认为，银屑病关节炎的病因由虚邪瘀三者共同作用而成，气血亏虚是内在因素，血虚则无以濡养肌肤、关节，故可见皮损、脱屑、关节肿痛。风寒湿热燥等外邪乘虚入侵，与气血相搏，发于肌表则见皮损，发于关节则关节肿痛。热毒是本病发展中的重要病理产物，多由外邪入侵，正邪相争或邪久郁而化热或素体阳盛而生，热毒煎灼阴血，一方面阴血更虚，血虚则更燥；另一方面煎灼津血，化为痰瘀，发于皮肤和关节为病。本病病机为气血亏虚、外邪侵入、热毒痰瘀，虚邪瘀贯穿始终。

在辨证治疗中，重视①扶正乃治病之本：银屑病关节炎患者正气亏虚乃先决条件，主要包括气血津液等物质的不足，所以治疗时以滋阴养血、扶正固本为基本法则。②辨证准确，收效方捷：疼痛呈游走性、放射性，多属风邪偏胜；疼痛剧烈，局部欠温，得温则舒，多属寒邪偏胜；疼痛重着，属湿；痛处红热，属热；有外伤史，局部皮色紫黯，或疼痛反复发作，经久不愈，关节强硬，肿大变形，夜痛明显，舌质黯有瘀点，属瘀血。③谨守病机，勿轻易更方：本病非同急暴之病，其病势多相对稳定，病理变化及证候演变一般较慢，故不可轻易更方。根据本病病因病机，提出祛邪、养血、清热、通络的治疗原则。

（三）其他治疗

1. 中药熏洗

朱青静等采用中药熏洗治疗，药物组成：乳香、白鲜皮、海桐皮、丹皮、没药、透骨草、蛇床子、黄柏、苦参各 30g，雷公藤 40g，水煎取药汁 3000ml，趁热将煎好的药汁倾入浴盆，患者可以平卧于浴盆木架上，为了不使热气外泄，可以裹上布单，待药汁温度适宜时可将患处浸于药汁中洗浴，每次持续 20～30 分钟，熏洗完毕后用毛巾擦干，避风，每天 1 次，持续治疗 3 个月为 1 个疗程。联合甲氨蝶呤治疗，患者总有效率为 94.55%，患者的满意度为 98.18%。

2. 矿水浴加超短波治疗

矿水浴采用温泉水全身浸泡，（38℃～39℃），每日一次，每次 20 分钟。超短波电疗采用肾区透热治疗：板状电极，对置，Sp2cm，微热量，每日一次，每次 15 分钟，疗程 2 个月。结果平均总有效率达 94.4%。

二. 西医治疗

PsA 治疗目的在于缓解疼痛和延缓关节破坏，应兼顾治疗关节炎和银屑病皮损，制定的治疗方案应因人而异。

1. 非甾体抗炎药

适用于轻、中度活动性关节炎者，具有抗炎、止痛、退热和消肿作用，但对皮损和关节破坏无效。治疗剂量应个体化；只有在一种足量使用 1～2 周无效后才更换为另一种；避免两种或两种以上同时服用，因疗效不叠加，而不良反应增多；老年人宜服用选择性 COX-2 抑制剂以减少胃肠道的不良反应。

不良反应主要有胃肠道反应、恶心、呕吐、腹痛、腹胀、食欲不佳，严重者有消化道溃疡、出血、穿孔等；肾脏不良反应：肾灌注量减少，出现水钠潴留、高血钾、血尿、蛋白尿、间质性肾炎，严重者发生肾坏死致肾功能不全。NSAIDs还可以引起外周血细胞减少、凝血障碍、再生障碍性贫血、肝功能损害，少数患者发生过敏反应（皮疹、哮喘）以及耳鸣、听力下降、无菌性脑膜炎等。常用NSAIDs药物有美洛昔康、双氯芬酸钠、塞来昔布等。

2. 慢作用抗风湿药（DMARDs）

防止病情恶化及延缓关节组织的破坏。如单用一种无效时也可联合用药，以甲氨蝶呤作为联合治疗的基本药物。

（1）甲氨蝶呤（MTX） 对皮损和关节炎均有效，可作为首选药。可口服、肌肉注射和静脉注射，开始10mg每周1次，如无不良反应、症状加重者可逐渐增加剂量至15～25mg，每周1次，病情控制后逐渐减量，维持量5～10mg，每周1次。常见不良反应有恶心、口炎、腹泻、脱发、皮疹，少数出现骨髓抑制，听力损害和肺间质病变。也可引起流产、畸胎和影响生育力。服药期间应定期查血常规和肝功能。

（2）柳氮磺吡啶（SASP） 对外周关节炎有效。从小剂量逐渐加量有助于减少不良反应，使用方法：每日250～500mg开始，之后每周增加500mg，直至2.0g，如疗效不明显可增加至每日3.0g，主要不良反应有恶心、厌食、消化不良、腹痛、腹泻、皮疹、无症状性转氨酶增高和可逆性精子减少，偶有白细胞、血小板减少。服药期间应定期查血常规和肝功能。对磺胺过敏者禁用。

（3）金诺芬（auranofin） 对四肢关节炎有效，初始计量3mg/d，2周后增至6mg/d。常见不良反应有腹泻、瘙痒、皮炎、舌炎和口炎，其他有肝、肾损伤、白细胞减少、嗜酸性粒细胞增多、血小板减少和全血细胞减少、再生障碍性贫血。还可出现外周神经炎和脑病。为避免不良反应，应定期查血、尿常规及肝肾功能。孕妇、哺乳期妇女不宜使用。

（4）硫唑嘌呤（AZA） 对皮损也有效，常用剂量每日1～2mg/kg，一般100mg/d，维持量50mg/d。不良反应有脱发、皮疹、骨髓抑制（包括白细胞减少、血小板减少、贫血）、胃肠道反应有恶心、呕吐，可有肝损害、胰腺炎，对精子、卵子有一定损伤，出现致畸，长期应用致癌。服药期间应定期查血常规和肝功能等。

（5）环孢素（Cs）　FDA 已通过将其用于重症银屑病治疗，对皮肤和关节型银屑病有效，FDA 认为 1 年内维持治疗，更长期使用对银屑病是禁止的。常用量每日 3 ~ 5mg/kg，维持量是每日 2 ~ 3mg/kg。Cs 的主要不良反应有高血压、肝肾毒性、神经系统损害、继发感染、肿瘤及胃肠道反应、齿龈增生、多毛等。不良反应的严重程度、持续时间均与剂量和血药浓度有关。服药期间应查血常规、血肌酐和血压等。

（6）来氟米特（LEF）　国外有报道对于中、重度病人可用来氟米特，20mg/d，主要不良反应有腹泻、瘙痒、高血压、肝酶增高、皮疹、脱发和一过性白细胞下降等。

（7）抗疟药　抗疟药的应用有争议，有报道称 31% 使用抗疟药的银屑病突然复发，一般发生于用药 2 ~ 3 周后，羟氯喹的几率最小为 19%，相对安全得多。但也有应用抗疟药治疗 PsA 认为有效。羟氯喹 200 ~ 400mg/d，本药有蓄积作用，易沉淀于视网膜的色素上皮细胞，引起视网膜变性而失明，服药半年左右应查眼底。另外，为防止心脏损害，用药前后应查心电图，有窦房结功能不全、心率缓慢、传导阻滞等心脏病患者应禁用。其他不良反应有头晕、头痛、皮疹、瘙痒和耳鸣等。

3. 糖皮质激素

用于病情严重，一般药物治疗不能控制时。因不良反应大，突然停用可诱发严重的银屑病类型，且停用后易复发，因此一般不选用，也不长期使用。但现在也有学者认为小剂量糖皮质激素可缓解患者症状，并在 DMARDs 起效前起"桥梁"作用。

4. 植物药制剂

雷公藤多甙 30 ~ 60mg/d，分 3 次饭后服。主要不良反应是性腺抑制，导致精子生成减少，男性不育和女性闭经。还可引起纳差、恶心、呕吐、腹痛、腹泻等，可有骨髓抑制作用，出现贫血、白细胞和血小板减少，并有可逆性肝酶升高和血肌酐清除率下降，其他不良反应包括皮疹、色素沉着、口腔溃疡、指甲变软、脱发、口干、心悸、胸闷、头痛、失眠等。

5. 生物制剂

随着对 PsA 发病机制的深入研究，已发现相关炎症细胞（如活化的 B 淋巴细胞、活化的 T 淋巴细胞等）和炎症因子（如 TNF-α、白介素 –1、白介素 –6、白介素 –17 等）在 PsA 相关皮损及关节破坏过程中起着重要作用，一些具有靶位特异性的生物制剂开始用于临床并取得了良好效果。

（1）TNF-α 抑制剂　TNF-α 抑制剂是目前临床上使用较广的一类生物制剂，主要包括依那西普（etanercept）、英夫利昔单抗（infliximab）、阿达木单抗（adalimumab）和格力木单抗（golimumab）。一项系统回顾性文献发现有足够的证据表明，使用各种 TNF-α 抑制剂治疗在 12 ～ 16 周时均可较安慰剂达到更高的 ACR 20、ACR 50 和 ACR 70（都是美国风湿病学会制定的类风湿关节炎疗效反应标准）改善率并显著降低 PASI 评分，最重要的是能阻止 PsA 的影像学进展。此外，目前没有确切的临床研究数据表明不同类别的生物制剂对不同类型的 PsA 的疗效有差异。有研究表明，与单用 TNF-α 抑制剂相比，TNF-α 抑制剂联合甲氨蝶呤治疗可能并不会提高疗效，但可降低抗 TNF-α 抑制剂抗体生成的风险。虽然生物制剂给 PsA 治疗提供了新的选择，但其在临床上尚不成熟，如远期疗效及安全性、与传统药物的联合用药以及不同生物制剂间的转换使用等问题都还有待长期观察。TNF-α 抑制剂的常见不良反应包括感染、输液反应和血清免疫学指标异常，偶有恶性肿瘤和死亡等严重不良事件发生，但没有证据表明这些严重不良事件与生物制剂之间有直接联系。

A. 依那西普：依那西普是一种完全人源化的重组 Ⅱ 型肿瘤坏死因子受体 – 抗体融合蛋白，能与可溶性和细胞表面的 TNF-α 高亲和结合并中和这些 TNF-α 的作用、使之不能与其细胞表面上的受体结合而阻断进一步的炎症级联反应，从而阻断 PsA 病情的发展。依那西普适用于对至少两种 DMARD 单用或联合用药疗效差者。英国皮肤病协会银屑病生物制剂治疗指南指出：依那西普是明显不能控制的 PsA 患者的一线用药，是稳定性银屑病患者使用的首选 TNF-α 抑制剂。

依那西普的用法为每周 2 次、每次皮下注射 25mg，亦可每周 1 次皮下注射 50mg。

B. 英夫利昔单抗：英夫利昔单抗是人 – 鼠嵌合的抗 TNF-α 单克隆抗体，能与可溶性和细胞表面的 TNF-α 高亲和结合而使这些 TNF-α 的活性丧失、从而阻断炎症的产生。英夫利昔单抗适用于对依那西普不能耐受或有使用禁忌的患者，对疾病一开始就迅速发展（如不稳定的红斑或出现脓疱）的 PsA 患者的临床效果较好。

英夫利昔单抗的用法为在 0、2 和 6 周各静脉滴注 3 ~ 5mg/kg，以后每 8 周使用 1 次相同剂量。

C. 阿达木单抗：阿达木单抗是一种重组人 IgG1 单克隆抗体，能与游离的以及膜结合型 TNF-α 特异性结合、从而阻断 TNF-α 与其细胞表面上受体的相互作用。在一项随机、对照试验中，315 例对 NSAID 治疗反应不佳的 PsA 患者接受每 2 周 1 次阿达木单抗 40mg 治疗，结果发现 12 周后阿达木单抗组较安慰剂组的 ACR 20 改善率明显增高、PASI 评分明显降低，同时致残率和生活质量明显改善，不良反应发生率和安慰剂组相似。

阿达木单抗的用法为每 2 周 1 次、每次皮下注射 40mg。

D. 格力木单抗：格力木单抗是全人单克隆抗体，能与可溶性及跨膜活性的 TNF-α 结合，其每 4 周皮下注射 1 次的使用方法可在一定程度上提高患者的依从性。一项有 405 例中、重度 PsA 患者参与的临床研究发现，每 4 周皮下注射 1 次格力木单抗 50 或 100mg 治疗 24 周可较安慰剂明显改善患者的关节症状、皮肤和指甲症。美国已批准格力木单抗治疗中至重度活动期 PsA。

格力木单抗的常用剂量为每 4 周皮下注射 50mg。

（2）其它生物制剂　包括针对白介素 -12/23 的单克隆抗体 ustekinumab、针对 T 淋巴细胞的单克隆抗体阿法赛特（alefacept）和依法利珠（efalizumab）以及针对 B 淋巴细胞的单克隆抗体利妥昔单抗（rituximab）、依帕珠单抗（epratuzumab）和贝利单抗（belimumab）。国外研究发现，ustekinumab、阿法赛特、依法利珠和利妥昔单抗均可明显缓解 PsA 患者的关节及皮损症状。不过，也有研究发现依法利珠和利妥昔单抗有诱导银屑病和 PsA 的可能性。

6. 局部用药

关节腔注射长效皮质激素类适用于急性单关节或少关节炎型患者，但不应反复使用，1 年内不宜超过 3 次，同时应避开皮损处注射，过多的关节腔穿刺除了易并发感染外，还可发生类固醇晶体性关节炎。外用药物局部治疗银屑病的外用药以还原剂、角质剥脱剂以及细胞抑制剂为主。根据皮损的类型、病情等进行选择。在疾病急性期，以及发生在皱褶处的皮损避免使用刺激性强的药物。稳定期可以使用作用较强的药物，如 5% 水杨酸软膏剂、焦油类油膏，0.1%～0.5%蒽林软膏等。稳定期皮损可以选用的药物还有钙泊三醇、维甲酸类药物他扎罗汀等。稳定期病情顽固的局限性皮损可以配合外用皮质类固醇激素，可以在外涂药物后加封包以促进疗效，能够使皮损较快消退，但是应注意应用本药时需注意激素的局部不良反应，以及在应用范围较广时可能发生的全身吸收作用。

7. 物理疗法

（1）紫外线治疗 主要为 B 波紫外线治疗，可以单独应用，也可以在服用光敏感药物或外涂焦油类制剂后照射 B 波紫外线，再加水疗。

（2）PUVA 治疗 即光化学疗法，包括口服光敏感药物（通常为 8- 甲氧补骨脂），再用长波紫外线照射，服用 8- 甲氧补骨脂期间注意避免日光照射引起的光感性皮炎。有人认为长期使用 PUVA 可能增加发生皮肤鳞癌机会。

（3）水浴治疗 包括温泉浴、糠浴、中药浴、死海盐泥浸浴治疗等，有助于湿润皮肤、祛除鳞屑和缓解干燥与瘙痒症状。

（4）外科治疗 对已出现关节畸形伴功能障碍的患者考虑外科手术治疗，如关节成形术等。

三、中西医结合治疗经验

银屑病关节炎目前西药的治疗多以慢作用免疫抑制剂口服对症治疗，对治疗银屑病关节炎临床症状、关节梭形肿胀，及皮癣有一定效果，但治疗周期长，长期用药，虽然定期检测，但对患者的肝肾功能、脾胃消化功能仍有不同程度的损伤，影响了患者的可持续性用药。中医学以其整体观念和辨证论治的理论体系，切合银屑病关节炎异质性的发病特点，中药组方、剂型灵活，兼顾关节炎和皮损，无难以耐受的不良反应，可弥补西药应用不足。

1. 清热解毒、活血化瘀

中药对银屑病关节炎效果较好，且复发率低，不良反应小。如白鲜皮、忍冬藤清热解毒，赤芍、丹参、丹皮活血化瘀，防风、白蒺藜、槐花消风止痒，土茯苓、萆薢、生地、地榆利湿凉血。来氟米特、甲氨蝶呤有调节免疫及抗感染作用，是治疗银屑病的常用药物，经临床验证结合中药可以提高临床疗效，缩短病程，减轻不良反应。

2. 稳定期

皮疹和关节炎症状相对缓和，但瘙痒、脱屑以及关节疼痛症状仍时有发生，此期主要表现为气血亏虚证，处于正虚邪恋的阶段，治法上以扶正为主，宜益气补血、滋补肝肾兼祛风活血。独活、桑寄生、秦艽、乌梢蛇滋补肝肾、祛风活血。独活含有当归醇、当归素和佛手柑内酯，具有抗关节炎、镇痛、镇静作用；乌梢蛇性善走窜，内走内脏，外达肌肤，无处不到，是治疗风湿痹痛、筋脉拘挛及疥癣等疾病的良药；人参、当归补益气血；杜仲、牛膝补益肝肾。

3. 某些中药可联合慢作用药使用

实验证实，Th1 细胞的细胞因子 IFN-γ 和 IL-12 及 Th17 细胞的细胞因子 IL-17 在自身免疫炎症部位有高表达，IL-18 诱导 Th1 细胞分泌 IFN-γ 和表达 Fas/Fas L，雷公藤内酯醇可抑制上述因子的表达和分泌，并能抑制 Th1 细胞和 Th17 细胞的分化，维持 Th1/Th2 的平衡。肠道粘膜的 T 细胞功能对关节局部和全身的免疫反应都有关键作用。RA 模型大鼠通过口服雷公藤纠正了肠道 T 细胞亚群紊乱的情况，也证实了雷公藤通过调节 T 细胞亚群比例达到调节免疫作用。雷公藤内酯醇不仅抑制 IL-1 和 IL-2 的生成，还抑制 IL-2 受体表达，阻断 IL-2 与受体结合，抑制效应 T 细胞增殖。雷公藤甲素下调模型大鼠关节滑膜和软骨细胞热休克蛋白和 MHC-Ⅰ分子表达，直接抑制了促炎细胞因子。活化的胞内转录因子 NF-κB 能引起 IL-1β、TNF-α、IL-6、IL-8、GM-CSF 等炎症因子表达增加，雷公藤多甙可通过抗氧化应激抑制 COX-2 和 NF-κB 的表达，间接发挥免疫抑制效应。雷公藤多甙还能改善局部微循环，明显降低大鼠 L5 背根神经节中 P 物质和降钙素基因相关肽的合成和释放，促进炎症致痛物质的代谢。银屑病的主要病理变化为角朊细胞的过度增生和异常分化及炎性细胞的浸润，这与 IL-2、IL-6 等细胞因子有着密切联系，雷公藤通过抑制相关因子的表达间接影响角朊细胞的增殖。雷公藤醋酸乙酯提取物能促进肾上腺束状带细胞增生和类脂质分泌，是雷公藤具有类皮质激素样作用的可能原因。

现代药理表明，白芍总甙对患者外周血 IL-1、IL-2 水平、IL-2 受体密度、抑制性 T 细胞数目、致分裂素诱导的淋巴细胞增殖均有机能依赖性免疫调节作用，与甲氨蝶呤相比，起效早，疗效较平和；对花生四烯酸代谢产物 LTB4

的抑制作用与氟灭酸相当，但起效较慢，提示其具有良好的延缓病情进展和消炎镇痛的作用。对巨噬细胞生成PGE2具有双向调节作用，并在不同免疫条件下调节T细胞亚群的比值。白芍总甙能降低关节炎大鼠模型血液中IL-1β、TNF-α等炎症因子的水平，抑制破骨细胞，保护软骨细胞；能降低Bcl-2蛋白表达，增加Bax蛋白表达，从而抑制滑膜组织增生。

【临证备要】

一、辨证结合辨病

无论传统医学还是现代医学，医学对疾病的认识都来源于对患者症状体征的归纳总结，通过将相同临床表现的前后阶段逐渐联系，形成对疾病的完整认识。不同的是，由于历史生成条件的差别，中医学主要依靠观察患者的临床表现及其与环境的关系得出独特的思辨过程，病因病机、病证辨识、理法方药是不可分割的整体。在分析诊断疾病的过程中，对疾病当前的主要矛盾予以纠正，即是辨证论治，其目的在于截断病程，辨证是辨病主线上的点，因辨证的存在，使原来的病程缩短或出现新的表现，中止或改变疾病的发展。

二、银屑病不等同于牛皮癣

银屑病俗称牛皮癣至今仍是人们的普遍认识，甚至很多临床医生也处于这种误区中。癣候始于《诸病源候论》，其中包括干癣、湿癣、风癣、白癣、牛癣、圆癣、狗癣、雀眼癣、刀癣等九种及诸癣经久不瘥形成的久癣，现在一般认为银屑病与干癣所述表现相近，但干癣"有匡郭""皮枯索痒""搔之白屑出"的症状并不具有特异性，至明清对"银钱疯""白屑风"的记载才与银屑病红斑、脱屑及薄膜现象相似。清代出现"癣"与"疕"分离的现象，《外科心法要诀》既有"松皮癣"又有"白疕"的记载，另载有"牛皮癣"。《诸病源候论·牛癣候》言："俗云以盆器盛水饮牛，用其余水洗手面，即生癣，名牛癣。其状皮厚，抓之靳强而痒是也。"元末明初《外科集验方》载"其状如牛领之皮，浓而且坚"，明《外科正宗》言"牛皮癣如半项之皮，顽硬且坚，抓之如朽木"，清·《外科大成》、《外科心法要诀》、《外科证治全书》均有与《外科集验方》几乎相同的记述，可见后世对牛皮癣的认识始终与隋代一致。现代《中医外科学》一般认为牛皮癣与西医神经性皮炎表现相近，是功能障碍性疾病，无明确的感染因素。总之，"牛皮癣"在中医历史沿革上不等同于"白疕""银钱疯""白屑风"等病症，更不是银屑病，仅从症状表现上与西医神经性皮炎相似。

三、湿热痹阻证是银屑病关节炎最常见的临床证型

受《素问·痹论》"风寒湿三气杂至合而为痹"理论的影响，现代很多临床医家仍习惯首先从风寒湿辨识痹病，无论是单纯的风湿症状，还是类风湿关节炎、银屑病关节炎、强直性脊柱炎等自身免疫性关节炎。事实上，由于饮食习惯和生活环境的改变，人们的体质已开始发生变化，先天禀赋（遗传）的作用开始受到重视，我们临床观察发现患者感邪后易从阳化热，或易感风湿热邪，湿热痹阻证在银屑病关节炎患者多见，表现为关节肿胀、局部皮温高、皮损鲜红、浸润、鳞屑厚、心烦、口渴、汗出、舌红苔黄或黄腻等。

四、处理好湿热与阴虚之间的关系

银屑病关节炎复发期多表现为湿热毒与阴虚血热证并见的局面，其原因并非外感风寒湿之邪痹阻经络、郁而化热而成，而是由于脏腑蕴热，内蕴湿热酿毒形成的。湿热证一旦形成又是发展变化的，湿热进一步伤阴灼津，形成湿聚热蒸，难以速化；阴虚内热，热壅血瘀。如果畏清热伤阴不用苦寒，惧滋阴恋邪又不用甘寒，势必热盛为毒，湿聚为痰，血凝为瘀，最终致病情顽恶、缠绵难愈。

五、清热解毒贯始终

清热解毒原则应贯穿于 PsA 治疗的始终。合理使用清热药物有以下优点：一为治本，即清热利湿解毒，可消除病因，对内外之毒有清除作用。二为针对活动期的根本病机而治。三为治标，即镇痛消肿、通络止痛以缓解症状。四为所使用的清热药物经配伍后无明显的毒副作用，无依赖性，没有西药引起医源性疾病的后顾之忧，能长期被病人接受。

六、重视调畅气机和活血化瘀

银屑病关节炎的关节疼痛和皮损都会影响患者生活质量，引发胀闷不舒、焦躁易怒的肝郁气滞证或肝火上炎证，肝经气机逆乱反过来加重病情，形成恶性循环；气机不畅加之患者热盛阴血亏耗，进一步可造成血行不畅致瘀，所以临床应重视调畅气机和活血化瘀治疗。现代药理研究证实了活血化瘀药具有改善微循环，影响血流动力学效应，抗血小板聚集等作用，虽然不具有特异的免疫调节功效，但可通过促进代谢减少局部炎症因子浓度，对改善病情发挥间接作用。

七、饮食禁忌

由于银屑病关节炎患者发病时多表现出湿热蕴结或热毒炽盛，分析除了先天禀赋因素作用外，后天饮食偏嗜辛辣炙煿是病邪化热的主要原因，因而患者应尽量少食用辛辣油腻食物。此外，化学食品添加剂、制剂（如染发剂）、可能含有激素的自制药物、首次接触的异体蛋白等都可能引发免疫反应，应避免接触。

八、预防与调护

许多患者因病情控制欠佳，银屑病皮损加重瘙痒不适且影响美观，关节炎导致日常活动受限，因此出现情志不畅。肝失调达，气失疏泄，经络筋脉气血运行不畅，"不通则痛"，关节症状加重；气血受阻，肌肤失养，鳞屑加重。平素饮食不节，嗜食烟酒、辛辣、炙煿，脏腑蕴热更甚，化热化火，引动内伏邪毒而致病。感受风寒湿热邪，外因引动伏邪，内外相引亦可发病。西医认为社会心理因素在银屑病的治疗中有着一定的作用。因为紧张可使体内代谢失衡及免疫功能紊乱，使皮肤中许多感觉神经释放出P物质和其它神经肽，而P物质可刺激银屑病的角朊细胞增生，导致银屑病的复发和加重。通过药物和心理双重治疗才能使皮肤顽疾得以控制或治愈。因此我们应该重视情志、饮食及外感在复发中的地位，告诫患者注意加强生活调摄，从而减少复发的诱因。

【医案精选】

病案一　热毒痹阻证

患者，男，24岁，2012年3月10日初诊。主诉：全身多处皮肤瘙痒，伴皮损10月余，腰背僵痛3月。患者10月余前无明显诱因出现双小腿皮损，受热后加重，逐渐扩散到头部、腰背、腹部、双下肢，皮损色红、散在、脱屑、瘙痒，近3月出现腰背部僵硬疼痛，活动不利。现症：腰背僵硬疼痛，休息后加重，活动后缓解，全身多处皮肤皮损，口干口渴，舌尖红，苔薄黄，脉沉细。西医诊断：银屑病关节炎。中医诊断：白疕，辨证为热毒痹阻证，治宜凉血解毒，通络除痹。处方：水牛角15g，生地黄15g，牡丹皮15g，赤芍15g，紫草15g，蝉蜕6g，白鲜皮15g，地肤子15g，当归15g，栀子9g，乌梢蛇15g，白花蛇舌草30g，甘草5g。14剂。每日1剂，水煎，分早晚口服。2012年3月24日二诊，患者口干症状消失，皮损、腰背僵硬疼痛有所减轻。守上方，加炮穿山甲粉6g，以增加活血通络功效。14剂。每日1剂，水煎，分早晚口服。同时嘱患者加强腰背肌功能锻炼，以减轻腰背症状。2012年4月10日三诊，患者诉腰背肌锻炼数日后自觉腰背僵硬疼痛症状减轻，皮损减轻，脱屑减少，舌质淡红，苔薄黄，脉细。守上方，减栀子。续服30剂，皮损基本消失，腰背僵硬疼痛减轻。

按：银屑病关节炎主要病机是外感邪毒，湿热流注骨节，血燥生风，肌肤失濡。湿热痹中可见湿重于热、热重于湿、湿热并重三型。本案中热重于湿。方中当归养血活血，生地黄、牡丹皮、赤芍、紫草凉血润燥，白鲜皮、蝉蜕、地肤子祛风止痒，栀子清热除烦，乌梢蛇、白花蛇舌草活血化瘀通络，甘草调和诸药。全方共奏清热解毒，凉血润燥之效。

病案二　痰瘀阻络证

患者常某，男，26岁。2000年躯干部出现红色丘疹，针尖至米粒大小，上有银白色鳞屑。诊断为"寻常型银屑病"，经治疗后痊愈。2001年9月，因受寒后左膝关节疼痛伴发红肿胀，诊断为"类风湿性关节炎"，经治疗1月痊愈。同时周身散在绿豆大小红色斑丘疹，呈银屑病样改变，未用药治疗，持续2年后皮损逐渐遍及全身。服雷公藤后症状能减轻，但停药即加重。2004年3月再次出现关节肿痛症状，尤以膝关节、腕踝关节为甚，胀痛明显，行走困难，晨僵 20 分钟。拟诊"银屑病关节炎"，服用甲氨蝶呤片，每周 1 次，每次 10mg，服药 3 周后因恶心、头痛伴有全身无力而停药。一月后，患者已不能行走，终日卧床。既往体健，于 2004 年 5 月入院。体检：营养差，慢性消瘦病容，表情痛苦，蹒跚步态，起坐站立困难，双膝不能屈曲，左腕关节肿胀、畸形，全身肌肉萎缩，以下肢为甚。皮肤情况：头面部、颈项部及躯干四肢部位泛发指甲盖至手掌大红色斑丘疹，上覆银灰色痂皮，剥落后有薄膜现象及点状出血，个别皮损边缘边界清楚，指（趾）甲呈点状凹陷，有溶解现象。西医诊断：银屑病关节炎。中医诊断：白疕，辨证为痰瘀阻络证，治以化痰行瘀，和络止痛。处方：桂枝 15g，当归 12g，川芎 10g，桃仁 15g，红花 15g，鸡血藤 30g，威灵仙 15g，姜半夏 10g，白芥子 10g，陈皮 10g，地龙 10g，炙甘草 6g。每日一付，30 天后，能自行行走，上下楼梯仍困难，关节疼痛明显减轻。治疗同前，带药出院。服药 2 个月后，关节肿痛缓解，皮疹渐消退，已能自行坐起，步态较稳。上方酌加益气血，补肝肾之品，继服 3 个月后随访，患者身上所有皮损已完全消退，仅右腕关节仍有轻微疼痛，余均消失。病情基本痊愈。

按：本病外感风寒湿之邪，引动内在之湿热，内外相合，湿热流注骨节，阻于经络、皮肤，从而形成湿热痹。湿热羁留，阻遏气机，脉络为之阻滞，或由于湿热伤阴耗气，则血运迟缓无力等均可导致痰浊、瘀血的发生。方中川芎、桃仁、红花活血化瘀，当归、鸡血藤养血活血，桂枝、威灵仙、地龙通络止痛，姜半夏、白芥子、陈皮化痰散结。若瘀血明显，可加三七、莪术等；若痰浊明显，加胆南星、茯苓等。

附：

历代医籍相关论述精选

《诸病源候论》："次由风湿邪气，客于腠理，复值寒湿，与血气相搏，则血气否涩，发此疾也。……若其风毒气多，湿气少，则风沈入深，故无汗，为干癣也"。

《圣济总录·热痹》："盖脏腑壅热，复遇风寒湿三气至，客搏经络，留而不行，……治热痹，肌肉热极，体上如鼠走，唇口反坏，皮肤色变"。

《洞天奥旨》："白壳疮，生于两手臂居多，或有生于身上者，亦顽癣之类也。……皆由毛窍受风湿之邪，皮肤无气血之润，毒乃伏之而成癣矣"。

参考文献

［1］汪海玥.辨病辨证结合治疗银屑病关节炎疗效分析［D］，山东：山东中医药大学.2012

［2］王玉明，张秦，邵培培.103例银屑病关节炎病机及证型探析.北京中医药，2011，30（10）：731-733

［3］陈秀敏，卢传坚，黄清春等.近35年文献的银屑病关节炎中医证候分布特点分析.广州中医药大学学报，2015，32（4）：603-606

［4］吴刚，荆宁.荆夏敏教授治疗银屑病关节炎的经验琐谈.光明中医，2008，23（10）：1477-1478

［5］曹鸿云.银屑病关节炎中医证治探讨［D］，山东：山东中医药大学，2007

［6］中华医学会风湿病分会，银屑病关节炎诊治指南（草案）.中华风湿病学杂志，2004，8（3）：181-183

［7］戈旦，闵仲生，郭顺.银屑病关节炎的药物治疗现状.皮肤性病诊疗学杂志，2016，23（2）：136-142

［8］朱青静.甲氨蝶呤联合中药熏洗治疗银屑病关节炎效果观察.亚太传统医药，2015，11（15）：112-113

［9］常胜男.矿水浴加超短波治疗36例银屑病关节炎的疗效观察.中国疗养医学，2007，16（4）：201-202

［10］常胜男.矿水浴加超短波治疗36例银屑病关节炎的疗效观察.中国疗养医学，2007，16（4）：201-202

［11］曹玉举.郭会卿教授治疗银屑病关节炎经验［J］.中医研究，2013，26（3）：54-57.

［12］王昊.阎小萍教授银屑病关节炎中西医诊治思路［J］.中国中医急症，2013，22（2）：248-249.

第十二章　多发性肌炎和皮肌炎

多发性肌炎（polymyositis，PM）和皮肌炎（dermatomyositis，DM）均属于横纹肌非化脓性炎性肌病，其主要临床表现为颈肌、咽肌、肢带肌等出现炎症，导致四肢近端及颈部肌群出现肌压痛、肌无力、肌萎缩等。只有肌肉症状者为多发性肌炎，如伴有特征性皮疹者为皮肌炎。两者有许多共性表现，常累及多种脏器，伴发肿瘤及其它结缔组织疾病。本病儿童型预后较好，合并恶性肿瘤或其它结缔组织病者预后不佳。

多发性肌炎和皮肌炎为西医学病名，按其临床表现，一般认为统属于中医学"痹证"之范畴，但因其病情复杂、疼痛遍历周身多处肌肉，有别于一般的痹证，是痹证中的特殊类型，又称其为"肌痹"；因脾主肌肉，固亦有"脾痹"即"肌痹"之说；伴有各种皮肤损害时，则称其为"皮痹"；当出现肌肉萎缩或萎软无力时，又可按"痿证"论治。

【病因及发病机制】

一、中医学病因病机

本病多为先天禀赋不足，脏腑精气亏损，或情志内伤，气血逆乱，导致卫外不固，感受寒热湿毒诸邪，充斥血脉、侵蚀肌肤所致。

（一）病因

1. 外邪侵袭

因素体亏虚，卫外不固，风寒、风热之邪外袭，由表入里，蕴郁生毒，侵及肺卫。肺热叶焦，燔灼津液，阴血亏燥，经脉肌肤失于濡养，热伤脉络，血溢肌肤，发为肌痹。

2. 寒湿痹阻

素体脾虚，或久居潮湿之地、严寒冻伤、贪凉露宿、睡卧当风、暴雨浇淋、水中作业或汗出入水等，致寒湿之邪入里，重伤脾胃。脾主肌肉，脾虚则后天生化乏源，气血亏虚，肌肉四肢无以充养则肌肉无力，营卫不通；脾虚不能运化水湿，痰湿滞留经络，侵蚀肌肤，亦可发为肌痹。

3.热毒内蕴

或由风寒湿热外邪入里酝酿而成，或外受药毒，或烈日曝晒毒热之邪直入体内，热毒入里侵及营血而发病。

4.瘀血阻络

外感或内生之湿热毒邪困于体内，或由积聚癥瘕转化，日久病及气血，气滞血瘀，阻滞经络，不通则痛，发为本病。

（二）病机

1.主要病机为邪毒痹阻经络，气血运行不畅，肌肉、筋骨失养

因正虚不能御邪，风寒湿热外邪侵袭肢节、肌肉、经络之间，以致气血运行不畅，经脉闭阻，瘀血阻络，泛溢肌肤，而为"皮痹"、"肌痹"，症状表现为肌肉疼痛、乏力、或伴有皮疹。外邪侵袭机体，又可因素体禀赋不同而寒热转化。如素体阴虚阳盛，或内有蕴热者，感受风寒湿邪，寒从热化或邪郁化热，而成为风湿热痹；若久病伤阳，阳虚阴盛之体，寒自内生，热从寒化，而成为风寒湿痹。

2.病理性质为本虚标实，虚实夹杂

本虚指脾肾阴阳气血的亏虚，标实指风寒湿热之邪和瘀血，病初以邪实为主，病久邪留伤正可致虚实夹杂。因病变初起是感受风寒湿或风湿热邪，病程短，发病快，正气未伤，故以邪实为主。病若不解，风寒湿热之邪经久不去，势必伤及脾肾阴阳气血，邪未尽而正气已伤，体虚邪实而呈虚实夹杂之候。另一方面，由于风寒湿热之邪阻痹经络关节，影响气血津液的运行，或因脾肾阴阳气血不足，气血津液运行无力，可导致血瘀的形成。虚实之间又常因果错杂，本虚易于感邪而致标实，反之标实又可加重本虚，进一步损伤阴阳气血，而使病情加重。

3.病久多见肝肾亏虚、痰凝血瘀之证

病位初起在皮肤、肌肉、经络、关节，久则深入筋骨，病及脾肾。病初

因邪痹肌表、经络之间，表现为肌表、经络疼痛为主的五体痹见证，故以肌肉疼痛、肿胀、酸楚、重着、皮疹为主症；病变日久，病邪可由表入里，经病及脏。"皮痹""肌痹"日久，常见三种病理变化：一是寒湿或湿热之邪，日久不愈，湿困脾胃，脾主运化，生化乏源，肌肉经脉失于荣养，日久肌肉消瘦，发为"痿证"；二是病久热毒伤阴，或阳损及阴，以阴虚为本，病位在肝肾，可呈现肝肾不足的征候，若进而阴损及阳，则又应阴阳双补；三是病久不愈，病邪由经络而内舍于脏腑，出现脏腑痹的证候，热盛伤津，肺叶焦灼，而见肺痹，筋脉失于荣养，气滞血瘀，日久而见癥瘕。

二、西医学病因及发病机制

（一）病因

本病的确切病因尚不够清楚，可能为在某些遗传因素基础上，易感染个体由于感染或环境因素等诱发，由免疫介导所致。

1. 感染因素

在动物模型中发现了病毒在本病中的作用。给成熟的 BALA/C 鼠注射心肌炎病毒 221A 或者给新生的瑞士鼠注射柯萨奇病毒 B1，可产生剂量依赖性的 PM 模型。患者在感染了细小核糖核酸病毒后，可逐渐发生慢性肌炎。

2. 遗传因素

研究发现，具有 HLA-DR3 的人群患有炎症性肌病的风险较高，抗 Jo-1 抗体阳性的患者均有 HLA-DR52。本病还可能与补体 C2、C4 及其他非 HLA 免疫反应基因（如细胞因子及其受体，包括白细胞介素 -1、肿瘤坏死因子 TNF-α、TNF 受体 -1 等）等相关。

3. 免疫学异常

炎性肌病患者血清免疫球蛋白增高，体内可测出高水平的自身抗体，如炎性特异性抗体（myositisspecificantibody，MSA），其中最常见的是 Jo-1 抗体。肌肉活检标本示微小血管内有 IgG、IgM 和 C3 以及补体膜攻击复合物 C56-C9 沉积，沉着的程度似与疾病活动性相关。有学者证实在皮肌炎的炎症性病灶中有 B 细胞的显著增多，提示局部体液效应的增强。PM/DM 常伴发其他自身免疫病，如原发性胆汁性肝硬化、系统性红斑狼疮、桥本甲状腺炎、突眼性甲状腺肿、系统性硬化病、重症肌无力等。

（二）发病机制

炎性肌病的病理特点是肌纤维肿胀，横纹消失，肌浆透明化，集纤维膜细胞核增多，及组织内炎症细胞浸润，以淋巴细胞为主，浆细胞、吞噬细胞、中性粒细胞、嗜酸性粒细胞、嗜碱性粒细胞等也可出现。PM 和 DM 免疫病理不同，细胞免疫在 PM 的发病中起主要作用，典型的浸润细胞为 CD8[+] T 细胞，常聚集于肌纤维周围的肌内膜区。体液免疫在 DM 发病中起主要作用，主要是 B 细胞和 CD4[+] T 细胞浸润肌束膜、肌外模和血管周围，肌束周围的萎缩更常见于 DM。皮肤病理改变主要有表皮轻度棘层增厚或萎缩，基底细胞液化变性。

【诊断标准】

1975 年 Bohan 和 Peter 提出多发性肌炎和皮肌炎诊断标准（B/P 标准）：①肢带肌、颈前肌对称无力，病程持续数周到数月，有 / 无吞咽困难、呼吸肌受累；②肌肉活检：肌纤维坏死，炎细胞浸润，束周肌萎缩；③血清肌酸激酶 (CK) 升高；④肌电图：肌源性损害；⑤皮肤改变。

Bohan/Peter 建议的 PM/DM 诊断标准

1. 对称性近端肌无力表现：肩胛带肌和颈前伸肌对称性无力，持续数周至数月，伴或不伴食道或呼吸道肌肉受累

2. 肌肉活检异常：肌纤维变性、坏死，细胞吞噬、再生、嗜碱变形，核膜变大，核仁明显，筋膜周围结构萎缩，纤维大小不一，伴炎性渗出

3. 血清肌酶升高：血清肌酶升高，如 CK、醛缩酶、ALT、AST 和 LDH

4. 肌电图示肌源性损害：肌电图有三联征改变，即时限短、小型的多相运动电位；纤颤电位，正弦波；插入性激惹和异常的高频放电

5. 典型的皮肤损害：①眶周皮疹：眼睑呈淡紫色，眶周水肿；② Gottron 征：掌指及近端指间关节背面的红斑性鳞屑疹；③膝、肘、踝关节、面部、颈部和上半身出现的红斑性皮疹

判定标准：确诊 PM 应符合所有 1–4 条标准；拟？拟诊 PM 符合所有 1～4 条中的任何 3 条标准；可疑 PM 符合所有 1～4 条中的任何 2 条标准。确诊 DM 符合第 5 条及 1～4 条中的任何 3 条标准；拟诊 DM 符合第 5 条及 1～4 条中的任何 2 条标准；可疑 DM 符合第 5 条及 1～4 条中的任何 1 条标准

欧洲神经肌肉疾病中心和美国肌肉研究协作组 (ENMC) 在 2004 年提出了特发性炎性肌病分类诊断标准。

国际肌病协作组建议的 IIM 分类诊断标准

诊断要求	诊断标准
1. 临床标准	多发性肌炎 (PM)
包含标准：	确诊 PM：
A. 常 >18 岁发作，非特异性肌炎及 DM 可在儿童期发作	1. 符合所有临床标准。除外皮疹
	2. 血清 CK 升高
B. 亚急性或隐匿性发作	3. 肌活检包括 A，除外 C，D，H，I
C. 肌无力：对称性近端 > 远端，颈屈肌 > 颈伸肌	拟诊 PM(probable PM)：
D. DM 典型的皮疹：眶周水肿性紫色皮疹；Gottron 征，颈部 V 型征，披肩征	1. 符合所有临床标准，除外皮疹
	2. 血清 CK 升高
排除标准：	3. 其他实验室标准中的 1/3 条
A. IBM 的临床表现：非对称性肌无力，腕／手屈肌与三角肌同样无力或更差，伸膝和（或）踝背屈与屈髋同样无力或更差	4. 肌活检标准包括 8，除外 C，D，H，I
	皮炎 (DM)
B. 眼肌无力，特发性发音困难，颈伸 > 颈屈无力	确诊 DM：
	1. 符合所有临床标准
C. 药物中毒性肌病，内分泌疾病 (甲状腺功能亢进症，甲状旁腺功能亢进症，甲状腺功能低下)，淀粉样变，家族性肌营养不良病或近端运动神经病	2. 肌活检包括 C
	拟诊 DM：
	1. 符合所有临床标准
2. 血清 CK 水平升高	2. 肌活检标准包括 D 或 E，或 CK 升高，或其他实验室指标的 1/3 条
3. 其他实验室标准	无肌病性皮肌炎：
A. 肌电周检查	1. DM 典型的皮疹：眶周皮疹或水肿，Gottron 征，v 型征，披肩征
包含标准：(I) 纤颤电位的插入性和自发性活动增加，正相波或复合的重复放电；(II) 形态测定分析显示存在短时限，小幅多相性运动单位动作电位 (MUAPs)；	2. 皮肤活检证明毛细血管密度降低，沿真皮 - 表皮交界处 MAC 沉积，MAC 周伴大量角化细胞
排除标准：(I) 肌强直性放电提示近端肌强直性营养不良或其他传导通道性病变；(II) 形态分析显示为长时限，大幅多相性 MUAPs；(III) 用力收缩所募集的 MUAP 类型减少	3. 没有客观的肌无力
	4. CK 正常
	5. EMG 正常
B. 磁共振成像 (MRI)	6. 如果做肌活检。无典型的 DM 表现
STIR 显示肌组织内弥漫或片状信号增强 (水肿)	可疑无皮炎性皮肌炎 (possible DM sine dermatitis)：
C. 肌炎特异性抗体	1. 符合所有临床标准。除外皮疹
4. 肌活检标准	2. 血清 CK 升高
A. 炎性细胞 (T 细胞) 包绕和浸润至非坏死肌内膜	3. 其他实验室指标的 1/3 条
	4. 肌活检标准中符合 C 或 D
B. CD8+T 细胞包绕非坏死肌内膜但浸润至非坏死肌内膜不确定，或明显的 MHC-I 分子表达	非特异性肌炎：
	1. 符合所有临床标准，除外皮疹
	2. 血清 CK 升高
C. 束周萎缩	3. 其他实验室指标的 1/3 泵
	4. 肌活检包括 E 或 F，并除外所有其他表现

诊断要求	诊断标准
D. 小血管膜攻击复合物 (MAC) 沉积，或毛细血管密度降低，或光镜见内皮细胞中有管状包涵体，或束周纤维 MHC-I 表达 E. 血管周围，肌束膜有炎性细胞浸润 F. 肌内膜散在的 CD8+T 细胞浸润，但是否包绕或浸润至肌纤维不肯定 G. 大量的肌纤维坏死为突出表现，炎性细胞不明显或只有少量散布在血管周，肌束膜浸润不明显 H. MAC 沉积于小血管或 EM 见烟斗柄状毛细管，但内皮细胞中是否有管状包涵体不确定 I. 可能是 IBM 表现：镶边空泡，碎片性红纤维，细胞色素过氧化物酶染色阴性 J. MAC 沉积于非坏死肌纤维内膜，及其他提示免疫病理有关的肌营养不良	免疫介导的坏死性肌病： 1. 符合所有临床标准，除外皮疹 2. 血清 CK 升高 3. 其他实验室指标的 I/3 条 4. 肌活检标准包括 G，除外所有其他表现

【治疗】

一、中医治疗

（一）辨证施治

1. 湿热阻络证

【症状】颜面红赤，眼睑紫红，身有皮疹，发热，肌痛无力，口干渴，胸闷腹胀，食欲不振，便秘尿赤，甚则神昏、烦躁、谵语，舌质红或红绛，苔黄腻，脉濡数或滑数。

【治法】清热解毒，祛风化湿。

【主方】清瘟败毒饮加减。

【常用药物】水牛角、生地、山栀、知母、赤芍、连翘、丹皮、生甘草、紫草、清水豆卷。

【加减】风湿偏胜，伴有关节疼痛者，加秦艽、木防已、粉萆薢；湿热较重，口苦，苔黄腻者，加黄柏、苍术、晚蚕砂、生苡仁；湿热蕴毒，热毒炽盛，神昏、高热不退者，加羚羊角粉、生石膏；斑疹红赤者，加茜草、玄参。

本证多见于皮肌炎急性期，或急性发作、病情加重患者，可表现为皮肤症状和肌肉症状并重。风湿热邪从外而入，侵袭肌表，由表入里，湿热蕴毒，热毒炽盛，热闭心包，扰乱心神，则治疗上应佐以清心开窍。

2. 寒湿阻络证

【症状】起病缓慢，皮肤有暗红斑疹，肿胀，周身肌肉关节疼痛，疲软无力，形寒肢冷，舌质淡，苔薄白或腻，脉沉弦或沉细。

【治法】温经散寒，活血通络。

【主方】独活寄生汤加减。

【常用药物】独活、羌活、桑寄生、炙细辛、川芎、当归、制川乌、秦艽、杜仲、川牛膝。

【加减】指端青紫者，加桃仁、红花、炙桂枝；关节疼痛者，加穿山甲、青风藤、鸡血藤、威灵仙；寒盛阳虚，形寒肢冷者，可用阳和汤加减。寒湿偏盛，苔腻，加苍术、防己。

本证多见于皮肌炎初、中期患者。由风寒湿邪阻遏卫阳，经脉闭阻不通所致，且易耗损阳气，故治疗重在温散、温通。

3. 脾气虚弱证

【症状】皮肤见暗红色斑疹，肌肉萎软无力，面色萎黄，神疲乏力，气短易汗，纳少便溏，舌质淡胖有齿印，苔薄，脉细弱。

【治法】健脾益气。

【主方】补中益气汤加减。

【常用药物】黄芪、党参、陈皮、白术、茯苓、当归、炙桂枝、鸡血藤、川芎。

【加减】肌萎，便溏者，加葛根、升麻、山药、扁豆；脘胀纳少者，加砂仁、炒谷麦芽；气虚及阳，脾肾阳虚，畏寒肢冷者，加制附子、肉桂、仙灵脾、菟丝子、巴戟肉。

本证多见于皮肌炎中期，病程较久者。此时以肌肉症状为主，病属本虚较重，病位在脾，治重扶正健脾。

4、肝肾阴虚证

【症状】皮肤斑疹暗红，形体消瘦，颧红，五心烦热，头晕目糊，腰膝酸软，神疲无力，午后身热，盗汗，舌质红、少苔，脉细数或虚数。

【治法】滋补肝肾，养阴清热。

【主方】六味地黄汤合二至丸加减。

【常用药物】生地、丹皮、山萸肉、女贞子、旱莲草、白薇、山药、茯苓、枸杞子、丹参。

午后身热者，加功劳叶、地骨皮、银柴胡；手足拘挛者，加鳖甲、珍珠母；五心烦热者，加知母、黄柏；口干舌燥者，加川石斛、天冬、麦冬。

本证多见于皮肌炎晚期、病程长久患者。病久热毒伤阴，或阳损及阴，以阴虚为本，病位在肝肾，故治宜滋补肝肾为主。若进而阴损及阳，则又应阴阳双补。

5. 瘀血阻络证

【症状】皮肤斑疹暗紫，肌痛如刺以夜间为甚，肌萎无力，关节疼痛不移，舌质紫暗或有瘀斑瘀点，苔薄，脉涩。

【治法】活血化瘀，通络止痛。

【主方】身痛逐瘀汤加减。

【常用药物】秦艽、川芎、桃仁、红花、川牛膝、地龙、当归、羌活、鸡血藤、香附。

【加减】肌痛、关节疼痛较甚者，加青风藤、络石藤、威灵仙、细辛；肢软无力，加黄芪、党参；指端青紫疼痛者，加炙桂枝、穿山甲、参三七、路路通。

本证见于皮肌炎病程较久者，临床上往往与上述各型兼见，故活血化瘀、通络止痛实为本病的基本治法，可与其它诸法复合应用。

（二）名医治法验方

1. 周仲瑛——补益脾肾、清热化湿、活血化瘀

国医大师周仲瑛认为，本病主因为脾肾亏虚，调补脾肾为治病治本，标在湿热瘀阻，治疗当以补益脾肾、清热化湿、活血化瘀为基本大法，权衡标本主次，拟方用药。一般而言，急性期当遵从急则治标、缓则之本的原则，治以清热利湿、活血化瘀，佐以补脾肾、益气血，但应辨明湿、热、瘀的主次或兼夹程度，适当兼顾治疗。缓解期以治本为主，但不可骤然过补，以免助湿生热。若有合并症，如皮肤发斑、关节痛等，则可一并治疗。基本方为：苍术、白术、黄柏、木防己、草薢、五加皮、生黄芪、当归、生薏苡仁、川牛膝、千年健、淫羊藿。热像明显者加知母、石楠藤；阴伤汗出者加石斛、生

地黄、瘪桃干；血瘀者加鸡血藤、葛根、姜黄、土鳖虫；下肢萎软明显者加木瓜、晚蚕砂等；气虚明显者可加大黄芪用量。

2. 陈亦人——解毒，通阳

陈亦人认为：皮肌炎与《金匮要略》中之阴阳毒十分相似，仲景治以升麻鳖甲汤，意在解毒滋阴，活血通阳。而多发性肌炎，其无典型的皮肤表现，类似于中医之痹证。治疗皮肌炎以化瘀通络、解毒通阳为大法。在激素与中药联合应用的过程中，应注意：大量激素应用期患者多表现为肝肾阴虚、湿热内蕴证，当以滋补肝肾、清热凉血为法；激素减量的过程中，多有阳气不足的表现，应适当的补气升阳，以逐渐撤减激素。

（三）针灸治疗

1. 体针法

①主穴取足三里、上巨虚、下巨虚、肩髃、曲池、合谷；配穴取阳陵泉、太冲、委中、承山、肩髎、外关、列缺等。采用平补平泻手法，每日或隔日针刺1次。②取穴上肢腕骨、肩贞、曲池、大椎穴，下肢窍阴、悬钟、足三里、下巨虚、昆仑穴。三棱针刺出血，注意针刺不可过深，出血后用棉球揉按后可止血为度。③取穴肩髃、曲池、合谷、髀关、风市、梁丘、阳陵泉、足三里、悬钟穴。急性期用密波，慢性期用疏波。电流量以病人能耐受为度，每日1次，留针20分钟，6次后休3天。

2. 拔罐

上部取大椎、肩髃、身柱、大杼穴，下部取腰眼、命门、环跳、承山穴。用闪火法或投火法，拔吸15分钟，每日1次。注意伴发恶性肿瘤者不宜施用本法。

3. 穴位注射

取主穴：足三里、上巨虚、下巨虚、肩髃、曲池、合谷；配穴：阳陵泉、太冲、委中、承山、外关、列缺。用黄芪注射液每次4ml，分注2~3个穴位，隔日1次。

（四）中药外治

1. 马齿苋60g，苍术60g，五加皮60g。水煎，趁热熏患处。每日1~2次，

1 剂用 5 ~ 6 次。有祛风散寒止痛之功，适用于皮肌炎寒湿阻络型。

2．透骨草 30g，桂枝 25g，红花 10g。上药加水适量，煎沸乘热，先熏后洗，每日 1 次。有温经散寒、活血通络之功，适用于皮肌炎瘀血阻络型，表现为肌肉关节疼痛，肌肉萎缩，肢端发凉者。

3．生侧柏叶 30g，钩藤 15g，当归 10g，槐花 10g。上药加水适量，煎后取汁外洗，每日 1 次。有清热化瘀、通络止痛之功，适用于皮肌炎热偏盛者。

4．羌活、独活、防风、细辛、肉桂、白术、麻黄、良姜、天麻、生川乌、葛根、吴茱萸、乳香、川椒、生全蝎、当归、川姜。上药研细末，每炒药 30g，痛甚则 45g，同细盐 1 升炒极热，绢袋盛熨烙痛处。不拘早晚，药冷再炒 1 次。有活血止痛的作用，适用于皮肌炎肢节、肌肉疼痛者。

5．防风、当归、藁本、独活、荆芥、蔓荆叶各 30g。上药为粗末 30g，盐 120g 同炒热，袋盛熨痛处。有祛风活血止痛的作用，适用于皮肌炎四肢肌肉疼痛者。

二、西医治疗

多发性肌炎和皮肌炎的治疗应遵循个体化原则，药物治疗主要包括肾上腺糖皮质激素、免疫抑制剂等。

1．肾上腺糖皮质激素

本病首选药物为皮质类固醇，一般成人剂量相等于泼尼松 60 ~ 100mg/d，约为 1 ~ 2mg/（kg·d），常在用药 1 ~ 2 月后症状开始改善，然后逐渐减量。激素减量时应防止减药过快出现反跳。对于重症病例或伴有严重吞咽困难、心肌受累或进展性肺间质病变者，可采用大剂量甲基泼尼松龙冲击疗法（即静脉滴注 500 ~ 1000mg/d，连续 3 天）。约 1/3 病例对皮质类固醇治疗效果不佳。

2．免疫抑制剂

甲氨蝶呤（MTX）是治疗 PM/DM 最常用的二线药物。其不仅对控制肌肉炎症有效，而且可以改善皮肤症状。其他常用的免疫抑制剂还有硫唑嘌呤（AZA）、环孢素 A（CsA）、环磷酰胺（CTX）、抗疟药等。

3. 其他治疗

对于复发性和难治性病例，还可以考虑静脉注射免疫球蛋白、生物制剂、血浆置换等治疗，必要时还可以采用免疫抑制剂的联合应用。

在成人特别是 40~50 岁以上患者，必须详细地检查有无肿瘤的伴发，如果发现肿瘤需予以彻底治疗，可改善和缓解皮肌炎症状。如果当时未发现，亦应每隔 3~6 个月定期随访。

三、中西医结合治疗

目前，中医药治疗 PM/DM 在临床取得一定进展，中西医结合治疗成为时代所趋。处于轻度活动的肌炎、皮肌炎患者可用中药以宣痹通络，处于重度活动期或病情严重患者，可予中西医结合治疗，一方面能够控制病情进展，缓解临床症状，另一方面，中医治疗可减少西医治疗对于患者产生的毒副作用。

1. 宣痹通络中药可减轻关节肌肉的疼痛、肿胀，减少激素的用量。临床多采用具有宣痹祛邪、通经活络功效的药物治疗本病，常用宣痹通络的中药有：桂枝、乌头、防己、忍冬藤、桑枝、牛膝、木瓜、姜黄、海桐皮、豨莶草、胆南星、制半夏、全蝎、乌梢蛇等，能较好地缓解肌肉、关节以及关节周围软组织的症状。现代医学常用激素治疗活动期 PM/DM，以减轻患者的肌肉疼痛、皮疹，但长期使用激素可能导致血糖、血压升高、体重增加、骨质疏松、股骨头坏死、肾上腺皮质功能减退等不良反应。使用宣痹通络中药与西药联合，不仅能更快更好地缓解患者肌肉疼痛及肿胀，又有抗风湿作用，同时，可以减少激素的用量，减轻激素长期应用带来的副作用。

2. 益气健脾、养血柔肝中药可减少慢作用药引起的白细胞减少、肝功能损害等副作用。临床常用的治疗 PM/DM 的慢作用药物有甲氨蝶呤（MTX）、硫唑嘌呤、羟氯喹等。长期使用慢作用药物，可能导致胃肠道反应、白细胞减少、肝功能损害、骨髓抑制等副作用。使用益气健脾、养血柔肝中药联合慢作用抗风湿药（DMARDs）治疗 PM/DM，一方面可以扶助正气、培补后天之本，另一方面可减少慢作用药引起的白细胞减少、肝功能损害等副作用，在患者病情稳定时，亦可减少慢作用药物的使用剂量，从而有效避免副作用对人体带来的伤害。常用益气健脾、养血柔肝的中药有：黄芪、党参、白术、怀山药、薏苡仁、当归、白芍、丹参等。

【临证备要】

一、诊断与辨证

（一）辨证为主，结合辨病

辨证论治是中医的基本法则，是中医治疗的精髓。在辨证的基础上结合辨病，有助于进一步提高疗效。中医辨病治疗古已有之，如肺痨抗痨、疟疾截疟、瘟疫解毒者均是。PM/DM 中医辨病的特点为风湿痹阻经络，因此 PM/DM 的治疗，祛风除湿通络为基本治法。西医认为 PM/DM 是结缔组织和自身免疫损害。因此我们认为，若能在抓住病机的基础上，参考西医的诊断，以辨证用药为主导，结合现代药理学研究结果，配伍针对性较强的专用药物，可增强疗效，减轻毒副作用。临床上常可配伍雷公藤、青风藤、白芍、知母、生石膏、黄柏等调节免疫、抑制病情的有效药物。

（二）辨虚实

肌炎、皮肌炎都是免疫性疾病，往往病程长久，迁延不愈，症情复杂。本病早期多实证，风寒湿邪或毒热邪盛，以邪为主，治疗上应以祛邪为主。但"邪之所凑，其气必虚"，若无脾胃亏虚或肺卫不固、营卫不调，外邪很难留恋肌腠，故治疗应兼以扶正，尤其应注意清除湿邪。如反复发作或渐进发展，经络长期为邪气壅阻，营卫不利，气滞血瘀，络脉瘀阻，痰瘀互结，多为正虚邪实。病久入络，气血亏耗，肝脾肾虚损，肌肉筋骨脉络失养，遂为正虚邪恋之证，以正虚为主。治疗上当以扶正为主，兼顾祛邪，不要忽视疏通气血。本病病位，初起在皮肤、肌肉、经络、关节，后期损及脾肾。病机转化特点为由表入里，由实转虚。临床辨证时需辨清邪正盛衰的实际情况，分清主次，制定相应的治疗方案。

（三）辨寒热

皮痹以寒证居多，寒主收引，皮痹之皮肤紧张，多与病机属寒性相关。

其肢冷肤寒，遇寒加重，遇热减轻，舌淡，苔白，均为寒性特点。皮痹属热者，常见于疾病早期，表现为发热，或皮肤发绀，触之感热，舌质红，苔黄厚腻，脉数。

肌痹早期以热证多见，病之晚期则阳损及阴，阴损及阳，故可呈现寒热错杂之证。

二、治疗与用药

（一）结合病位，药物引经

肌炎、皮肌炎在肢体肌肉，而部位不一，治疗上可适当配合部位用药和藤类引经药。疼痛无力以肩肘等上肢关节为主者，可选加羌活、桂枝、白芷、威灵仙；疼痛无力以膝踝等下肢关节为主者，选加独活、牛膝、木瓜通经活络，祛湿止痛；肌肤不仁加海桐皮、豨莶草祛风通络；藤类药善走经络，祛风湿，解筋挛，治疼痛，临床常以青风藤、络石藤、鸡血藤、伸筋草等通利关节而达四肢。

（二）根据症状特点，审因论治

要重视对肌炎、皮肌炎各病邪的针对性治疗，如：风邪甚，见肌肉疼痛，游走不定，或有寒热表证者，药用荆芥、防风、藁本、白芷、秦艽、海风藤、寻骨风等药；寒邪甚，见肌肉冷痛，得温痛减，筋脉拘急，药用桂枝、麻黄、细辛、生姜、附子、川草乌、干姜等；湿邪甚，见肌肉酸楚沉重，肢体漫肿，药用羌活、独活、苍术、薏苡仁、晚蚕砂、防己、木瓜等；热邪甚，见肌肉灼热疼痛，肌肤斑疹色红，或有身热烦渴，药用水牛角、知母、黄柏、黄芩、山栀、生石膏、忍冬藤、生地黄、丹皮、赤芍等；瘀血甚，见肌肉刺痛，痛有定处，皮肤瘀斑，药用桃仁、红花、全当归、鬼箭羽、虎杖、地鳖虫、牛膝等。

（三）久痹当重扶正

肌炎、皮肌炎日久，反复消长，多见筋痿骨弱，腰脊酸痛，骨质疏松及破坏，脉细，同时因治疗该病的药物大多伤胃，故治疗上不仅需培补肝肾，强壮筋骨，也要注重顾护脾胃，健脾益气，临床常予杜仲、怀牛膝、茯苓、党参、白术、淫羊藿、黄芪、怀山药、薏苡仁、甘草等。

三、调摄与护理

本病发生与气候及生活环境多有相关性，平素应注意防风、防寒、防潮，避免居潮湿之地。对有皮疹的患者，注意避免日光曝晒，外出时注意遮阳。适当进行锻炼，局部多按摩，防止肌肉萎缩。平时应注意生活调摄，加强体育锻炼，增其体质，有助于提高机体对病邪的抵御能力。急性期必须卧床休息。对肌无力者应常帮助翻身和肢体活动。病情缓解后，促进循序渐进的锻炼，以逐渐恢复肌力。久病患者，往往情绪低落，易产生焦虑情绪，应此，应注意保持患者乐观心境，有利于疾病的康复。

【医案精选】

病案一　患者樊某，女，24 岁，2013 年 1 月 10 日初诊。

患者因"全身肌肉乏力 3 年，加重伴色素沉着、面部红斑 2 年"就诊。患者自 2010 年初，无明显诱因出现全身肌肉无力，面部皮疹，并逐渐加重，与当地医院诊为"皮肌炎"。予以甲氨蝶呤 10mg/每周1次，强的松 12.5mg 每日 1 次治疗，效果不佳，为求中医诊治前来就诊。刻下：全身乏力，下肢明显，上下台阶困难，下肢肌肉酸痛，口角两侧局部苔藓样变，面部皮疹，伴瘙痒，蹲起无力，口干欲饮，纳眠可，二便调。舌暗红，苔白厚腻，边有齿痕，脉滑数。2012 年 12 月 30 日辅助检查：肌酸激酶：863U/L，ANA：1：320。西医诊断：皮肌炎；中医诊断：肌痹（热毒炽盛）。治以"清热解毒，凉血祛风祛瘀"。

处方：生地 15g，玄参 15g，牡丹皮 15g，赤芍 15g，水牛角粉 30g（包煎），黄精 15g，茯苓 15g，白术 12g，白花蛇舌草 30g，红藤 30g，山药 30g，生薏米 30g，盐知柏各 12g，半枝莲 15g，生黄芪 30g，苦参 12g，茵陈 15g。14 剂，水煎服，日一剂，分两次服用。西药维持甲氨蝶呤 10mg 每周 1 次，强的松 12.5mg 每日 1 次治疗。

3 个月后二诊：口角炎已愈，面部皮疹减轻，下肢肌肉酸痛减轻，蹲起稍困难，畏风寒，口干、咽干，时有口腔溃疡，纳可，二便调。舌淡红，苔黄厚腻，脉沉滑。2013 年 4 月 15 日辅助检查：肌酸激酶：428U/L。前方加减。

上方去茵陈、半枝莲、生黄芪、盐知柏，加土茯苓 30g，紫草 15g，连翘 15g，山药 20g，僵蚕 12g。14 剂，用法同前。诸症好转，强的松减至 10mg 每日 1 次。

再 2 个月后三诊：面颊部散在皮疹，乏力，易汗出，畏风寒，气短，面色潮红，皮肤干燥，纳眠可，大便不成形，小便调。舌质暗红，苔薄白，脉沉细。2013 年 6 月 29 日查：肌酸激酶恢复正常。治以：益气养阴以固本，凉血疏风止痒以祛邪。

处方：生地黄 15g，赤芍 15g，玄参 10g，女贞子 15g，青蒿 15g，秦艽 15g，白鲜皮 15g，地肤子 15g，郁金 12g，生黄芪 30g，炒白术 12g，防风 10g，红藤 30g，山药 20g，功劳叶 15g，炙甘草 6g。14 剂，用法同前。强的松用法同前。

再 2 个月后四诊：全身未见明显皮疹，双腿肌肉轻微酸痛，无力，纳少寐安，二便调。舌质暗红，苔白厚腻，脉弦细。治以：健脾化湿，养血荣筋。

处方：茯苓 30g，炒白术 15g，佛手 9g，柴胡 10g，炒枳壳 12g，山药 15g，陈皮 9g，炒白芍 20g，炒杏仁 9g，炒薏苡仁 30g，木瓜 12g，连翘 12g，炙首乌 10g，生谷麦芽 30g，炒神曲 12g。14 剂，用法同前。强的松减至 5mg 每日 1 次。

月余复诊，诸症均可，未诉明显不适，嘱定期复诊，不适随诊。

按：该患者初诊时风寒湿邪郁久化热生毒，客入肌表，热毒炽盛，耗伤营分，故投以犀角地黄汤加减，凉血与活血散瘀并用，使其热清血宁。白花蛇舌草、半枝莲清热解毒，苦参、茵陈、知母、黄柏加强清化湿热之功，苦寒之品易戕伐脾胃，故用茯苓、白术、山药、生薏米，黄精健脾养胃。二诊时，诸症大减，热毒余邪未尽，故加土茯苓、连翘等清热解毒，紫草清热凉血。至三诊时，热毒耗气伤阴，故用生地黄、玄参滋阴清热，青蒿、秦艽散其余热之邪，黄芪、白术、防风益气固表，皮肤瘙痒，加白鲜皮、地肤子祛风止痒。药后全身已无明显皮疹，诸症好转。四诊时，虽热毒已去，但罹病三载，气血已衰，脾虚无以化湿，而成脾虚湿困之证，故重在健脾化湿，养血荣筋。用白术、山药、生谷芽、生麦芽开郁醒脾，助胃化食，茯苓、薏苡仁健脾化湿，佛手、炒枳壳、陈皮理气化湿，白芍、炙首乌养血荣筋。脾气健旺，运化水谷之功能正常，湿邪祛除，气血运行通畅，气血灌注四肢肌肉，营养经脉，则肌肉坚实。

陈某某，女性，35 岁，2001 年 5 月 3 日初诊。

患者因"渐进性四肢近端乏力伴肌萎缩 6 月"就诊。患者 6 月前外出旅游后出现四肢乏力，以近端为主，抬举上肢、下蹲起立困难，渐出现肌肉萎缩，于 2000 年 12 月在某西医院查肌酶明显升高：CK 2890IU/L、ALT 270IU/L、AST 250IU/L，肌电图示"肌源性损害"，诊断为"多发性肌炎"。经使用血浆置换、激素、抗生素、能量合剂等治疗 3 个月后，复查肌酶正常，但临床症状无明显改善，于 2001 年 4 月 16 日转来转院继续治疗。予以治疗上西药维持口服强的松 30mg qd、ATP、辅酶 Q10 等，中药口服复方北芪口服液、灵芝胶囊，汤药拟补中益气汤加味治疗。

2001 年 4 月 20 日患者出现高热 39℃伴咳嗽、咯黄痰、气促，查体双肺满布湿啰音，血常规 WBC16.0 × 10^{12}/L，考虑肺部感染，予罗氏芬抗感染。血气分析：PaO_2 50mmHg，$PaCO_2$ 85mmHg，复查肌酶明显升高：CK 1920IU/L、ALT 170IU/L、AST 120IU/L，考虑呼吸肌麻痹、肺部感染、呼吸衰竭，于 2001 年 4 月 28 日送 ICU，行气管插管、呼吸机辅助呼吸。西药使用激素 + 丙种球蛋白冲击疗法：丙种球蛋白 15g/d 静滴，连用 5 天，第 3 天起加甲基强的松龙 1000mg/d 静滴，每天 1 次，连用 5 天。血浆置换间隔 3 天 1 次，共 3 次，症状无明显改善，仍然呼吸机维持辅助呼吸。刻下：四肢肌肉萎缩，精神萎靡，毛发焦脆，咳痰无力，咳白稀痰，动则气促，颜面红赤，四肢不温，口干渴饮，头汗如油，大便稀烂，日 4 次，尿清长，夜不能寐，舌体瘦，舌质红，苔黄干无津见芒刺，脉沉细。治以"育阴潜阳，活络导滞"。

处方：生石斛 20g，制附子 5g，生龟板 20g（先煎），生白术 20g，仙灵脾 20g，炒生地 15g，砂仁 5g，骨碎补 15g，穿山龙 30g，藏红花 3g。另马钱子 0.1g 开水冲服，每日 2 剂。

2010 年 5 月 10 日二诊。诸证减，精神状态明显好转，咳嗽有力，颜面红赤减轻，四肢较前有力，咳痰白粘量减少，头汗减少，气促减轻，四肢稍温，大便日 2 次，质软成形，夜眠好，舌质淡红苔黄有津，右脉沉缓无力，左脉弦数。

处方：生石斛 25g，制附子 5g，生龟板 30g（先煎），生白术 30g，仙灵脾 20g，炒生地 25g，砂仁 10g，骨碎补 20g，穿山龙 40g，藏红花 3g，马钱子 0.

1g（冲服），巴戟天 15g；煎汤服，日 2 剂。

2010 年 5 月 27 日三诊，服药期间呼吸衰竭反复发作，几次试图脱机均未成功。患者头晕，气短胸闷，痰多色白而黏稠，汗多，大便干，小便少，形体肥胖，面红如妆，口唇色淡，腰背及四肢肌肉萎缩，四肢欠温，舌嫩红少苔，边有齿痕，脉沉滑。当于阴中求阳，佐以化痰通络、宣肺降气。

处方：炮附子 10g，仙灵脾 20g，生黄芪 30g，生白术 30g，白芥子 10g，炙麻黄 3g，生地 15g，熟地 15g，黄精 15g，龟甲 10g（先煎），石斛 25g，藏红花 4g，地龙 15g，水煎服。

2010 年 6 月 10 日四诊，患者头晕，气短胸闷，汗多明显减轻，每天可暂脱机 4～5 小时，仍痰多，色白而黏稠，难以咯出，大便干，11 日又有发热，体温 38.3℃，口干，心烦汗出，舌嫩红苔白，边有齿痕，脉虚数。治以"清热降逆，益气生津"。

处方：西洋参 10g，生石膏 15g，知母 25g，竹叶 5g，麦冬 20g，北杏仁 15g。嘱发热时服此方，热退后继用前方随证加减。经服该方五剂，发热已退。

6 月 18 日起用温补肺肾方为底方，据证加减，诸症渐有好转，肺部感染控制，每日脱机时间延长，至 7 月 31 日，复查肌酶基本正常：CK 320IU/L、ALT 65IU/L、AST 72IU/L，顺利脱机，拔除气管插管。于 2010 年 8 月 1 日五诊：患者神清，精神佳，形体肥胖，面红，口唇色淡，纳食可，睡眠好，二便调，仍有轻咳，痰少色白，咳痰乏力，无胸闷气短，口微干，颈腰背较前有力，可扶坐，四肢近端乏力，肌肉萎缩，畏寒肢凉，舌嫩红苔白，边有齿痕，脉沉滑。继以"温补脾肾，宣肺化痰"。

处方：熟附子 5g，生晒参 10g，生白术 15g，麦冬 20g，五味子 10g，炙麻黄 3g，皂角 3g，北杏仁 10g，浮小麦 30g，柴胡 10g，红花 10g，水煎服。

8 月 22 日病人好转出院，另配制散剂。

鹿筋 50g（砂炒），狗骨 50g，生石斛 80g，炒玄参 80g，甲珠 25g，穿山龙 100g，秦艽 50g，生白术 80g，仙灵脾 20g，制附子 30g，桑白皮 30g，共为细末，每次 4g，每 8 小时 1 次，定期电话联络，据证调换方药。

出院后患者坚持中药治疗，诸症均减，病情稳定，四肢渐丰，呼吸渐平，说话、进食自如。随访 2 年多，未再复发加重，生活基本自理。

按：该患者为办公室干部，疑因"久坐伤气"，素有气虚之候。盖因旅途劳累过度，饮食不节，脾胃受损，气血生化无源，筋脉失养所致。经过西医治疗后，虽肌酶恢复正常，但血浆置换耗伤阴血，"精血同源"，血伤日久必伤于精，精少肾无以藏，肾气必衰；激素、抗生素等药物用之不当更伤脾胃，延时日久渐致脾肾两亏。"病久入络"。肾气不足，"其华在发"，则见毛发焦脆；阴不敛阳，虚阳上越，则见颜面红赤，口干渴，头汗如油；阳越于上虚于下，肾阳不足，不能温煦五脏，摄纳失司，故见四肢不温，大便稀烂，尿清长，咳痰无力，动则气促。效法《医理真传》潜阳丹加减：以生石斛甘淡微寒，入胃肺肾经，滋阴养胃，清热生津；生龟板滋阴潜阳，平降上越之虚阳；制附子为回阳救逆第一品，仙灵脾、骨碎补温补肾阳，以奏温阳回阳之力；生白术、砂仁健脾和胃，穿山龙、藏红花、马钱子入血络以活血通络，散结导滞。上药共奏育阴潜阳、活络导滞之功。

附：

历代医籍相关论述精选

《素问．痹论》："五脏皆有所合，久而不去者内舍于其合也。故骨痹不已，复感于邪，内舍于肾。筋痹不已，复感于邪，内舍于肝。脉痹不已，复感于邪，内舍于心。肌痹不已，复感于邪，内舍于脾。皮痹不已，复感于邪，内舍于肺。"

"脾痹者，四肢懈惰，发咳呕汁，上为大塞。"

《症因脉治·脾痹》："脾痹之证，即肌痹也。四肢怠惰，中州痞塞，隐隐而痛，大便时泻，面黄足肿，不能饮食，肌肉痹而不仁。"

《张氏医通》曰："脾痹则阳气不运，故四肢懈惰，上焦痞塞也。"

参考文献

［1］陈宝刚，齐士，梁守义.齐连仲治皮肌炎的经验［J］.辽宁中医杂志，2005，32（10）：997-998.

［2］中华医学会风湿病学分会.多发性肌炎和皮肌炎诊断及治疗指南［J］.中华风湿病学杂志，2010，14（12）：828-831.

［3］李满意，娄玉铃.脾痹的源流及相关历史文献复习［J］.风湿病与关节炎，2015，4（2）：60-66.

［4］何兆春，范永升.治疗皮肌炎经验撷要［J］.浙江中西医结合杂志，

2009，19（9）：530-531.

［5］任宝琦，杨利.任继学、朱良春两位国医大师会诊1例多发性肌炎验案［J］.湖北民族学院学报，2011，28（2）：49-55.

［6］肖美珍.姜泉.皮肌炎中医治疗经验，山西中医学院学报，2015，11，38（6）：61-63

第十三章　混合性结缔组织病

混合性结缔组织病（mixed connective tissue disease，MCTD）是一种血清中有高滴度的斑点型抗核抗体（ANA）和抗u1RNP（nRNP）抗体，临床上以具有多种结缔组织病（系统性红斑狼疮、硬皮病、多发性肌炎和类风湿性关节炎）的混合临床表现，如雷诺现象、双手肿胀、多关节痛等为特征，但又不能满足其中任何一个诊断的临床综合征。

MCTD在中医学文献无相似病名，与皮痹、肌痹、周痹、尪痹、脉痹、阴阳毒、历节病等均有相似之处。有急性心内膜炎、心肌损害者属"心痹""心悸"；有肺功能异常、呼吸困难为"肺痹""喘证"；胸腔积液为"悬饮"；食道功能障碍而出现吞咽困难、恶心、呕吐、腹泻者为脾胃损伤，归为"脾痹"；有肾炎、肾功能损害者为"肾痹""水肿"；有肝脏损害者属"肝痹""黄疸""胁痛"；有雷诺现象为"脉痹"等。患者多先天禀赋不足，外感六淫之邪趁机自皮毛而入，客于肌肤经络之间，营卫不和，气血凝滞，瘀血痰阻，血脉不通，皮肤受损，渐及皮肉筋骨，则病变由表及里，损之脏腑而发病。

【病因及发病机制】

一、中医学病因病机

本病主要由先天禀赋不足，加之感受外邪，外邪客于肌肤经络，气血凝滞，痰瘀互结，脉络不通，皮肤受损，渐至皮肤肌肉，出现皮痹、脉痹等；久之，损伤五脏六腑，出现心痹、肺痹、肾痹等。

（一）病因

1. 外因——感受外邪

风寒湿之邪乘虚外袭，凝结于腠理，阻滞于经络，致使营卫失和，气血瘀滞，痰瘀痹阻，失于濡养；或外邪郁而化热伤阴，湿热交阻或暑热由皮肤而入，酿成热毒；燥气伤津，津亏血燥。总之，风寒暑湿燥火，外能伤肤损络，内能损及营血脏腑。

2. 内因——禀赋不足

先天禀赋不足之人，阴阳失调，偏于肾阴亏虚，则阴虚内热。外邪趁虚而入，"邪入于阴则痹"。痹阻先在阴分，血虚有火。病久阴血暗耗，阴损及阳，时有外感诱发。

或因素体肾阳衰微，阴寒内凝，复感外邪而发。病程迁延日久者，痹阻络脉之邪可内舍于脏腑，使脏腑功能失调，元阳虚亏，真阴不足，气血虚衰，全身多部位和脏器损伤，甚至危及生命。

（二）病机

1. 本病病机错综复杂

先天禀赋不足，外感六淫之邪，自皮毛趁虚而入，客于肌肤经络之间，营卫不和，气血凝滞，瘀血痰阻，血脉不通，皮肤受损，渐及皮肉筋骨，则病变由表及里，损之脏腑而发本病。病在皮肤肌腠经络血脉关节者，可见红斑皮疹、手肿胀、皮肤变硬、脱发、指端肤色改变、关节肌肉酸痛无力等。病在脏腑，可见气急喘息、恶心欲吐、胃胀纳呆、腹痛腹泻、心悸怔忡、两胁胀痛、尿浊或血尿、腰膝酸软、筋脉拘紧等，甚者危及生命。

2. 病理性质总属本虚标实

正虚是本病发病的基础，感受外邪是本病发生的重要因素。先天禀赋不足，易于招致外邪侵袭，"邪入于阴则为痹"。发病早期，病程尚短，以风热犯肺为主，其病较轻，病在卫气分，多实证；在慢性活动期以阴虚内热症为主，阴虚内热常与血热、瘀热相互交结贯穿在整个病变过程中，较易为外邪所诱发而急性发作；急性发作表现为为风热犯肺和气营热盛证，待高热退后，向阴虚内热转化；中晚期病人多以脾肾两虚，气血不足，痰浊瘀阻为主，多为虚实夹杂，病势缠绵，日久难愈。

3. 病久气血运行不畅，则血停为瘀，湿停为痰

由于病久气血运行不畅，而致血停为瘀，湿凝为痰。痰瘀互结，复感外

邪，内外互结，阻闭经络、肌肤、关节、血脉，甚至脏腑。阻塞上焦，心肺损伤，气喘胸闷，胸痛心悸；阻于中焦，脾胃受损，运化失职，胃纳欠佳，生血不足，血虚有火，热迫血行，血不循经，逃逸于脉外则皮疹紫癜或见血尿。阻于下焦，肝肾受损，精华流失，则腰酸浮肿，膨胀眩晕；上巅入脑则癫病、中风及癫狂。痰瘀交阻或瘀热内生，凝聚皮表腠理，气血痹阻，失于濡养，则手浮肿如腊肠样改变，指尖皮肤变薄，甚或溃疡和坏死；血脉痹阻，阳气不达四末，故肢端皮肤或白或紫；阻于经络肌肤腠理关节则肌肉关节酸痛无力。

二、西医学病因及发病机制

（一）病因

MCTD 病因尚不明确。研究发现，MCTD 患者存在血清中免疫球蛋白 IgA、IgG 升高，补体 C3、C4 水平降低的现象，说明混合性结缔组织病与其体液免疫之间确实存在一定的关系。

环境诱发因子是产生免疫反应的启始因子，这些环境诱发因子不一定持续存在，但是分子模拟使得免疫反应得以继续。感染是最常见的环境诱发因子。已有报道，许多感染相关的表位可以模拟不同剪接体颗粒的多肽域。由于分子模拟的作用，一旦针对某种感染因子的免疫反应产生，蛋白上其他的表位即可以因为表位播散而产生抗原性，从而使诱发的免疫反应得以持续。

（二）发病机制

MCTD 发病机理至今未明确。研究资料表明，该病是一种免疫功能紊乱的疾病，如抑制性 T 细胞缺陷，B 细胞过度活化产生的自身抗体、高球蛋白血症、循环免疫复合物存在和组织中有淋巴细胞和浆细胞浸润等，Th1/Th2 细胞的平衡偏离导致的 Th1/Th2 细胞因子网络的改变在 MCTD 的发病机制中可能存在着一定的作用。

MCTD 主要的病理改变是广泛的血管内膜和（或）中层增殖性损害，导致大血管和许多脏器小血管狭窄，并伴有肺动脉高压和肺功能异常。目前认为 B 细胞的高反应性导致高滴度的抗 u1RNP 抗体及抗 ul-70000 抗体，外周血中抗 ul-70000 反应性 T 细胞的存在及 T 细胞的活化。u1-70000 抗原的凋亡修饰和针对修饰抗原的自身免疫以及与人类白细胞抗原（HLA）-DRBl*

04/*15 的遗传学相关参与 MCTD 发病。

【诊断标准】

目前 MCTD 尚无美国风湿病学会（ACR）诊断标准，所有的标准包括美国 Sharp 诊断标准、墨西哥 Alarcon-Segovia 诊断标准、法国的 Kahn 诊断标准和日本的 Kasukawa 诊断标准。临床上常用的是 Sharp 标准对有雷诺现象、关节痛或关节炎、肌痛、手肿胀的患者，如果有高滴度斑点型 ANA 和高滴度抗 u1RNP 抗体阳性，而抗 Sm 抗体阴性者，要考虑 MCTD 的可能。高滴度抗 u1RNP 抗体是诊断 MCTD 必不可少的条件。

1987 年 Sharp 标准（美国）

（1）主要标准：①重度肌炎；②肺部累及（CO_2 弥散功能小于 70%、肺动脉高压、肺活检示增殖性血管损伤）；③雷诺现象 / 食管蠕动功能降低；④手肿胀或手指硬化；⑤抗 ENA 大于或等于 1∶10000，抗 U1RNP(+) 及抗 Sm（-）。

（2）次要标准：①脱发；②白细胞减少；③贫血；④胸膜炎；⑤心包炎；⑥关节炎；⑦三叉神经病变；⑧颊部红斑；⑨血小板减少；⑩轻度肌炎。

4 项主要标准加血清学抗 U1-RNP（+）（滴度大于 1∶4000）且 Sm 抗体阴性，或第①、②和③项主要标准中有 2 项加 2 项次要指标加抗 U1-RNP 抗体阳性（滴度 >1∶1000）可确诊。

确诊标准：符合 4 条主要标准，抗 U1 RNP 滴度 >1∶4000 及抗 Sm 阴性。可能诊断：符合 3 条主要标准及抗 Sm 阴性；或 2 条主要标准和 2 条次要标准，抗 U1 RNP 滴度 >1∶1000。

可疑诊断：符合 3 条主要标准，但抗 U1 RNP 阴性；或 2 条主要标准，伴抗 U1RNP>1∶1000；或 1 条主要标准和 3 条次要标准，伴有抗 U1 RNP>1∶1000。

1987 年 Kasukawa 诊断标准（日本）

1. 常见症状（1）雷诺现象（2）手指或手肿胀

2. 抗 snRNP 抗体阳性

3. 混合症状（1）SLE 样表现①多关节炎②淋巴结病变③面部红斑④心包炎或胸膜炎⑤白细胞或血小板减少（2）SSc 样表现①指端硬化②肺纤维化，

限制性通气障碍或弥散功能减低③食管蠕动减少或食管扩张（3）PM 样表现①肌肉无力②血清肌酶水平升高（CPK）③EMG 示肌源性损害

确诊标准：至少 2 条常见症状中的 1 条阳性，抗 snRNP 抗体阳性及三种混合表现中，任何两种内各具有一条以上的症状。

MCTD 诊断标准

项目	Alarcon-Segovia 标准	Kahn 标准
血清学标准	抗 u1RNP ≥ 1：1600（血凝法）	存在高滴度抗 u1RNP 抗体，相应斑点型 ANA 滴度 ≥ 1：1200
临床标准	1. 手肿胀 2. 滑膜炎 3. 肌炎（生物学或组织学证实） 4. 雷诺现象 5. 肢端硬化	1. 手指肿胀 2. 滑膜炎 3. 肌炎 4. 雷诺现象
确诊标准	血清学标准及至少 3 条临床标准，必须包括滑膜炎或肌炎	血清学标准及至少 3 条临床标准，必须包括滑膜炎或肌炎

【治疗】

一、中医治疗

（一）辨证施治

早期轻证以风热犯肺为主。慢性活动期以阴虚内热证为最常见，可贯穿在整个病变过程中，阴虚内热常与血热、瘀热相互交结较易为外邪诱发而急性发作。急性发作以气营热盛证为主，待高热退下后，向阴虚内热转化。中晚期多以脾肾两虚、气血不足、痰浊瘀阻为主。

1. 风热犯肺证

【症状】发热恶风，肢体肌肉关节酸痛，咽痛咳嗽，眼睑浮肿，面部及全身皮肤肿胀或多样红斑皮疹，手指浮肿，肢端发白或青紫，舌淡红，苔白脉数。本证多见于 MCTD 早期轻症。

【治法】宣肺清胃，佐以通络。

【主方】银翘散合白虎汤加减。

【常用药物】金银花、连翘、生石膏（先煎）、生薏仁、黄芩、知母、荆芥、

杏仁、桑枝、蝉蜕、大青叶、地龙、生甘草、虎杖、防风、秦艽、川牛膝等。

【加减】若肌肉关节酸痛较重，加片姜黄、威灵仙、透骨草、苍术、忍冬藤及五灵脂；若汗出恶风较重，酌加黄芪、桂枝、白芍、白术，以益气固表，调和营卫。

2. 阴虚内热证

【症状】长期低热，淋巴结肿大，手足心热，面色潮红，斑疹鲜红，齿衄咽痛，便秘，溲赤，四肢肌肉关节酸痛，眼睑呈紫蓝色，掌趾瘀点，肢端青紫，五指难展，舌红苔薄，脉细数。本证在 MCTD 慢性活动期最常见。

【治法】养阴清热，佐以化瘀通络。

【主方】玉女煎合增液汤加减。

【常用药物】生地黄、生石膏（先煎）、麦冬、玄参、黄芩、生薏仁、知母、忍冬藤、虎杖、川牛膝、生甘草、地龙、桑枝、鳖甲、秦艽、威灵仙、生黄芪等。

【加减】肌萎无力加白鲜皮、鸡血藤、防己、当归、苍术及木瓜；低热重加青蒿、地骨皮、白芍；口干较重加芦根、石斛、玉竹；咽喉肿痛加金银花、板蓝根、连翘、牛蒡子；热伤血络则紫癜迭起，齿衄、溲赤较重加紫草、丹皮、茜草、旱莲草、白茅根，脱发加首乌、旱莲草、熟地黄；淋巴结肿大重用玄参、牡蛎、夏枯草、川贝母、青皮。

3. 气营热盛证

【症状】高热不恶寒或稍恶寒，颜面红赤，咽干口燥，渴喜冷饮，尿赤短少，关节酸痛，手浮肿呈腊肠样肿胀，肢端皮肤变化明显或白或青紫，掌趾瘀点，眼睑紫蓝，肌酸无力，舌红苔黄或舌红绛少苔，脉滑数或洪数。本证为热毒炽盛，气营两伤，相当于 MCTD 感染诱发急性发作期。

【治法】清热泻火，化瘀解毒。

【主方】清瘟败毒饮加减。

【常用药物】生石膏（先煎）、知母、生地黄、玄参、黄芩、牡丹皮、赤芍、金银花、连翘、大青叶、紫草、虎杖、桑枝、地龙、川牛膝、木瓜、防己、黄芪、寒水石、滑石、竹叶、炙甘草等。

【加减】若稍感恶寒者可加桂枝调和营卫，温通经络。衄血、尿血，加藕节炭、白茅根、茜草，以清热凉血；如有头痛、呕吐、寒战，舌苔黄厚，热毒较甚，加黄连、板蓝根、栀子、大黄、黄柏、贯众，以清热解毒；咽干、渴喜

256

冷饮较重者加芦根、石斛、沙参、麦冬、五味子等。

4.瘀热痹阻证

【症状】手足瘀点累累，斑疹斑块黯红，手指浮肿呈腊肠样肿胀，双手白紫相继，双腿青斑如网，脱发，口舌糜烂，鼻衄肌衄，关节红肿热痛，肌肉酸痛无力，放射线可见骨糜烂和皮下硬结，眼睑紫蓝，小便短赤，有蛋白尿却无水肿，低热或自觉发热，淋巴结肿大，烦躁不安，舌红苔薄或舌光边有有刺或边有瘀斑，脉细弦数。本证相当于 MCTD 慢性活动期中手足血管炎、雷诺征、关节痛关节炎、多发性肌炎为主，并出现肾炎蛋白尿、血尿者。为瘀热痹阻，脉络受损，迫血妄行所致和痰瘀互结复感外邪而发。

【治法】清热凉血，活血化瘀。

【主方】清热地黄汤加减。

【常用药物】水牛角（先煎）、生地黄、知母、玄参、丹参、牡丹皮、赤芍、红藤、虎杖、黄芩、川芎、桑枝、地龙、川牛膝、威灵仙、防己、木瓜、生薏仁、白茅根、猪苓、茜草、黄芪、甘草、红花、五灵脂等。

【加减】妇女闭经加当归、益母草；肌衄加首乌、生藕节、生地榆；雷诺现象较重，加桂枝、红花。

5.热郁积饮证

【症状】咳嗽气喘，胸闷胸痛，心悸怔忡，时有低热、咽干口渴、烦躁不安、红斑红疹，手浮肿呈腊肠样肿胀，肢端青紫，肌肉酸痛无力，眼睑紫蓝，舌红苔厚腻，脉滑数濡数偶有结代。本病证为热郁上焦，心肺受阻，相当于 MCTD 引起心肺损坏，表现为间质性肺炎、心包炎、心肌炎、心瓣膜炎、肺动脉高压。

【治法】清热蠲饮，化瘀通痹。

【主方】葶苈大枣泻肺汤合泻白散加减。

【常用药物】葶苈子、桑白皮、防己、知母、生地、沙参、黄芩、生薏米、猪苓、茯苓、郁金、杏仁、枳壳、甘草、生黄芪、虎杖、桑枝、秦艽、忍冬藤、地龙、威灵仙、川牛膝、地骨皮、大枣等。

【加减】白痰多加白芥子；咳嗽重加川贝母、陈皮、炙百部、半夏；心悸脉结代重者加玉竹、五味子、丹参、菖蒲、龙齿；气短胸闷加炙苏子、瓜蒌皮、川朴、旋复花；胸痛彻背加薤白、丹参；发热加生石膏。

6. 脾肾两虚证

【症状】面色无华，但时有潮红，指甲亦无华，神疲乏力，畏寒肢冷，但时而午后烘热，口干舌燥，斑疹黯红，面浮肿，眼睑紫蓝，手浮肿呈腊肠样肿胀，指尖皮肤变硬，甚至溃疡坏死，肢端或白或青紫，两腿浮肿如泥，进而腰股俱肿，关节肌肉酸痛麻木无力，纳呆食少，脘腹胀满，小便短少，蛋白血尿，舌体胖，舌质偏红或偏淡，苔薄白或薄腻，脉弦细或细数或细弱。本病证可见于 MCTD 慢性期手指硬皮样改变明显、胃肠道蠕动缓慢、肾性低蛋白血症、肾功能不全。

【治法】健脾益肾，化瘀利水。

【主方】独活寄生汤加减。

【常用药物】独活、桑寄生、秦艽、生熟地、白芍、当归、川芎、党参、黄芪、白术、茯苓、炙甘草、猪苓、五加皮、防己、赤小豆、骨碎补、川牛膝、泽泻、龟甲、杜仲、枳壳、杏仁、红花等。

【加减】血红蛋白、白细胞下降明显重用黄芪、当归、首乌、女贞子、黄精、鸡血藤；虚火上浮加知母、黄芩、黄柏、丹皮；腰痛膝酸重用杜仲、桑寄生、芡实、山萸肉、白茅根、山药、黄芪。

（二）名医治法验方

1. 医家经验

谢海洲教授认为此病多以邪犯肺卫证、气阴热盛证、阴虚内热证、脾肾两虚证四型常见。如邪犯肺卫证方用银翘散合白虎汤加减；气阴热盛证方用清瘟败毒饮加减；阴虚内热证方用玉女煎、大补阴丸加减；脾肾两虚证方用独活寄生汤加减。

2. 单验方

（1）疏血通注射液（水蛭、地龙相配伍）：有活血化瘀、通经活络、抗凝溶栓等作用。

（2）注射用血塞通（冻干）（主要成分三七总皂苷）：功能活血化瘀，通脉活络。

以上两种注射用药对 MCTD 的心脑血管疾病、肺动脉高压、肺间质纤维化以及雷诺现象、手指肿胀、硬化，甚或溃疡和坏死等均有很好预防和治疗作用。

（3）青风藤、土鳖虫、五灵脂、川芎、地龙、全蝎、水蛭、虎杖、秦艽、鸡血藤、黄芪、骨碎补、白芍、片姜黄、木瓜、桂枝、川牛膝、白芥子、红花、伸筋草，水煎服。用于 MCTD 表现为关节痛和关节炎、肌痛、雷诺现象、手指肿胀和硬化者。

（4）积雪苷（积雪草提取精制而成）：适用于 MCTD 的手指肿胀或硬化、雷诺现象和肢端溃疡，关节痛或关节炎。

（三）针灸治疗

1. 针灸疗法

以关节痛或关节炎为主要表现者①取穴：主穴：膈俞、血海、足三里、商丘、肾俞、关元。配穴：肩部加肩髎、肩髃等；肘部加曲池、合谷、肩井等；腕部加阳池、外关、腕骨等；背部加腰阳关、夹脊；髀部加环跳、悬钟等；膝部加犊鼻、梁丘；踝部加照海、昆仑等。②手法：行痹、热痹以泻法为主，痛痹、着痹以平补平泻为主。

以硬皮病改变为主要表现者，取穴：主穴：曲池、足三里、三阴交、血海、膈俞、膏肓、关元。对局部皮肤硬化部位可采用围刺法，在硬化边缘用1寸毫针在四周进行围刺，针与针呈 90°，针于皮肤呈 45°，向中心刺入。在毫针留针同时，于局部施以艾柱灸。初病，体质强壮者，病变在躯干，壮数宜多；久病，体虚者，病变在四肢末端者，壮数宜少。治疗宜患者自觉温热、局部皮肤出现红晕为度，连灸 4~9 壮。

2. 推拿手法

以硬皮病改变为主要表现者，常用按、压、摩、推、点、拨、擦等手法，选穴以手太阴肺经、足太阳膀胱经穴为主。每日1穴，60次为1疗程，一般1~2疗程。

（四）中药外治

1. 黄药子加水煎熬，趁热熏洗双手指

用 MCTD 双手硬皮样改变和雷诺现象者。

2. 伸筋草洗方（《赵炳南临床经验集》）

伸筋草、透骨草、艾叶、刘寄奴、桑枝、官桂、苏木、穿山甲、草红花。上药研碎，装入织布袋内，用桑枝加水锅上蒸后用或煮水浸泡后用。功用活血通络，温经软坚，用于雷诺现象和双手硬皮样改变明显者。

3. 紫草洗方（《赵炳南临床经验集》）

紫草、茜草、白芷、赤芍、苏木、南红花、厚朴、丝瓜络、木通，水煮外洗。功能行气活血，化瘀消斑。

二、西医治疗

本病的治疗以 SLE、PM/DM、RA 和 SSc 的治疗原则为基础，对各种表现有其针对性治疗。

1. 雷诺现象

首先注意保暖，必要时使用温和润滑剂，避免手指外伤，保护好受损皮肤的完整性，避免使用振动性工具工作，避免情绪激动，避免阳光暴晒及冷热刺激。禁止吸烟。可用血管扩张药、改善微循环、抗凝药等联合治疗。局部可试用前列环素软膏和硝酸甘油贴剂。如出现指端溃疡或坏死，可使用静脉注射扩血管药物。有报道抗肿瘤细胞因子拮抗剂利妥昔单抗治疗有效，但仍需通过更多试验证实。

2. 关节病变

轻者可应用非甾体抗炎药，重者加用甲氨蝶呤或抗疟药或肿瘤坏死因子（TNF）抑制剂。抗疟药可能诱发室性心律失常，故心肌炎或束支传导阻滞患者要慎用。

3. 针对以心肌炎为主要表现者或肌肉病变

选用糖皮质激素和免疫抑制剂治疗。轻症或慢性病程应用小－中剂量糖皮质激素，急性起病或重症患者应用中－大剂量糖皮质激素并加用甲氨蝶呤每周 10mg。必要时静脉用免疫球蛋白。

4. 肺动脉高压 PAH

原发病的治疗以 SLE、RA、PM、进行性系统性硬化症（PSS）的治疗原则为基础。糖皮质激素为首选药物。为减少激素不良反应，应加用免疫抑制剂如环磷酰胺和甲氨蝶呤等。且免疫抑制剂能改善部分患者的 PAH。在降低肺动脉压方面，首先要预防感染，积极氧疗，避免低氧血症加重 PAII，争取血氧饱和度在 90% 以上。其次扩血管和抗凝，阿司匹林、钙通道拮抗剂、血管紧张素转化酶抑制剂及新一代扩血管制剂给肺动脉高压的治疗带来了突破性进展。内皮素受体拮抗药 "波生坦"，是 FDA 批准的第一个用于治疗 PAH 的内皮素受体拮抗药。选择性 5 型磷酸二酯酶抑制药 "西地那非" 具有较强的选择性肺血管扩张作用，而且长期治疗安全有效。国内外研究表明，他汀类药物可通过改善肺血管舒缩功能来降低肺动脉高压。

6. 肾脏病变

膜性肾小球肾炎可选用糖皮质激素。肾病综合征可加用环磷酰胺或苯丁酸氮芥等免疫抑制剂。有肾功能衰竭患者应进行透析治疗。肾脏血管病变被认为是肾脏预后不良的指标。

7. 食管功能障碍

轻者无需治疗，伴反流者应用质子泵抑制剂，重者使用抑酸联合促动药治疗。

8. 血液系统病变

首先明确病因，去除诱因，对症处理。与疾病活动相关的，糖皮质激素是基本用药，其次联合免疫抑制剂、血浆置换、异体造血干细胞移植、生物制剂等可选择，但这些方法都缺乏大样本的临床观察，同时该疾病存在异质性，有待循证医学的证据证实。

总之，肌炎、浆膜炎、心包炎、心肌炎对糖皮质激素反应好，而肾病综合征、雷诺现象、毁损型关节病变、指端硬化和外周神经病变对激素反应差。胃、食管病变治疗方案参考 SSc。很多免疫抑制剂治疗 MCTD 有效，如：甲氨蝶呤、环孢霉素、麦考酚酸吗乙酯、硫唑嘌呤、氯喹、环磷酰胺等。有研究表明抗 TNF 药的治疗亦有效。在使用上述药物时应定期查血、尿常规，肝、肾功能，避免不良反应。使用抗疟药时应用前及用药后每 3 ~ 6 月检查眼底。

另外，自体造血干细胞移植可使部分难治性自身免疫性疾病的患者得以缓解，有报道自体外周血干细胞移植治疗 10 例严重自身免疫病（多发性硬化 6 例，SLE 2 例，类风湿性关节炎 2 例），术后随访 5 ~ 17（平均 11 个月）个月，所有患者临床症状均得到缓解。虽然未看到有关干细胞移植治疗混合性结缔组织病方面的报道，但是干细胞移植在治疗其他自身免疫疾病上的探讨，为治疗 MCTD 提供了新的方向。

三、中西医结合治疗

MCTD 具有的多种临床表现并非同时出现，患者表现亦不尽相同。中医药治疗优势主要体现在辨证施治，通过辨证和辨病相结合，调整人体免疫功能，改善局部及全身症状，尤其在缓解雷诺现象、关节痛或关节炎、肌炎、硬皮样改变等症状方面优于单纯西药治疗，并可取得稳定的远期疗效。中药和西药合用可以减少毒副作用，增加疗效，并降低复发率。同时对 MCTD 多系统损害如肺动脉高压、肾脏病变、肺脏病变、胃肠道病变、神经系统、血管病变以及血液系统病变等都有较好的治疗作用，并能提高患者的生存质量。

因此，对于以关节炎为主要表现者，轻者可应用非甾体抗炎药和中药治疗，可以增强疗效，减轻或消除非甾体类消炎药的毒副作用。如以重症关节炎、肌炎为主要表现，以及多系统损害者，可以在使用糖皮质激素和（或）免疫抑制剂治疗的同时，配合中药辨证论治，不但有助于改善症状、控制病情、巩固疗效、减少西药用量，而且还能减轻西药的毒副作用。

本病临床治疗较为困难，中西医结合治疗研究的重点在于防止本病早期多系统多器官损害，充分应用具有扩血管、改善微循环、软化皮肤和免疫调节的中药和中药制剂。

【临证备要】

一、诊断与辨证

1. 辨证与辨病相结合

在辨证的基础上结合辨病，有助于进一步提高疗效。MCTD 中医病机特点为营卫不和，气血凝滞，瘀血痰阻，血脉不通，因此其以调和营卫，行气活血，散瘀化痰为基本治法。目前 MCTD 的发病机制尚不明确，西医治疗上以抑制免疫为主，但此类药对人体副作用较大，中医治疗时以辨证用药为主导，配伍针对性较强的专用药物，可增强疗效，减轻毒副作用，临床上常可配伍雷公藤、红藤、鸡血藤、积雪草、白芍等调节免疫、抑制病情的有效药物。中医治疗时也可根据MCTD出现的不同临床表现在辨证的基础上辨病治疗，如雷诺现象，可配伍赤芍、丹参等扩张血管类药物。

2. 辨病期、辨虚实

发病早期，以风热犯肺为主，其病较轻，急性发作为风热犯肺和气营热盛证，待高热退后，向阴虚内热转化；在慢性活动期以阴虚内热症为主，阴虚内热常与血热、瘀热相互交结贯穿在整个病变过程中，较易为外邪所诱发而急性发作；中晚期病人多以脾肾两虚，气血不足，痰浊瘀阻为主，病势缠绵，日久难愈。因此本病风热犯肺证以病在卫气，多实证，以发热、恶风、关节肌肉及皮肤改变为辨证要点；阴虚内热证以病在脾肾，为虚证，潮热盗汗、筋骨痿软为辨证要点，与瘀热互结，则会出现手足瘀点累累、斑疹斑块黯红、舌边有瘀点等瘀血表现；热郁上焦，心肺受阻，则会出现咳嗽气喘、胸闷胸痛、心悸怔忡等积饮内停的表现；脾肾两虚证以病在脾肾，为虚证，手足呈腊肠样肿胀、指尖皮硬、畏寒肢冷、肢端或白或紫，关节肌肉酸麻无力为辨证要点。

二、治疗及用药

1. 养阴清热，治病之本

慢性期活动期以阴虚内热症为主，阴虚内热常与血热、瘀热相互交结贯穿在整个病变过程中。MCTD血管炎和雷诺现象，多属阴虚内热，瘀热痹阻，脉络受损所致，控制血管炎症，应以养阴清热为主，结合凉血化瘀；积饮内停，为阴虚内热，热郁上焦，心肺受阻，气血瘀滞，肃降失司，水为火郁而成积饮，治疗时宜养阴清热蠲饮为主，佐以化瘀通痹。故MCTD整个慢性活动期养阴清热为治病之本。

2. 祛邪不忘扶正

MCTD的病因病机比较复杂，先天禀赋不足，外感六淫之邪，自皮毛乘虚而入，客于肌肤经络之间，营卫不和，气血凝滞，瘀血痰浊，血脉不通，皮肤受损，渐及皮肉筋骨，则病变由表入里，损及脏腑而发病。故治疗时除宣肺清热、活血散瘀化痰外，还需健脾补肾，益气养血以扶正气，使营卫调和，腠理固密。

三、治疗注意点

本病病情复杂，表现多样，治疗应注意以下几点：1.病变早期，病邪在表，风与瘀热为多，虽然患者表现以邪犯肺卫证为主，但是也不可忽视病变过程中卫气营血的传变规律，权衡卫、气分证之兼变，以防病邪进一步入里，达到驱邪务尽，调整机体，促使患者康复；病邪久恋，伤阴动火，阴虚内热，随之正气渐衰，阴损及阳，需缓缓图之，顾护脾肾。2.重视分型治疗。MCTD高热常由感染诱发，感染诱发为热毒内盛，治以清热解毒为主，及时控制感染。热盛血热痰瘀互结，而非热毒，发热日久却无中毒症状，治疗重在清热凉血，活血化瘀，泻火化痰，但不能忽视解毒。血管炎和雷诺现象，多属阴虚内热，瘀热痹阻，脉络受损所致。控制血管炎症，应养阴清热为主，结合凉血化瘀。关节炎、关节肌肉酸痛是湿热阻络，痰瘀交阻所致，常用苍术、威灵仙、透骨草、虎杖、五灵脂、川牛膝、黄柏、秦艽、桑枝、薏米、忍冬藤、桑寄生、五加皮以及蜈蚣、土鳖虫、地龙、全蝎、蛇蜕等虫类药物；白芥子、胆南星等化痰药物。对手指硬皮样改变明显，指尖皮肤变硬，治疗要以补益气血、活血通络为主，以防溃疡和坏死。胃肠道功能异常，重用白术、茯苓、党参、炙甘草等健脾益气。MCTD肾脏改变通常较轻，表现为蛋白血尿，临证以养阴清热为主配合活血、止血、收涩、利尿之品治疗。但偶尔肾脏受累成为主要问题，病人可能死亡。热郁上焦，心肺受阻，气血瘀滞，肃降失司，水为火郁，积饮内停，治疗重在清热蠲饮佐以化瘀通痹；而不能用宣痹通阳之法治积饮；切不能忘记养阴清热治病之本。

四、调摄与护理

（一）调摄

1. 积极控制感染。

2. 慎用某些诱发药物，以避免本病发作。

3. 避免日光暴晒及照射紫外线。

4. 慎重饮食（如内热重者宜食用凉性食物，而牛肉、羊肉、狗肉、驴肉等温性食物易诱发加重病情；菠菜能发疮和增加蛋白尿和管型，花菜加重脱发均宜忌口；不宜饮酒，也不宜药酒治疗）。

5.病情未得到控制时不宜妊娠。妊娠、分娩会导致患者体内因药物治疗所达到的暂时性免疫平衡遭到破坏，易于导致病情复发或者骤然加重。若有妊娠计划，妊娠前要做好病情评估，应充分考虑母体及胎儿风险、产前保健等，患者应在风湿科及妇产科医生共同监控下完成妊娠。

（二）护理

1.常规护理

注意病室消毒不要用紫外线。

2.危重病人护理

高热病人应定时测体温，并予物理降温，反复查血常规和血培养，仔细检查有无感染病灶。肾功能不全者要记24小时尿量或出入量，有腹水要记腹围，低脂低盐饮食，控制蛋白质摄入，增加碳水化合物，肾功能、血清蛋白、电解质、血气分析、血压、心电图要随时检查。要防止褥疮，防止尿路感染、皮肤感染及口腔霉菌感染。

3.心理护理方面

要消除患者顾虑，积极引导病患，医患配合，树立战胜疾病的信心。做好家属工作，令其配合医护人员做好病人的心理护理和生活护理。

4.辨证施护

阴虚内热证病人畏热，但肢端更要注意保暖，用温水冲洗，以保护关节肌肉；不要使用合成化妆品，防止刺激皮肤，加重皮疹；昏迷病人饮食，中药可鼻饲；口腔溃疡和口腔霉菌，可用珠黄散漱口，外用西瓜霜。

【病案精选】

病案一　风热犯肺证

患者某，女，58岁，2014年2月9日初诊，患者1周前因受凉后出现发热（体温在38℃左右），恶风汗出明显，咽痛，干咳，口干不欲饮，双手手指浮肿疼痛，遇冷后发白发紫，双侧颧部有皮疹出现，胃纳一般，大便干，小便正常，夜寐一般，舌淡红苔薄黄，脉浮数，于我院就诊，查抗 U1-RNP 3+，ANA＞1∶1000，斑点型，抗 Sm 阴性，ESR 86mm/H。西医诊断：混合性结缔组织病；中医诊断：尪痹，辨证为风热犯肺。以银翘散合白虎汤加减。处方：金银花 20g，连翘 15g，生石膏 30g（先煎），生薏仁 30g，黄芩 15g，知母 10g，杏仁 10g，桔梗 10g，桑枝 15g，蝉蜕 10g，生甘草 5g，防风 15g，防己 15g，威灵仙 20g，玄参 10g，紫草 10g，麦冬 10g，浮小麦 30g。14 剂，水煎服，每日 1 剂，早晚 2 次饭后温用。

服药 2 周后患者已无发热，无咽痛干咳，口干好转，双手手指浮肿已消，但仍有疼痛，双手遇冷后发白发紫较前有所缓解，双侧颧部见散在皮疹，考虑一开始风热之邪侵犯肺卫，以宣肺疏风清热为主，不宜大量使用收敛固摄之药以免闭门留寇，现在患者发热已退，咽痛干咳症状已消，前方去生石膏、杏仁、桔梗，金银花、连翘均减为 10g，在前方基础上加用煅牡蛎 30g、煅龙骨 30g（先煎）加强敛汗的作用，且助于患者睡眠，患者关节仍有疼痛，加用蜈蚣 2 条搜剔通络止痛。

继续服用 1 月后，患者汗出、双手关节疼痛症状有明显改善，双侧颧部仍见散在皮疹，时有瘙痒，前方去金银花、连翘，生薏仁、防己，加用土茯苓 20g、白鲜皮 20g 清热解毒祛湿。双手雷诺现象较前好转，但仍存在，加用丹参 10g、鸡血藤 30g 活血通络，加炙黄芪 20g、白芍 10g、桂枝 10g 益气温经、调节免疫。

后门诊每月均有随诊，患者病情逐步改善明显，随诊 3 个月后患者未再发热，汗出、皮疹、双手浮肿、雷诺现象等均已基本消失，天气转凉时双手关节偶有疼痛，不影响正常工作和生活。复查抗 U1-RNP 3+，ANA∶1∶800，斑点型，ESR 20mm/H。

按：本例患者系风热之邪侵犯肺卫，致肺失通调，水湿流注关节，关节痹阻，不痛则痛，故出现双手关节浮肿疼痛。患者素体阳虚，受凉后，寒邪侵淫脉络，痹阻气血，阳气不能外达手指末端，双手气血寒凝，故出现发白发紫的雷诺现象。治疗时一开始以宣肺疏风清热为主，佐以利湿通络止痛。待风热之邪祛除，转以利湿通络止痛为主，辅以益气温经。方中金银花、连翘、生石膏、黄芩、杏仁、桔梗、防风等清热疏风，宣肺利咽；防己、生薏仁、威灵仙、桑枝等健脾利湿，通络止痛；配以玄参、紫草、蝉蜕、鸡血藤、丹参等清热活血，透疹解毒；生甘草一方面可以调和药性，另一方面有利水消肿的作用。由于患者病程较短，病邪才犯肺卫之时，及时予中药疏风清热宣肺，迫邪外出，阻止了病程进一步的发展，预后较好。

病案二 阴虚内热证

患者某，男，30 岁。首诊：2015 年 5 月 12 日。患者 2010 年无明显原因出现双手多个近端指间关节及双腕关节对称性肿胀、疼痛，晨僵，于当地医院就诊，查 RF 阳性，考虑为"类风湿关节炎"，予美洛昔康、正清风痛宁缓释片治疗，病情缓解后自行停药。2012 年无明显诱因出现双手近端指间关节及双腕关节再次肿胀、疼痛并累及双手第 2、3、4 掌指关节肿胀、疼痛，于南京某医院就诊，服用甲氨蝶呤 10mg qw、来氟米特 0.2g qd 3 个月病情好转，遂停止治疗。此后双手小关节疼痛时有发作，双腕关节逐渐活动受限，未予重视。就诊前 1 个月，患者无明显诱因出现低热，双手多个近端指间关节、掌指关节肿胀疼痛，双膝关节酸楚不适，双侧小腿肌肉酸痛，体倦乏力，手足心发热，口干，口腔溃疡时作，无晨僵，无脱发、雷诺现象，纳寐可，大便干结，小便正常。查体：舌红，苔少，脉细数。前胸及前臂散发盘状红斑，右侧上眼睑红肿。双手指近端指间关节肿胀、压痛（+），双手第 2、3、4 掌指关节肿胀、疼痛（+），双腕关节屈伸不利，双膝关节无肿胀、皮温皮色正常，浮髌试验（−）。辅助检查：血常规：WBC 8.02×10^9/L，N% 60.09%。风湿三项：RF 80Iu/ml，ESR 65mm/h，抗"O"未见异常。CRP 16.8mg/L，CCP（−）。抗核抗体谱：ANA > 1∶1000，斑点型，抗 U1–RNP 3+，抗 Sm（−）。中医辨证：阴虚内热证。治当养阴清热为主。处方：青蒿鳖甲汤合增液汤加减。青蒿 15g，鳖甲 30g，知母 10g，黄柏 10g，生地 10g，丹皮 10g，苍术 10g，木瓜 10g，生薏仁 20g，桑枝 10g，鸡血藤 30g，忍冬藤 30g，威灵仙 20g，生黄芪 20g，白鲜皮 20g，土茯苓 20g，石斛 10g，黄精 10g，紫草 10g，广地龙 10g，炙甘草 6g。14 剂，水煎服，每日 1 剂，早晚 2 次饭后温用。

复诊：服药 14 剂，患者发热已退，双手关节疼痛减轻，下肢肌肉酸痛好转，乏力改善，但仍觉手足心发热，口干；右侧上眼睑红肿减轻，前胸及前臂仍散发盘状红斑，双手指近端指间关节、双手第 2、3、4 掌指关节稍肿、压痛（+）。中药上方加地骨皮 20g、女贞子 15g、丹参 15g，继服 14 剂，诸症缓解，无关节肿胀疼痛，右侧上眼睑红肿及散发皮疹消退；无关节压痛；查血常规：WBC 3.25×10^9/L，N% 58.06%；风湿四项：RF 50IU/ml，ESR 20mm/h；

CRP 15mg/L。

按：患者先天不足，阴阳失调，气血亏虚，复感外邪，邪气杂合而至，痹阻经络，则见关节疼痛；病邪痹阻，气血运行不畅，水聚生湿，则见关节肿胀；邪气郁闭日久，化热伤阴，则见手足心发热、口干，虚火上炎于口，则见口腔溃疡；热破血络，则见前胸及手臂盘状红斑。辨为阴虚内热证。以青蒿、鳖甲、知母、黄柏、生地、丹皮清退虚热，苍术、木瓜、生薏仁利水渗湿，鸡血藤、忍冬藤、威灵仙、广地龙通络止痛，石斛、黄精、黄芪补气养阴，白鲜皮、土茯苓清热祛湿，炙甘草调和诸药。后据病证酌加丹参以增强清热活血之力，加地骨皮、女贞子加强养阴清热之效。诸药合用，则阴液得养，虚热则退，诸症自减，而收全功。

附：

历代医籍相关论述精选

汉·张仲景《伤寒杂病论》："手足厥冷，脉细欲绝者，当归四逆汤主之。若其人内有久寒者，加吴茱萸、生姜汤主之。"

隋·巢元方《诸病源候论》："斑毒之病，是热气入胃，而胃主肌肉，其热夹毒蕴积于胃，毒气蒸发于肌肉，状如蚊蚤所啮，齿斑起，周匝遍体。"

清《医宗金鉴》："脉痹，脉中血不和而色变也。"

清·叶天士《外感温热篇》："在卫汗之可也，到气才可清气，入营犹可透热转气，如犀角、玄参、羚羊角，入血就恐耗血动血，只需凉血散血，如生地、丹皮、阿胶、赤芍等物。否则前后不循缓急之法，虑其动手便错，反致慌张矣。"

清·吴鞠通《温病条辨》："太阴温病，不可发汗，发汗而汗不出者，必发斑疹，汗出过多者，必神昏谵语。"

清·林珮琴《类证治裁·痹症》云："诸痹，良由营卫先虚，腠理不密，风寒湿乘虚内袭，正气为邪所阻，不能宣行，因而留滞。气血凝滞，久而成痹。"

参考文献

［1］李楠.混合性结缔组织病患者血清免疫球蛋白含量和补体C3C4的相关性研究［J］.国际医药卫生导报，2008，14（17）：99-101.

［2］Gunnarsson R，Aal kken TM，Molberg O，et al. Prevalence and severity of interstitial lung disease in mixed connective tissue disease：a nationwide， cross-sectional study［J］.Ann Rheum Dis，2012，10：1136.

　　［3］王文芳，邓丹琪.混合性结缔组织病的诊治［J］.实用医院临床杂志，2013，1（10）：15-18.

　　［4］中华医学会风湿病学分会.混合性结缔组织病诊断和治疗指南［M］.中华风湿病学杂志，2011，1（15）：42-45.

　　［5］Ortega-Hernandez OD，Shoenfeld Y.Mixed connective tissue disease：an overview of clinical manifestations，diagnosis and treatment［J］.Best Pract Res Clin Rheumatol，2012，26（1）：61-72.

　　［6］Kitridou RC，Akmal M，Turkel SB，et al.Renal involvement in mixed connective tissue disease：a longitudinal linicopathologic study［J］．Semin Arthritis Rheum，1986，16：135-145.

　　［7］Lage LV，de Carvalho JF，Caleiro MT，et al.Fluctuation of Anti-Endothelial Cell Antibody Titers in Mixed Connective Tissue Disease［J］.Isr Med Assoc J，2012，14（2）：84-87.

　　［8］Haroon M，O'Gradaigh D，Foley-Nolan D．A case of Raynaud's phenomenon in mixed connective tissue disease responding to rituximab therapy［J］.Rheumatology（Oxford），2007，46（4）：718-719.

　　［9］Arzoo K，Sadeghi S，Liebmann HA．Treatment of refractory antibody mediated autoimmune disorders with an anti-CD20 monoclonal anti-body（rituximab）［J］.Ann Rheum Dis，2002，61：922-924.

　　［10］Sanchez O，Sitbon O，Jas X，et al．Immunosupp ressive therapy in connective tissue diseases-associated pulmonary arterial hypertension［J］.Chest，2006，130（1）：182-189.

　　［11］Ahmadi-Simab K，GrossWL．Pulmonary arterial hypertension in collagenoses：Clinical features，epidemiology，pathogenesis，diagnosis and treatment［J］.Z Rheumtol，2006，65（4）：297-300，302-305.

　　［12］Maiya S，Hislop AA，Flynn Y，et al．Response to bosentan in children with pulmonary hypertension［J］.Heart，2006，92（5）：664-670.

　　［13］Naclerio C，D'Angelo S，Baldi S．Efficacy of bosentan in the treatment of a patient with mixed connective issue disease complicated by pulmonary arterial hypertension［J］.Clin Rheumatol，2010，29（6）：687-690.

［14］曾嵘，庄建，岑坚正等.西地那非与前列腺素E1治疗猪肺动脉高压［J］.岭南心血管病杂志，2007，13（3）：217-220.

［15］冯颐.肺动脉高压的药物治疗［J］.医学综述，2009，15（15）：2298-2301.

［16］ Newman K，Owlia MB，El-Hemaidi I，et al.Management of immune cytopenias in patients with systemic lupus erythematosus -Old and new［J］.Autoimmunity reviews，2013，12（7）：784-791.

［17］ Rozenbaum M，Slobodin G，Boulman N.Therapeutic vignette：old and new drugs in mixed connective tissue disease［J］.Isr Med Assoc J，2008，10（11）：831-832.

［18］ Nash RA. Prospects of stem cell transplantation in autoimmune diseases［J］.J Clin Immunol，2000，20：28.

第十四章　风湿性多肌痛

风湿性多肌痛（polymyalgia rheumatica，PMR）是一种常见的发生于老年人的炎症性风湿病，以近端肌群（肩胛带肌、骨盆带肌）和颈肌疼痛及僵硬为主要特征，还伴有血沉增快和体温升高、乏力等非特异性全身症状。本病病因尚不明确，一般为良性过程且与年龄密切相关，好发于50岁以上的老年人。随着年龄的增加，发病率逐渐升高，女性较男性多2~3倍。巨细胞动脉炎（gaint cell arteritis，GCA）与PMR临床特征相似，如相似的发病年龄、发病人群及相似的地理分布，二者均为慢性炎症，均有免疫系统的活化及血IL-6的增加，部分临床表现相同或相似，显示二者可能是同一疾病的两种表现形式。但最近的研究显示，PMR和GCA是两种不同的疾病。研究发现，40%~60%的GCA患者有PMR症状，16%~21%PMR患者患有GCA，提示同一患者可同时出现上述2类疾病。

风湿性多肌痛为西医学病名，根据其肌肉疼痛僵硬的临床表现，应归属于中医学"痹病"范畴，从病位来看为五体痹之一，可归属于"肌痹""肉痹"。从病程和病邪性质来看，因其病程缠绵，表现为肢体疼痛、沉重麻木，可归属于"痛痹""湿痹""着痹"。

【病因及发病机制】

一、中医学病因病机

本病的发生，与体质因素、气候条件、生活环境等均有密切关系。正虚卫外不固是痹证发生的内在基础，感受外邪是发生的外在条件。风寒湿之邪，乘虚袭入人体，引起气血运行不畅，经络阻滞，深入肌肉关节筋骨，甚则影响脏腑。

（一）病因

1. 内因：脾肾阳虚

脾肾亏虚、阳气不足、腠理不密，风寒湿邪乘虚而入致病，病邪久羁，亦可阻滞经脉，成瘀、化热，发为本病。

2. 外因：感受外邪

感受风寒湿邪，或外露风寒，或坐卧寒湿，邪气乘虚侵袭机体，寒性收引、湿性粘滞，痹于肌肉，阻于筋脉，气血运行受其遏抑，不通则痛，故发为本病。

（二）病机

1. 本病的主要病机为邪气入侵脏腑，致肺、脾、肝、肾等脏腑功能衰退，肺主皮毛、调腠理；脾合肌肉、主四肢、运化水湿；肝主筋、主疏泄；肾主骨生髓，温煦诸脏。若机体衰老，肾虚则阳气不足，肺虚则腠理不密，易于感邪，加之肝脾不足，筋脉肌肉失其濡养，故外邪痹阻机体而发本病。

2. 本病病理性质为本虚标实，脏器功能减退（尤以肝脾肾三脏为主）为本，风寒湿邪痹阻为标。

3. 本病的病位一般认为在肌肉，从经络学上看主要涉及手足太阳的经络、筋经，以及督脉。因手足太阳经阳气充盛，特别是足太阳经为人体之藩篱，行于肩背、腰骶，督脉总督全身之阳气。

二、西医学病因及发病机制

（一）病因

1. PMR 发生于老年人，本病几乎均在 50 岁以上发病，平均发病年龄为 73 岁，其发病率随年龄的增长而增加，提示本病肯定与年龄有关。女性发病率明显高于男性，提示本病和内分泌激素变化也有一定的相关性。PMR 在白人中是常见疾病，是美国常见的自身免疫性风湿性炎症，在 50 岁人群中，年发病率为十万分之 58.7。

2. PMR 发病存在地理差异，在同一国家，季节的变换亦可导致 PMR 发病率及地理分布上出现差异，显示环境可能是 PMR 的启动因素。也有研究者发现，其发病率在冬季增高，并且其发病高峰期与肺炎支原体、细小病毒 B19、肺炎衣原体感染的流行病学一致。

3. 尽管流行病学研究显示，感染在 PMR 中发挥重要作用，但迄今为止，没有一项研究证明感染可致 PMR。

（二）发病机制

风湿性多肌痛的发病机制目前亦尚不清楚，病理学研究较少，单纯风湿性多肌痛并无特殊病理学特点。部分风湿性多肌痛患者颞动脉活检呈典型的巨细胞动脉炎病理表现，提示它为潜在的巨细胞动脉炎。近年来，虽然有人报告大关节滑膜炎（如膝、胸锁关节）可解释患者肌痛症状，且关节镜活检及滑液检查支持滑膜炎存在，但此说存在争议。肌活检一般正常或表现非特异性变化，如 Ⅱ 型肌萎缩。流行病学研究显示，PMR 的发生与基因和环境因素相关，无家族聚集性。大量研究显示：与免疫调节有关的基因多态性与 PMR 发生相关，如细胞间粘附分子 1（ICAM-1）、IL-1R 拮抗剂、IL-6 基因多态性与疾病风险及严重度相关。有报道发现：HLA-DRBl 多态性与 PMR 易感性有关，但仍存在争议。PMR 作为慢性自身免疫性疾病，Treg/Th17 细胞失衡与 PMR 发生相关，如 PMR 患者循环调节性 T（T-regulatory，Treg）细胞数量减少，Th17 细胞增加。2010 年以来的研究显示，近端肢体肌肉间质内促炎细胞因子（IL-6）增加（斜方肌和股外侧肌）Ⅲ 1，其经糖皮质激素治疗 2 周后回归正常，并伴随症状的消退，显示局部细胞因子的产生在 PMR 发病机制中发挥重要作用。亦有研究报道：肾上腺功能减退与 PMR 相关。PMR 患者下丘脑－垂体－生殖腺轴的紊乱，导致肾上腺不足。并且显示促肾上腺皮质激素或皮质醇、雄烯二酮、脱氢表雄酮、17- 羟孕酮的减少与 IL-6 的升高相关。健康个体，皮下给予 IL-6 可增加促肾上腺皮质激素和皮质醇分泌；患有慢性炎性疾病的个体，促肾上腺皮质激素或皮质醇与 IL-6 比例降低，提示炎症期皮质醇分泌不足。风湿性多肌痛偶有肉芽肿性心肌炎与肝炎报道。

【诊断标准】

风湿性多肌痛

2004 年中华医学会风湿病分会制定的风湿性多肌痛的诊断标准：

（1）发病年龄大于等于 50 岁。

（2）颈部，肩胛带部及骨盆带部肌肉僵痛，至少 2 处，并伴晨僵，持续 4 周或 4 周以上。

（3）ESR ≥ 50mm/h（魏氏法）；

（4）抗核抗体及类风湿因子 (RF) 阴性。

（5）小剂量糖皮质激素（泼尼松 10–15mg/d）治疗反应甚佳。

（6）需除外继发性多肌痛症。

2012 年欧洲风湿病防治联合会 ／ 美国风湿病协会 (ACR) 发布风湿性多肌痛暂行分类标准评分标准：

评分项目	分值（不含超声检查）	分值（含超声检查）
晨僵＞ 45min	2	2
髋部疼痛或活动受限	1	1
类风湿因子或抗环瓜氨酸蛋白抗体阴性	2	2
不伴有其他关节受累	1	1
超声检查标准：①至少一侧肩部存在三角肌下滑囊炎和（或）肱二头肌腱鞘炎和（或）盂肱关节滑膜炎（后侧或腋窝处），同时至少一侧髋部存在滑膜炎和（或）转子滑膜炎	–	1
②双肩均存在三角肌下滑囊炎、肱二头肌腱鞘炎或盂肱关节滑膜炎		1
分值范围	0–6	0–8

在不包括超声检查结果的情况下，评分＞ 14 分时可以诊断 PMR，诊断的敏感性和特异性分别为 68％和 78％；纳入超声检查结果后，评分≥ 5 分可以考虑 PMR 的诊断，敏感性为 66％，特异性提高到 81％。

【治疗】

一、中医常用辨证施治方法治疗

（一）辨证施治

痹证以风、寒、湿痹阻经络气血为基本病机，其治疗应以祛邪通络为基本原则，根据邪气的偏盛，分别予以温经、祛风、散寒、除湿兼以通络。久痹正虚者，应重视扶正，以补益肝肾为法。虚实夹杂者，宜标本兼顾。

1. 寒凝痹阻证

主症：肢体关节肌肉疼痛剧烈，如刀割，得热痛缓，痛处固定，日轻夜重，形寒肢冷，苔白，脉弦紧。

【治法】温经散寒，通络止痛。

【主方】附麻辛桂姜汤加减。（来源于《实用中医风湿病学》）

【常用药物】制草乌、熟附子、干姜、麻黄、细辛、桂枝、甘草。

【加减】若疼痛日久难以缓解，内生瘀滞，可选桃仁、红花、全蝎、地鳖虫等加强活血祛瘀、疏通经络之效。

2. 风寒痹阻证

主症：肢体关节肌肉冷痛，游走不定，遇寒痛增，得热痛减，或恶风寒，舌质淡红，脉弦紧或弦缓。

【治法】祛风散寒，温经通络。

【主方】乌头汤加减。

【常用药物】制川草乌、麻黄、防风、黄芪、白芍、秦艽、甘草。

【加减】腰背酸痛为主者，加杜仲、续断、桑寄生等补肾壮骨；若见苔薄黄，邪有化热之象者，宜寒热并用，予以桂枝芍药知母汤加减。

3. 寒湿痹阻证

主症：肢体关节冷痛、重着，痛有定处，屈伸不利，日轻夜重，遇寒痛增，得热痛减，舌质淡胖，苔白腻，脉弦紧或弦缓或沉紧。

【治法】温经散寒，祛湿通络。

【主方】附子汤加减。

【常用药物】熟附子、肉桂、细辛、白术、生苡仁、白芍、独活、秦艽、茯苓、木通。

【加减】若肌肤麻木不仁，加海桐皮、豨莶草、白芷以祛风通络；若痰湿胜者，加半夏、南星。

4. 肝肾亏虚证

主症：肌肉关节肿胀，骨节烦痛，入夜尤甚，肌肤麻木不仁，步履艰难，筋脉拘急，屈伸不利，腰膝酸软无力，形体消瘦，或咽干耳鸣，头昏视物不清，或失眠多梦，盗汗，五心烦热，两颧潮红；女子月经量少，舌红少苔，脉细数或弦细数。

【治法】滋补肝肾，强壮筋骨。

【主方】独活寄生汤合左归丸加减。

【常用药物】羌活、独活、桑寄生、地黄、当归、白芍、狗脊、黄柏、青蒿、鳖甲、川芎、桂心、牛膝。

【加减】若阳虚明显，畏寒肢冷，可加附子、干姜、巴戟天；若肝肾亏虚，午后潮热、心烦盗汗，可加龟板、熟地、女贞子。

（二）名医治法验方

1. 马永桢——祛邪通络为先，病久体虚，又当补益肝肾为主

马老认为本病病理性质为本虚标实，肝脾肾三脏功能减退为本，风寒湿邪痹阻为标。

马老认为本病总由外邪痹阻经络而发，故治疗原则当以祛邪通络为先，病久体虚，又当补益肝肾为主。若见肢体关节肌肉疼痛剧烈，得热痛缓，痛处固定，形寒肢冷，苔白，脉弦紧，辨为寒凝痹阻证，治以温经散寒、通络止痛，予乌附麻辛桂姜汤加减，常用制草乌、熟附子、干姜、麻黄、细辛、桂枝、甘草。若见肢体关节肌肉冷痛，游走不定，遇寒通增，或恶风寒，舌质淡，脉弦紧，则为风寒痹阻证，治以祛风散寒、温经通络，选方乌头汤加减，常用制川草乌、麻黄、防风、黄芪、白芍、秦艽、甘草。若见肢体关节冷痛重着，屈伸不利，舌质胖淡，苔白腻，脉弦缓或沉紧，辨为寒湿痹阻证，治以温经散寒、祛湿通络，附子汤加减，常用药物如：熟附子、白术、生苡仁、白芍、独活、秦艽、茯苓、肉桂、细辛。若见肌肉关节烦痛，入夜尤甚，筋脉拘急，屈伸不利，腰膝酸软无力，或失眠多梦、五心烦热，舌红少苔，脉细数或弦细数，则为肝肾亏虚证，治以滋补肝肾、强壮筋骨，选方独活寄生汤合左归丸加减。

马老治疗本病喜用虫类药，认为多数患者病程较久，久病入络，疼痛剧烈，有不同程度的脉络瘀阻之象，唯虫类药可剔络搜风、化瘀止痛，因此全蝎、蜈蚣、地鳖虫、乌梢蛇之类多见于本病处方。同时，马老也强调灵活辨

证、随证用药，如：若本为风寒痹阻又见苔薄黄，邪有化热之象者，此为寒热错杂型，宜寒热并用，可选桂枝芍药知母汤加减。对寒凝湿阻、痰瘀互结型，选用制川乌、桂枝、秦艽、防己、牛膝、制乳没、川芎、地龙、附片、白芍、白芥子、皂角刺、木瓜、并加用蜈蚣、全蝎等虫类药。对肾精亏虚，肝失濡养型，可选用狗脊、生地、川断、骨碎补、蜂房、鹿衔草、乌梢蛇、水蛭、皂角刺。

2. 金实——本病辨证关键在于寒、热、虚、实

辨证时切不可为繁杂的症状干扰而失去中心，必须围绕痹证的主症特点来辨即关节肌肉红肿灼热为热；疼痛游走不定为风；疼痛剧烈，痛有定处，畏寒喜热为寒；酸重肿胀，麻木不仁为湿。若关节肌肉疼痛剧烈，痛点固定，身热而关节肌肉不红不热，口不干，尿不黄，舌不红，可见痹痛以寒为主，所谓"有寒故痛也"。风湿郁表可致肌肤肿胀重着酸痛。寒郁化热，可有身热、苔黄等。

金实教授辨证一例"寒热错杂型"风湿性多肌痛，以风寒湿邪痹阻肌肉关节为主，郁热为次，且有肌肤肿胀，当汗出而不汗出，身体疼重，兼有发热，亦可归属为溢饮的大青龙汤证。治疗上要权衡标本缓急，遵仲景"治风湿者，发其汗"之法，初起可用大青龙汤加减，祛散寒除湿，兼以清热。

（三）针灸治疗

周时伟等针灸治疗的 35 例风湿性多肌痛，选穴以取足太阳项部和手太阳肩部穴位为主（合谷、太冲、曲池、太阳、上星、百会、后溪、申脉、风池、天柱、臑腧、天宗、秉风、曲垣、肩中俞、肩外俞等），配合捻转泻法、提插泻法等针刺手法，同时疼痛剧烈者施以温灸，并配合刺络拔罐，疗效显著。

陈兴华遵循《灵枢》合谷刺和刺络放血法，取阿是穴为主，以 5 寸芒针行合谷刺法，留针 30min 后出针不按压针孔，每日 1 次，15 天为 1 个疗程，疗程间休息 5 天，连用 3 个疗程。针毕，在局部行梅花针叩刺刺络拔罐，继之艾灸 5~10 分钟，隔 2 天治疗 1 次，5 次为 1 个疗程。疗程间休息 5 天。结果经治疗 1 个疗程后症状明显缓解。

马晓东等认为风湿性多肌痛属于痛痹，因风寒闭塞经络，气血不通而导致，寒邪为发病外因，而正气有亏或先天不足是发病内因，因此治疗以温经

散寒为大法。用温针灸方法治疗，以膀胱经及督脉穴取穴为主，配以局部取穴，取大椎、肾俞、风门、双侧的曲池、天宗、命门、承扶、委中、承山、环跳、秩边。通过温针灸，使热力透入患处，每穴2~3壮，留针30分钟。结果经过针灸后，症状缓解明显，在针灸2周后症状消失。

（四）中药外治

熏洗疗法：蒸药物根据中医辨证配制，根据疼痛程度分局部熏蒸和全身熏蒸。如中药熏蒸仪，每次30分钟，以42℃左右为宜。

湿敷疗法：敷药物根据中医辨证配制，根据疼痛部位予以浸泡过中药的热毛巾进行湿敷，每次20~30分钟。

二、西医治疗

PMR的治疗原则包括四个方面。

1．一般治疗

进行适当的肢体运动，防止肌肉萎缩。

2．药物治疗

目的：缓解症状和阻止潜在血管炎并发症。包括非甾体抗炎药、糖皮质激素、免疫抑制剂、生物制剂。

（1）非甾体抗炎药　对症状轻微或不伴血管炎的PMR尤其是颞动脉活检阴性者，可先试用非甾体抗炎药，可控制肌痛和头痛等症状。用药时应严密监测副作用的发生，老年人慎用。常用的药物有阿司匹林、布洛芬、吲哚美辛、双氯芬酸等。近年来开发出COX-2抑制药，与COX-1相比，在不减低药效的同时，可明显减少副作用，常用的有美洛昔康、塞来昔布等。有报道10%~20%患者单用阿司匹林或非甾体抗炎药足可控制病情，而无须加用糖皮质激素。但如使用1-2周疗效不佳应及时用激素治疗。对小剂量激素控制不好的患者可合用非甾体抗炎药。值得注意的是，非甾体抗炎药虽可部分缓解症状，但无阻止血管炎并发症的疗效。因此，一般认为短效皮质激素如泼尼松为本病首选。

（2）糖皮质激素　对症状轻微的PMR，经非甾体抗炎药治疗1~2周病情仍无改善即可开始应用每天5~20mg泼尼松或相当剂量的其他糖皮质激素治疗。如果 PMR 诊断正确，其临床症状一般在使用激素后即可迅速缓解，此点常用来判断 PMR 诊断是否正确，如治疗后无反应，则需要进一步排除其他疾病。小剂量皮质激素不能抑制伴发的血管炎症状，因此即使疼痛显著缓解仍需要密切观察病情变化。对病情较重、发热、肌痛、活动明显受限，不伴有巨细胞动脉炎的 PMR，可以泼尼松每天 15～30mg，一般 4 天左右骨骼肌肉疼痛与僵硬可迅速缓解，血沉和 C- 反应蛋白恢复正常。随着症状好转，血沉正常，即可开始逐渐减量。激素减量必须在周密的监测下缓慢进行，否则病情复发。泼尼松开始剂量超过每天 15mg 者，可每周减 5mg 直至每天 15mg，并每 2～3 周测定血沉 1 次。每天 15mg 以后每月减 2.5mg，维持量在每天 2.5～7.5mg，维持时间应持续 6～12 月，也有长至 10 年的报道。因无实验室检查可预测什么时候可以停用激素，故维持治疗时间随病情严重程度而定，一般认为当每天 2.5mg 维持治疗 6～12 个月后，无任何临床症状且血沉正常者可停止治疗。停药后约一半患者可完全正常，其余可在随后的数月内复发，复发早期再服 10～15mg 泼尼松龙又可控制病情。

糖皮质激素虽可缓解症状，但尚无证据提示它可缩短病程，经小剂量激素治疗后实验室检查已恢复正常，潜在血管炎或血管并发症可能性相当小，但并不是所有患者均对小剂量激素有特效，因为即使血沉已正常仍有发生急性动脉炎的可能。巨细胞动脉炎与胸主动脉瘤高度相关，该瘤是巨细胞动脉炎相对晚期的严重并发症之一，一旦动脉瘤破裂可导致患者突然死亡。有资料证实即使不伴颞动脉炎的 PMR 仍有较一般人群更高的心血管疾病病死率。糖皮质激素的副作用不可忽视，最常见副作用主要有血压血糖升高、骨质疏松、股骨头坏死、消化道溃疡、出血等，为减少副作用及并发症，推荐激素服法采用最小有效剂量早晨 1 次顿服，还应根据撤药反应确定选用慢作用抗风湿药，以便撤减激素。同时，钙剂、维生素 D 和磷酸盐制剂等应常规使用。

（3）免疫抑制剂　对病情顽固或小剂量泼尼松不能维持疗效者，可加用甲氨蝶呤片 7.5mg～15mg，每周一次顿服。但单用甲氨蝶呤治疗本病尚存在争议。其他免疫抑制药（如硫唑嘌呤、环磷酰胺）以及其他慢作用抗风湿药（如抗疟药、青霉胺、氨苯砜）等也可增加疗效、协助激素减量，减少复发，但由于缺乏系统研究，资料有限，经验不多，故临床应用有较大争议。免疫抑制剂临床使用也有不良反应，用药过程中应严密观察血常规、尿常规、肝肾功能等，根据结果随时调整剂量。一般来说，难治的、易复发的、激素依赖的 PMR 患者可以使用免疫抑制剂。但 2002 年国际系统性血管炎病研究网络公布的研究结果表明：激素联合免疫抑制剂不能减少巨细胞动脉炎的复发率，也不能减少激素的累计使用量，以及激素的相关副作用，可见对于免疫抑制剂的应用还需更多的循证医学来指导治疗。

（4）生物制剂 生物制剂治疗 PMR 近几年才开始应用于临床，国外报道如抗 TNF-a 的单克隆抗体（英夫利昔单抗）5mg/kg，静脉滴注，间隔 4 周重复一次，通常使用 3~6 次，可用于治疗顽固性风湿性多肌痛或激素抵抗或有禁忌的患者，可以完全缓解病情，或减少激素用量。其主要不良反应为感染、严重过敏反应及狼疮样病变。目前我国使用生物制剂治疗 PMR 的经验和报道较少，且目前研究风湿性多肌痛并无肿瘤坏死因子 -a 的明显增高，因此对于它的远期疗效和副作用有待进一步观察。最近的研究报道，IL-6 可作为 PMR 和大血管炎的治疗靶点，但尚需进一步研究证实。

3．心理和康复治疗

做好解释工作，解除顾虑，遵循医嘱，合理用药，防止病情复发。

4．功能锻炼

在全身治疗的同时，应强调肌肉的功能活动。主要是鼓励患者做适当肌肉运动，以免引起肌肉失用性萎缩和关节运动障碍。

三、中西医结合治疗经验

目前，中医药治疗风湿性多肌痛在临床的运用广泛，中西医结合治疗风湿性多肌痛成为时代所趋。症状较轻的风湿性多肌痛患者可用中药以散寒除湿、宣痹通络，处于中重度病情活动患者，可予中西医结合治疗，在控制病情进展、缓解症状的同时，中医药治疗可减少西医治疗对于患者产生的毒副作用。

1．PMR 活动期，现代医学常用非甾体抗炎药、小剂量激素控制病情，以减轻患者的肌肉关节痛，但长期使用非甾体抗炎药常可致消化道溃疡、白细胞减少、肝肾功能损害等副作用，长期使用激素可能导致血压、血糖升高、消化道溃疡、骨质疏松、股骨头坏死、肾上腺皮质功能减退等不良反应。而中医认为，PMR 活动期多以实证为主，当祛风除湿，活血通络，临床多采用具有散寒除湿、宣痹通络功效的药物，常用中药有：桂枝、制川草乌、麻黄、熟附子、细辛、秦艽、羌活、独活、木瓜、稀莶草、薏苡仁等，能较好地缓解肌肉及关节的症状。在治疗中必用活血通络之品以达到"治风先治血，血行风自灭"的目的。使用散寒除湿、宣痹通络中药与西药联合，不仅能更快更好地缓解患者肌肉、关节的疼痛、酸胀感，还可以减少激素、非甾体类抗炎药的用量，减少激素、非甾体类抗炎药长期应用带来的副作用。

2. PMR 缓解期，现代医学常用免疫抑制等调节免疫，以控制病情的进展，延缓对肌肉、关节的破坏，但长期使用免疫抑制剂有肝肾功能损害、血液系统病变、免疫力低下、易感染等副作用。而中医方面，临床多采用健脾益肾，补养气血功效的药物，可减轻肌肉酸软无力、屈伸不利的症状，同时能提高患者的免疫功能。常用中药有：独活、桑寄生、熟地黄、当归、党参、炒白术、炒白芍、茯苓、川芎、炙甘草、牛膝、当归、香附、红花、桃仁、地龙等。其中当归具有调节机体免疫功能、抑菌、抗动脉硬化作用；桃仁具有改善微循环、抗炎、抗过敏、抗肿瘤的功效；茯苓具有解毒、抗炎、抗肿瘤的功效，中西药合用，可以在控制病情进展的同时，减轻西药的毒副作用。

3. 近些年来，中成药以及验方在治疗 PMR 方面也有一定进展，可联合激素使用。傅红卫等用具有活血化瘀、散瘀止痛作用的复方丹参注射液配合糖皮质激素治疗，疗效显著，复方丹参注射液组在 CRP、疼痛视觉量表（VASp）、医师评估视觉量表（VASph）、晨僵（MST）、上肢失举度（EUL）、澳大利亚 LOWER 医疗中心风湿性多肌痛活动性计分法（PMR-AS）活动性评分分布等检测指标方面显著优于对照组（$P<0.05$）。今井隆喜治疗一例 53 岁风湿性多肌痛的女性患者，ESR 83mm/h，予柴苓汤合薏苡仁汤治疗，2 个月后仅见颈部僵硬，治疗半年后，激素减停，ESR 降至 16mm/h。傅华州等观察加味阳和汤对糖皮质激素治疗风湿性多肌痛使用剂量的影响，结果提示加味阳和汤有助于缩短治疗风湿性多肌痛的疗程，减少糖皮质激素的剂量，提高疗效。

【临证备要】

一、诊断与辨证

1. 辨虚实

风湿性多肌痛初起多见于老年女性，多为肝血亏虚，气不足为本，风寒湿之邪趁虚入侵人体，阻闭经络气血，属本虚标实证。如病程短，病人以肢体关节肌肉疼痛为主，属风寒湿邪偏盛。若病情反复发作，或新进发展，经络长期为邪气壅阻，营卫不利，湿聚为痰，络脉瘀阻，痰瘀互结，多为正虚邪实。病久入深，气血亏耗，肝脾肾虚损，肌肉筋骨脉络失养，遂致正虚邪恋，以正虚为主。

2. 辨患者体质

阳虚体质者，多呈虚胖体型，面白畏寒肢冷，多汗恶风，神疲乏力，倦怠嗜睡，尿清便溏，舌淡胖，脉细弱，病者多呈风寒湿痹。风湿性多肌痛多见于更年期的妇女，往往有阴虚阳亢于上的面部烘热，心烦易怒，汗出较多，口干口苦之现象，又见腿足恶风怕冷，肾气不足，寒甚于下的症状。

3. 辨病邪特点

风：疼痛游走不定，痛无定处，遇风疼痛加重，或恶风，苔薄白，脉浮。

寒：疼痛较重，痛有定处，遇寒加剧，得温则减，畏寒喜暖，苔白脉紧。

湿：肌肉酸痛重着，或肢体麻木沉重，阴雨天加重，苔白腻，脉濡。

4. 辨病变部位

风湿性多肌痛临床表现为上肢及肩胛带、骨盆带、下肢肌肉疼痛，但部分病人仅见 1~2 个部位疼痛，临床应在辨证施治的基础上结合病变部位选用相应的祛风湿药，可加入引经药，使药力直达病所，发挥较好的作用。

二、治疗（法）及用药

1. 对寒湿痹阻、痰瘀互结型，选用制川乌、桂枝、秦艽、防己、牛膝、制乳没、川芎、地龙、附片、白芍、白芥子、皂角刺、木瓜、三军丸（蜈蚣、全蝎、玄胡等分为丸）。

2. 对肾精亏虚、肝失濡养型，可选用狗脊、生地、川断、骨碎补、蜂房、鹿衔草、乌梢蛇、水蛭、皂角刺。

3. 对寒热错杂型，可选用桂枝芍药知母汤加减，药用桂枝、芍药、知母、附子、防风、麻黄、白术、麦冬、石莲子、秦艽、牛膝、大黄、地鳖虫、大枣、生姜随症加减。

4. 风湿性多肌痛临床表现有较明确的疼痛部位，临床可根据病变部位选用药物。酸痛以颈肩肘为主者，可选加葛根、羌活、白芷、威灵仙；酸痛以膝踝等下肢为主者，选加独活、牛膝、木瓜、通经活络，祛湿止痛；酸痛以腰背为主者，多与肾气不足有关，酌加杜仲、桑寄生、巴戟天、续断等温补肾气。

三、治疗注意点

治疗需注意痹证的标本虚实，针对不同的病邪对症用药，兼顾标本虚实，同时注意疾病初起及久病入脏腑。注意病因病机的辨证，注意不同病位的治疗。

四、PMR 的预防调护

（一）调摄

本病发生与气候及生活环境有一定相关性，平素应注意防风、防寒，避免居潮湿之地。应注意保暖，免受风寒湿邪侵袭，平时应注意生活调摄，加强体育锻炼，增强体质，有助于提高机体对病邪的抵御能力。

（二）护理

初发本病，应积极治疗，防止病邪传变，若病邪日久，致肌肉萎软、行走困难、长期卧床者，应防止跌仆，变换体位，防止褥疮。久病患者，往往情绪低落，易产生焦虑情绪，应此，应注意保持患者乐观心境，建立患者与病魔对抗的信心，有利于疾病的康复。

【病案精选】

病案一　患者朱某，女，56 岁。2015 年 11 月 12 日初诊。

"肩背部疼痛 1 年余"。患者自 2014 年 10 月份起无诱因出现肩背部疼痛，有僵硬感，不能转侧，夜间较白天疼痛明显，自用热敷后症状略缓解。时有臀部肌肉疼痛重着，严重时影响行走。怕风怕冷，无其他不适。于多家医院内科、骨科及针灸科就诊，辅助检查：血常规、ASO、RF、CRP、HLA-B27、肌酶、肌电图以及颈椎、腰椎 MR 均未见明显异常。红细胞沉降率 100mm/h，诊断为"风湿性多肌痛"，未用西药，多次针灸及理疗效果不佳，于我院寻中医诊治。刻下：颈肩僵痛，臀部肌肉冷痛重着，遇寒痛剧，得热痛减，夜间痛甚，无其他不适，纳寐一般，二便调。舌淡苔薄白，脉弦缓舌质淡、苔白腻，脉沉弦。拟从"寒湿痹阻证"治之。予麻黄附子细辛汤合乌头汤加减。处方：

麻黄 10g、附子 10g 先、桂枝 10g、制川乌 3g、制草乌 3g、全蝎 6g、防风 10g、蜈蚣 3 条，细辛 3g、狗脊 10g、当归 10g、川芎 10g、仙灵脾 10g、威灵仙 10g、葛根 10g、炒白芍 20g、薏苡仁 20g、炙甘草 6g。14 剂，每日 1 剂。

2015 年 11 月 26 日，二诊。颈肩部疼痛减轻，颈部能转动自如，僵硬感好转，仍觉怕冷。附子加量至 20g。处方

麻黄 10g、附子 20g 先、桂枝 10g、制川乌 3g、制草乌 3g、全蝎 6g、防风 10g、蜈蚣 3 条，细辛 3g、狗脊 10g、当归 10g、川芎 10g、仙灵脾 10g、威灵仙 10g，葛根 10g、炒白芍 20g、薏苡仁 20g、炙甘草 6g。28 剂，每日 1 剂。

2016 年 1 月 26 日，三诊：患者颈肩、臀部症状明显减轻，复查红细胞沉降率降至 25mm/h。

后门诊每月均有随诊，病情逐步改善明显，随诊 5 个月后患者颈肩部、臀部疼痛重着感已基本消失，无怕冷恶风，但遇天气变冷时仍有颈肩部疼痛轻度发作，但已可正常工作生活，无胃脘部不适。复查辅助检查提示血沉：16mm/h。

（江苏省中医院门诊病例）

按：本案患者年近花甲，肝肾不足，阴气自半，寒湿之邪客于肢体肌肉、郁闭经脉，治疗当温经散寒，通络止痛。方中附子、麻黄、桂枝、乌头、细辛等温通之品为君，共起温经散寒之效；狗脊、仙灵脾补肾壮阳，当归、川芎、威灵仙活血化瘀通经，全蝎、蜈蚣剔络搜风止痛共为臣药；葛根一则为引经药，使药力得以到达病所，二则葛根与白芍还起到舒筋柔阴、防止君药温燥伤阴之效。

病案二 患者王某，女，52 岁，于 2015 年 8 月 8 日就诊。

"全身肌肉疼痛 2 周"，主要为双肩、髋关节周围肌肉疼痛、僵硬，伴有午后低热，体温最高达 38℃，心烦、失眠、盗汗，已绝经半年。于多家医院内科及骨科就诊，考虑为"更年期综合征"，于查性激素全套、血常规、肌酶、RF、CRP、ASO、肩关节 B 超、肌电图均正常，血沉 80mm/h，治疗予外

用膏药及推拿等，无效。于我院寻中医诊治。刻下：双肩、髋关节周围肌肉疼痛、僵硬，时有低热、心烦、失眠、盗汗时作，纳可，寐欠佳，二便调。舌红苔薄，中有少许裂纹，脉细弦数。拟从"肝肾亏虚证"治之，予独活寄生汤合左归丸加减。处方：

独活 10g、羌活 10g、桑寄生 15g、防风 10g、防己 10g、生地黄 15g、熟地黄 15g、当归 10g、白芍 30g、狗脊 10g、青蒿 10g、鳖甲 6g 先、川芎 10g、牛膝 10g、女贞子 10g、墨旱莲 10g、甘草 5g。14 剂，每日 1 剂。

2015 年 8 月 22 日，二诊。2 周后肌痛明显改善，未有发热，汗出较多，血沉 48mm/h。去青蒿、鳖甲，加浮小麦 30g。处方：

独活 10g、羌活 10g、桑寄生 15g、防风 10g、防己 10g、生地黄 15g、熟地黄 15g、当归 10g、白芍 30g、狗脊 10g、川芎 10g、牛膝 10g、女贞子 10g、墨旱莲 10g、甘草 5g、浮小麦 30g。28 剂，每日 1 剂。

2015 年 9 月 22 日，三诊。症状基本消失，偶有双肩部疼痛，血沉 9mm/h。

后门诊每月均有随诊，病情逐步改善明显，随诊 3 个月后患者颈肩部、髋部疼痛已基本消失。复查辅助检查提示血沉：6mm/h。

（江苏省中医院门诊病例）

按：患者中老年女性，肾精亏虚，肝失濡养，精血不足，不能濡养筋骨肌肉，痹阻经脉。方中羌独活、防风己通络止痛，地黄、桑寄生、狗脊、牛膝补肾壮骨，青蒿、鳖甲、女贞子、墨旱莲养阴清热，当归、川芎、白芍养血祛风、舒筋柔阴。全方共奏滋补肝肾、强壮筋骨之效。

附：

历代医籍相关论述精选

《素问·痹论》："痹在于骨则重，在于脉则血凝而不流，在于筋则屈不伸，在于肉则不仁，在于皮则寒。"

《素问·长刺节论》："病在肌肤，肌肤尽痛，名曰肌痹。"

《素问·痹论》云："风寒湿三气杂至合而为痹也……以至阴遇此者为肌痹。"

《素问·痹论》又云："荣卫之气亦令人痹乎……逆其气则病，从其气则愈，不与风寒湿气合，故不为痹。"

《素问·逆调论》曰："人之肉苛者，虽近衣絮，尤尚苛也，是何为疾？ 岐伯曰：荣气虚，卫气实也，荣气虚则不仁，卫气虚则不用，荣卫俱虚则不仁且不用，肉如故也，人身与志不相有．曰死。"

《素问·痹论》曰"肌痹不已，复感于邪，内舍于脾"、"脾痹者，四肢懈惰，发咳呕汁，上为大塞"。

《中脏经·论痹》："肉痹者，饮食不节，膏粱肥美之所为也… …肉痹之状，其先能食而不悦，四肢缓而不能收持是也"。

《诸病源候论》："人腠理虚者，则由风湿气伤之，搏于血气，血气不行，则不宣，真邪相击，在于肌肉之间，故其肌肤尽痛，然诸阳之经，宣行阳气，通于身体，风湿之气，客在肌肤，初始为痹，若伤诸阳之经，阳气则迟缓，而关节弛纵，筋脉不收摄，故风湿痹而复身体手足不随也。"

《儒门事亲》："湿邪易伤及肌肉，湿痹日久不愈，易转为肉痿"。

《张氏医通》曰："肌痹者，即着痹，湿痹也，留而不移，汗出，四肢痿弱，皮肤麻木不仁，精神昏塞。"并提出"痹在肌肉，神效黄芪汤"治之。

参考文献

［1］刘雪雪.金杰教授治疗风湿性多肌痛的临床经验.Clinical Iournal of Chinese Medicine 2014 Vol.6 No23

［2］尚桂莲，刘建华.风湿性多肌痛的诊断与治疗进展［J］.内科急危重症杂志，2015，21（2）：146-151

［3］钱先.风湿病特色专科实用手册.152

［4］时伟，杨晔.针刺对风湿性多肌痛的治疗［J］.针灸临床杂志，1998，14（3）：35-36.

［5］陈兴华."合谷刺"加梅花针叩刺治疗风湿性多肌痛［J］.江西中医药，2001，32（3）：43.

［6］马晓东，姜琪.温针灸治疗风湿性多肌痛治验2例［J］.针灸临床杂志，2004，20（9）：37.

［7］Macchioni P，Boiardi L，Catanoso M，et a1.Tocilizumab for polymyalgia rheumatica：report of two eases and review of the literature seminars in arthritis and rheumatism［J］.Elsevier，2013，43（1）：113-118.

［8］Ahen R，Maleitzke T.Tocilizumab：a novel humanized anti—interleukin 6（IL-6）receptor antibody for the treatment of patients with non—

RA systemic，inflammatory rheumatic diseases［J］.Ann Med，2013，45（4）：357-363.

［9］杨秀芳，韩轶超，侯丽.八珍汤对胚胎停育患者血清血管内皮生长因子、促红细胞生成素的影响［J］.现代中西医结合杂志，2014，23（29）：3196-3198.

［10］伟强，朱辉军，黄胜光等.蜂针合身痛逐瘀汤治疗风湿性多肌痛37例［J］.天津中医药，2010，28（5）：392-394

［11］秀春.中西医结合治疗风湿性多肌痛临床观察［J］.中国保健营养，2013，23（4）：2131-2132

［12］傅红卫，池黠，杨虎天等.复方丹参注射液配合泼尼松治疗风湿性多肌痛29例［J］.上海中医药杂志，2006，40（2）：15-16.

［13］今井隆喜.汉方药治疗风湿性多肌痛有效1例［J］.日本东洋医学杂志，1995，45（3）：535-539.

［14］傅华洲.加味阳和汤配合糖皮质激素治疗风湿性多肌痛临床观察［J］.中国中西医结合杂志，2007，27（10）：894.

第十五章　纤维肌痛综合征

纤维肌痛综合征（fibromyalgia syndrome，FS）是一种非关节性风湿病，临床表现为全身广泛性肌肉疼痛和触痛，睡眠障碍，晨僵以及疲劳等，并在特殊部位有压痛点。其发病可能与神经代谢、内分泌异常及免疫紊乱等原因有关。主要影响30~60岁的患者，其中80%~90%为女性患者，本病的慢性疼痛和疲劳感，严重影响患者的生活质量和身心健康，导致劳动能力下降。纤维肌痛综合征可继发于外伤，各种风湿病，如骨性关节炎、类风湿关节炎及各种非风湿病（如甲状腺功能低下、恶性肿瘤）等。这一类纤维肌痛综合征被称为继发性纤维肌痛综合征，如不伴有其他疾患，则称为原发性纤维肌痛综合征。

纤维肌痛综合征为西医学病名，但从其周身酸痛，夜寐不安，醒后疲乏，情志抑郁观之，多归于"痹证"、"郁证"、"失眠"等病范畴。但其常为情志不遂，忧郁伤神，神明受扰，复加外感风寒湿邪或扭挫劳损，痹阻经络，致气血郁滞，不通则痛，发为周身疼痛不适，故亦有以"郁痹"、"周痹"之说为其名。

【病因及发病机制】

一、中医学病因病机

本病主要由于情志不遂，忧郁伤神，神明受扰，复加外感风寒湿邪或扭挫劳损，痹阻经络，致气血郁滞，不通则痛，发为周身疼痛不适。

（一）病因

1. 感受外邪

感受风寒湿等邪，《素问·痹论》："风寒湿三气杂至合而为痹"，并指出三气在发病中轻重各不相同，后世医家更认为寒湿是引起本病的主要外部因素。《素问·痹论》说："寒气胜者为痛痹"，就提出了寒邪致痹论点。风为百病之长，其为阳邪，开发腠理，又具穿透之力，寒借风力内犯，风又借寒凝之积，使邪附病位，湿借风邪的疏泄之力、寒邪的收引之能，风寒又借湿邪黏着、胶固之性，经络壅塞，气血运行不畅，则筋脉失养，发为本病。此外，临床亦可外感风热，与湿相并，或风寒湿痹，郁久化热，而致风湿热合邪，痹阻经络、筋骨、关节为患。

2. 禀赋不足，正气亏虚

患者或劳逸不当，劳倦多度，耗伤正气，机体防御功能低下，外邪乘虚入侵；或素体虚弱，或病后、产后气血不足，腠理空疏，卫外不固外邪乘虚而入。如《济生方·痹》："皆因体虚，腠理空虚，受风寒湿气而成痹也。"

3. 情志内伤

《中脏经》首先提出"痹"与"七情"因素有关，如《中脏经·五痹》曰："气痹者，愁忧喜怒过多"。多因所欲不遂或生活劳倦，旧疾苦楚迁延难去等，愁苦忧思，伤于七情；情志失调，肝气郁结，气机不畅，血行受阻，不能周流灌注全身，发为此病。

（二）病机

1. 主要病机为正气亏虚，阴阳失调，心神不宁，经络气血郁滞，肌肉、筋骨失养

风寒湿热外邪侵袭肢节、肌肉、经络之间，以致气血运行不畅，不通则痛，而为痹证，症状表现为全身多处肌肉触压痛、僵硬或肢体活动不利等症。气血亏虚多由大病久病之后，如妇人产后津血耗伤而患病者，精血暗耗，阴盛阳虚，复与致病之邪气相结者，邪壅而致；由于久痹入络，瘀血阻滞，新血不生，精血暗耗，易致阴血亏虚。肝郁脾虚常与过劳、精神紧张关系密切。肝藏血而主筋，为罴极之本，故其病机可见肝郁脾虚，气血失和。肝气郁滞，疏泄失职，则气血阻闭不能周流濡养全身而作痛；肝郁失其条达之性，则情志抑郁，焦虑难眠，精力易疲；肝气郁滞、木不疏土或肝郁化火、木乘脾土，皆可致脾脏运化功能失职，久之而成脾虚之证。肾气亏虚，禀赋不足是主要原因，因肾为先天之本，藏精而主骨；肝为罴极之本，藏血而主筋；脾为后天之

本，气血生化之源，主肌肉四肢；而肾为一身之根本。少阳失枢与纤维肌痛综合征之肌肉疼痛、僵硬、感觉异常、睡眠障碍以及易疲劳感症状相似。少阳之病理表现为易化火、易气郁，气机不畅，情志内伤，肝胆受之，少阳为病。

2. 病理性质为本虚标实，虚实夹杂

本虚指脾肾阴阳气血的亏虚，标实指风寒湿热之邪和痰浊瘀血，病初以邪实为主，病久邪留伤正可致虚实夹杂。因病变初起是感受风寒湿或风湿热邪，病程短，发病快，正气未伤，故以邪实为主。病若不解，风寒湿热之邪经久不去，势必伤及脾肾阴阳气血，邪未尽而正气已伤，体虚邪实而呈虚实夹杂之候。虚实之间又常因果错杂，本虚易于感邪而致标实，反之标实又可加重本虚，进一步损伤阴阳气血，而使病情加重。

3. 病位初在肢体经络，久则深入筋骨，病及五脏

病初因邪痹肌表、经络之间，表现为肢体百节疼痛为主的五体痹见证，故以肢体关节、肌肉疼痛、肿胀、酸楚、重着为主症。

二、西医学病因及发病机制

（一）病因

纤维肌痛综合征的原因不明，但患者可有先前的躯体或精神创伤史。可能与睡眠障碍、神经递质分泌异常、免疫紊乱及感染等有关：

1. 中枢神经敏感化

中枢神经敏感化是引起纤维肌痛综合征的最主要原因之一。长期的慢性疼痛会导致"中枢致敏"，表现在患者的脑脊液中血清素（5-HT）和 P 物质是升高的，另外，功能核磁共振成像技术还显示纤维肌痛患者大脑中与疼痛相关的区域功能活动是增强的。

2. 免疫紊乱

一些研究报道患者血清中出现抗甲状腺抗体，一些患者血清中的白介素（IL）-1、白介素 -6（IL-6）和肿瘤坏死因子水平是升高的。

3. 感染

有人认为 FS 与感染有关，尤其是 EB 病毒、细小病毒、Burgdorferi 螺旋

体感染。

4. 遗传

纤维肌痛患者的一级亲属患病率明显增加，提示遗传在发病中起一定的作用。

（二）发病机制

本病的机制尚不清楚。文献报道与睡眠障碍、神经递质分泌异常及免疫紊乱有关。

1. 睡眠障碍

睡眠障碍累及 60～90% 的病人。表现为睡眠易醒、多梦、晨起精神不振、疲乏、有全身疼痛和晨僵感。夜间脑电图记录发现有 α 波介入到Ⅳ期 δ 睡眠波中。其他影响睡眠的因素如精神紧张、环境噪音均可加重纤维肌痛综合征症状。

2. 神经递质分泌异常

文献报道血清素（serotonin，5-HT）和 P 物质（substance P）等神经递质在本病的发病中起重要作用。血清素的前体是色氨酸，经研究发现：①纤维肌痛综合征病人血浆中游离色氨酸及其转运率（trannsport ratio）减低。减低的程度与肌肉骨骼疼痛呈相关，即血浆浓度及转动比率越低，疼痛越明显。②血小板膜上的高亲合力的 5-HT 受体，丙咪嗪可与 5-HT 竞争性地结合到血小板受体上，用氚标记的丙咪嗪测定血小板膜上的的 5-HT 受体密度，发现纤维肌痛综合征比正常人密度更高。③纤维肌痛综合征患者脑组织中 5-HT 比正常人明显减少。另一种与纤维肌痛综合征有关的神经递质是 P 物质。物理或化学刺激可诱导纤维肌痛综合征病人产生明显的皮肤充血反应，这种过度反应可能与存在着持续的末梢伤害刺激有关。由于这些刺激，皮肤多型伤害感受器反射性地从神经末梢释放病理量的 P 物质，后者又可引起局部血管扩张，血管通透性增强及一种神经源性炎症。

3. 免疫紊乱

一些作者报道在纤维肌痛综合征病人的真皮－表皮交界处有免疫反应物沉积，用电子显微镜观察发现纤维肌痛综合病人肌肉毛细血管内皮细胞肿胀，提示有急性血管损伤；组织缺氧及通透性增强。病人常述的原因不明的体重增加，手弥漫性肿胀及夜尿增多可能与通透性增强有关。

此外，初步研究发现，白介素-2（interleukin-2，IL-2）水平在纤维肌痛综合征中升高。接受 IL-2 治疗的肿瘤病人会出生纤维肌痛综合征样症状，包括广泛的疼痛、睡眠障碍、晨僵及出现压痛点等。还发现 α 干扰素可引起疲乏。上述现象提示免疫调节紊乱。体内细胞因子水平异常可能与纤维肌痛综合征的发生发展有关。

【诊断标准】

1990 年美国风湿病学会提出的 FMS 分类标准

①持续 3 个月以上的全身性疼痛：即分布于躯体两侧，腰的上、下部以及中轴(颈椎、前胸、胸椎或下背部)等部位的广泛性疼痛。

② 18 个已确定的解剖位点中至少 11 个部位存在压痛。（检查时医生用右手拇指平稳按压压痛点部位，相当于 $4kg/cm^2$ 的压力，使得检查者拇指指甲变白，恒定压力几秒钟。各压痛点检查方法一致，同时需使用相同方法按压前额中部、前臂中部、手指中节指骨、膝关节内外侧等部位，排除患者"伪痛"。）

同时符合上述 2 个条件者，诊断即可成立。但该标准所强调的是 FMS 与其他类似疾病的区别，没有包括疲劳、睡眠障碍、晨僵等特征性的临床表现，应用该标准时应考虑到上述特点，以提高诊断的可靠性。FMS 诊断成立后，还必须检查有无其他伴随疾病，以区分原发性抑或继发性。

2010 年 ACR 制订了新的 FM 诊断标准

该标准删除了 1990 年标准中压痛点数量的体格检查项目，代之以 0-19 分的弥漫疼痛指数（Widespread Pain Index，WPI），即：过去 1 周内身体的 19 个固定区域发生疼痛的数量。另外，把 FM 的一系列特征性症状按 0-3 级进行评分，这些特征性症状包括：疲劳，无恢复性睡眠，认知症状，以及所有躯体症状的严重程度。这些加到一起形成 0-12 分的症状严重程度（Symptom Severity，SS）评分。具体如下

患者满足三种条件可被诊断为纤维肌痛症：

1. 弥漫疼痛指数（WPI）≥ 7 并且症状严重程度（SS）评分 ≥ 5，或 WPI

在 3 到 6 之间并且症状严重程度评分 ≥ 9；

2. 症状持续在相同水平 3 个月以上；

3. 患者没有其他疾病可解释其疼痛症状。

附注：

弥漫性疼痛指数（WPI）：指过去一周中 19 个部位发生疼痛的数量，总分 0~19 分（图 1）。

左侧肩胛带	左侧臀部（包括臀大肌及粗隆部）	左侧颌部	上背部
右侧肩胛带	右侧臀部（包括臀大肌及粗隆部）	右侧颌部	腰背部
左侧上臂	左侧大腿	胸部	颈部
右侧上臂	右侧大腿	腹部	
左侧下臂	左侧左侧小腿		
右侧下臂	右侧小腿		

症状严重程度（SS）评分：

疲劳，无恢复性睡眠，认知症状

通过对过去一周时间内上述三种症状的每个症状的严重程度评分，总分 0~9 分：

0 分 = 无

1 分 = 存在轻微或轻度问题，一般轻度或间歇性出现

2 分 = 存在中度问题，相当大的问题，经常出现并且（或）维持在中等水平上

3 分 = 存在严重问题：普遍的，持续性的，影响生活的

总体评价躯体症状，总分 0~3 分 *：

0 分 = 无

1 分 = 很少症状

2 分 = 中等量症状

3 分 = 大量症状

SS 评分是上述三种症状（疲劳，无恢复性睡眠，认知症状）的严重程度得分加上总体评价躯体症状严重程度得分的总和，最终得分在 0~12 分之间。

* 下面是可供参考的躯体症状：肌肉疼痛，肠易激综合征，疲劳 / 劳累，思维障碍或记忆力下降，肌无力，头痛，腹痛 / 痉挛，麻木 / 刺痛，头晕，失眠，抑郁，便秘，上腹疼痛，恶心，神经紧张状态，胸痛，视物模糊，发热，

腹泻，口干，瘙痒，喘鸣，雷诺现象，荨麻疹/风团，耳鸣，呕吐，胃灼热，口腔溃疡，味觉丧失/改变，癫痫发作，眼干，气短，食欲不振，皮疹，光过敏，听力困难，易出现瘀斑，脱发，尿频，尿痛和膀胱痉挛

【治疗】

一、中医治疗

（一）辨证施治

由于患者感受风寒湿三气偏胜不一，加之病情发作或缓解相互转化夹杂，因此证候错综复杂，辨证论治时要抓住标本缓急及寒热虚实。风寒湿热之邪是病之标，气血亏损、肝肾不足是病之本。早期多属实证，宜祛邪为主；日久损及肝肾，气血不足，邪气留恋，宜扶正为主。

1. 肝郁气滞证

【症状】全身多处肌肉触压痛、酸痛、痛处固定，或有肿胀、肌肤麻木，天气转冷或阴雨天加重，食欲不振、大便稀软甚则溏泻，失眠健忘、焦虑易怒，舌苔白腻，脉弦缓。

【治法】舒肝理气，活血止痛

【主方】越鞠丸合新加柴胡独活汤

【常用药物】柴胡、苍术、防风、独活、川芎、青皮、川芎、川楝、炙甘草、制川草乌、细辛。

【加减】若气郁化火，病人出现胸闷胁痛，头晕目眩，口干口苦，心烦易怒或阴虚火旺眩晕，心悸，月经不调舌红，脉细弦，应清肝泻火或滋阴降火，用丹栀逍遥散或滋水清肝饮，月经不调者加用香附、益母草等。

2. 寒湿阻络证

【症状】全身多处肌肉触压痛较为剧烈、游走不定、遇寒加重、得热痛减、昼轻夜重为主症，同时伴有关节屈伸不利、晨起有僵硬感、活动后减轻，苔薄白，脉浮紧或沉紧。

【治法】祛风、散寒、除湿

【主方】肾着汤

【常用药物】杜仲、干姜、川断、白芍、白术、甘草、茯苓、鸡血藤。

【加减】若寒邪偏胜，疼痛固定，拘急冷痛者，加麻黄、细辛、制附子、制草乌；湿邪偏重，关节肿胀重着者，加防己、木瓜、茯苓、五加皮等；痛在上肢、颈项者，加片姜黄、葛根；痛在下肢者，加牛膝、木瓜；肌肤麻木，苔腻者，重用苍术，加青风藤，路路通以祛风除湿通络。

3. 气血亏虚证

【症状】全身多处肌肉触压痛、僵硬、迁延日久、行动艰难、时重时轻、失眠、面色无华为主症，同时伴有心悸自汗、头晕乏力、情志抑郁、食少纳差，舌质淡，苔薄白，脉细弱。

【治法】益气养血，活血安神

【主方】养心汤合葛根汤

【常用药物】柏子仁、酸枣仁、茯苓、炙甘草、五味子、当归、葛根、白芍、桂枝、干姜、细辛、大枣。

【加减】肾气虚，腰膝酸软，加川断、狗脊；骨节疼痛，乏力较著，加鹿衔草、千年健；阳虚、畏寒肢冷，关节疼痛拘急，加附子、仙灵脾、鹿角片、肉苁蓉；肝肾阴亏，腰膝疼痛，低热心烦，或午后潮热，加生地黄、枸杞子，桑椹子。

4. 气滞血瘀证

【症状】全身多处肌肉触压痛，痛如针刺、痛处固定为主症，同时伴有肢体活动不利、头痛头晕、面色灰暗，唇舌紫暗，脉沉或细涩。

【治法】理气、活血、止痛

【主方】身痛逐瘀汤

【常用药物】香附、延胡、丹参、栀子、川芎、川楝、苍术、神曲、白芍、甘草。

【加减】瘀浊滞留，皮下有结节者，加南星、僵蚕；瘀血明显，关节肌肉疼痛、活动不利，舌质紫暗，加三七、莪术；痰瘀交结，疼痛者，加穿山甲，全蝎，蜈蚣；有痰瘀化热之象者，加地龙。

（二）名医治法验方

1. 张凤山　疏肝解郁，行气通络为治疗大法

张凤山教授认为，本病多责于素体虚弱，正气不足，腠理不密，卫外不

固，风、寒、湿等邪气留滞经络，痹阻经脉气血，病邪在肌表关节不解，病久入络，加之七情所伤，气血瘀阻（肝郁为主）而为病。内外因素合而为病。中医辨证为郁痹症，情志不遂，气郁血瘀，闭阻经络。

张凤山教授以越鞠汤合身痛逐瘀汤加减治疗纤维肌痛综合征，疗效显著。越鞠丸来源于朱丹溪所著《丹溪心法》，功用：行气解郁，主治郁证。为治疗郁证之代表方剂。本方为开郁疏肝而设，行气解郁为主，能使气机舒畅，气行则血行，气滞血瘀则解。该方可治气、血、痰、火、湿、食六郁之证。临证应用时可按六郁之偏重加减使用。如气郁甚，可重用香附，酌加木香、厚朴、枳壳，血郁重，重用川芎，酌加桃仁、赤芍、红花等。

临证时如果病人肌肉疼痛较甚，舌有瘀斑、气滞血瘀症状较重时，可用身痛逐瘀汤加减治之。中医学认为，"不通则痛"，所以气血瘀滞也是本病的主要病机之一。身痛逐瘀汤全方逐瘀通络为主，祛风除湿为辅，气血两调，瘀、风、寒、湿四因同治，对久痹入络、气血凝滞所致的疼痛有较强的治疗作用，故使得疼痛得以缓解。

无论应用越鞠汤抑或身痛逐瘀汤加减化裁，张凤山教授在治疗本病时除了注重疏肝解郁，行气活血，通络定痛外，还高度重视对睡眠障碍的治疗。临证时常加炒酸枣仁、合欢皮、首乌藤各 20～30g，以养心安神，解肝郁，益肝血安神，对于治疗睡眠障碍、心烦及易怒等诸症，每获捷效。

2. 徐再春　气郁、痰湿、痰热为主，分证论治

徐再春认为，从病机角度分析，可将其归入"郁证"范畴。该病多由情志所伤，肝气郁结，或饮食失节、外感六淫等原因，导致人体脏腑功能失调，使气、血、痰、火、湿、食等病理产物滞塞、郁结，致经络气血不畅。气滞血瘀，不通则痛，故而出现肌肉关节区域的疼痛及全身的疼痛敏感症状。气滞而致血流不畅，形成瘀血，进一步妨碍气行，如此周而复始，而致疼痛不断加剧。该病多以实证为主，其中气、血、火郁多责之于肝；痰、湿、食郁多责之于脾。在治疗时，应把握病机，方能奏效。

徐再春通过辨证论治将本病分为气郁化火、痰湿致郁、痰热致郁三个证型。分别选用丹栀逍遥散加减、导痰汤加减、黄连温胆汤加减治疗。

（三）针灸治疗

有报道给予针刺治疗，取穴以疏肝解郁为原则。

处方：肝俞、脾俞、膈俞、血海、合谷、太冲、足三里、三阴交。

操作：常规消毒，针刺得气后，留针25min，期间以平补平泻手法行针1次，每日1次，两周为1疗程。每个疗程结束后休息2日进行下1疗程，共治疗4个疗程。

（四）特色治疗

1. 埋线治疗

有报道在压痛点最明显处常规消毒，用2%盐酸普鲁卡因麻醉，备用1～3号羊肠线，将线埋入穴位中，针眼棉球固定2d，每次埋1～3穴，30d左右埋线1次，一般3次即可痊愈。

2. 推拿

有报道予以推拿治疗，方法为患者取俯卧位，医者站于患者患侧，于督脉及两侧膀胱经施用滚法、掌揉法、弹拨法，充分放松背部软组织约8min；用一指禅推法施治于督脉及膀胱经第1、2侧线，重点以痛点、条索状结节及竖脊肌肌张力高处为主，约5min；点按督脉腧穴及背部两侧夹脊穴，同时点按膀胱经第1侧线、第2侧线腧穴，每穴约30s；医者以弹拨法操作于督脉及两侧竖脊肌，以条索状结节为重点，约5min，以松解粘连，解痉止痛。以叠掌揉法、滚法、扣法施治于上述操作部位，以缓解手法造成的患者肌肉紧张。以上治疗每日1次，10天为一疗程，共治疗两个疗程。

3. 其他方法

有矿泉浴、微波、药浴、冷冻、刮痧等方法可选用。

二、西医治疗

1. 一般治疗

较重要的一点是给患者以安慰和解释。告诉患者它不是一种危及生命的疾病，也不会造成终生残疾，以解除病人的焦虑和抑郁。

2.药物治疗

多数作者报告三环类抗抑郁药阿米替林和胺苯环庚烯是目前治疗本病的理想药物。它们通过：①抗抑郁；②增加非快动眼睡眠，减少快动眼睡眠；③增加血清素含量；④解除肌痉挛等作用达到改善睡眠、减少晨僵和疼痛的效果。阿米替林10mg，根据可缓慢增至20~30mg，或胺苯环庚烯10~40mg，均为睡前一次服。其副作用为口干、咽痛、便秘，由于剂量较小，病人大都可以耐受。近年发现S-腺苷甲硫氨酸治疗纤维肌痛综合征有一定疗效。它是脑组织许多甲基化反应的甲基供体，且具有抗抑郁作用。

3.其他治疗

文献报道心血管适应训练（cardiovascular fitness training）及肌电图生物反馈训练（EMC-biofeedback training）有一定疗效。此外，局部交感神经阻断、痛点封闭、经皮神经刺激、干扰电刺激等均可试用。这些治疗的疗效和机制尚等进一步研究。

三、中西医结合治疗经验

目前，中医药治疗纤维肌痛综合征在临床已取得较大进展，中西医结合治疗纤维肌痛综合征成为时代所趋。轻度的纤维肌痛综合征患者可用中药以通络止痛，而病情严重的患者，可予中西医结合治疗，一方面能够控制病情进展，缓解临床症状，另一方面，中医治疗可减少西医治疗对于患者产生的毒副作用。

1.对疼痛者可选择非甾类药和/或三环类抗抑郁药加中成药（如祖师麻片、风痛宁、复方雪莲胶囊等），加针灸等综合治疗。此外，对于疗效不佳的患者，可从中医辨证着手，加强疏肝解郁，理气止痛药；睡眠障碍者加用养心安神药等。对疼痛过于敏感者，可用全蝎，蜈蚣等虫类药以加强止痛效果。对胃脘不适者，中药应加制半夏、仙鹤草以和胃，若舌苔厚腻者，可加藿香、佩兰、川朴，石菖蒲之类以化湿（痰）和中。

2.肝功能异常者可采用三环类抗抑郁药（阿米替林）和中成药白芍总甙联合治疗。若肝损明显，则阿米替林须减量或停用。

【临证备要】

一、诊断与辨证

1. 辨证为主结合辨病

辨证论治是中医的基本法则，是中医治疗的精髓。在辨证的基础上结合辨病，有助于进一步提高疗效。纤维肌痛综合征必须围绕"郁"、"痹"的主症特点来辨证，因此，治疗以宁心安神、理气活血止痛为大法。我们认为，若能在抓住病机的基础上，参考西医的诊断，以辨证用药为主导，结合现代药理学研究结果，配伍针对性较强的专用药物，可增强疗效，减轻毒副作用。临床上常可配伍酸枣仁、徐长卿、雷公藤、青风藤、白芍等调节免疫、抑制病情的有效药物。

2. 辨寒热病性

虚胖体型，面白畏寒肢冷，多汗恶风，神疲乏力，舌淡胖，脉细弱。病者多呈阳气不足，风寒痹阻，属寒证。纤维肌痛综合征常见于更年期的妇女，有阴虚阳亢于上的面红烘热，汗出，口干口苦，心烦易怒之现象，又见腿足恶风怕冷，寒甚于下，证属上热下寒。

3. 辨虚实

本病初起多为风寒湿热之邪乘虚入侵人体，阻闭经络气血，以邪实为主。情志不畅，肝气郁结，气滞血瘀或肝郁伤脾，脾失健运导致气滞湿阻属实证。如反复发作，日久由气及血，由实转虚，气血亏耗，心血不足，肝脾虚损，肌肉筋骨脉络失养，遂为正虚邪恋之症。

4. 辨病邪特点

风：肢体疼痛游走性，痛无定处，遇风疼痛加重，或恶风，苔薄白，脉浮。
寒：疼痛较重，痛有定处，遇寒加剧，得温则减，畏寒喜暖，苔白，脉紧。
湿：肢体酸痛重着、濡肿，或肢体麻木沉重，阴雨天加重，苔白腻，脉濡。

5. 辨痰瘀特征

瘀血内阻，经络不通，肢体失荣，则多呈关节肌肉针刺、刀割样疼痛，部位固定不移，痛处拒按，日轻夜重，舌紫暗或有瘀斑，舌下紫筋明显，脉沉涩。

二、治法与用药

1. 治疗以宁心安神、理气活血止痛为大法

从临床研究结果观之，纤维肌痛综合征病人疼痛、压痛点与其睡眠障碍、情绪异常、疲乏症状，存在明显相关性，外邪阻于经络，内邪伤于心神是其病机关键。我们根据病机要点，研制消纤痛颗粒治疗纤维肌痛综合征，重在宁心安神，祛风止痛。方中酸枣仁甘平无毒，养阴宁心安神为君；防己苦辛寒，除风湿，止痛利水；徐长卿辛温，祛风止痛，两药合为臣药；延胡索苦温，活血行气止痛；白芍苦酸微寒，有柔肝缓急止痛之功效，两者为佐；配以甘草甘平，补中解毒，缓急止痛为使，诸药合用平内邪以安神，疏外邪以止痛。临床中宜随证加减，如不寐多梦，可加煅龙骨、煅牡蛎、灵磁石等镇静安神；如疼痛剧烈可加用蜈蚣、全蝎、制川草乌等。

2. 痹从络治，剔络和络

经络是气血津液运行的通道，也是邪气侵袭人体的途径。纤维肌痛综合征病情迁延反复，以上病变特点均与络病有关。叶天士认为"久病入络"，"久痛入络"，剔络和络为纤维肌痛综合征治疗的重要治则。虫类药适用于久痹、顽痹之邪气痹阻、络脉瘀滞、疼痛较甚者。常用药有全蝎、蜈蚣、地龙、乌梢蛇、白花蛇、地鳖虫、穿山甲、僵蚕、蜂房等。临床上亦常用藤类药物以通经入络，常用药物为鸡血藤、忍冬藤、大血藤、络石藤、海风藤、青风藤、雷公藤等，而当患者出现肢软乏力，肢体关节隐痛麻木，常责因血虚而致络脉涩滞痹阻，治疗上多予养血和络之品，如地黄、芍药、当归、川芎等治血药物不但有补血活血强体作用，而且具有明显的缓解疼痛、抑制免疫反应作用。

3. 疼痛剧烈，强力定痛

笔者认为疼痛强烈时，应强力定痛，常用川草乌、穿山甲、徐长卿、马钱子、细辛、芍药、玄胡及全蝎、蜈蚣等虫类药。这类药各具特点，多有毒副作用，应注意用法用量。制川草乌常用 5～15g，使用宜慎。马钱子注意炮制，多作丸、散，常用 0.3～1g，过量可致抽搐、惊厥、昏迷，谨慎使用。下述几种药物毒副作用较小，短期且饭后服用，大多无明显不良反应。煎剂常用量：徐长卿 14～30g，炮山甲 10～20g，细辛 3～6g，白芍 30～60g，玄胡

10~20g，全蝎 3~10g，蜈蚣 2~5g。研粉吞服剂量宜减。

4. 久痹当重扶正

纤维肌痛综合征日久，反复消长，多见骨质疏松及破坏，筋痿骨弱，腰脊酸痛，脉细，同时因治疗该病的药物大多伤胃，故治疗上不仅需培补肝肾，强壮筋骨，也要注重顾护脾胃，健脾益气，临床常予杜仲、怀牛膝、茯苓、党参、白术、淫羊藿、黄芪、怀山药、薏苡仁、丹参、甘草等。

三、治疗注意点

纤维肌痛综合征的治疗与其他结缔组织病有所不同，西药治疗通常以非甾类药为主，不提倡使用糖皮质激素，需警惕消化、心脑血管、肾脏等副作用。对于疼痛甚的患者，临床常使用川草乌、马钱子、细辛、全蝎、蜈蚣等有毒中药，要注意慎用、少用，如果要使用，一定要严格注意使用剂量，并观察用药反应。

四、调摄与护理

（一）调摄

本病发生与气候及生活环境多有相关性，平素应注意防风、防寒、防潮，避免居潮湿之地。应注意保暖，免受风寒湿邪侵袭，平时应注意生活调摄，加强体育锻炼，增其体质，有助于提高机体对病邪的抵御能力。久病患者，往往情绪低落，易产生焦虑情绪，因此，应注意加强心理疏导，保持患者乐观心境，建立患者与病魔对抗的信心，有利于疾病的康复。

（二）护理

各种理疗、中药离子导入、中药熏蒸治疗等，调整电流强度及热度至患者能耐受的程度，治疗中不要远离患者，以免发生烫伤等情况。

【医案精选】

病案一　王某，女，38 岁，商场职工，初诊时间 2002 年 9 月 17 日。

患者周身疼痛一年多，曾在某西医院诊为纤维肌痛综合征，服用阿米替林、强的松、芬必得等西药治疗，初期症状一度好转，不日疼痛又较明显。就诊时：周身疼痛，以肩臂、胸腿部为著，有多个固定压痛点，疼痛影响生活，头昏，失眠，烦躁焦虑，记忆力减退，纳谷乏味，大便每日一到三次，或干或稀，苔薄微黄，舌有小紫点，脉细。病机：证属气血郁滞，风湿痹络，心神失宁，治拟疏调气血，祛风除湿，宁心安神，和络止痛，予消纤痛方加减。方药：炒枣仁 30g，玄胡 20g，徐长卿 30g，汉防己 15g，白芍 30g，茯苓 15g，茯神 30g，甘草 6g。14 剂，每日 1 剂。

二诊：患者服药两周后，诉周身疼痛、头昏、失眠等诸症均有改善，效不更方，守原方继用。

服药二个月后身痛、失眠均有好转，持续用药半年多，症状基本消失。

按语：纤维肌痛综合征临床表现为肌肉、关节、骨骼多处疼痛僵硬，广泛压痛，睡眠障碍，疲劳压抑等，较严重影响患者身心健康，本病临床并非少见，本方以酸枣仁养阴宁心安神为君；配防己祛风除湿，利水止痛、徐长卿祛风活血止痛为臣；佐以玄胡活血行气止痛、白芍柔肝缓急止痛，共奏祛风通络，宁心安神，宣痹止痛之功。本患者除以上主症外，尚有纳谷乏味，大便每日一到三次，或干或稀，为脾失健运所致，故在原方基础上加茯苓健脾运脾，加茯神一则可以健脾，二则助酸枣仁宁心安神。本病发病与神经、内分泌、免疫紊乱相关，病程迁延反复，治疗必须耐心持久，收效后还要巩固半年以上，不可断然停药。

（金实、钱先.《金实教授风湿免疫疾病证治经验荟萃》，52-53）

病案二　于某，男，40 岁。初诊日期：2011 年 3 月 20 日。

患者 5 年前因夜卧不慎而受寒，遂起全身关节肌肉弥漫性疼痛点，曾住院诊疗，诊断为纤维肌痛综合征。近 5 年来，自述常被身体不适所累。近期全身关节，肌肉症状加重，全身多处压痛点，以颈项、腰椎、肩胛冈上下肌处为显，伴乏力、纳欠佳、失眠、大便欠畅，查各类实验室指标，未见明显异常。诊见：患者形体偏瘦，精神不佳，全身关节无明显红肿，舌瘦、苔黄，脉弦。证属气郁化火，治以清肝泻火，行气解郁。拟越鞠丸合丹栀逍遥散加减：丹皮、焦山栀、郁金、石菖蒲、百合各12g，柴胡、代代花、甘草、大枣、玫瑰花各6g，桔梗20g，黄芩、神曲各15g，蒲公英30g，苍术、竹沥半夏各9g，太子参10g。7剂后，患者诉大便通畅，胃纳增加。但仍有睡眠不佳、肌肉酸痛等症状。遂予上方加用茯神12g，牛膝30g。继续服药半月，药后症状明显好转。

按：患者全身肌肉酸痛迁延日久，多有抑郁之性。气机郁结，肝气不舒，津液代谢失常则易成湿阻，湿阻则痰气郁结。治疗应重在治气。故选用越鞠丸合丹栀逍遥散加减治疗，取其行气解郁，除湿化痰之功，方中柴胡、香附、代代花、玫瑰花可疏肝理气，行气解郁；佐以石菖蒲、竹沥半夏、苍术健脾燥湿祛痰，痰湿去、脾胃健，则痰无所生；痰湿困脾，健运失司，故以太子参、神曲、桔梗助运化；黄芩、蒲公英、焦山栀、百合清热除湿，丹皮、郁金清火活血理滞；甘草、大枣调和诸药。诸药合用，气行则郁消，气机通利则痛自愈矣。

（陈钦．徐再春从"郁"论治纤维肌痛综合征经验［J］.

浙江中医杂志，2011，12：863）

附：

历代医籍相关论述精选

《灵枢·周痹篇》："周痹者，在于血脉之中，随脉以上，随脉以下，不能左右，各当其所。"，"痛从上下者，先刺其下以过之，后刺其上以脱之；痛从下上者，先刺其上以过之，后刺其下以脱之。此言邪在血脉之中，十二经脉行于周身，故名周痹。"

《三因极一病证方论·叙痹论》："大抵痹之为病，寒多则痛，风多则行，湿多则着。在骨则重而不举，在脉则血凝而不流，在筋则屈而不伸，在肉则不仁，在皮则寒。"

《医宗必读·痹》："治行痹者，散风为主，御寒利湿仍不可废，大抵参以补血之剂，善治风先治血，血行风自灭也。治痛痹者，散寒为主，疏风燥湿仍不可废，大抵参以补火之剂，非大辛大温，不能释其凝寒也。治着痹者，利湿为主，祛风解寒者亦不可缺，大抵参以补脾补气之剂，盖土强可以胜湿，而气足自无顽麻也。"

参考文献

［1］王维祥，吴云川，刘征堂.中医对纤维肌痛综合征病因病机浅析

［J］.湖南中医药导报，2003，12：8-9

　　［2］刘颖，张华东，李晶，等.纤维肌痛综合征的中医学病因病机探讨［J］.北京中医药，2014，11：834-835

　　［3］邵明璐，姜曼.疏肝解郁针刺法治疗纤维肌痛综合征［J］.湖北中医杂志，2013，12：62

　　［4］王军，高利权，潘军英，等.通督推拿法治疗纤维肌痛综合症的临床观察［J］.针灸临床杂志，2011，01：50-51

　　［5］陈钦.徐再春从"郁"论治纤维肌痛综合征经验［J］.浙江中医杂志，2011，12：863

　　［6］王晓东，于慧敏.张凤山教授治疗纤维肌痛综合征经验［J］.中医药信息，2012，03：51-53

第十六章　抗磷脂综合征

抗磷脂综合征（antiphospholipid syndrome, APS）是由抗磷脂抗体（antiphospholipid antibody，aPL）引起的一组临床征象的总称，主要表现为血栓形成、病态妊娠（妊娠早期流产和中晚期死胎）、血小板减少，也有少数表现为神经精神系统损害，以病人血清中含有抗心磷脂抗体（ACL），狼疮抗凝因子（LA）等抗磷脂抗体（aPL）为主要特征。诊断必须同时具备临床表现和抗磷脂抗体持续阳性。APS可分为原发性APS（PASP）和继发性APS（SAPS）两类。只有APS而无其他疾病者称原发性APS；继发性APS继发于其他风湿病，如系统性红斑狼疮、类风湿关节炎、干燥综合征等。虽然悉尼标准不建议用"继发性APS"这一概念，将"继发性APS"改称为"APS合并风湿性疾病"，但是目前大多文献仍沿用。此外，还有一种少见的恶性抗磷脂综合征（catastrophic CAPS），表现为短期内进行性广泛血栓形成，造成多器官功能衰竭甚至死亡。药物和感染可诱发aPL一过性阳性，但不会引起APS。本病可发为祖国医学"中风"、血证"、"肌衄"、"小产"、"半产"、"胎死不下"、"头痛"等多种疾病，可归纳为中医"血瘀证"与"络病"等范畴。

【病因及发病机制】

一、中医学病因病机

本病的发生发展主要与先天禀赋不足、外感六淫之邪、营卫气血失调，脏腑功能紊乱、痰浊瘀血内生等因素密切相关。

1. 外因：风寒湿热毒邪

寒湿之邪侵入，客于经脉，气血凝塞，脉络瘀阻；或寒湿郁遏化热，或湿热毒邪入侵，熏灼血脉，阻滞经络。

2. 内因：禀赋不足、饮食情志或劳倦内伤

平素饮食不节，或忧愁思虑，损伤脾胃，气血生化不足，或膏粱厚味，脾胃失运，谷不化精，痰浊内生；或劳累过度，阴血耗伤，脉虚血凝，痹阻血脉；或恼怒伤肝，肝郁气滞或术后、产后、外伤后长期卧床，均可致气机郁滞，血行迟缓，瘀阻血脉；或先天禀赋不足，气血亏虚，外邪乘虚入于经脉；内外相合致营卫气血失调，痰、瘀内生，脏腑功能紊乱发病，日久内舍脏腑，留着不去，以至病程缠绵难愈。

3. 本病的发生多为内外因相互作用的结果，病理性质多属本虚标实

本病所致妊娠丢失（"小产"、"半产"、"胎死不下"等），中医认为是脾肾两虚为本，血瘀、热毒为标，肾虚为关键。肾为先天之本，藏精，主生殖；脾为后天之本，气血生化之源；肾系胎，气载胎，血养胎是胎元稳固的必要条件。肾虚导致冲任不固，系胎无力；脾虚则气血不足，胎元失养。肾虚元气不足或脾虚中气不足则运血无力，瘀血内阻，胎失所养而胎元不固。孕期阴血下聚养胎，阴虚而生内热，且阴虚血液相对黏滞，运行迟缓则瘀血内生，而久瘀则生内热，二者相互影响，瘀热内阻胞宫，气血运行不畅，胎萎不长而败落。

二、西医学病因及发病机制

（一）病因

目前，抗磷脂综合征的病因不明，可能与遗传、感染有关，还有人认为APS的临床表现与aPL介导的血栓形成机制有关。aPL的主要抗原并非磷脂，而是血浆中一种磷脂结合蛋白 β_2-GP1（即载脂蛋白 H）。在生物体内，β_2-GP1 与活化或者凋亡细胞（包括滋养层细胞、血小板和内皮细胞）的细胞膜上磷脂酰丝氨酸结合，从而可能在清除凋亡细胞以及生理抗凝作用中发挥作用。

另外，aPL还针对一些相对特异性不高的抗原，包括凝血酶原、膜联蛋白 V、蛋白 C、蛋白 S、高和低分子量激肽原、组织纤维蛋白溶酶原激活剂、凝血因子Ⅶ、凝血因子Ⅺ、凝血因子Ⅻ、补体成分 C4 和补体因子 H。

有资料表明，感染因素可诱导易感人群形成致病性自身免疫性 aPL，如梅毒、非梅毒螺旋体、伯氏疏螺旋体、人类免疫缺陷病毒（HIV）、钩端螺旋体及

寄生虫等，其诱导形成的 aPL 通常能与磷脂直接结合，为非依赖 β_2-GP1 抗体。

药物因素（如氯丙嗪、普鲁卡因胺、奎尼丁、苯妥英）和恶性肿瘤（如淋巴增生性疾病）都可以诱导产生 aPL，且也为非依赖 β_2-GP1 抗体。相反，自身免疫性 aPL（如抗心磷脂抗体），通过结合 β_2-GP1 或其他磷脂结合蛋白而与带负电荷的磷脂结合，为 β_2-GP1 依赖性 aPL。

（二）发病机制

APS 发病的确切机制目前尚不明了，主要与 aPL 有关。许多学者提出了多种 aPL 抗体致病的假说，目前尚无统一意见。

1．aPL 与 β_2-GP1

当血小板、内皮细胞、滋养层细胞活化或凋亡时，带负电荷的磷脂酰丝氨酸从细胞膜内侧移行到原本电中性的细胞膜外侧。之后，循环中的 β_2-GP1 与磷脂酰丝氨酸结合，然后 aPL 与 β_2-GP1 二聚体结合。两者结合后能激活胞外补体系统；促发胞内信号转导；进而募集和活化炎症效应细胞，包括单核细胞、中性粒细胞以及血小板，导致促炎因子释放，如肿瘤坏死因子、氧化剂、蛋白酶等，诱导出现血栓前状态。

2．aPL 与内皮细胞

aPL 抗体能影响内皮细胞功能，从而影响血栓形成的调节蛋白 – 蛋白 C-蛋白 S 抗凝通路。先天性蛋白 S 或蛋白 C 缺乏时易合并血栓形成。也有人认为，aPL 损伤血管内皮，血管内皮细胞释放血栓素 A2 增高而前列环素减少，血管收缩，血小板聚集、血管内 v、w 因子和组织因子增多，易于血栓形成。

3．aPL 与血小板

aPL 可直接作用于血小板膜上的膜蛋白，通过 Fc 受体间接作用于血小板，使血小板破坏致血小板减少，并可使血小板凝集功能异常或体内活化障碍，而导致血栓形成。

4．aPL 与凝血系统

血管内皮细胞释放的血管性假性血友病因子（vWF）抗原在凝血过程中起一定作用，能促进血栓形成。有研究发现，在 aPL 抗体阳性患者血清中 vWF 水平增高，血清补体 C1q 结合活性也增高。所以，aPL 抗体、C1q 结合水平及 vWF 的相互作用是血栓形成的一个原因。

5．aPL 与前列腺环素

前列环素的减少可增加血小板的粘附作用，使血液处于高凝状态，但并不是所有有血栓史的患者都有前列环素水平的变化，相反亦然。

6．aPL 与胎盘抗凝蛋白

胎盘抗凝蛋白（钙离子依赖的磷脂结合蛋白）与磷脂结合，抑制磷脂依赖的Ⅰ、Ⅴ、Ⅵ、Ⅹ因子的活化，使胎盘的局部抗凝能力下降，导致胎盘血栓形成及自发流产。

综上所述，尽管发病机制不清，但多数学者倾向于认为 aPL 抗体在 β_2-GP1 受体的介导下，抗原抗体结合后激活补体经典途径。

【诊断标准】

2006 年悉尼国际 APS 会议修订的分类标准

诊断 APS 必须具备下列至少 1 项临床标准和 1 项实验室标准

临床标准

1. 血管栓塞

任何器官或组织发生 1 次以上的动脉、静脉或小血管血栓，血栓必须被客观的影像学或组织学证实。组织学还必须证实血管壁附有血栓，但没有显著炎症反应

2. 病态妊娠

①发生 1 次以上的在 10 周或 10 周以上不可解释的形态学正常的死胎，正常形态学的依据必须被超声或被直接检查所证实，或②在妊娠 34 周之前因严重的子痫或先兆子痫或严重的胎盘功能不全所致 1 次以上的形态学正常的新生儿早产，或③在妊娠 10 周以前发生 3 次以上的不可解释的自发性流产，必须排除母亲解剖、激素异常及双亲染色体异常

实验室标准

1. 血浆中出现 LA，至少发现 2 次，每次间隔至少 12 周

2. 用标准 ELISA 在血清中检测到中 – 高滴度的 IgG/IgM 类 aCL 抗体（IgG 型 aCL ＞ 40GPL；IgM 型 aCL ＞ 40MPL；或滴度＞ 99 的百分位数）；至少 2 次，间隔至少 12 周

3. 用标准 ELISA 在血清中检测到 IgG/IgM 型抗 β_2-GP1 抗体，至少 2 次，间隔至少 12 周（滴度＞ 99 的百分位数）

注：APS 的诊断应避免临床表现和 aPL 阳性之间的间隔 <12 周或 >5 年。当共存遗传性或获得性引起血栓的因素时也能诊断 APS，但应注明 (A) 存在；(B) 不存在其他引起血栓的因素。危险因素包括：年龄（男性 >55 岁，女性 >65 岁）；存在已知的心血管危险因素（如高血压、糖尿病、低密度脂蛋白升高、高密度脂蛋白降低、胆固醇降低、吸烟、心血管病早发的家族史、体质量指数 ≥ 30kg/m^2、微量蛋白尿、肾小球滤过率 <60ml/min）、遗传性血栓倾向、口服避孕药、肾病，恶性肿瘤、卧床和外科手术。因此，符合 APS 分类标准的患者应该按照血栓发生的原因分层。过去发生的血栓可以认为是 1 项

临床标准，但血栓必须是经过确切的诊断方法证实的，而且没有其他导致血栓的病因。a 浅表静脉血栓不包括在临床标准中。b 通常可普遍接受的胎盘功能不全包括以下 4 个方面：①异常或不稳定的胎儿监护试验。如：非应激试验阴性提示有胎儿低氧血症；②异常的多普勒流量速度波形分析提示胎儿低氧血症，如：脐动脉舒张末期无血流状态；③羊水过少，如：羊水指数 ≤ 5 cm；④出生体质量在同胎龄儿平均体质量的第 10 个百分位数以下，强烈推荐研究者对 APS 患者进行分型：I，1 项以上（任意组合）实验室指标阳性；Ⅱa，仅 LA 阳性；Ⅱb，仅 acL 阳性；Ⅱc，仅抗 β_2-GPI 抗体阳性

【治疗】

一、中医治疗

（一）辨证施治

1. 血热瘀阻证

【症状】症见手足掌面、背面瘀点累累，或见四肢片状紫斑、网状青斑，时有面部升火，关节痛，舌红，苔薄，脉细数、弦数。

【治法】养阴清热，活血化瘀。

【主方】清热地黄汤合自拟红斑汤加减。

【常用药物】水牛角、生地黄、牡丹皮、赤芍、白芍、生石膏、黄芩、忍冬藤、鬼箭羽、槐花米、川牛膝、生甘草。

2. 胞宫瘀血，胎元不固证

【症状】屡孕屡堕，甚或应期而堕，体质纤弱，精神抑郁，面部黧斑，胸胁胀痛，腰膝酸软，女子月经不调，量少色黯，夹血块，或伴有小腹疼痛拒按。舌质紫黯或有瘀点、瘀斑，脉沉细或细涩。类似于自发性习惯流产患者。

【治法】活血化瘀，佐以补肾

【主方】寿胎丸加减

【常用药物】菟丝子、续断、桑寄生、阿胶、党参、丹参、当归、白术。孕前、孕后宜连续治疗。

【加减】四肢乏力，面色不华，劳则加重，精神疲惫，食欲不振，大便不实，性欲低下，心慌气短，动辄出汗等症状，加用黄芪、人参、怀山药、茯苓等；血虚者，可加用鸡血藤、赤芍、当归、何首乌、熟地、白芍、枸杞子、桑椹子、旱莲草、女贞子等；胸闷烦躁、两胁不舒，可加用枳壳、柴胡；口苦

咽干，小溲频赤，少腹胀痛，胎漏下血，舌红，苔黄腻，脉滑数者，可加用丹皮、栀子、生地黄、茵陈、黄芩。

3. 瘀血阻络，血不循经证

【症状】皮肤斑点青紫，时起时消，吐血，咳血，便血，月经夹血块，腹部有痞块，腹胀痛或刺痛，痛有定处。面色黧黑，舌质紫黯或有瘀点、瘀斑，脉弦或弦细。表现为血小板减少的临床症状。

【治法】活血通络，祛瘀生新。

【主方】桃红四物汤加减

【常用药物】白芍、桃仁、川芎、赤芍、黄芪、丹参、熟地黄、茜草、牛膝、甘草、木香、陈皮。

【加减】病久气虚者加党参、白术；阴虚者合二至丸。

4. 瘀血痹阻，血脉不通证

【症状】肢体疼痛，皮色红，或黯红色，活动时加重，沿静脉走形可触及条索状物；或心前区剧痛，痛引肩背，胸闷，憋气，两胁胸闷，嗳气频频；或头昏、头痛，猝然昏迷，半身不遂，口眼歪斜。语言不利，疲劳乏力，头晕心悸；或暴盲，眼底动脉血管阻塞，视网膜水肿，常见头晕胸闷、胸胁胀痛等、舌质黯、或夹有瘀点、瘀斑、脉弦涩或细涩。

【治法】化瘀开窍，通络止痛。

主方及常用药物：

（1）静脉血栓：复原活血汤加减：柴胡、丹参、赤芍、当归，红花、桃仁、穿山甲、干地龙、乳香、没药、生甘草、炒枳壳。

（2）心肌梗死：血府逐瘀汤加减：丹参、桃仁、当归、赤芍、川芎、牛膝、红花、薤白、香附、郁金、柴胡、枳壳。

（3）脑血栓形成：补阳还五汤加减：生黄芪、丹参、鸡血藤、当归、赤芍、川芎、地龙、桃仁、红花、川牛膝。

（4）视网膜动脉栓塞：通窍活血汤加减：桃仁、红花、赤芍、川芎、麝香、生姜、大枣、老葱、泽兰、益母草、黄酒与水各半。

5. 瘀热入脑证

【症状】病程日久，头晕头痛，耳鸣，听音不清，视物模糊。或见精神异常现象，或见脑电图异常，舌红，苔薄，脉弦细、沉细。

【治法】补肾养阴，平肝活血

【主方】自拟清脑汤合红斑汤加减。

【常用药物】生地黄、菊花、枸杞子、天麻、白蒺藜、川芎、蔓荆子、炙鳖甲、生石膏、黄芩、全蝎、僵蚕、制半夏、陈皮、茯苓、甘草。

（二）针刺

累及到脑部主要表现为中风，最常见、最主要的症状为半身不遂，不省人事。选穴如下：

半身不遂：曲池、肩髃、百会、风市、足三里。多选用足少阳经和手足阳明经穴位。

不省人事：百会、中冲、风池、曲池、肩井。经脉多选用督脉和足少阳、手阳明等阳经穴位。

（三）外治法

1. 熏洗

周围血管血栓：武氏等采用辅助中药（洗药3号）：当归9g　川断9g　川芎9g　透骨草6g　防风6g　荆芥9g　伸筋草12g　乳香6g　没药6g　羌活9g　五加皮9g　红花10g　姜黄9g。熏洗患肢，均使疗效进一步提高。

2. 外敷

戴氏等采用外敷水调散（黄柏、煅石膏），配合中西医结合治疗深静脉血栓。

二、西医治疗

对APS，目前尚无令人满意的治疗方案，治疗目的主要是对症治疗、防治血栓和减少流产的发生，从而改善预后。一般不需要激素或免疫抑制剂治疗，除非对SAPS，如SLE或伴有严重血小板减少（$<50 \times 10^9/L$）或溶血性贫血等特殊情况。

aPL 持续阳性的治疗建议

临床表现	建议
无症状	不治疗 a
静脉血栓形成	华法林 INR2.5，不确定
动脉血栓形成	华法林 INR2.5，不确定
反复血栓形成	华法林 INR3-4 加用小剂量阿司匹林
妊娠	
初次妊娠	不治疗 b
1 次流产（<10 周）	不治疗 b
1 次以上（含 1 次）的胎儿丢失	妊娠全程预防性应用肝素 c+ 小剂量阿司匹林，至产后 6～12 周
或 3 次以上（含 3 次）的流产，无血栓形成	
血栓，不论有无妊娠史	妊娠全程肝素治疗 d 或加用小剂量阿司匹林，产后华法林
瓣膜赘生物或者畸形	无有效治疗。如有栓子或心内血栓指征则全身抗凝
血小板减少（>50000/mm³）	不治疗
血小板减少（<50000/mm³）	泼尼松，静脉注射免疫球蛋白
恶性 APS	抗凝治疗 + 糖皮质激素 + 静脉注射免疫球蛋白或血浆置换

a 阿司匹林 81mg/d 可以用于存在多种非 aPL 阳性的心血管危险因素的高危患者
b 也可使用阿司匹林 81mg/d
c 依诺肝素 0.5mg/kg，皮下注射，每日 1 次
d 依诺肝素 1mg/kg，皮下注射，每日 2 次；或依诺肝素 1.5mg/kg，皮下注射，每日 1 次
INR：国际标准化比率；IVIG：静脉注射球蛋白

1. 无症状者

目前认为那些可能会促凝的药物，如雌激素和含有雌激素的口服避孕药，对 aPL 阳性患者，甚至那些无临床症状但意外发现有高滴度 aPL 的妇女会增加发生血栓的风险，因此应避免 APS 患者长期服用。

2. 血栓形成

急性血栓用肝素治疗。偶尔应用华法林与小剂量阿司匹林联合用于预防再次血栓。中等强度华法林（INR 2.0～3.0）可降低血栓复发风险 80%～90%。两个随机对照试验表明中等剂量的华法令［国际标准化比值（international normalized ratio，INR）2-3］同大剂量华法林（INR 3-4）在预防 APS 患者血栓复发、总的出血发生和严重出血方面无显著差异。发生静脉血栓栓塞的

APS 患者应先给予普通肝素或低分子肝素至少 5d，与华法林治疗重叠。在预防动脉血栓方面中等强度华法林（INR1.4～2.8）和阿司匹林（325mg/d）作用等同，由于阿司匹林服用方便，因此更倾向于后者。INR 值在应用华法林期间复发血栓事件时尤为重要，如 INR 低于治疗的目标值，其治疗与未用华法林复发血栓者相同；如 INR 已达到目标值，需提高华法林的抗凝强度达更高 INR 值（2.5～3.5 或 3.0～4.0）、或用治疗剂量普通肝素或低分子量肝素替代华法林、或加用抗血小板药物。

3. 病理妊娠

无血栓史的 APS 患者，如无流产史或单次妊娠 10 周内流产，不需治疗，也有认为口服小剂量阿司匹林，每天 50～75mg 直至分娩，可明显提高妊娠成功率；对于曾经发生至少 2 次早期流产史或至少 1 次晚期流产史的患者，在妊娠期应予预防剂量肝素和低剂量阿司匹林联合应用，可以减少 50% 流产发生。有血栓史的 APS 患者，不管有无流产史，建议应用全程足量肝素抗凝。由于 APS 患者在产后前 3 个月发生血栓的风险极高，产后应继续抗凝治疗 6～12 周，可选择肝素或华法林。华法林可透过胎盘致胎儿畸形，因此主要用于产后血栓的防治。

4. 血小板减少

当血小板减少是唯一表现时，尤其临床表现为出血，应参考特发性血小板减少性紫癜的治疗方案进行治疗。根据临床需要进行脾切除治疗。对轻度血小板减少并无血栓合并症的患者宜随访观察可不予治疗；对出现血栓而血小板 $<100 \times 10^9$/L 患者抗凝治疗应慎重，血小板 $<50 \times 10^9$/L 患者应禁用抗凝治疗，可应用泼尼松联合大剂量丙种球蛋白静脉注射治疗，血小板上升后再予抗凝治疗。对严重血小板减少的孕妇，可考虑使用糖皮质激素，疗效不佳者应用硫唑嘌呤可能有效；对糖皮质激素不敏感的少数严重非孕妇患者，可用华法令、氯喹、长春新碱等。

5. 恶性 APS

恶性 APS 通常突然发生，可迅速危及生命。相对于其他多器官衰竭综合征，该病的治疗包括抗凝和糖皮质激素联合多次血浆置换、静脉注射免疫球蛋白。极端情况下可使用环磷酰胺、利妥昔单抗。即便应用各种治疗，死亡率仍高达 48%。

三、中西医结合治疗

1. 抗磷脂综合征所致多发性血栓症

临床报道较少，多集中在脑血管及深静脉血栓的形成，西医治疗主要是抗凝与抗血小板聚集，预防栓塞再发。常用药物如阿司匹林、塞氯吡啶、肝素和华法林。治疗过程中要监测INR，只有达到目标INR才能起到治疗或预防效果，否则血栓的复发率增高或者出血风险增加。该病临床表现多属中医血瘀证范畴，可应用活血化瘀药物，随症加减，减少并发症，预防复发，减少出血风险。有研究表明活血化瘀药在该病所致脑梗死方面能消除瘀滞，畅通血脉，减轻颅内压，改善脑水肿、脑循环和微循环，有效防止梗塞后再发出血，恢复脑功能。此外，活血化瘀药的现代药理学证明其可改善病灶周围的血液循环，解除血管痉挛；出血部位和梗死灶区周围血管压力下降，增加病灶区的供血；加强吞噬细胞功能，促进细胞的吸收和阻止梗死范围的扩大；降低颅内压和减轻脑水肿；提高神经组织对缺氧的耐受性，有利于神经功能的恢复；促进侧支循环的开放和毛细血管网增加。

2. 妊娠丢失

临床报道的中西医结合治疗抗心磷脂抗体阳性所致病态妊娠较多。西医主要是口服小剂量阿司匹林、皮下注射小剂量低分子肝素、口服小剂量阿司匹林联合强的松、口服小剂量阿司匹林合并低分子肝素皮下注射治疗几种方案。结合中医辨证论治，认为脾肾两脏虚损为本，血瘀、热毒为标，采用补肾、健脾、活血、清热、解毒等方法，可明显提高活产率，降低流产率，降低西药所产生的不良反应，并可使抗心磷脂抗体阳性全部转阴。常用中药如：川断、杜仲、寄生、菟丝子、黄芩、白术、熟地、山萸肉、当归、川芎、红花、白花蛇舌草等。

【临证备要】

一、辨证

虽APS病因病机与治疗方法相对复杂，临证务必抓主要矛盾，需用药技巧、辨病与辨证相结合，灵活运用活血化瘀法，以获取满意疗效。

1．辨瘀血主证

本病表现为肿块、出血、固定刺痛等瘀血脉证。若手足掌面、背面瘀点累累，或见四肢片状紫斑、网状青斑，伴有面部升火，舌红，苔薄，脉细数，属血热瘀滞；若腹部痞块，胀痛或刺痛，痛有定处，面色黧黑，舌质紫黯或有瘀点、瘀斑，脉弦或弦细伴有皮肤斑点青紫，时起时消，吐血，咳血，便血，属血不循经；若女子月经不调，量少色黯，夹血块，或伴有小腹疼痛拒按，舌质紫黯或有瘀点、瘀斑，脉沉细或细涩伴有屡孕屡堕，甚或应期而堕，属瘀阻胞宫。

2．辨兼证

瘀阻胞宫，胎元不固时，若出现月经稀少，经色紫暗，舌质暗红，四肢乏力，面色不华，劳则加重，精神疲惫，食欲不振，大便不实，性欲低下，心慌气短，动辄出汗等症状，则伴气虚。若出现口苦咽干，小溲频赤，少腹胀痛，胎漏下血，舌红，苔黄腻，脉滑数者则为湿热。若精神压力加大，胸闷烦躁，精神郁闷，太息频作，两胁作胀则为肝郁气滞。

3．受累脏腑

临床上根据所发部位不同，临床症状不同。发于经络，可出现如皮肤斑点青紫、瘀斑，肢体肿胀，静脉条索状突起；发于心，胸痛、胸闷，甚者可见胸痛彻背、淋漓汗出等；发于脑，出现头昏、头痛，猝然昏迷，半身不遂，口眼歪斜，语言不利等；发于胞宫，出现反复的流产，早产，胎儿宫内发于不良等。根据发病部位，用药有所专长。

二、治疗及用药

1．巧用化瘀药

在妊娠失养方面，从现代医学的观点来看，APS 始终存在血栓形成、胎盘等组织血液循环障碍、血小板功能异常等病变。故在非孕期，因无伤胎之忧，活血化瘀药物选择余地较大。但在孕期，对攻破之品须慎之又慎，谨防胎元受伤。有人认为，在活血化瘀药物中，丹参、赤芍、益母草、川芎、当归、蒲黄、桃仁等为常用之品。

2．中药妙配伍

在妊娠丢失方面，现代医学多采用抗栓塞、抗凝与免疫抑制等法，中药使用则需考虑遣用既有活血化瘀又有安胎之功的药物，发挥良好的互补作用，配方时应予重视。川断配伍杜仲，寄生配伍菟丝子，黄芩配伍白术，均是很好的对药。川断富含维生素 E，能促进子宫和胚胎生长发育；杜仲、桑寄生能够中和抗原，明显抑制血小板凝集，具有良好的抗血栓形成的作用；菟丝子除擅长补肾填精外，还能够抑制免疫功能亢进；黄芩可使动物子宫的收缩频率减慢、收缩振幅变小，明显降低子宫张力，尚可增强细胞免疫；白术具有抗凝血、扩张血管的功用，能增强网状内皮系统的吞噬能力，显著抑制药物引起的子宫兴奋性收缩；黄芩、白术能促进子宫发育，使子宫微环境中各细胞因子向更有利胚胎着床、生长、发育，同时能加深子宫蜕膜化的程度，提高胚胎着床率和胚胎移植的成功率。ACL 长期阳性又伴有热象者，可用具有清热解毒之药物，如白花蛇舌草、鱼腥草、钩藤、赤芍等。

三、预防调护

平时应注意生活调摄，根据自身情况，保证一定的体育锻炼，增强体质。多次病理妊娠患者，往往情绪低落，易产生焦虑情绪，应注意保持乐观心境，使患者建立与疾病对抗的信心。实验室检查存在异常，应注意定期复查，评估病情，及时调整用药。

【医案精选】

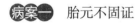 胎元不固证

郎某，女，25 岁，初诊日期：2013 年 2 月 19 日。患者孕 1 产 0，诉停经 40 天，阴道间歇性少量出血 5 天，面部红斑、脱发、光过敏，反复口腔溃疡 1 个月。血清 ANA、抗 SSA 抗体阳性，ACL 阳性，补体 C3 0.83g/L，余无异常。患者既往体健，2011 年孕 36 天发生不明原因流产，当时未发现内分泌及血栓性疾病，优生优育系列检查均正常。舌暗、苔薄黄，脉沉细。

西医诊断：系统性红斑狼疮，抗磷脂综合征，先兆流产；中医诊断：胎动不安（肾虚血瘀型）

【治法】活血化瘀，补肾清热

方药：清热祛瘀固肾方加减

菟丝子 30g，炒川续断（各）15g，炒白术 15g，炒黄芩 9g，青蒿 6g，知

母 15g, 生地黄 15g, 牡丹皮 6g, 蒲公英 15g, 金银花 10g, 丹参 15g, 川芎 10g, 芡实 15g, 金樱子 30g, 枸杞 12g, 陈皮 6g, 红枣 12g。每日 1 剂, 水煎温服, 连服 14 剂。

复诊 (3 月 20 日): 腰骶部酸软症状缓解。原方加炙鳖甲 20g、制何首乌 (各) 15g、旱莲草 15g。继服 28 剂。

2013 年 4 月复查抗核抗体阳性, ACL 阴性, 免疫球蛋白未见异常。

2013 年 12 月足月自然分娩一健康男婴。

(冉婷, 高祥福. 高祥福治疗抗磷脂综合征致妊娠丢失经验 [J].
上海中医药杂志, 2014, 12: 21-22.)

按语: 该患者为系统性红斑狼疮, 继发抗磷脂抗体综合征, 表现为面部红斑, 光敏感, 反复口腔溃疡, 间歇性阴道出血, 舌暗、苔薄黄, 脉沉细。既往有不明原因流产史, 符合瘀阻胞宫, 胎元不固兼热毒的表现。方中菟丝子性甘温、补肾健脾益精; 川续断补肝肾, 调血脉, 安胎; 白术健脾益气, 为安胎圣药; "凡胎热者血易动, 血动者胎不安", 因此方中炒黄芩清热燥湿、止血安胎; 青蒿清透虚热, 使邪热得清, 胎气自安; 生地黄、牡丹皮, 蒲公英凉血解毒; 芡实、金樱子固精之效, 辅以安胎; 丹参、川芎活血止痛, 同时有"补冲脉之血""补任脉之血"之功。正如《素问》所言: "有故无殒, 亦无殒也"。陈皮健脾理气, 大枣调和气血。本病脾肾亏虚、瘀热内阻的病机, 以"虚""热""瘀"为主要病理特点, 方内各药合用可发挥补肾清热祛瘀之效, 改善妊娠结局。

病案二 中风—中经络, 气虚络瘀证

患者, 女, 28 岁。已婚, 因左侧肢体偏瘫、语言不利 2 天于 2009 年 4 月 4 日入院。患者既往孕 1 产 1, 无流产史。2009 年 4 月 2 日出现左侧肢体偏瘫, 语言不利, 不能行走及持物, 可表达语意, 面色萎黄。入院查体: 体温 36.8℃, 脉搏 70 次 /min, 呼吸 18 次 /min, 血压 110/70mmHg; 神志清, 构音障碍, 双侧瞳孔直径约 3mm, 对光反射存在; 颈软, 心、肺、腹未见异常; 左侧中枢性面舌瘫, 左侧肢体肌力 0 级, 左侧巴宾斯基征 (+); 舌质有瘀斑, 苔薄白, 脉细弱。实验室检查: 白细胞 13.1×10^9/L, 红细胞 3.69×10^{12}/L, 血红蛋白 109g/L, 血小板 52×10^9/L, 红细胞沉降率 (ESR) 45mm/h, 凝血酶原时间 (PT)

正常，活化部分凝血活酶时间（APTT）109s，国际标准化比值（INR）1.02s；补体、免疫球蛋白正常，抗中性粒细胞胞质抗体（ANCA）阴性，抗核抗体（ANA）、抗双链 DNA（ds-DNA）抗体、抗可溶性核抗原（ENA）抗体均阴性，类风湿因子（RF）阴性，梅毒血清反应阴性，肝肾功能、肝炎全套检查（含乙型肝炎、丙型肝炎）、血脂、血糖、肿瘤标记物（含甲胎蛋白）、癌胚抗原、结核抗体均无异常，酶联免疫吸附试验法测抗心磷脂抗体 ACL、IgG（++++）、IgM（++++）、IgA（-）。腰穿查脑脊液常规仅潘氏实验弱阳性，生化、三大染色无异常。胸片无异常，磁共振成像（MRI）提示"右额、枕、顶、叶多发脑梗死；多发腔隙性脑梗死"。

中医诊断：中风-中经络，气虚络瘀证。

西医诊断：（1）脑梗死；（2）原发性抗磷脂抗体综合征。

【治法】补气、活血、通络

方药：补阳还五汤加减

黄芪 30g，当归 10g，赤芍 10g，地龙 15g，川芎 10g，红花 20g，桃仁 10g，石菖蒲 10g，郁金 10g；水煎服，每日 1 剂，分 2 次服用。

西医治疗：甲泼尼龙 40mg/d，舒血宁 15mL/d，华法林 2.5mg/d，低分子肝素 5000U，每 12 小时 1 次，低分子右旋糖酐 250mL/d，丙种球蛋白 20g/d，连用 5d，经过治疗后，4 月 10 日复查血小板正常，2 周后激素逐渐减量，多次复查血小板正常，INR 波动在 1.91~2.63s。

治疗 1 个月患者左上肢肌力Ⅲ级，左下肢肌力Ⅳ级，语言较清。复查 ACL-IgG（++）、IgM（+）、IgA（-）。该患者诊断明确，治疗效果较好。

（赵英敏．中西医结合治疗以脑梗死为首发症状的抗磷脂抗体综合征 1 例［J］．中国现代医生，2011，11：94.100.）

按：该患者左侧肢体偏瘫，语言不利 2d 为主诉来诊。症见左侧肢体偏瘫，语言不利，不能行走及持物，可表达语意，面色萎黄，舌质有瘀斑，苔薄白，脉细弱。符合中医中风-中经络，气虚血瘀证，采用补阳还五汤加减，方中重用黄芪，意在气旺则血行，瘀去络通，为君药；当归活血通络而不伤血，为臣药；赤芍、川芎、桃仁、红花协同当归以活血化瘀；地龙通经活络，力专善走，周行全身，共为佐药；菖蒲化痰开窍，郁金活血止痛，行气解郁，气行则血行，诸药合用以达补气活血通络之效。

附：

历代医籍相关论述精选

《素问·六元正纪大论》所言："有故无殒，亦无殒也。"

隋·巢元方《诸病源候论·妇人妊娠病诸候上》认为当母体出现疾病时，"治母则胎安"、"治胎则母瘥"。

隋·巢元方《诸病源候论·妇人杂病诸候三》曰："冷热血结，搏子脏而成病，致阴阳之气不调和，月水不通而无子也"，阐述了瘀血可致女性不孕的病因病机。同时该书还认为，"月水不利而无子者，由风寒邪气客于经血"，"月水久不通，非止令无子，血结聚不消，则变为血瘕；经久盘结成块，亦作血症"。

晋·皇甫谧《针灸甲乙经·妇人杂病》云："女子绝子，虾血在内不下，关元主之"。

明·张景岳《景岳全书·妇人规》云："胎热者，血易动，血动者，胎不安，故随于内热而虚者，易常有之。"

清·吴谦《医宗金鉴·妇科心法要诀》说："气血充足胎自安，冲任虚弱损胎元"。

清·傅山《傅青主女科》曰："夫胎也者，本精与血之相结而成，逐月养胎，古人每分经络，其实均不能离肾水之养，故肾水足而胎安，肾水亏而胎动。"

清·萧埙《女科经纶·引女科集略》云："女子肾脉系于胎，是母之真气，子之所赖也，若肾气亏损，便不能固摄胎元。"

清·王清任《医林改错·少腹逐瘀汤说》谓："孕妇体壮气足，饮食不减，并无伤损，三个月前后，无故小产，常有连伤数堕者……不知子宫内，先有瘀血占其地……血不能入胎胞，从旁留下，故先见血，血既不入胎胞，胎无血养，故小产。"

参考文献

［1］王承德等.实用中医风湿病学［M］.北京：人民卫生出版社，2009：576.

［2］Gharavi AE，Sammaritano LR，Wen J，et al：Characteristics of human immunodeficiency virus and chlorpromazine-induced antiphospholipid antibodies：effect of beta 2 glycoprotein I on binding to phospholipid，J Rheumatol 21：94-99，1994.

［3］郑博荣，刘清池，单渊东，梁冰.中西医结合治疗抗磷脂抗体综合征1例［J］.中西医结合杂志，1991，09：562.

［4］（美）菲尔斯坦著，粟占国等译.凯利风湿病学［M］.北京：北京大学医学出版社，2015：1426-1427.

［5］蒋明，DAVID YU，林孝义等.中华风湿病学［M］.北京：华夏出版社，2004：968-970.

［6］钱先.风湿病特色专科实用手册［M］.北京：中国中医药出版社，2011：175.

［7］顾菲菲，邹阳春.抗磷脂综合征诊治新进展［J］.心血管病学进展，2009，30（2）：214-217.

［8］Greaves M，Cohen H，Machin SJ，Mackie I，白艳艳，王兆钺.抗磷脂综合征诊疗指南［J］.国外医学输血及血液学分册，2004，27（5）：385-390.

［9］武来兴，冯运章.中西医结合下肢深静脉血栓形成80例疗效观察［J］.实用中西医结合杂志，1997，10（9）：829.

［10］戴丽萍，刘岩.水调散治疗下肢深静脉血栓形成142例［J］.辽宁中医杂志，1998，25（8）：363-364.

［11］罗晓庆，王明闯，王忠民.王忠民化瘀为主论治抗磷脂综合征不育经验［J］.中医药临床杂志，2015，10：1413-1417.

［12］张杰，赖翔，李晓岚.抗磷脂抗体综合征中医治疗探讨［J］.云南中医中药杂志，2011，02：85-86.

［13］赵英敏.中西医结合治疗以脑梗死为首发症状的抗磷脂抗体综合征1例［J］.中国现代医生，2011，11：94.100.

［14］杨殿福.抗磷脂综合征致妊娠丢失的中医治疗［J］.中国性科学，2012，07：73-74+80.

［15］许正锦，陈进春，邱明山.抗磷脂抗体综合征的中医防治进展［J］.长春中医药大学学报，2009，01：142-143.

［16］归绥琪，许钧.自然流产的中西医结合诊治规律初探［J］.上海中医药大学学报，2001，02：25-27.

［17］吴菲，高祥福.清固方对抗磷脂抗体综合征受孕小鼠ACA及胚胎吸收率的影响［J］.山西中医，2014，01：50-51.57.

［18］冉婷，瞿中洁，高祥福.抗磷脂综合征致妊娠丢失的中医诊治进展［J］.浙江中医药大学学报，2014，09：1128-1130.

［19］冉婷，高祥福.高祥福治疗抗磷脂综合征致妊娠丢失经验［J］.上海中医药杂志，2014，12：21-22.

［20］罗玲，王静，任玉兰，卢圣锋，佘曙光.古代针灸治疗中风穴位处方配伍规律研究［J］.成都中医药大学学报，2010，04：1-4.

［21］王承德，沈丕安，胡荫奇.实用中医风湿病学［M］.北京：人民卫生出版社，2009：577-582.

［22］李满意，娄玉钤.脉痹的源流及相关历史文献复习［J］.风湿病与关节炎，2014，10：54-61.

［23］黄越，王昕.中西医治疗抗心磷脂抗体阳性复发性流产概况［J］.实用中医内科杂志，：1-3.

［24］黎敏燕，潘晓蓉，谢敏.活血化瘀汤对脑缺血大鼠抗心磷脂抗体含量的影响［J］.陕西中医，2008，05：629-631.

第十七章　韦格内肉芽肿

韦格内氏肉芽肿（Wegener's granulomatosis，WG）是一种病因尚未明确的自身免疫病，主要侵犯上呼吸道、肺及肾脏，表现为鼻和副鼻窦炎、肺病变和进行性肾功能衰竭，还可累及耳、眼、关节肌肉、皮肤、心脏、神经系统等。其典型组织病理学特征表现为肉芽肿、局灶性坏死和血管炎三联征，其主要病变部位包括小动脉、静脉及毛细血管，偶亦可累及大动脉。2011年初，美国风湿病学会、美国肾脏病学会及欧洲风湿病学会联合提出将"韦格内氏肉芽肿"这一以人名命名的疾病名称更新为"肉芽肿性多血管炎"（Granulomatosis with polyangiitis，GPA）。

本病是一种系统性疾病，临床表现复杂，不能仅用单一中医病名来概括。早期以鼻流脓涕、头痛为主要表现的可以按鼻渊命名，以咳嗽、咯血为主要表现的可以按咳嗽命名，以皮肤损害为主要表现的可以按肌衄命名，以肾炎综合征起病的可以按水肿、虚劳命名。辨证可参照上述各篇。

【病因及发病机制】

一、中医学病因病机

（一）病因

本病病因较为复杂，一般认为有内因和外因两个方面，内因为肺肾两虚，化生痰瘀，复感外邪，受其引动而发病；外因为风湿热之邪侵袭机体、痹阻经络血脉而发病。

1. 外因

外感六淫之邪，以风邪为主，常夹杂它邪伤人，风湿热诸邪合而侵袭人体，风为阳邪，易袭阳位，华盖之脏易受其影响，肺开窍于鼻，故鼻窍多见病变；湿性黏滞，热邪易化火伤阴；若风热之邪侵袭肺经、痹阻鼻窍，则本病发作以鼻流黄涕兼有表证为主；若热邪化火伤阴、炼津成痰、痰湿蕴肺，则本病发作以咳嗽咳痰兼痰湿困脾的表现为主。

2. 内因

脏腑功能失调是本病的主要原因，肺肾两脏亏虚可直接导致本病。肺气虚则失其宣发肃降、不能通调水道，气机运行失常，水聚为湿，湿聚成痰；肾阳虚则不能温煦诸脏，气血运行鼓动无力，滞而为瘀；肾阴虚则不能制阳，水不制火，虚火上炎，则可炼津成痰；若痰瘀互结，复受外邪引动，痹阻于脏器血脉则亦发本病。

（二）病机

1. 主要病机为肺肾两虚、内生痰瘀，复感外邪，痹阻脏器血脉

韦格内氏肉芽肿主要是患者素体肺肾两虚，内生痰瘀，复感风湿热外邪，痰瘀受邪气其引动，壅塞清窍，痹阻脏器血脉而发病。病位初在肺经鼻窍，久则脏腑阴阳受损，以肺肾亏虚为主。临床表现多样，外邪袭表伤肺可见咳嗽咯痰，鼻窍受邪壅塞则见鼻塞流黄涕或浊涕；肺肾亏虚可见气喘肢肿，日久痰瘀内生，痹阻经脉又可见不同症状。

2. 本病属本虚标实之证，本虚为肺肾两虚，标实为风湿热邪与内生痰瘀

本病初起多是感受风湿热邪，正气损伤不明显，故以邪实为主，表现为鼻塞流涕、咳嗽咯痰兼有肺卫表证；病若不解，一方面热邪入里化火炼津成痰、耗气伤津，湿邪阻遏气机、气血运行不利留而为瘀，痰瘀互结可以影响脏气恢复、加重病情，出现阴阳亏虚的表现，另一方面肺肾亏虚、卫外不固，更容易受到邪气侵袭、也可直接化生痰瘀导致或加重病情。本虚与标实之间相互影响、互为因果，致使本病缠绵难愈易于反复。

二、西医学病因及发病机制

（一）病因

本病病因不明，可能与以下因素有关。

1. 遗传因素

WG 可能和 HLAB50、B55、HLA-DR1 以及 HLA-DQW7 有关。根据美国

有研究发现，WG 的发病率为每 30000～50000 人中有一人发病，其中 97% 的患者是高加索人，2% 为黑人，1% 为其他种族。中国发病情况尚无统计资料。

2. 感染与环境因素

有研究认为 WG 可能和病毒感染以及细菌感染有关，如 EB 病毒、巨细胞病毒（CMV）及金黄色葡萄球菌；吸入或接触有害的化学物质也可能致病。

（二）发病机制

中性粒细胞和血管内皮细胞在 WG 的血管炎症过程中起主要作用，激活的中性粒细胞在血管壁浸润，通过产生毒性氧基，释放细胞内颗粒成分如髓过氧化物酶（MPO）、蛋白酶 3（PR3）和炎性介质，损伤血管内皮细胞，导致血管壁纤维素样坏死，造成血管破坏和闭塞。抗中性粒细胞胞浆抗体（ANCA）可能参与中性粒细胞介导的血管损伤。组织病理学特征表现为肉芽肿、局灶性坏死和血管炎三联征，其主要病变部位包括小动脉、静脉及毛细血管，偶亦可累及大动脉。

1. 抗中性粒细胞胞浆抗体

目前较为普遍认可的是 "ANCA-Fc γ R 理论"，即在前炎性细胞因子如肿瘤坏死因子（TNF-α）、IL-8 和 IL-1 的作用下，血管内皮细胞表达大量的黏附分子，多形核白细胞（PMN）表达相应的配体，如淋巴细胞相关抗原 -1（LFA-1）等，使 PMN 黏附于血管内皮。同时 PMN 内的 PR-3 从胞质内的嗜苯胺蓝颗粒转移到细胞表面并与 ANCA 结合，ANCA 的 Fc 段与 PMN 表面的 Fc γ R Ⅱ α 结合而发生交联，通过受体介导的信号传导系统进一步激活 PMN，引起血管内皮的损伤。

2. 抗内皮细胞抗体（AECA）

AECA 的病理机制可能主要是通过免疫介导机制导致血管炎症，而不是直接针对内皮细胞的毒性作用。AECA 还可以上调黏附分子 E- 选择素、细胞间黏附分子 -1（ICAM-1）、血管细胞黏附分子 -1（VCAM-1）的表达，使白细胞聚集和粘附于血管内皮，引起局部的血管炎症。

3. T 细胞和细胞因子

除体液免疫外，细胞免疫也参与 WG 的发病。如，与正常对照组比较，

WG 外周 T 细胞的增生明显，主要为带有独特 TCRVα 和 β 基因的淋巴 T 细胞扩增，这可能与细菌、病毒等微生物蛋白作为超抗原的刺激有关；Th3 为 CD4$^+$ 的 Th 细胞，主要表达和分泌转化生长因子 – β（TGF–β），可下调抗原递呈细胞（APC）和 Th1 细胞的活性，发挥免疫保护和修复功能；1 型 T 调节细胞（Type–1Tregulatory，Tr1）也是 CD4$^+$ T 细胞调节细胞，能分泌高浓度的 IL–10、TGF–β 和 Ⅱ 型干扰素（IFN–γ），极低浓度或无 IL–2 和 IL–4，因此 Tr1 具有很强的免疫抑制和抗炎作用，主要通过分泌 IL–10 抑制 T 细胞的增生。

【诊断标准】

1990 年 ACR 的 WG 分类标准

1. 鼻或口腔炎症	痛性或无痛性口腔溃疡，脓性或血性鼻腔分泌物
2. 胸部 X 线片异常	胸部 X 线片示结节、固定浸润病灶或空洞
3. 尿沉渣异常	镜下血尿（红细胞 > 5/ 高倍视野）或出现红细胞管型
4. 病理性肉芽肿性炎性改变	动脉壁或动脉周围，或血管（动脉或微动脉）外区域有中性粒细胞浸润形成肉芽肿性炎性改变

符合 2 条或 2 条以上时可诊断为 WG，诊断的敏感性和特异性分别为 88.2% 和 92.0%。

【治疗】

一、中医治疗

（一）辨证施治

1. 风热犯肺证

【症状】鼻塞，鼻涕量多而白黏或黄稠，嗅觉减退，口干咽燥，头痛，咳嗽，痰多，舌质红苔薄白，脉浮数。

【治法】疏风清热，宣肺通窍。

【主方】银翘散加减。

【常用药物】银花、连翘、荆芥、薄荷、牛蒡子、淡豆豉、桔梗、甘草等。

【加减】若鼻涕量多者，加蒲公英、鱼腥草、瓜蒌；鼻塞明显者，加苍耳子、辛夷；鼻涕带血者，加白茅根、仙鹤草、茜草；若头痛，可加柴胡、藁本、菊花。

2. 痰湿蕴肺证

【症状】鼻塞重而持续，鼻涕黄浊而量多，嗅觉减退，咳嗽反复发作，咳声重浊，痰多黏腻，胸闷呕恶，体倦，舌苔白腻，脉濡滑。

【治法】燥湿化痰，化浊通窍。

【主方】二陈平胃散合三子养亲汤加减。

【常用药物】法半夏、陈皮、茯苓、苍术、杏仁、紫菀、款冬花、紫苏、黄芩、连翘、贝母等。

【加减】若咳逆气急，痰多胸闷者，加白前、莱菔子等；若鼻涕量多者，加蒲公英、鱼腥草；鼻塞明显者，加苍耳子、辛夷；鼻涕带血者，加白茅根、仙鹤草、茜草；若头痛，可加白芷、藁本、川芎。

3. 肺肾两虚证

【症状】鼻塞或轻或重，鼻涕黏白，嗅觉减退，咳嗽痰多，腰膝酸软，耳聋重听，眩晕健忘，小便频数。偏阳虚者，腰膝酸冷，肢体浮肿，畏寒肢冷，舌质淡，苔薄白，脉缓弱或沉细；偏阴虚者，痰少质黏，痰中带血，形体羸弱，失眠，低热虚烦，舌红少苔，脉细数。

【治法】温补肺肾，散寒通窍或养肺滋肾通窍。

【主方】温肺止流丹或百合固金汤加减。

【常用药物】人参、荆芥、细辛、苍耳子、白芷、诃子、桔梗、甘草或生地、熟地、沙参、麦冬、百合、天花粉、玉竹等。

【加减】若畏寒肢冷，遇寒加重者，可加制附子、防风、桂枝；若鼻涕量多者，可加半夏、陈皮、薏苡仁等；若低热明显者，可加鳖甲、青蒿、地骨皮；若阴血不足，可加当归、白芍等；若肢冷浮肿明显，可加制附子、黄芪、防己、白术等。

4. 痰瘀阻肺证

【症状】鼻塞，鼻涕带血，嗅觉减退，咳嗽痰多，色白或黄，喉间痰鸣，喘息不得平卧，心悸不宁，皮肤可见结节红斑、皮疹舌质暗或有瘀点，苔腻或浊腻，脉结滑。

【治法】涤痰祛瘀，泻肺平喘

【主方】千金苇茎汤合桃仁红花煎加减。

【常用药物】苇茎、生薏仁、桃仁、红花、丹参、赤芍、青皮、当归、川芎、桑白皮、葶苈子等。

【加减】鼻涕带血明显者，加白茅根、仙鹤草、茜草等；若发热明显者，可加生石膏、知母、麻黄、桂枝；若痰多胸闷者，加白前、莱菔子、瓜蒌、薤白等。

（二）名医治法验方

1. 奚九一——因邪致瘀，重在祛除邪毒

奚老认为血管炎以"邪"为主因，由"邪→瘀→损"三者构成病证，即因邪（内因与外因致病因子、血管炎变）→致瘀（血管狭窄、纤维组织增生与血液改变、血栓形成、新与旧）→损伤（缺血与瘀血的组织反应）。邪盛则激发新瘀，导致病势急性进展；邪去则渐为旧瘀，病势亦随之好转，呈缓解状态。由于邪与正相争有盛衰，致使血瘀有新与旧的消长。因此，本病绝大多数是"邪是标，瘀是变，损是果，虚是机体的本质"，还认为"无邪不有毒，热从毒化，变从毒起，瘀从毒起"，故确立了以清法为主以祛除邪毒的治疗原则，拟定专方"白鹤冲剂"，验之于临床效果显著。

奚老认为，中医清法的目的是"清邪"，不但清"外来之邪毒"，并可清"内生毒邪"，其热毒重者，以凉血解毒为原则，药选白花蛇舌草、蛇莓、半枝莲、生地黄等为主。风热重者，以祛风清热为原则，药选青风藤、藤梨根、徐长卿、青蒿等为主。"白鹤冲剂"由白英、白花蛇舌草、仙鹤草、党参、茯苓等组成，以前三药为主。该方功效重在清热解毒，兼以益气养血。方中白英甘、苦、微寒，功能清热利湿、解毒消肿、祛湿，张寿颐谓其："气味颇清，盖清热理湿，而通水道，利关节，间能消痰去瘀，理气解结者也。"仙鹤草既能祛邪解毒，又可扶正，兼能行血。白花蛇舌草，清热解毒。诸药相伍，重在祛邪，佐以扶正。

（三）针灸治疗

1. 针刺法

主要针对鼻塞流涕等症状，主穴：迎香、攒竹、上星、印堂、阳白等；配穴：合谷、列缺、足三里、三阴交等。每次选主穴和配穴各1~2穴，每日针

刺1次，7～10日为1疗程，手法以捻转补法为主，留针20分钟。

2. 艾灸法

主要针对鼻塞流涕等症状，主穴：前顶、迎香、四白、上星等。配穴：足三里、三阴交、肺俞、脾俞、肾俞、命门等。每次选取主穴及配穴各1～2穴，悬灸至局部有灼热感、皮肤潮红为度，7～10日为1疗程。此法一般用于虚寒证。

3. 穴位按摩

主要针对鼻塞流涕等症状，选取迎香、合谷，自我按摩。每次5～10分钟，每日1～2次。或用两手大鱼际，沿两侧迎香穴上下按摩至发热，每日数次。

二、西医治疗

目前认为未经治疗的 WG 患者的预后很差，90% 以上的患者在 2 年内死亡，死因通常是呼吸衰竭或（和）肾功能衰竭。治疗的目的在于缓解症状、控制疾病发展，阻止发生不可逆的脏器损害，改善患者的生活质量。治疗原则强调早期诊断，尽早使用糖皮质激素及免疫抑制剂，并对疾病结局进行远期观察。

治疗可分为 3 期，即诱导缓解、维持缓解以及控制复发。循证医学提示糖皮质激素加环磷酰胺（CTX）联合治疗有显著疗效，特别是肾脏受累以及具有严重呼吸系统疾病的患者，应作为首选治疗方案。

1. 糖皮质激素

活动期用泼尼松 1.0～1.5mg 每 kg 体重，每天，4～6 周，病情缓解后减量并以小剂量维持。对严重病例如中枢神经系统血管炎、呼吸道病变伴低氧血症如肺泡出血、进行性肾功能衰竭，可采用冲击疗法，然后根据病情逐渐减量。

2. 免疫抑制剂

如环磷酰胺（CTX）、环孢霉素、霉酚酸酯（MMF）、硫唑嘌呤、甲氨蝶呤（MTX）、来氟米特等，临床根据病情适当选择。

3. 免疫调节剂

丙种球蛋白，静脉用丙种球蛋白（IVIG）与补体和细胞因子网络相互作用，提供抗独特型抗体作用于 T、B 细胞。大剂量丙种球蛋白还具有广谱抗病毒、细菌及中和循环性抗体的作用，一般与激素及其他免疫抑制剂合用。

4. 其他治疗

（1）中成药　雷公藤多甙片，有良好抗炎和免疫抑制作用，适用 WG 活动期。

（2）血浆置换　对活动期或危重病例，血浆置换治疗可作为临时性治疗。但仍需与激素及其他免疫抑制剂合用。

（3）透析治疗　急性期患者如出现肾功能衰竭则需要行血液透析，55%～90% 的患者能恢复足够的功能。

三、中西医结合治疗

在应用激素和免疫抑制剂的同时，对不同的临床表现，可配合下列治疗方法。

（1）对皮损者　受损部位可用理疗方法，如局部热敷、超短波、红外线等以促进炎症消退改善症状。中药可选用疮灵液、黄芩油膏等外用。

（2）对鼻咽溃烂流涕者　中药可加用辛夷、苍耳子、白芷、薄荷、大青叶、板蓝根之类。缓解鼻窦炎症状可取头低体位引流法，促进分泌物引流，控制感染。同时给予雾化吸入及洗必泰、鱼肝油滴鼻剂点鼻腔。

（3）对咳嗽咯痰咯血者　中药可选用杏仁、紫苏、葶苈子、桑白皮、苏子、白芨、白茅根、仙鹤草等；对血尿、蛋白尿者，中药可选用黄芪、雷公藤、大黄、知母、黄柏、小蓟等加减；对胃脘不适者，中药应加制半夏、仙鹤草以和胃，若舌苔厚腻者，可加藿香、佩兰、川朴，石菖蒲之类以化湿和中；肝功能异常者，则 CTX 等免疫抑制剂须减量或停用。

（4）急性期患者　如出现肾功能衰竭则需要透析治疗。

【临证备要】

一、诊断与辨证

（一）中医疾病诊断

本病早期可见慢性鼻窦炎、慢性鼻炎、鼻溃疡等为主者，可从"鼻渊"

辨证论治。若以咳嗽咯痰为主，甚或气急胸闷，可从"咳嗽"辨证论治。若患者以关节、肌肉疼痛为主，此时可从"痹证"论治。痹证以关节肿胀疼痛，关节活动功能受限，日久关节活动功能丧失，甚至伴废用性肌肉萎缩为特点。其病机是邪气阻痹经络，气血运行受阻。若以肾病综合征为主要临床表现，可以按水肿、虚劳论治。

（二）中医辨证要点

1. 辨虚实

本病初起多为风湿热之邪乘虚入侵人体，阻闭脉道，以邪实为主。如反复发作，或渐进发展，脉道壅阻，血流阻滞，肌肤不得血脉荣养，荣气虚弱，气虚无力推动血行，而致血瘀更甚，多为正虚邪实之候。病久日深，气血亏耗，肺肾虚损，肌肉筋骨脉络失养，遂为正虚邪恋之症，以正虚为主。上述只是就一般情况而言，但临床上以肺肾气血先亏而感于外邪者，开始即出现以虚为主，或本虚标实亦复不少；而病程日久，或寒湿久羁，或湿热留驻，或痰瘀胶结，虚实夹杂，以邪实为主者，也较常见。

2. 辨病程的早、中、晚期

本病早期病位表浅，病变局限，常仅见鼻塞流涕、咳嗽咯痰，目赤红肿等卫表症状；如无及时治疗，病情可迅速进展，出现咯血、尿血等营分症状；如延误病情或治疗不效，可见溃烂、昏厥等血分实症与肝脾肾亏虚并见，甚则危及生命。

二、治疗及用药

本病早期病位表浅，病变局限，常仅见鼻塞流涕、咳嗽咳痰，目赤红肿等卫表症状，病理性质以邪实为主，故以祛邪为主要治法，如疏风清热、宣肺通窍、燥湿化痰、化浊通窍，使邪气速祛以控制病情发展。风热之邪以祛风清热法为主，药用青风藤、豨莶草、忍冬藤等；邪气瘀而化热以清热凉血祛瘀法为主，药用水牛角片、紫草、生石膏、丹参等；热毒之邪以清热解毒法为主，药用白英、白花蛇舌草、仙鹤草、半枝莲等；湿热之邪清热解毒利湿，药用黄连、黄芩、茵陈、泽兰等。

在缓解期以标本兼治为原则，治宜扶正祛邪并用，予清热养阴、益气通络药物，使正胜邪退、托毒外出。疾病晚期，若病情相对稳定，此时以正虚为主，用温补肺肾或养肺滋肾以扶正固本，调和阴阳气血，使气旺阴足邪退络通，使失衡状态下的病理反应达到平衡。

若病情迅速进展，出现咯血、尿血甚至溃烂、昏厥等血分实症与肝脾肾亏虚并见，应加强清热解毒，祛痰化瘀，开窍醒神。清热解毒可用白花蛇舌草、蒲公英等，祛痰化瘀可用半夏、制胆星、白芥子、莪术等，开窍醒神可用安宫牛黄丸、紫雪丹或苏合香丸。

三、治疗注意点

中医治疗应根据病变阶段，适时调换治法：①诱导缓解阶段，应用大剂量的糖皮质激素加免疫抑制剂，其病机表现常为阳热有余，阴津相对不足，故中药应避免温燥，可采用清热解毒、凉血散瘀的方法，辅以生津药物；②维持缓解阶段，糖皮质激素逐渐减量，病机以阴虚内热、余热未清为主要矛盾，中药治疗以滋阴清热为治则，同时配合应用环磷酰胺，出现白细胞减少者，中药可加用补气养血药，如黄芪、党参、当归、地黄等；③维持阶段，以小剂量糖皮质激素维持，病机则以气阴两虚为主，中药治疗以益气养阴、活血化瘀为主要治疗原则。

四、调摄与护理

（一）调摄

日常生活注意劳逸结合，生活有规律。戒烟酒。急性期应适当休息。根据病情选择饮食，多给予流质或半流质。韦格内氏肉芽肿的多数患者有贫血，应给予含铁丰富的食物，同时给予富含维生素C及叶酸的蔬菜水果，以利铁的吸收，改善贫血症状。肾功能有损害者给予低蛋白饮食；肝功能有损害者应限制脂肪摄入。

（二）护理

1.受损部位可用理疗方法，如局部热敷、超短波、红外线等以促进炎症消退改善症状。引流法可缓解鼻窦炎症状，促进分泌物引流，控制感染。WG眼部受累较常见，应注意眼部清洁。

2.心理治疗对患者生活质量的提高具有非常重要的意义。韦格内氏肉芽肿患者由于形象的改变（如突眼、鞍鼻等），加之脓液会使口、鼻产生难闻的异味，疾病迁延难愈以及经济负担的增加容易使患者产生自卑、忧郁、消极的心理。应针对具体情况进行心理康复治疗，从而在治疗过程中尽量发挥其主观能动性，使其正确对待疾病，主动配合治疗。

【医案精选】

患者，男，68岁，因间断低热、咳嗽伴全身关节疼痛5年，加重3天入院。患者5年前无明显诱因出现咳嗽咯痰，伴发热，体温最高37.8℃。病程中患者易出现疲劳、乏力，四肢关节疼痛，纳差大便溏，舌质红，苔黄腻，脉浮滑数。查体：T 37.7℃，血压正常，双侧扁桃体不肿，颈部未触及浅表淋巴结，心肺及腹部查体无异常。实验室检查：血常规各项数值在正常范围；尿常规示蛋白尿（++），24h尿蛋白定量0.71g；cANCA（+），pANCA（+），PR3（+），MPO（+），抗核抗体谱（−），AKA、抗CCP抗体、类风湿因子均（−），C−反应蛋白30mg/L，红细胞沉降率（ESR）28mm/h；结核抗体（−）。胸部CT：双肺上叶见片状高密度影，边缘不清晰，周围见条索影，内见小空洞，双肺内散在充气囊腔，气管支气管通畅，叶见裂无移位，纵隔内未见明显增大淋巴结，心包未见增厚及积液表现。CT诊断：①影像学表现符合韦格内肉芽肿肺内改变；②肺气肿。腹部彩超：肝、胰、脾、双肾未见异常。

西医临床诊断：肉芽肿性多血管炎。中医诊断：咳嗽，证属中医辨证为湿热壅肺，肺失肃降。考虑患者咳少量黄痰，苔黄腻，便溏，属湿属热，痰热壅盛，腑气不通，肺失宣降。中药以清热化湿、豁痰止咳宣肺为法，给予白虎桂枝汤与二妙散加减，处方：石膏20g、知母10g、甘草5g、桂枝10g、白芍15g、藿香10g、茯苓15g、薏苡仁30g、苍术15g、黄柏10g、厚朴10g、鸡内金20g、生麦芽30g。7剂，水煎服，每日1剂。同时加用西药激素和吗替麦考酚酯治疗。

1周后，患者未再发热，关节疼痛症状好转。病程中偶见患者咳时面赤，咽干，症状随情绪波动而增减，脉弦，考虑患者久病肝气不疏，肝郁化火，上逆侮肺。药方调整为逍遥散加减，泻肝顺气降火。处方：柴胡12g、白芍10g、当归12g、枳壳10g、白术15g、炙甘草5g、茯苓15g、百合20g、乌药 10g、香附 10g、檀香 10g、砂仁 6g、厚朴 10g、薄荷 6g。醋酸泼尼松减量，吗替麦考酚酯维持治疗。

8 周后随访，激素逐渐减停，尿蛋白（+），复查胸部 CT 病变明显吸收。

按： 本例患者临床表现为咳嗽、咳痰，反复低热，关节疼痛、乏力，为邪毒犯肺，下传于肾，湿热蕴结，久之瘀阻肾络所致。GPA 患者患病初期外感邪气，首先犯肺，肺失宣降，导致临床出现上呼吸道症状。肺之通调功能受损，影响肾之气化，水不涵木，肝失疏泄，导致肝肾亏虚，临床出现肾功能损害，久之累及全身系统。大量使用糖皮质激素导致火旺伤阴、蕴生痰湿，临床出现反复低热。故治疗上针对病变初期热、毒、湿、瘀的病理特点，配合清热燥湿解毒及滋阴降火之品。随着糖皮质激素逐渐减量而长期使用免疫抑制剂，临床表现出正气受损的证候，见乏力、舌质淡等，应酌入益气扶正药物。本例患者，初期给予白虎桂枝汤加减，旨在清热利湿通络、和营卫。《金匮要略·疟病脉证并治第四》曰："温疟者，其脉如平，身无寒但热，骨节疼烦，时呕，白虎加桂枝汤主之。"桂枝味辛、甘、温，入肺、心、膀胱经，取其通关节、活血之作用，加之白虎汤清烦热，二妙散祛湿热。诸药合用，清热益气，通络散结。后依据患者情绪变化导致症状改变，调整中药组成，改逍遥散加减，使气血调畅，其关节疼痛缓解，无发热。本例中，激素和吗替麦考酚酯的使用对治疗也起了较大作用。

（刘禹全等.中西医结合治疗肉芽肿性多血管炎1例［J］，

风湿病与关节炎，2015（09）：52-54）

附：

历代医籍相关论述精选

本病发病率极低，临床表现多样，中医古代文献无相对确切的记载。

参考文献

［1］乔琳等."韦格内氏肉芽肿"重新命名［J］.中华临床免疫和变态反应杂志，2013（02）：99-102.

［2］张佳甚，胡苏萍.韦格内氏肉芽肿的研究进展［J］.航空航天医药，

2010，21（3）：369-370.

［3］刘禹全，吕新亮，孙少敏.中西医结合治疗肉芽肿性多血管炎1例［J］.风湿病与关节炎，2015（09）：52-54.

［4］王尚国，甘学培.中医辨证治疗免疫性血管炎62例分析［J］.中国误诊学杂志，2010（33）：8256-8257.

［5］赵凯，张磊，奚九一.治疗免疫性风湿病血管炎经验［J］.中医杂志，2006（06）：420-421.

［6］陈冬莹等.韦格内氏肉芽肿临床特征与预后相关因素的初步分析［J］.中山大学学报（医学科学版），2010（03）：401-405.

［7］李长安，张伟，陈文忠.治疗韦格内氏肉芽肿验案1则［J］.中医药临床杂志，2015（11）：1572-1573.

［8］刘亚婧，陈战瑞.ANCA相关性系统性小血管炎发病机制的研究进展［J］.实用医药杂志，2013（06）：554-556.

第十八章　结节性脂膜炎

结节性脂膜炎是一种原发于脂肪小叶的非化脓性炎症。1892 年 Pfeifer 首先记载本病。1925 年 Weber 进一步描述它具有复发性和非化脓性特征。1928 年 Christian 强调了发热的表现，此后被称为特发性小叶性脂膜炎或复发性发热性非化脓性脂膜炎，即韦伯病（Weber-Christian-disease）。临床表现以皮下结节、发热、关节痛为特征，可见内脏损害，还常伴有畏寒、寒颤、皮肤破溃、乏力、咳嗽、胸闷憋气、肌肉酸痛、腹痛等非特异性症状。其病程有很大差异，主要取决于受累器官的情况，根据受累部位，可分为皮肤型和系统型。本病预后个体差异较大，只有皮肤表现者，常多年缓解与恶化交替出现。有内脏器官累及者，预后差，病死率高。

结节性脂膜炎为西医学病名，按其临床表现，与中医学的"瓜藤缠""湿毒流注"相似，出现皮下结节类似"皮中结核"或"恶核"，可归属于痰核、痰痹范畴。

【病因及发病机制】

一、中医学病因病机

（一）病因

结节性脂膜炎属于中医学"痰核""湿毒流注"等范畴，中医学认为其发病可由外感六淫、饮食不节、情志失调、劳倦内伤等因素引发。

外感六淫：风为百病之长，六淫之首，常兼夹他邪侵袭人体。外感风寒，郁久化热，或外感风热，未能及时表散，邪蕴于肺，壅阻肺气，气不布津，进一步湿聚成痰；外感暑湿之气，内蕴中焦，中焦气机不利，脾失健运，亦可化生痰饮，湿痰流注于肌肤，导致疾病的发生。

饮食不节：过食生冷肥甘，或因嗜食酒热辛辣之品，损伤脾胃，脾运失健，水谷不归正化，聚湿成痰，痰浊不循常道排出，流注肌肤。

情志失调：忧思伤脾，脾运失健，津液不布，聚湿成痰；郁怒伤肝，肝失疏泄，肝郁气滞，甚至气郁化火，灼津成痰。气滞、痰阻均可使血行不畅，脉络不利，瘀血阻滞经脉。

劳欲过度：本病发病年龄以30~50岁多见，偏于中年以后，与劳欲过度有一定关系。平素因劳累过度，或房劳过度，导致肝肾亏虚，或脾肾不足，气血亏虚，不能荣养肌肤腠理，痰瘀阻络，发为本病。

（二）病机

1. 基本病机为气血运行不畅，痰瘀交阻于脂络，脉络痹阻

本病主要特征为成批反复发作于躯干、四肢的大小不等的皮下结节，有疼痛感及压痛，皮色紫暗，与痰、瘀相关，故基本病机为气血运行不畅，痰瘀交阻于脂络，脉络痹阻，胶着成结所致。

2. 病理因素以痰瘀为主

皮下结节的产生中医认为与痰关系最为密切，痰的产生由水液不归正化所致，与肺脾肾三脏功能失调相关：肺失宣肃，气不布津，津凝为痰；脾失健运，胃失和降，水湿内停，聚湿成痰；肾阳虚弱，蒸腾气化失司，水液停聚为痰为饮。痰形成后可随气升降流行，内而脏腑，外而筋骨皮肉，泛滥横溢，无处不到。若痰流注脂络，结聚于躯干、四肢等局部，则见皮下结块肿硬，皮色不变等症。

皮色紫暗，伴有疼痛、压痛则与瘀血关系密切。瘀血可由气血亏虚、寒邪、热邪、气滞等产生。气为血之帅，血为气之母，气虚无力推动血行，血滞则为瘀；或血虚，脉道涩滞不利为瘀；血得温则行，得寒则凝，寒邪侵犯经脉，血行迟缓，血液凝滞则为瘀；热邪入血，煎灼血液为瘀；热邪亦可迫血妄行，血溢脉外而为瘀。此外，痰浊久留，气机阻滞，可以成瘀；血不利则为水，瘀血停聚可成水饮，饮聚又可成痰，故痰瘀之间可相互化生。

3. 病理性质病初多为实证，后期常虚实夹杂

结节性脂膜炎病程较长，初期多为实证，急性发作期多以痰热、痰瘀、瘀热为主；后期常表现为脏腑亏虚，肝肾不足，正虚邪恋，痰瘀久羁不去的

复杂病机。其中，瘀血是极其重要的一环，瘀血形成后，又可使病情进一步加重。

二、西医学病因及发病机制

结节性脂膜炎病因不明。可能与下列因素有关：①免疫反应异常：异常的免疫反应可由多种抗原的刺激所引起，如细菌感染、食物等。发病前可有反复发作的扁桃体炎，也有报道本病发生于空回肠分流术后，其盲曲内有细菌大量增殖。②药物因素：卤素化合物如碘、溴等药物、磺胺、奎宁和锑剂等均可能诱发本病。③脂肪代谢障碍：有报道显示，本病与脂肪代谢过程中某些酶的异常有关。例如血清脂酶轻度增加或在皮损中可测出具活性的胰酶和脂酶。有的研究还发现本病有 α-1 抗胰蛋白酶缺乏。但这种抗胰蛋白酶的缺乏并不能直接引起脂膜炎。此外，本病可继发于感染、外伤、药物过敏及胰腺疾病等。

【诊断标准】

本病目前尚无公认的诊断标准，常依据患者临床特征及组织病理学特征进行诊断。

1. 临床特征

①好发于青壮年女性；②以反复发作与成批出现的皮下结节为特征，结节有疼痛感和显著触痛，消退后局部皮肤出现程度不等的凹陷和色素沉着；③常伴发热、关节痛与肌痛等全身症状；④当病变侵犯内脏脂肪组织，视受累部位不同而出现不同症状。内脏受累广泛者，可出现多脏器功能衰竭、大出血或并发感染。

2. 病理诊断

皮肤结节活检的组织病理学改变是诊断的主要依据，可分为三期：①第一期（急性炎症期）：在小叶内脂肪组织变性坏死，有中性粒细胞、淋巴细胞和组织细胞浸润，部分伴有血管炎改变。②第二期（吞噬期）：在变性坏死的脂肪组织中有大量巨噬细胞浸润，吞噬变性的脂肪细胞，形成具有特征性的泡沫细胞。③第三期（纤维化期）：泡沫细胞大量减少或消失，被纤维母细胞取代；炎症反应消失，纤维组织形成。

【治疗】

一、中医治疗

（一）辨证施治

1. 热毒蕴结证

【症状】高热不退，关节肌肉痛，皮下骤起结节，或躯干，或四肢，结节皮色鲜红，灼热拒按，全身乏力，舌质红，苔黄，脉滑数。病久则结节枯萎塌陷，但易反复发作。

【治法】清热解毒，软坚散结。

【主方】五味消毒饮加减。

【常用药物】金银花、蒲公英、紫花地丁、野菊花、天葵子、连翘、桃仁、红花、皂角刺、王不留行。

【加减】如高热不退，可酌情加白花蛇舌草、板蓝根、生石膏、羚羊角粉；关节肌肉痛，加青风藤、片姜黄、忍冬藤；结节有积液倾向者，加薏苡仁、土茯苓、泽兰；热入营血者，加丹皮、赤芍。

2. 风痰结聚证

【症状】皮下结节此起彼伏，游走不定，结节表面皮色不变，久则枯萎消散，局部皮肤塌陷，既不液化，也不破溃；或关节疼痛，或下肢浮肿，舌尖红，苔薄黄，脉弦数。

【治法】散风清热，化痰散结。

【主方】夏枯草汤（《先醒斋医学广笔记》金银花、夏枯草、柴胡、贝母、土茯苓、鼠粘子、鳖虱、胡麻仁、酸枣仁、栝楼仁、陈皮、皂角子、白芍、当归身、粉甘草、荆芥穗、连翘、何首乌、漏芦）加减。

【常用药物】夏枯草、薏苡仁、金银花、连翘、桃仁、红花、浙贝母、皂角刺、王不留行、白花蛇舌草。

【加减】关节肌肉疼痛，加羌活、川芎；下肢浮肿，加茯苓、泽泻、路路通、丝瓜络；皮下结节此起彼伏，游走不定之风痰，加僵蚕、南星、白附子。

3. 脾虚湿热证

【症状】结节皮色紫红，疼痛拒按，数日后软化，有波动感，结节可吸收遗留凹陷萎缩，或破溃溢出油脂状液休，常伴发热、腹痛、乏力纳差，舌质红，苔黄腻，脉滑数。

【治法】健脾除湿，清热解毒。

【主方】除湿解毒汤（《赵炳南临床经验集》白鲜皮、大豆黄卷、生薏仁、土茯苓、山栀子、丹皮、金银花、连翘、地丁、木通、滑石、生甘草）加减。

【常用药物】生薏苡仁、苍术、白术、金银花、连翘、紫花地丁、土茯苓、栀子、丹皮、滑石、浙贝母、生甘草。

【加减】热盛者，去滑石，加黄柏、苦参；结节液化者，去栀子、牡丹皮，加猪苓、泽泻；结节破溃者，加三七粉、生黄芪，外敷生肌散。病久脾肾阳虚者，加炮姜、制附子。

（二）中药熏洗

利用药物煎汤，趁热在皮损结节处蒸汽熏蒸，待药液温度适中时再热浴、浸泡。熏洗处方：可为口服中药处方，服用两次后的药渣，加水煎煮第三次煎汤外洗。疾病初期可用，组方：生大黄、黄柏和片姜黄各 20g，天花粉、蒲公英、紫花地丁、马齿苋各 30g。

（三）外治法

皮损未溃者，以紫荆皮（炒）15g，独活 90g，赤芍 60g，白芷 30g，石菖蒲 45g，研细末，以葱汁、陈酒调敷，或与 4 倍凡士林调膏外搽；皮损已溃者，以凡士林 30g，九一丹 3g，铅丹 4.5g，调配成红油膏纱布外敷每日 1～2 次。

二、西医治疗

目前尚无特效治疗。在急性炎症期或高热等情况下，一般用糖皮质激素，通常有明显疗效。对系统型患者，特别是重症病例，可同时加用 1～2 种免疫抑制剂，并根据内脏受累情况进行相应的处理，同时加强支持疗法。

1. 一般治疗

首先应去除可疑病因，如消除感染灶，停用可疑的致病药物。适当选用抗生素控制感染。可随意运动，但应避免受累部位创伤。不需要特殊的饮食。

2. 药物治疗

非甾体抗炎药（NSAIDs）可使发热、关节痛和全身不适减轻。病情急性加重者，应用糖皮质激素（如泼尼松）可使体温下降、结节消失，但减量或停药后部分病例可复发。氯喹或羟氯喹、硫唑嘌呤、沙利度胺（反应停）、环磷酰胺、四环素（可能有抗脂肪酶活性）、肝素（能释放脂蛋白脂酶，且具有抗凝活性与抗炎特性）、环孢素与霉酚酸酯等亦有一定疗效，特别是重症患者可试用、以下是几种常用的治疗药物：

（1）NSAIDs　①阿司匹林：主要用于退热及减少血栓的产生。常用剂量300～600mg 每天 4～6 次，不得超过 4g/d，餐时或餐后服用。3～5d 后才能明显见效，最大的抗炎作用一般在 2～4 周内达到。有肝损害、低凝血酶原血症、维生素 K 缺乏症等不良反应、出血性疾病与哮喘者禁用。孕妇慎用。②吲哚美辛：该药退热好，且价格便宜。在开始治疗的头几天可引起头痛，但如初始剂量减半，随后增加，有时可避免此副作用。如与阿司匹林、丙磺舒或甲氨喋呤合用，可增加其相关毒性；与肼苯哒嗪、卡托普利及 β - 受体阻滞剂等降压药合用，可降低其降压作用；与速尿和噻嗪类利尿剂合用可减弱其利尿作用。孕妇应用此药通常是安全的。也可选用其他 NSAIDs 药物。

（2）糖皮质激素　在病情急性加重时可选用。糖皮质激素（如泼尼松），常用剂量为每天 40～60mg，可一次或分次服用，当症状缓解后 2 周逐渐减量（可参考系统性红斑狼疮用药）。

（3）免疫抑制剂　较常用的有硫唑嘌呤、羟氯喹或氯喹、沙利度胺（反应停）、环磷酰胺、环孢素、霉酚酸酯等。①硫唑嘌呤：常用剂量为每天50～100mg，可 1 次或分 2 次服用。为防止骨髓抑制，开始以 $1mg \cdot kg^{-1} \cdot d^{-1}$ 连用 6～8 周后加量，最大剂量不得超过 $2.5mg \cdot kg^{-1} \cdot d^{-1}$。如与血管紧张素转换酶抑制剂合用可引起严重的白细胞减少症。对肝、肾与造血系统均有一定毒性，故应定期查血常规和肝肾功能。妊娠期不宜服用。②氯喹或羟氯喹：氯喹常用剂量为 0.25g/d；羟氯喹为 200mg 每天 1-2 次，起效后改为每天 100～200mg 长期维持治疗。长期服用要警惕视网膜病变与视野改变，要每半年作 1 次眼科检查。③环磷酰胺：常用剂量为每天 2.5～3mg/kg，每日 1 次或分次口服；重症者可每次 500～1000mg/m² 体表面积，每 2～4 周静脉滴注 1 次。严重骨髓抑制者或孕妇禁用。使用期间要定期查血常规和肝、肾功能并注意预防出血性膀胱炎等不良反应。④环孢素：常用剂量为每口 2.5～

4mg/kg，分2~3次服用。难以控制的高血压禁用，孕妇慎用。⑤沙利度胺（thalidomide，反应停）：常用剂量为每天100~300mg，晚上或餐后至少1h服用，如体重少于50kg，要从小剂量开始。由于有致胎儿畸形作用，孕妇禁用。

三、中西医结合治疗

中西医结合治疗结节性脂膜炎有其独特的优势，可以增强疗效，减轻患者症状，同时可以减少西药的用量，减轻西药可能出现的不良反应。

清热解毒、化痰散结中药可减轻发热、结节局部红肿灼热疼痛等症状，减少糖皮质激素、非甾体抗炎药（NSAIDs）的用量。适用于结节性脂膜炎初期，发热，皮下结节骤起，皮色鲜红，灼热拒按之时，常用中药如：蒲公英、金银花、紫花地丁、紫背天葵、夏枯草、野菊花。

化痰软坚、活血化瘀中药可预防、缓解皮下结节的僵硬与纤维化，减少免疫抑制剂的用量。适用于结节性脂膜炎中后期，结节有纤维化的倾向，结节表面皮色不变，触之质地较坚韧，可以与小剂量免疫抑制剂同用，使结节软化、缩小。常用中药如：浙贝母、炙僵蚕、白芥子、制鳖甲、煅牡蛎、桃仁、红花、炮山甲、土鳖虫。

健脾和胃、理气护脾中药可减轻激素、非甾体抗炎药引起的胃肠道不适等副作用。激素、非甾体抗炎药易引起胃肠道不适，恶心、呕吐，甚至出血，运用中药健脾和胃，益气养血，可以明显减少此类不良反应的发生。常用中药如：炙黄芪、党参、白术、怀山药、砂仁、薏苡仁、陈皮、白芨、三七。

补益肝肾、益气养血中药可减轻免疫抑制剂对肝肾、骨髓、血液系统的影响。环磷酰胺、硫唑嘌呤等免疫抑制剂可影响骨髓、血液系统，运用中药补益肝肾、填精益髓，可以减轻此类不良反应。常用中药如：当归、白芍、炙黄芪、花生衣、炙女贞、旱莲草、龙眼肉、山萸肉、制黄精、枸杞子。

【临证备要】

一、辨证

（一）辨证与辨病相结合

中医古代并无对此病的详细描述，结节性脂膜炎为西医学对于疾病的诊断，如今根据本病临床表现将其归为"结核""流注""瓜藤缠"等中医疾病之中，两者之间并不是一一对应的关系。因此，本病的治疗应在西医学诊断明确的基础上，辨证与辨病相结合，指导临床遣方用药。也可以根据现代药理学研究结果，针对患者的突出症状，配伍一些具有针对性作用的中药，改善患者临床表现，提高疗效，如大青叶、生石膏退热解毒；田基黄、平地木、甘草、白芍保肝降酶；花生衣、地榆升高血小板、白细胞等。

（二）辨虚实

结节性脂膜炎病程较长，初期多为实证，外感六淫、饮食不节或情志失调，均可致痰湿结聚，热毒内生，急性发作期多以痰热、痰瘀、瘀热为主，临床当辨痰湿、热毒、瘀血之偏盛。

因病情反复发作或渐进发展，邪气壅阻，经络气血不调，营卫不和，湿聚为痰，络脉瘀阻。瘀血是病机演变过程中极其重要的一环，瘀血形成后，痰瘀相互胶结为患，又可使病情进一步加重。加之劳欲过度或病久均可损伤肝肾，常表现为脏腑亏虚，肝肾不足，正虚邪恋，虚实夹杂之象。

实证当辨痰湿、热毒、瘀血。结节性脂膜炎初起或急性发作，多见痰热、痰瘀、瘀热为患，痰热为痰湿与热毒复合，痰瘀为痰湿与瘀血复合，瘀热为瘀血与热毒复合，故临床当辨痰湿、热毒、瘀血之偏盛。痰湿偏盛者热象不著，则皮损颜色不红，质地较韧，苔厚腻，脉滑；热毒偏盛者，见皮损颜色鲜红，触之灼热，常伴发热，苔黄，脉数；瘀血阻滞者，皮损色暗红或呈紫色，舌质暗，有瘀斑瘀点；肝肾亏虚者，除见皮损外，尚有腰酸、疲劳乏力、血细胞水平降低等征象，临床以阴虚较为多见。

二、治疗及用药

1. 热毒炽盛，用药须辨热毒产生之因

本病初起阶段多有热邪为患，热邪既可外受，又可内生，若邪热炽盛，临床常用金银花、连翘、大青叶等清热解毒之品。但是本病病机较为复杂，临证单用清热解毒法恐难取效，此时，当根据热邪产生的原因，有针对性地运用相关药物。如痰湿久蕴化热之痰热，治疗当选用清化痰热药物，如浙贝母、海藻、昆布等；如为瘀热相搏为患，胶结难化，则可配伍生地黄、赤芍、

玄参、丹皮、丹参等凉血化瘀药物。

2. 痰瘀胶结，治当化痰散结、活血通络

痰湿为脏腑功能失调，津液代谢失常，水湿停聚，津液不归正化而形成的病理产物；瘀血为体内血液停滞，阻滞于经脉及脏腑内的血液。生理上"津血同源"，故病理上"痰瘀相关"。临床本病常见到痰瘀相合为病的情况，若只以祛痰则瘀血不散，单以行瘀则痰浊难消，采用痰瘀同治之法方能取得最好疗效。

血瘀停痰、痰聚碍血，痰瘀互化，易致痰瘀阻滞经脉，造成经脉不通，治疗当辨别痰瘀之先后、轻重，采用活血与化痰并用之法；活血化痰兼用之法所成方剂于临床也颇多，如《校注妇人良方》中治疗外痈之仙方活命饮，以当归尾、赤芍、乳香、没药活血化瘀，以贝母开痰散结，《外科全生集》中治疗阴疽的小金丹，以木鳖祛顽痰，以五灵脂、乳香、没药祛瘀活血。

3. 风毒遏表，疏风散邪止痒；水湿浸淫，祛风胜湿

本病皮损在皮肤肌肉之间，病位属皮毛、肌肉，"肺合皮毛""脾主肌肉"，因此与肺、脾关系密切，肺主风，脾主湿，故皮损多与风邪、湿邪相关。

皮疹若游走不定，时起时消，伴瘙痒、脱屑，多与风邪关系密切，风胜则动，风胜则痒故也。因此，常选用疏风散邪透疹中药，如浮萍、升麻、蝉蜕；或祛风止痒类，如苍耳草、地肤子、白鲜皮等。

若见水疱、皮肤糜烂或渗液流水，多为脾失健运，水湿浸淫，多与湿邪关系密切。临床可选用祛风胜湿药物，如防风、羌活、秦艽等；或清热燥湿之品，如黄柏、苦参、秦皮等。

三、调摄与护理

（一）调摄

本病由于反复发作，呈慢性病程，又有皮损疼痛和反复发热等症状，患者常产生忧郁、焦虑心理，要经常与患者沟通，让患者尽量保持乐观积极的心态，病情稳定后，可适当增加户外活动。纳差、发热时，可给葡萄糖、氨基酸静滴，补充能量。

（二）护理

发热期间，应加强支持治疗，预防感染，体温超过 39℃者应行药物或物理降温。退热期观察出汗情况，防止虚脱。同时做好口腔、皮肤护理，保证患者清洁舒适，防止并发症。

【医案精选】

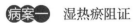 湿热瘀阻证

患者女，45 岁。左下肢反复出现皮疹伴疼痛 5 年余，加重伴右下肢皮疹 2 个月。近 5 年来患者的左侧小腿反复出现蚕豆大小的皮下结节，伴触痛，全身不规则发热，皮损局部皮温升高，结节消退后局部皮肤凹陷，弹性消失。当地医院多次行组织病理检查示：结节性发热性非化脓性脂膜炎。2 个月前皮疹再次出现，并逐渐增多，右侧小腿和左侧大腿内侧及右侧臀部均出现类似皮疹，多家医院行结核菌素试验、甲状腺功能、血管超声等检查，结果均正常，先后予沙利度胺片、迈之灵片、醋酸泼尼松片及外用多磺酸黏多糖乳膏（喜辽妥）等治疗，疗效均不明显。23 年前患者患肺结核，予规范抗结核治疗后多次结核菌素试验结果均为阴性。否认其他传染病史及慢性病史。对青霉素、链霉素及磺胺类药物过敏，否认其他食物及药物过敏史。

体格检查：T 38.8℃，系统检查未见异常。皮肤科专科检查：双小腿、左侧大腿内侧、右臀部散在分布蚕豆至鸽蛋大小皮下结节，质硬，皮肤红肿，皮温高，局部皮肤凹陷，弹性消失，伴褐色色素沉着，双足踝轻度凹陷性水肿。舌淡红，苔薄黄，脉细滑。

实验室检查：入院后血 WBC 3.92×10^9/L，中性粒细胞 72.5%，淋巴细胞 16.3%；ESR 55mm/h；C 反应蛋白 13.4mg/L；生化：白蛋白 32.6g/L，高密度脂蛋白 0.710mmol/L，钙 2.18mmol/L；IgG 16.2g/L，IgA 5.9g/L；血培养（－）；类风湿因子检查正常；抗核抗体谱正常；胸部 X 线片：双上肺少许陈旧性硬结灶；心电图：窦性心动过速。

入院诊断：中医诊断：痰核（湿热瘀阻）；西医诊断：结节性发热性非化脓性脂膜炎。

治疗：洛索洛芬钠（乐松）60mg，3 次/d，局部氦氖激光照射，2 次/d；口服中药（配方颗粒，早晚 2 次温水冲服，1 剂/d），组方：生石膏、板蓝根

和玄参各 30g，连翘 15g，知母、大青叶、银花、竹叶、杏仁、柴胡、防风和甘草各 10g，麻黄 5g。外用中药（配方颗粒），组方：生大黄、黄柏和姜黄各 20g，天花粉、蒲公英、地丁和马齿苋各 30g，与橄榄油调匀后外涂患处，2 次 /d。

服药 5d 后患者体温逐渐恢复正常，双下肢结节皮温降低，皮肤红肿减轻，舌暗红，苔薄白，脉细滑。调整口服中药处方：玄参、鱼腥草、紫花地丁、红藤、败酱草、白花蛇舌草、土茯苓、生地和银花藤各 30g，知母、当归、川牛膝、黄柏、生白术、赤芍和生黄芪各 10g。1 周后部分结节变软，范围缩小，此后对症调整用药，2 周后皮温逐渐恢复正常，左侧大腿内侧结节逐渐消退。出院后嘱患者肌肉注射卡介菌多糖核酸注射液（斯奇康）0.7mg，隔日 1 次。随访至今，未见复发。

按：中医认为本病属"痰核"范畴，由于脾虚失运，湿痰内生，气机升降失调，脾之运化无力，水湿不去，积聚于内，痰脂淤滞，脉络痹阻，胶着皮下所致。入院时患者热象显著，方药以清热凉血解毒为主，以麻杏石甘汤为主辛凉宣泄，加用板蓝根、大青叶、玄参、银花清热解毒，竹叶清热利湿，柴胡、防风疏风退热。后期热势已退，治疗以清热解毒，活血通络为主，方中银花、鱼腥草、白花蛇舌草、土茯苓、紫花地丁清热解毒，生黄芪、白术益气健脾，赤芍、红藤、银花藤活血通络，当归、鸡血藤养血活血，生地、玄参清热而不伤阴。配合非甾体类抗炎药共同发挥抗炎、解热、镇痛作用，故疗效显著。

（姜颖娟，杨碧莲，孙占学，等.中西医结合治疗结节性发热性非化脓性脂膜炎 1 例［J］.中国皮肤性病学杂志，2014，28（12）：1298.）

病案二 脾虚痰热证

患者，女，40 岁，于 2010 年 10 月 20 日突发咳嗽、高热、面颊部肿胀，剧痛，不能张口饮食；双下肢及足底部皮下结节样物，剧痛不能行走，伴气短、疲乏、纳呆、消瘦、畏寒等症。经外地某三甲医院检查诊断，以"肺结核、面颊部结节待查"抗结核，对症治疗五月后"肺结核"痊愈。但仍然频繁出现以面颊部、双下肢、足底部皮下蚕豆至红枣大结节，疼痛明显，乃至不能张口饮食，不能下地行走，并呈无规律性发作症状。伴疲乏、纳呆、恶心、虚弱无力、畏寒、心悸、气短，时有高热（在 38.6 ~ 39℃之间）。2011 年

7月前来就诊。见患者大热天穿薄棉衣，由家属搀扶，走路缓慢，语气无力，舌质淡白，苔白微腻，脉沉细滑。

实验室检查：白细胞：$1.9 \times 10^9/L$，血沉最快者达 105mm/h。尿常规检查：（-）；肝肾功能检测：（-）；胸片（-）；心电图提示：窦性心动过速；腹部彩超检查：肝、胆总管、胰腺、脾脏，双肾未见明显异常；心脏彩超提示：室壁运动增强；左心功能如常；心包积液（少量）。患者曾在 25 年前和 10 年前先后行"胆囊切除术"和"胆管-空肠吻合术"。

初步诊断：中医诊断：痰核（脾虚痰热证）；西医诊断：结节性非化脓性脂膜炎。

鉴于病史较长，治疗繁杂，停止所吃任何药物，以口服中药治疗，2011年 7 月 6 日开始服药。温胆汤加味：法半夏 12g，陈皮 9g，枳壳 9g，竹茹 6g，茯苓 9g，制胆星 6g，当归 9g，川芎 9g，白术 9g，生姜 6g，大枣 2 枚，甘草3g。

三剂药后，患者精神状态好转，有食欲。效不更方，再原方口服三剂，患者疲乏无力症状明显好转，皮下结节变软，疼痛减轻。服药十二剂后，皮下结节减少，诸痛悉除，精神佳，已如常人。后一直口服此汤药加减化裁方，偶有皮下结节复发，但症状明显较前减轻。后逐步调整方药，针对心悸、心包积液症状加减化裁：加丹参、桂枝、红花、川牛膝、炙甘草等药物，且为巩固疗效，继服中药六月。至今近两年未见复发。

按：结节性非化脓性脂膜炎临床较为少见。中医学文献中对此病症无明确记载。从体征来看，归属于中医"痰核""痰痹"范畴。此患者从体征、舌脉及实验室检查结果认为，由胆气郁结，脾生痰涎，痰脂淤滞，脉络痹阻，胶灼成结所致。治疗以温胆健脾化痰湿，活血祛瘀通经络为主要治则。温胆汤温凉兼进，不寒不燥。半夏降逆和胃，燥湿化痰为君；枳实行气化痰，消痞除满，使痰随气下为臣；陈皮理气燥湿，茯苓健脾渗湿为佐；竹茹清热化痰，除烦止呕；制胆星味苦，性凉，归肺、肝、脾经，去痰湿，加强此方药化解痰湿解郁之功；生姜、大枣益脾和胃，牵制半夏毒性，协调诸药为使。当归、川芎活血通络，诸药合用，共奏意想不到之显著疗效。

（李桂梅．温胆汤治疗结节性非化脓性脂膜炎体会［J］．北方药学，2013，10（8）：56-57.）

附：

历代医籍相关论述精选

隋·巢元方《诸病源候论》："恶核者，肉里忽有核，累累如梅素，小如豆粒，皮肉燥痛，左右走身中，卒然而起，此风邪挟毒所成。"

元·朱丹溪《丹溪心法》："结核或在项、在颈、在臂、在身，如肿毒者，多是湿痰流注，作核不散。"

明·龚延贤《万病回春》："结核火气热甚则郁结坚硬如果中核也，不须溃发，但热气散则自消。"

清·吴谦《医宗金鉴·外科心法要诀》："此证生于腿胫，流行不定，或发一二处，疮顶形似牛眼，根脚漫肿，……若绕胫而发即名瓜藤缠，结核数枚，日久肿痛。"

参考文献

[1] 中华医学会风湿病学分会.结节性脂膜炎诊治指南（草案）.中华风湿病学杂志.2004，8（4）：253-255.

[2] 孙越，黄秋萍，韩菁，等.结节性发热性非化脓性脂膜炎1例［J］.中国麻风皮肤病杂志，2006，22（4）；325-326.

[3] Khan GA, Lewis FI.Recognizing Weber-Christian disease［J］.Tenn Med，1996，89：447-449.

[4] 张欣，靳长俊，辛洪涛，等.结节性脂膜炎——"反复发热、咳嗽、皮下结节"的讨论［J］.中国临床医生，2004，32（12）：55-56.

[5] 姜颖娟，杨碧莲，孙占学，等.中西医结合治疗结节性发热性非化脓性脂膜炎1例［J］.中国皮肤性病学杂志，2014，28（12）：1298.

[6] 黄诗通，黄东明.中西医结合治疗结节性脂膜炎25例［J］.山东中医杂志，1997，16（12）：557-558.

[7] 李桂梅.温胆汤治疗结节性非化脓性脂膜炎体会［J］.北方药学，2013，10（8）：56-57.

第十九章　大动脉炎

大动脉炎是一种累及主动脉及其主要分支的慢性非特异性炎症，首先描述这种疾病的是日本眼科医师 Takayasu，1962 年我国学者黄宛等首先在国际上提出"缩窄性大动脉炎"这一概念，后发现受累部位动脉除了狭窄外，少数也可呈扩张性或动脉瘤样改变，故统称为大动脉炎。

中医学无大动脉炎病名，根据临床表现看，应属"脉痹"范畴，亦可涉及"眩晕""虚损"等。历代文献中，对类似大动脉炎所表现的症状，均有较为详细的记载。如《素问·痹症》载"风寒湿三气杂至，合而为痹也……以夏遇此者为脉痹"；《证之纪要》谓"痹之在脉，则血凝不流"；《金匮要略》曰"血痹……脉自微涩"。

【病因及发病机制】

一、中医学病因病机

本病有邪侵、正虚、血瘀三方面病因，外邪入侵常基于正虚之内在因素。邪之入侵日久，气虚血瘀，气血虚弱或肝肾阴虚，随着脉痹血瘀之进一步损害则血瘀阻络。故在本病之发病过程中正与邪、气与血均互为因果，相互转化。

（一）病因

1.六淫侵袭，寒湿之侵最为多见，如《素问·调经论》："寒独留则血凝泣，凝则脉不通。"遂成无脉症，然也有热毒郁结者，此常见于病变早期。

2.正气虚羸，此病渐起，本病与正气之强弱有关。本病的形成，首先由于心阳不足，心营失和，脾气亏损，导致脉络痹阻。同时，正气之虚弱，虽以阳虚寒闭最为多见，但也有阴亏于内之成因，本病患者以青年女性多见，也提示本病与肝肾阴虚有关。

3.血脉瘀涩，本病之病变主要在大动脉及其分支，血循障碍、血凝不行则主病在血。《素问·五脏生成》篇指出，血凝于脉者为泣，"泣"是涩，即塞的意思，故脉之瘀涩是本病主要病理之一。

（二）病机

1. 主要病机为阳气亏虚，推动血脉无力，痰浊瘀血痹阻脉道发为本病

本病病因多由先天禀赋不足或后天失调，致肝肾气血阴阳不足，脉道不充。外邪风、寒、湿乘虚而入，致瘀血、痰浊内生。肝肾气血阴阳不足，以阳气亏虚为其根本，阳气推动血脉无力，瘀血、痰浊、寒湿痹阻，内外合邪，痰浊瘀血痹阻脉道，使脉道受损，经络阻塞，气血运行不畅，脉络瘀滞发为本病。

2. 病理性质为本虚标实，虚实夹杂，病初以邪实为主，病久邪留伤正可致虚实夹杂

本虚指肝肾阴阳气血的亏虚，标实指风寒湿热之邪和痰浊瘀血，病初以邪实为主，病久邪留伤正可致虚实夹杂。因病变初起是感受风寒湿或风湿热邪，病程短，发病快，正气未伤，故以邪实为主。病若不解，风寒湿热之邪经久不去，势必伤及肝肾阴阳气血，邪未尽而正气已伤，体虚邪实而呈虚实夹杂之候。另一方面，由于风寒湿热之邪阻痹经络关节，影响气血津液的运行，或因肝肾阴阳气血不足，气血津液运行无力，可导致瘀血的形成。虚实之间又常因果错杂，本虚易于感邪而致标实，反之标实又可加重本虚，进一步损伤阴阳气血，而使病情加重。

3. 病久邪入脏腑，阴阳衰微，甚则阴阳亡脱

本病初期为邪气入侵、客于血脉，致脉络闭阻，病程日久，损及人体正气，至阴阳不足。阳气不足，血脉运行不畅，久则寒凝血瘀、闭阻脉络，阴血不足，脉络空虚，因虚至痹，经脉不通。病变日久，邪入脏腑，阴阳衰微，阴阳亡脱而死。

二、西医学病因及发病机制

（一）病因

目前大动脉炎的病因仍未明确，可能涉及特定遗传背景下的自身免疫异常，根据对该病的家族史和发病人群的遗传学相关性研究推测，大动脉炎的发病原因是由遗传和环境因素相互作用的结果。

1. 遗传因素

大动脉炎与人类白细胞抗原（HLA）基因的相关性是目前研究热点。HLA 的某些等位基因与某些人群中大动脉炎的相关性研究，如 HLA-B39，HLA-B52，DRB1*1501 和日本、韩国、印度等国家大动脉炎患者的相关性研究，证实了大动脉炎发病机制中某些遗传因素可能起重要作用。不同人群大动脉炎患者等位基因序列分析显示高度异质性，中国汉族大动脉炎患者基因检测发现 HLA-DR4、DR7、DRB4 基因频率显著增加。

2. 自身免疫异常

目前一般认为本病可能由于链球菌、结核菌、病毒或立克次体等感染后体内免疫过程所致。其表现特点：①血沉快；②血清蛋白电泳常见有 7 种球蛋白、a1 及 α2 球蛋白增高；③ "C" 反应蛋白，抗链 "O" 及抗黏多糖酶异常；④胶原病与本病合并存在；⑤主动脉弓综合征与风湿性类风湿性主动脉炎相类似；⑥激素治疗有明显疗效。但这些特点并非本病免疫学的可靠证据。血清抗主动脉抗体的滴度和抗体价均较其他疾病明显增高，其主动脉抗原位于主动脉的中膜和外膜，血清免疫球蛋白示 IgG、IgA 和 IgM 均增高，以后二者增高为特征。从临床观察来分析，大约 22% 患者合并结核病，其中主要是颈及纵隔淋巴结核或肺结核，用各种抗结核药物治疗。对大动脉炎无效，说明本病并非直接由结核菌感染所致。

3. 内分泌异常

本病多见于年轻女性，故认为可能与内分泌因素有关。Numano 等观察女性大动脉炎患者在卵泡及黄体期 24h 尿标本，发现雌性激素的排泄量较健康妇女明显增高。临床上，大剂量应用雌性激素易损害血管壁，如前列腺癌患者服用此药可使血管疾病及脑卒中的发生率增高。长期服用避孕药可发生血栓形成的并发症。故 Numano 等认为雌性激素分泌过多与营养不良因素（结核）相结合可能为本病发病率高的原因。

（二）发病机制

大动脉炎的病理机制主要是细胞介导的大血管炎，对大动脉炎组织学、病理学及临床研究认为，大动脉炎的发病可以分为两个阶段：第一阶段是非特异的炎症反应期；第二阶段是慢性炎症期。在大动脉炎的发病过程中，炎症细胞是通过大动脉壁外膜进入大动脉。在这个过程中，激活的树突状细胞招募T细胞进入大动脉壁。T细胞能分泌干扰素 γ（IFN-γ）、肿瘤坏死因子（TNF）和 perforin 等生物活性因子，招募更多的炎症细胞进入动脉壁，改变了动脉壁的生化环境，也改变了血管内皮细胞分泌的生物活性因子。早期表现为动脉壁全层的非特异性炎症，可见淋巴细胞、浆细胞浸润，偶见多形核中性粒细胞和多核巨细胞。随着病程的进展，炎症细胞和平滑肌细胞会迁移进入大动脉内膜，形成肉芽组织并局部增生，可伴有血栓形成，动脉壁中层发生弹力纤维降解和纤维化疤痕，结果导致管腔的狭窄或闭塞，少数患者可能因炎症破坏动脉壁中层的弹力纤维及平滑肌，使管壁的修复不足以抵挡血压的牵拉，导致动脉扩张、动脉瘤或夹层。

【诊断标准】

诊断标准采用 1990 年美国风湿病学会的分类标准：①发病年龄 ≤ 40 岁：40 岁前出现症状或体征。②肢体间歇性运动障碍：活动时 1 个或多个肢体出现逐渐加重的乏力和肌肉不适，尤以上肢明显。③肱动脉搏动减弱：一侧或双侧肱动脉搏动减弱。④血压差 >10 mm Hg：双侧肢收缩压差 >10mmHg ⑤锁骨下动脉或主动脉杂音：一侧或双侧锁骨下动脉或腹主动脉闻及杂音。⑥血管造影异常：主动脉一级分支或上下肢近端的大动脉狭窄或闭塞，病变常为局灶或节段性。且不是由动脉硬化、纤维肌发育不良或类似原因引起。符合上述 6 项中的 3 项者可诊断本病。此诊断标准的敏感性和特异性分别是 90.5% 和 97.8%。

【治疗】

一、中医治疗

（一）辨证施治

本病初以邪实为主，病久邪留伤正可致虚实夹杂，本虚指肝肾阴阳气血的亏虚，标实指风寒湿热之邪和痰浊瘀血，邪实者以祛邪为主，正虚者扶正为主。

1. 风热入侵证

【症状】低热或高热、乏力、肌肉关节痛、颈或胸或腹部疼痛（涉及病变部位）。舌红，苔薄白，脉弦数。

【治法】疏风清热、活血通络。

【主方】祛风通络汤加减

【常用药物】羌活、独活、威灵仙、秦艽、穿山龙、牡丹皮、赤芍、忍冬藤、连翘、鬼箭羽、丹参、红花等。

【加减】风盛者加祛风药如防风、白芷，热邪偏盛者加清热药如知母、生石膏。

2. 阳虚寒凝证

【症状】神疲乏力、畏寒肢冷、头晕、健忘、畏寒喜暖、腰酸腿软，下肢水肿。舌紫暗，苔水滑，脉细微或无脉（一侧或两侧）。

【治法】温阳散寒、活血通脉。

【方剂】真武汤加减

【常用药物】附子、干姜、白术、生黄芪、桂枝、白芍、丹参、川芎、红花、莪术、三七、穿山龙等。

【加减】寒邪偏盛者加制川草乌、蜀椒、麻黄等。

3. 阴虚血阻证

【症状】眩晕健忘、五心烦热、午后潮热、腰酸腿软、下肢发凉、间歇性跛行。治法：滋阴镇肝、活血通络。

【方剂】镇肝熄风汤加减

【常用药物】玄参、天冬、龟甲、白芍、生龙骨、生牡蛎、怀牛膝、代赭石、三棱、莪术、蜈蚣、钩藤、葛根等。

【加减】血瘀者加桃仁、红花、赤芍等，阴虚内热者加知母、生石膏、生地等。

4. 气虚血瘀

【症状】头晕目眩、乏力气短、心悸不寐、肢体麻木、视力减退、听力下降。舌淡，苔薄白，一侧或两侧无脉，有脉一侧为沉细微弱。

【治法】益气养血通脉。

【方剂】黄芪桂枝五物汤加减

【常用药物】生黄芪、桂枝、当归、白芍、川芎、鸡血藤、嫩桑枝、丹参、昆布、地龙、木瓜等。

【加减】血瘀者加桃仁、红花、赤芍、川芎、水蛭等，阳气虚者加附子、白术、防风等。

（二）名医治法验方

1. 张素清　重在气血同补，兼补肝肾，祛湿舒经活络通脉

张素清教授认为本病病因多由先天禀赋不足或后天失调，致肝肾气血阴阳不足，脉道不充。外邪风、寒、湿乘虚而入，致瘀血、痰浊内生。本病总属本虚标实之证，本虚指肝肾气血阴阳不足，但以阳气亏虚为其根本，阳气推动血脉无力，瘀血、痰浊、寒湿为标，内外合邪，痰浊瘀血痹阻脉道，使脉道受损，经络阻塞，气血运行不畅，脉络瘀滞发为本病。张师拟治疗重在气血同补，兼祛湿舒经活络通脉，补肝肾，自拟温阳通脉汤为基础方灵活加减。温阳通脉汤方由黄芪、黄精、当归、淫羊藿、红藤、鸡血藤、路路通、怀牛膝、丹参、红花、甘草组成。

张师根据患者气血阴阳的偏衰灵活选方用药，补气药常用太子参、黄芪、白术等；补阴药常用北沙参、石斛、黄精；补血药常用当归、熟地黄、生地黄；补阳药常用巴戟天、淫羊藿、杜仲等。针对舒经通络，张师拟五藤汤，药用鸡血藤、忍冬藤、红藤、海风藤、路路通，并喜用桑枝。补肝肾常用桑寄生、怀牛膝等，偏寒则用桂枝。根据患者体质偏热，或伴发热、肌肉酸痛、血沉加快等，多系急性炎症活动期，中药以清热解毒、活血化瘀药为主。可选用秦艽、忍冬藤、络石藤、豨莶草等祛风湿清热药。张师在临证时常加用丹参、红花等活血化瘀之品，以增强通络之力。

2. 郭维琴　提倡益气活血散结治疗大动脉炎

郭维琴教授认为本病病因为外感寒邪，患病初期为邪气入侵、客于血脉，致脉络闭阻，病程日久，损及人体正气，至阴阳不足。阳气不足，血脉运行不畅，久则寒凝血瘀、闭阻脉络，阴血不足，脉络空虚，因虚至痹，经脉不通。病变日久，邪入脏腑，阴阳衰微，阴阳亡脱而死。

郭教授在治疗疾病时初期主要采用驱邪的方法，以羌活、独活、威灵仙、秦艽、穿山龙等祛风除湿、清热宣痹，佐以活血通络。病程日久，阴阳两虚、瘀血阻络，根据辨证，分别予益气温阳、散寒通络、滋阴镇肝、活血通脉等治疗。益气药常用党参、生黄芪、白术以益气健脾。温阳药常用附子、桂枝、干姜、细辛、补骨脂，其中桂枝走表、温通心脉，附子通行十二经，细辛辛散温通，可解散表寒、通行经脉、温散血瘀。养阴药常用玄参、天冬、龟甲、白芍、怀牛膝等以补益肝肾。活血药常用三棱、莪术、丹参、红花、鬼箭羽、川芎、蜈蚣、地龙以活血通络。养血药常用当归、白芍、三七以养血。对于血管狭窄严重者常加以散结药如昆布、山慈菇、夏枯草、浙贝母。通络药常用葛根、桑枝、鸡血藤、穿山龙、木瓜、忍冬藤以通行经络、养血柔筋。

（三）针灸疗法

1. 上肢动脉炎

取肩中俞、臂臑、内关、外关、曲池、阳溪、合谷、足三里。强刺激，留针 15 ~ 30min，1 次 /d。

2. 下肢动脉炎

取足三里、阳陵泉、血海、三阴交、解溪、伏兔。强刺激，留针 15 ~ 30min，1 次 /d。

（四）熏洗疗法

上下肢病变，可用活血止痛散（金银花、蒲公英各 30g，苦参、黄柏、连翘、木鳖子各 12g，白芷、赤芍、丹皮、甘草各 10g）水煎外洗，水温 50℃左右，每次 30min，1 次 /d。

（五）中药静脉用药

无论是大动脉炎活动期还是稳定期，均可独立或配合其他方法应用。

1. 复方丹参注射液

20 ~ 40ml 加入 500ml 生理盐水中静脉滴注，1 次 /d，15 天 1 个疗程。

2. 川芎嗪

80～160mg 加入 500ml 生理盐水中静脉滴注，1 次 /d，10 天 1 个疗程。

3. 脉络宁注射液

60～80ml 加入生理盐水 500ml 中静脉滴注，1 次 /d，15 天 1 个疗程。

4. 刺五加注射液

20～40ml 加入生理盐水 500ml 中静脉滴注，1 次 /d，10 天 1 个疗种。治疗期间注意观察是否有过敏反应。

二、西医治疗

大动脉炎的治疗分为手术治疗和非手术治疗。非手术治疗措施包括药物治疗、对症支持治疗。本病发现时如无症状，疾病已稳定，对这类患者可随访观察。高度怀疑有结核菌感染者，应同时抗结核治疗。

1. 糖皮质激素

糖皮质激素对本病活动是首选的主要治疗药物，及时用药可有效改善症状，缓解病情，标准剂量是 1mg/（kg·d），但该剂量副作用也大。一般泼尼松 30mg/d，早晨顿服，维持 3～4 周后逐渐减量。通常以血沉和 C 反应蛋白下降至正常为减量的指标，每月减 5mg，减量后 1 周再查血沉和 C 反应蛋白，如能维持在正常范围，表明减量有效，如又明显上升，则需恢复至减量前水平。剂量减至每日约 10mg 时，应维持 3～6 个月，甚至几年，如病变无活动证据，方可尝试停药。如常规剂量泼尼松无效，改用每日 1mg/kg。危重者可大剂量甲基泼尼松龙静脉冲击治疗，但要注意激素引起的不良反应。

2. 免疫抑制剂

免疫抑制剂和糖皮质激素合用能增强抗炎疗效，最常用的免疫抑制剂为环磷酰胺、硫唑嘌呤和甲氨蝶呤等。新一代的免疫抑制剂如环孢霉素 A、霉酚酸酯、来氟米特等疗效有待证实。在免疫抑制剂使用过程中应注意查血、尿常规和肝肾功能，以防止不良反应。

3. 手术治疗

大动脉炎如在活动期，即使血管病变解剖上非常适合经皮介入或外科手术治疗，也应列为手术禁忌，否则介入部位的再狭窄率或亚急性血栓发生率极高，尤其是支架置入的患者；行血管搭桥患者，血管吻合口出血或假性动脉瘤发生率也很高。故必须在炎症控制 2 个月以上方可考虑手术治疗。

慢性期如血管阻塞危及脏器血运则需要选择血管重建治疗。经皮腔内血管成形术为大动脉炎的血管重建治疗开辟了一条新的途径，主要包括经皮球囊扩张成形术和血管内支架置入术，一般主张先行皮球囊扩张成形术，如失败才考虑行血管内支架置入术。这些经验在肾动脉和肺动脉病变的介入上得到证实。对经皮腔内血管成形术无法实施或治疗失败的病变，可考虑行外科手术治疗。

三、中西医结合治疗

中西医结合治疗大动脉炎，应根据寒、热、虚、实辨证论治，结合其他疗法，以提高疗效，防止复发。活动期用西药和清热解毒或清热利湿、活血通脉法中药治疗，不宜手术治疗。慢性期以活血化瘀通脉法为主，并根据辨证论治，佐以补气养血、滋阴潜阳、疏肝理气、温肾健脾法等中药治疗，以调整机体免疫功能，防止病变进展，维持病情稳定。瘢痕期应重用软坚散结通脉中药治疗，如鳖甲、穿山甲等。手术治疗可改善血供维持功能，但术后中西医结合治疗巩固疗效很重要。

早期诊断和早期中西医结合治疗是取得疗效和控制病情发展的关键。只要把控制病情发展的治疗放在首位，多数患者预后较好。必须强调辨病与辨证相结合，使现代医学的辨病整体化与中医学的辨证微观化向更深发展，以病为纲，病证合参，充实临床诊断的完整性和治疗的全面性，掌握病证变化规律，进一步提高认识疾病，防治疾病的水平。

中西医结合治疗的时机问题，大动脉炎虽然是毒热血瘀证，应以解毒活血法为主治疗，但不可忽视依据寒、热、虚、实辨证论治，结合其他疗法，以提高疗效。急性期或再发活动期，据病情给予西药，如病因治疗（抗生素、抗结核、抗风湿），降压（首选卡托普利、心痛定、心得安等），高热不退者，可用小剂量激素，见效即减量。慢性炎症期配合辨证论治，内服汤剂或中成药，以及西药降压，外科治疗。术后必须继续中西医结合治疗，否则易复发或产生新的病变。瘢痕期，主要用软坚通脉活血化瘀法治疗同时用西药对症治疗，如具备手术适应症，可手术治疗。

总之，大动脉炎的治疗原则是控制病情活动，阻止病变进展，通过药物与手术治疗，以改善组织缺血状态，防治并发症，以争取良好的预后。

【临证备要】

一、诊断与辨证

1. 辨证为主结合辨病

辨证论治是中医的基本法则，是中医治疗的精髓。在辨证的基础上结合辨病，有助于进一步提高疗效。中医辨病治疗古已有之，如肺痨抗痨、疟疾截疟、瘟疫解毒者均是。大动脉炎中医称为"无脉症"，辨病的特点为脉络瘀滞，因此大动脉炎的治疗，活血化瘀通络为基本治法。西医认为大动脉炎是结缔组织和自身免疫损害，基本病理为血管炎，我们认为，若能在抓住病机的基础上，参考西医的诊断，以辨证用药为主导，结合现代药理学研究结果，配伍针对性较强的专用药物，可增强疗效，减轻毒副作用。临床上常可配伍鸡血藤、丹参、桃仁、红花、炮山甲、地龙、水蛭等调节免疫、控制病情的有效药物。

2. 辨虚实

大动脉炎早期邪盛，本病初起多为风寒湿热之邪乘虚入侵人体，阻闭经络气血，以邪实为主。如反复发作或渐进发展，经络长期为邪气壅阻，营卫不利，络脉瘀阻，痰瘀互结，多为正虚邪实。病久入深，气血亏耗，肝脾肾虚损，脉络失养，遂为正虚邪恋之症，以正虚为主。本病总属本虚标实之证，本虚指肝肾气血阴阳不足，但以阳气亏虚为其根本，阳气推动血脉无力，瘀血、痰浊、寒湿为标，内外合邪，痰浊瘀血痹阻脉道，使脉道受损，经络阻塞，气血运行不畅，脉络瘀滞发为本病。上述只是就一般情况而言，但临床上以先天不足，肝脾肾气血先亏而感于外邪者，开始即出现以虚为主，或本虚标实亦复不少；而病程日久，或或痰瘀胶结，虚实夹杂，以邪实为主者，也较常见。

3. 辨痰瘀特点

各种致病因子的侵入、留滞是导致血管闭塞、血流障碍的主要成因，进一步造成组织损伤。因邪（致病因子、炎变）→致瘀（血管狭窄）→损伤（头部缺血，上肢无脉乏力等虚象）。邪是标，瘀是变，损是果。故临床治疗应以祛邪为先，邪去则瘀消，血脉则通，四肢百骸得以荣养。痰瘀特征表现为肢体倦怠，疼痛无力，关节屈伸不利，肌肤瘀斑，面色黧黑，苔白厚腻，脉弦细而涩或无脉。

二、治法与用药

1. 活血化瘀法应贯穿本病治疗各个时期。活动期用清热解毒或清热利湿，活血通脉法中药治疗，不宜手术治疗。慢性期，以活血化瘀通脉法为主，并根据辨证论治，佐以补气养血、滋阴潜阳、疏肝理气、温肾健脾法等中药治疗，以调整机体免疫功能，防止病变进展，维持病情稳定。瘢痕期应重用软坚散结通脉中药治疗，如鳖甲、穿山甲、水蛭等。此期只用中药治疗即有效。该病虽有血脉淤滞，与心肝肾诸脏等都有关系，治疗时不可只注重血瘀，而要整体考虑，兼顾诸脏，随证处方，才能获良效。

2. 治疗重视气血同补，舒经通络，兼补肝肾。根据"脉痹"的病因病机，治疗重在气血同补，兼祛湿舒经活络通脉，根据患者气血阴阳的偏衰灵活选方用药，补气药常用太子参、黄芪、白术等；补阴药常用北沙参、石斛、黄精；补血药常用当归、熟地黄、生地黄；补阳药常用巴戟天、淫羊藿、杜仲等。针对舒经通络，药用鸡血藤、忍冬藤、红藤、海风藤、路路通。补肝肾常用桑寄生、怀牛膝等。偏寒则用桂枝，桂枝温通经脉，用于寒凝血滞诸痛。根据患者体质偏热，或伴发热、肌肉酸痛、血沉加快等，多系急性炎症活动期，中药以清热解毒、活血化瘀药为主。可选用秦艽、忍冬藤、络石藤、豨莶草等祛风湿清热药，临证时常加用丹参、红花等活血化瘀之品，以增强通络之力。

3. 初期驱邪，病程日久分别予益气温阳、散寒通络、滋阴镇肝、活血通脉等治疗。患者正气亏虚、卫表不固，风寒湿邪侵袭肌表、痹阻脉络、脉络不通，发为脉痹。日久损及阴阳，而见阴阳两虚。脉痹日久，入于脏腑，发为五脏痹。疾病初期主要采用驱邪的方法，以羌活、独活、威灵仙、秦艽、穿山龙等祛风除湿、清热宣痹，佐以活血通络。病程日久，阴阳两虚、瘀血阻络，根据辨证，分别予益气温阳、散寒通络、滋阴镇肝、活血通脉等治疗。

益气药常用党参、生黄芪、白术以益气健脾。温阳药常用附子、桂枝、干姜、细辛、补骨脂，其中桂枝走表、温通心脉，附子通行十二经，细辛辛散温通，可解散表寒、通行经脉、温散血瘀。养阴药常用玄参、天冬、龟甲、白芍、怀牛膝等以补益肝肾。活血药常用三棱、莪术、丹参、红花、鬼箭羽、川芎、蜈蚣、地龙以活血通络。养血药常用当归、白芍、三七以养血。对于血管狭窄严重者常加以散结药如昆布、山慈菇、夏枯草、浙贝母。通络药常用葛根、桑枝、鸡血藤、穿山龙、木瓜、忍冬藤以通行经络、养血柔筋。平肝潜阳药常用钩藤、生龙骨、生牡蛎、代赭石以治疗头晕。

三、治疗注意点

本病治疗时还应注意分清邪正主次，病程长短，祛邪不伤正，扶正而不恋邪。疾病初期主要采用驱邪的方法，病程日久，阴阳两虚、瘀血阻络，根据辨证，分别予益气温阳、散寒通络、滋阴镇肝、活血通脉等治疗。

四、调摄与护理

（一）调摄

1. 根据病情，定时做各项检查，精心观察，分析病情的变化及时采取相应的措施。有脑部缺血症状及严重高血压者应卧床休息，减少活动。

2. 饮食应富于营养、易消化、无刺激性，同时积极鼓励戒烟。

（二）护理

1. 对长期服用激素者应注意观察有无继发感染、水钠潴留、糖尿病、骨质疏松、低钾血症、压疮、股骨头坏死等，还注意有无腹痛、呕血、黑便等消化道出血症状。嘱患者按医嘱服药，避免突然减药或停药致病情反复。

2. 注意观察病情变化，对发热患者可每天测 4 次体温，必要时给予物理降温。肢体麻木、疼痛者，给予适当的按摩或相应的对症治疗。每天测血压，比较患肢与健肢血压差异及脉搏搏动情况。注意患肢血液循环变化状况及有无疼痛、寒冷及感觉异常等。如出现头痛、眩晕或晕厥等脑缺血症状，应置患者平卧位并立即通知医师。有明显脑供血不足和严重高血压者应卧床休息，设专人护理，密切观察病情，防止发生意外，防止发生压疮或感染。

3. 做好生活护理，关心病人，鼓励病人树立信心，保持良好的情绪。

【医案精选】

病案一 王某，女，25 岁，2013 年 5 月初诊。

患者因上肢无脉、视物模糊 2 年，于 2013 年 5 月至我院住院治疗。2008 年体检发现右上肢血压测不出，2009 年进展为双侧桡动脉无脉，并出现视物模糊，于光线变化时明显，可自行缓解。至当地医院就诊，诊断为"大动脉炎"，予激素、免疫抑制剂治疗，症状改善不明显，2013 年 5 月来我院求中医治疗。刻下：双桡动脉无脉，视物模糊，畏寒肢冷，纳可便调，睡眠安。舌质紫暗，苔薄白腻，双侧寸口脉未触及。入院查体：体温 36.5℃，脉率 104 次 /min，呼吸 25 次 /min，血压 130/90mmHg（为下肢血压，上肢测不出），右锁骨下动脉及右颈动脉可闻及收缩期喷射性杂音。胸廓扁平，两肺未闻及干湿啰音。心界略向左扩大，律齐，各瓣膜听诊区未闻及杂音。肝脾未触及，双下肢不肿，神经系统检查肌力、肌张力正常，病理反射未引出。辅助检查：抗核抗体（－），抗中性粒细胞胞浆抗体（－），抗心磷脂抗体（－）。头颅磁共振示：右侧额叶软化灶并周围胶质增生，左侧额叶白质、左侧脑室三角部室旁白质点状缺血灶。血管彩超示：双侧颈总及颈内动脉管壁弥漫性增厚，管腔不规则狭窄，符合大动脉炎表现；左侧椎动脉闭塞？双侧腋、肱、尺、桡动脉血流速度减低，动脉峰流速：左侧 12cm/s，右侧 2cm/s，双侧腋、肱、尺、桡静脉结构及血流未见异常；双侧股、腘、足背动脉结构及血流未见异常，双侧股、腘静脉结构及血流未见异常；双侧髂总、髂外动、静脉结构及血流未见异常。主动脉弓及头臂动脉造影示：①左右颈总动脉根部鼠尾状狭窄、颈段显示长段细小不规则狭窄；左右锁骨下动脉开口部位狭窄且远端闭塞；②右椎动脉根部呈局限性狭窄影像，狭窄段约 11.5cm，颈段显影良好。处方如下：党参 15g，生黄芪 30g，丹参 20g，红花 10g，三棱 10g，莪术 10g，穿山龙 30g，夏枯草 12g，昆布 10g，菊花 10g，潼蒺藜 10g，白蒺藜 10g，桂枝 8g，赤芍 15g，白芍 15g。7 剂，水煎服，1 剂 /d，分 2 次口服。一周后，患者右手桡动脉可触及搏动，视物好转，四肢转温，口唇颜色变红，双侧桡动脉可触及搏动。继以上方加减治疗，视力逐渐好转，2013 年 10 月停用激素。2013 年 11 月我院血管 B 超提示：右侧腋动脉动脉峰流速：15cm/s，右肱动脉下段动脉峰流速：20cm/s，左侧腋动脉动脉峰流速：30cm/s，左肱动脉下段动脉峰流速：15cm/s。继续随诊治疗。

（《金实名老中医验案》）

按：患者双桡动脉无脉，视物模糊，畏寒肢冷，纳可便调，睡眠安，舌质紫暗，苔薄白腻，双侧寸口脉未触及。西医诊断：大动脉炎，头臂动脉型。中医诊断：无脉症。辨证为气虚血瘀，兼有阳虚。治法：益气通阳、活血散结。中药以黄芪桂枝五物汤加减，党参、生黄芪、桂枝益气通阳，丹参、红花、三棱、莪术、穿山龙、夏枯草、昆布活血散结，经治病情好转。

病案二　张某，女性，30 岁，2009 年 2 月初诊。

2006 年 2 月患者因头晕、视物模糊 2 年，加重伴心悸 1 月入院。劳累后出现头晕，怕光，上肢酸困乏力，心悸，行走不稳，嗜睡，就诊于山西省某医院，查颈部血管彩超示：双侧颈动脉多处狭窄；双侧锁骨下动脉多处闭塞；无名动脉狭窄，提示：TA。经住院治疗后症状未见明显好转，此后症状反复发作，经常无明显原因出现四肢发抖，晕厥 5 ~ 8s，并经常行走时摔倒，每月 3 ~ 4 次。近 1 月上症加重伴心慌，入院查体：T：36℃，P：110 次 /min，BP 双上肢 0/0mmHg，左下肢 180/100mmHg，右下肢 205/90mmHg；中年女性，精神较差，面色淡白，口唇淡暗，颈部双侧可闻及杂音，锁骨下可闻及血管杂音；双肺呼吸音清，未闻及干湿啰音；叩诊心界不大，心率 100 次 /min，律齐，心音低；腹平软，肝脾肋下未及，腹部未闻及血管杂音。双下肢无水肿，双侧足背动脉搏动有力。舌紫暗，苔薄白，双侧桡动脉未触及。双肾血管彩色超声示双肾大小形态未见异常；双肾各级动脉峰值流速均明显加快，阻力指数增高，加速度时间延长。颈部血管彩超示双侧颈总动脉、颈内大动脉炎；右颈总动脉、颈内动脉、椎动脉峰值流速减低。心脏彩超示主动脉硬化，心动过速；左室舒张期顺应性减低，收缩功能正常；彩色血流未见异常。血沉 34mm/h。肝功能、肾功能、电解质均未见明显异常。上肢动脉彩超示双侧上肢动脉内中膜增厚，表面毛糙。频谱呈静脉化改变。双侧桡动脉血流速度减慢。下肢动脉彩超示双下肢动脉及双侧髂外动脉声像图未见异常。组方为黄芪30g，黄精15g，石斛20g，当归10g，巴戟天10g，淫羊藿15g，生薏苡仁30g，炒桑枝10g，路路通10g，鸡血藤10g，丹参12g，红花10g，甘草3g。上方加减治疗6个月后，患者临床不适明显改善，随访半年，病情得到有效控制。

（《金实名老中医验案》）

按：患者因头晕、视物模糊，心悸，劳累后出现头晕，怕光，上肢酸困乏力，行走不稳，嗜睡，舌紫暗，苔薄白，双侧桡动脉未触及。四诊合参，中医诊断为脉痹，证属气血亏虚，脉络瘀滞。西医诊断为TA（头臂动脉型）。治宜温阳益气，舒经活血通脉兼补肝肾祛风湿。黄芪、黄精、淫羊藿、巴戟天温阳益气补肝肾，当归、路路通、丹参、红花舒经活血通脉，临床治疗半月后，病情好转稳定。

附：

历代医籍相关论述精选

《素问·痹论》："五脏皆有所合，久而不去者内舍于其合也。故骨痹不已，复感于邪，内舍于肾。筋痹不已，复感于邪，内舍于肝。脉痹不已，复感于邪，内舍于心。肌痹不已，复感于邪，内舍于脾。皮痹不已，复感于邪，内舍于肺。"

《医宗必读·痹》："治行痹者，散风为主，御寒利湿仍不可废，大抵参以补血之剂，善治风先治血，血行风自灭也。治痛痹者，散寒为主，疏风燥湿仍不可废，大抵参以补火之剂，非大辛大温，不能释其凝寒也。治着痹者，利湿为主，祛风解寒者亦不可缺，大抵参以补脾补气之剂，盖土强可以胜湿，而气足自无顽麻也。"

《金匮要略·血痹虚劳病脉证并治》："问曰：血痹病从何得之？师曰：夫尊荣人骨弱肌肤盛，重困疲劳汗出，卧不时动摇，加被微风，遂得之。但以脉自微涩，在寸口、关上小紧，宜针引阳气，令脉和紧去则愈。血痹阴阳俱微，寸口关上微，尺中小紧，外证身体不仁，如风痹状，黄芪桂枝五物汤主之。"

参考文献

［1］房芝萱.大动脉炎的中医治疗［J］.中医杂志，1980，21（2）：31

［2］董壮丽，杨建国，韩森楷等.超声治疗多发性大动脉炎18例［J］.中

华理疗杂志，1997，20（2）：19

［3］赵晓刚.辨证论治多发性大动脉炎50例［J］.中医药信息，1995，12（4）：43

［4］王景春，王志平，李成林.分型辨治多发性大动脉炎28例［J］.辽宁中医杂志，1996，23（1）：31

［5］刘运芳，刘业玲，赵玉霞等.中西医结合治疗多发性大动脉炎60例报告［J］.中国中西医结合外科杂志，2000，6（2）：99

［6］汪忠镐，谷涌泉，王仕华.脑缺血性大动脉炎的外科治疗［J］.中国实用外科杂志，1998，18（9）：555

［7］吴庆华，陈忠，寇镭等.重症头臂型大动脉炎的诊治经验［J］.中华普通外科杂志，2001，16（5）：264

［8］吴庆华，寇镭，陈忠等.腔内血管成形术治疗胸腹主动脉型大动脉炎［J］.中华普通外科杂志，2000，15（11）：684

［9］张建，董学俊，俞恒锡.经皮腔内肾动脉成形术治疗肾血管性高血压［J］.中华外科杂志，1996，34（7）：427

第二十章　结节性红斑

结节性红斑是一种主要累及皮下脂肪组织的急性炎症性疾病，病变位于真皮深层和皮下组织，其性质为非化脓性结节性红斑性皮肤损害，多见于青年女性。目前认为本病系多种原因引起的自身免疫性疾病。结节性红斑常见于小腿伸侧，临床表现为红色或紫红色疼痛性炎性结节，该病病程较长，且反复发作易迁延不愈。

在中医文献中，该病类似于"瓜藤缠""湿毒流注""三里发""肾气油风"等，在《医宗金鉴·外科心法要决》中有记载："此证生于腿胫，流行不定，或发一、二处，疮顶形似牛眼，根脚漫肿……若绕胫而发即名瓜藤缠，结核数枚，日久肿痛。"

【病因及发病机制】

一、中医学病因病机

（一）病因

本病病因主要与外感风、湿、热等邪气或情志饮食不调、素体禀赋不足等相关。

1.外感风湿热邪，蕴蒸肌肤，以致经络阻隔，瘀血凝滞。

2.情志所伤：情志不畅，肝气久郁；五志过极，皆能化火，长期紧张情绪焦虑，肝失疏泄，均可造成心肝郁火，气血失调。肝气郁结，气有余便为火，暗灼阴血，煎熬阴精，造成阴伤液耗，血分郁热，从而络热血瘀，络道损伤。

3.饮食不调：嗜好酒浆，贪食肥甘厚味，酿热生痰。饥饱失宜，或形盛气弱，中气亏弱，脾失健运，聚湿生痰，汇于肌肤脉络，痰郁脉络，热灼血液，均可致血行瘀滞。痰瘀胶结，瘀热相搏，日久络道损伤。

4.精血亏耗：多见于中年之后，年四十而阴气自半，或素禀不足，后天不识颐养，肝肾亏虚，不抵外邪。

（二）病机

1.本病病机主要为湿热、寒湿、痰湿等因素终致气滞血瘀，经络阻滞而发病。

发病机理因素有内湿，郁久化热，或外感热邪，湿热蕴结于血脉肌肤，致使经络阻隔，气血凝滞而发病；或因脾虚蕴湿不化，兼感寒邪，寒湿凝滞，阻滞血脉肌肤而成；或脾气虚弱，运化失司，痰湿内生，阻碍气机之运行，血液疏于推动，或病久血瘀入络，水液停滞，聚而为痰，气机不畅，痰瘀互结于经络而发病。

2.本病病性多以实证为主，日久多由实转虚，或虚中夹实。

3.发病部位在肌肉腠理之间，邪气与肌腠相搏击而形成红斑，脏腑主要责之于肝、脾、肾三脏。

二、西医学病因及发病机制

（一）病因

结节性红斑一般分为特发型与继发型，前者具体发病原因不明，后者病因复杂，西医认为主要包括链球菌、结核、艾滋病毒的感染，自身免疫性疾病，妊娠，药物以及恶性肿瘤等。

1.感染

与链球菌、结核菌、麻风、其他分歧杆菌、病毒、衣原体、支原体、弓形虫等感染有关。

2.药物

常见有磺胺、溴剂、碘剂，尤其是口服避孕药。

3.雌激素

结节性红斑多见年轻女性，妊娠时常发病，提示雌激素可促使发病。

4.其他疾病

自身免疫病、结节病、溃疡性结肠炎、白塞病等，有些恶性肿瘤如淋巴瘤、白血病等亦可发生结节性红斑样病变。

（二）发病机制

结节性红斑发病机制复杂，多数研究表明该病发病机制与免疫复合物沉积导致的异常免疫反应及机体对抗原的迟发型超敏反应有关。

【诊断标准】

本病诊断主要依据临床表现及病理诊断。结节性红斑临床中主要表现为红色皮下结节，皮损数目数个至数十个，稍高出皮面，直径一般在 2~3cm 左右，中等深度，有明显疼痛感和压痛，常呈群集或散在对称性分布，皮损表面为鲜红、暗红色或淡紫红色，部分伴发热及关节肿痛。结节一般不破溃，预后不留瘢痕萎缩。实验室检查可发现白细胞计数一般正常或轻度升高，但在初期，伴有高热、扁桃体炎或咽炎时，白细胞计数及嗜中性粒细胞计数可明显增高。2/3 的患者血沉增快。类风湿因子亦可为阳性。在伴有结核时，结核菌素试验可阳性。此外，原发病为肺结核时，常可发现肺门淋巴结肿大等。该病主要根据皮损病理诊断确诊，其组织学表现为脂肪间隔水肿，以淋巴细胞和中性粒细胞浸润为主，脂肪间隔内中小血管管壁水肿，内膜增生，管腔可见闭塞，有出血，可见 Miescher 结节。

【治疗】

一、中医治疗

（一）辨证论治

本病主要因湿热、寒湿、痰湿等因素致气滞血瘀，经络阻滞而发病，故临证时当辨清病因，在通络化滞的同时，予清热利湿、温经祛湿、健脾化湿、理气活血等法区别治疗。

1. 湿热蕴结证

主要症候：起病急骤，有头痛、咽痛、关节痛或体温增高，结节周围色红，自觉灼热，表面肿胀光亮，触之作痛，结节高出皮肤，此起彼伏，发作不止，经久难愈。伴口渴，大便干，小便黄，舌质微红，舌苔白或腻，脉滑微数。

【治法】清利湿热，凉血通络。

【主方】萆薢渗湿汤加减。

常用中药：萆薢、威灵仙、茜根、丝瓜络、丹参、黄柏、牡丹皮、牛膝、木通、赤芍、薏苡仁、土茯苓。

【加减】若外感发热者可加防风、白芷、金银花、知母、石膏等；湿盛者加苍、白术，赤小豆等；血热甚者加紫草、茜草、凌霄花等。用药方法：水煎服，每日1剂，每日2次，早晚饭后服（下同）。

2. 寒湿蕴结证

主要症候：关节痛，遇寒加重，肢冷，皮损色较暗红，此起彼落，缠绵不愈，口不渴，大便不干或有溏泄，舌淡苔薄白或白腻，脉沉缓或迟。

【治法】温经祛湿，散寒通络。

【主方】当归四逆汤加减。

常用中药：当归、桂枝、白芍、木通、生姜、大枣、牛膝、细辛。

【加减】若便溏者加白术、茯苓；关节冷痛者加秦艽、鸡血藤；湿盛者加苍术、甘草。

3. 痰湿阻络证

主要症候：皮下结节发于下肢，此起彼伏、游走不定，结节表面皮色红润，久则枯萎消散，按之皮下疼痛，可伴有关节疼痛、厌油腻、恶心、脘腹闷胀等，舌红体胖、苔黄腻，脉弦滑。

【治法】健脾化湿，消痰祛瘀。

【主方】四君子汤合活络效灵丹加减。

常用中药：茯苓、白术、党参、丹参、乳香、没药、当归、陈皮、法夏、竹茹。

【加减】脾气虚弱明显加黄芪、山药等。

4. 痰瘀互结证

主要症候：多为慢性，病程迁延不愈，结节色泽呈暗红色或紫红色，双下肢尤以膝关节以下多见，常于活动或劳累后加重或复发，或有踝部水肿，自觉痛及压痛较为明显，或有闷胀感，或夜间痛甚，舌紫或有瘀斑，苔薄，脉弦涩。

【治法】理气活血，祛瘀通络。

【主方】桃红四物汤加减。

常用中药：桃仁、红花、当归、熟地、赤芍、川芎、紫草、鸡血藤、地龙、黄芪、白术、茯苓、陈皮、制半夏、甘草。

【加减】病久气虚明显者加黄芪、党参、白术、茯苓；阳虚明显者加熟附片、肉桂、仙茅、仙灵脾；血瘀明显、肌肤甲错者加大黄䗪虫丸。

（二）名医治法验方

1. 刘维　谨守"湿热毒瘀"病机，提倡辨结节、辨虚实、明分期

刘教授认为该病病因主要为素体血分有热，外感湿邪，湿与热结，或脾虚中焦失运，湿浊内生，郁久化热，湿热下注，蕴蒸于经脉，久酿成毒，脉络瘀阻，气血不通，郁积肌肤而发病。故湿热毒瘀是本病的病机关键。同时，本病辨证应以皮肤结节为主，结节红斑色鲜红属阳，色淡红或紫黯属阴。本病多实证，亦有因虚致实者。外感湿邪、久居潮湿之地，或饮食不节，嗜食肥甘厚味、辛辣之品，损伤脾胃，酿生湿热毒瘀，诱使本病急性发作。若素体脾虚或本病久治不愈、失治误治，致使邪正胶着，进入慢性期，此时则以正气不足、阴血亏虚为病机关键。

治疗以清热凉血、利湿解毒、通络止痛为基本大法，拟仙方活命饮合四妙散化裁。仙方活命饮具有清热解毒、消肿溃坚、活血止痛之功，合四妙散清热燥湿，其清热利湿解毒之力更强，适用于结节性红斑湿热毒瘀、局部红肿热痛明显者。同时，治疗本病应重视顾护脾胃，可用炒白术、茯苓健脾益气、除湿和胃。

2. 苏励　将本病分为急性期发作期和缓解期

急性期以清热解毒、活血通络、化痰散结为主，兼益气养阴。自拟生黄芪、生地黄、玄参、天冬、麦冬、夏枯草、薏苡仁、蛇舌草等为基本方。缓解期重在健脾益肾、益气养阴，兼以清热解毒、化痰散结。药用黄芪、薏苡仁、女贞子、墨旱莲、莪术、白术、茯苓、牡丹皮、皂角刺、浙贝母、生地

黄等。认为病至晚期，常阴损及阳，出现阴阳两虚之症，方中常加用附子、肉桂温补肾阳。

对病势长者，主张用药清虚轻灵，非重剂填补所能起效，谨防苦燥滋腻之品伤阴碍脾，当以甘润平缓药物久服，徐图缓治，方可建功。

（三）针灸治疗

针刺主穴取合谷、足三里、三阴交、阳陵泉、悬钟、解溪、阿是穴。配穴：湿热证配大椎、曲池、血海、阴陵泉；寒湿证配丰隆、商丘、加灸关元、神阙。

（四）中药外治

根据病情及辨证选用药物熏洗，如泽兰、当归、红花、苏叶、川草乌、桂枝、朴硝、冰片煎煮后，趁热熏洗患处，或用毛巾蘸药汁趁热湿敷患处，冷却时更换，每次 30～60min，2～3 次 /d，每剂用 3d，临证加减。

二、西医治疗

1. 病因治疗

若病因明确应去除病因，如有扁桃体炎和上呼吸道感染时，应给予有效的抗生素控制感染；有结核证据者，应积极抗痨治疗；如能找到其他诱因，亦应一并去除。

2. 对症治疗

急性发作时可内服解热镇痛药或非甾体类抗炎药，如吲哚美辛（消炎痛）及布洛芬等。严重者，给予皮质类固醇激素，如泼尼松（强地松），或倍他米松 / 二丙酸倍他米松（得宝松）肌注，3 周 1 次，可迅速控制病情。另外，可用 10% 碘化钾合剂，每天 3 次，服 2～4 周。该法安全有效，但应注意长期应用可导致甲状腺功能低下。病情顽固者或于缓解期，可遵医嘱应用羟氯喹、正清风痛宁片，也可服中药雷公藤片或昆明山海棠片控制病情。

3. 局部外用治疗

局部治疗目的为起到抗炎止痛效果。如外用青鹏软膏，或外涂皮质激素软膏，也可皮内给予去炎松混悬液约 0.3 毫升加 2% 普鲁卡因溶液中注射，对持续剧烈疼痛者有明显作用。

三、中西医结合治疗

中西医结合治疗结节性红斑患者可提高疗效。临床常用中药辨证方剂联合消炎痛片、多抗甲素片或激素、青霉素等治疗，可缩短疗程减少不良反应，降低复发率，同时减少抗生素的用量，又能解决因用激素带来的不良反应。

【临证备要】

一、诊断与辨证

本病发病机理多为湿热下注，经络阻滞，气滞血瘀；或体虚之人，气血不足，卫外失固，寒湿之邪易于侵及肌肤，致使经络阻隔，气血凝滞；或脾气虚弱，运化失司，痰浊内生，阻碍气机之运行，从而瘀血内生；或病久瘀血入络，气机不畅，水液停滞，聚而为痰，痰气、痰瘀互结阻滞经络，迁延不愈。

该病病性多属实证，久病也可致气血阴阳不足。病机多因湿热、寒湿、痰湿等病理因素致经络气血瘀滞而发病，故临证时需先结合临床表现找出致病因素，分清标本虚实，抓住病机关键辨证施治。

此外，临床上亦可分期而治者，可根据皮肤结节变化及发病缓急将本病分为急性发作期及缓解期（或慢性期），前者以湿热毒瘀为病机关键，后者以气血亏虚为病理基础，急性期以治标为主，标本兼顾；缓解期以治本为主，扶正同时不忘祛邪。

二、治法与用药

本病初期多为实证，血热或湿热者居多，治以祛邪为主；而日久多由实转虚，或虚中夹实，治以扶正为主，佐以祛邪，攻补兼施。由于气滞血瘀、经络阻滞为本病的基本病机，盖不通则痛，通则不痛，因此活血化瘀通络应贯穿于本病治疗的始末。

本病病变范围广泛，病势缠绵，各症候互相交错，临床上当根据体质之强弱、证候之虚实、邪气之类型以及病程的不同阶段，结合不同的临床症状选择相应的药物加减：如发热者加知母、石膏等；口舌生疮者加黄连、连翘等；湿盛者加萆薢、赤小豆等；血热甚者加紫草、凌霄花等；瘀滞明显者加三棱、莪术等；痛甚者加延胡索、川楝子等；气阴亏虚者加黄芪、炙鳖甲等；口干者，加南沙参、石斛等；大便不通者，加何首乌、怀牛膝等；若患病久，宿瘀阻络，可加土鳖虫、水蛭、全蝎、蜈蚣等搜剔通络。

另外，治疗本病应重视顾护脾胃，可用炒白术、茯苓等健脾益气、除湿和胃；对于顽固不愈者，可内外合治以增强疗效：在内服方的基础上，可辨证配合中药外洗，并可选用如意金黄膏或黄连膏外敷清热散结止痛；局部症状明显者可配合针刺合谷、内关、足三里、三阴交、阳陵泉、血海等调整经络气血，亦可选用丹参注射液行穴位注射等，增强疗效。

三、治疗注意点

由于本病之病因涉及到内外两个方面的因素，故病情缓解后，应积极寻找原发疾病进行治疗。

注意患者体质之阴阳气血之偏盛偏衰，补偏救弊，避免风寒风热邪气之侵袭，调整饮食、慎用某些可能致病药物等，对预防复发具有重要意义。

四、调摄与护理

（一）调摄

1. 结节性红斑患者平时生活需规律，保持乐观情绪，避免过度劳累。
2. 应注意自己身体皮肤的保暖，避免挤压。
3. 饮食应注意食用清淡性凉利湿之物，慎用辛辣、油腻之品。
4. 预防本病应注意避免风寒湿热等邪气侵袭，注意预防感冒等感染性疾病。

（二）护理

结节性红斑急性发作时，应卧床休息，抬高患肢。重症患者应注意卧床同时不宜晒太阳，并予优质蛋白、低脂肪、低盐、低糖、富含维生素和钙的饮食。长期应用激素和免疫抑制剂者，应注意监测药物相关副作用，同时需积极预防并及时治疗各种病毒、细菌感染。

【医案精选】

病案一 某女，43岁，两小腿患结节性红斑反复发作已4年。结节长期不消，时轻时重，每当劳累，病即加重，多方求治，疗效不佳。查双小腿胫部有蚕豆大结节十五、六枚，色微黯，痛胀不甚，伴体倦乏力，形寒畏冷，大便溏，腿部浮肿，肢端发凉，舌淡紫、苔薄白根腻，脉沉缓无力。患者素体脾阳不足，温运无权，水湿内生，寒湿下注，阻隔经络，致气血瘀滞，结节丛生；阳气亏虚，不能温煦全身，故形寒畏冷、体倦乏力；阳虚不能下达，水湿下注，故下肢浮肿，肤端发凉。法当温阳健脾利湿，活血化瘀。生黄芪40克，防己12克，生白术、当归、赤芍、怀牛膝各15克，炮附子（先煎）、桂枝、苏木各10克，桂心、细辛各5克，丹参、茯苓皮各30克。另用紫色消肿膏（贯众6克，升麻、赤芍各30克，当归、白芷各60克，紫草、紫荆皮、防风、红花、羌活、荆芥、芥穗、儿茶、神曲各15克。制用法：上药共研细面过重箩，每30克药面加血竭面3克、山奈面6克，乳香、没药各12克，用凡士林调成30%软膏。外敷患处，日1次。功用：活血化瘀，祛风消肿止痛。）外敷，每日1次。

二诊：两小腿结节变软，痛胀略减，形寒畏冷消失，便溏、体倦好转，腿部浮肿减轻，药已见效，再宗上方去桂枝，7剂。

三诊：两小腿结节已消退六至七枚，余者均缩小，痛胀轻微，体倦腿肿显减，按前方随证稍予加减又服药15剂，结节全部消退而痊愈。随访1年余未见复发。

按：本病虽以湿热血瘀型居多，但也有少部分患者表现为寒湿血滞型，症见下肢沉重、肢端发凉、舌质淡、苔薄白或白腻，脉沉迟或缓，属脾阳不足、水湿内生、温化无权、寒湿下注、络阻血瘀而成，故加炮附子、桂枝以散寒、消肿痛，合活血通络及健脾除湿之药可建奇功。

（金起凤．结节性红斑治贵在通［J］．新中医，1993，（11）：44-45）

病案二　患者，女，39岁，主诉：双下肢反复红斑结节、疼痛2年，加重1月。患者曾服用"布洛芬缓释胶囊"、"复方丹参片"治疗，效果不显。小腿伸侧经常反复出现红斑结节、硬而痛。近1月来，双下肢结节增多，灼热疼痛明显，久立后加重，纳可，二便如常。查体：双下肢小腿伸侧面散在大小不等的结节红斑，色鲜红，部分为黯红色，结节稍隆起，界限清楚，压痛明显，肤温高，舌质红，苔薄黄，脉滑数。检查：红细胞沉降率48mm/h，C反应蛋白0.46μg/dL。结核菌素试验（－）。证属湿热毒注、瘀阻经络。治以清利湿热、解毒通络、活血化瘀。方以仙方活命饮合四妙散加减：金银花15g，当归15g，赤芍10g，牡丹皮10g，川芎10g，陈皮10g，防风15g，白芷15g，浙贝母15g，天花粉15g，白花蛇舌草15g，苍术15g，黄柏10g，牛膝15g，薏苡仁30g，生石膏15g，知母10g。7剂，每日1剂，水煎服，早晚各150mL。同时予金黄膏外用，3次/d。

二诊：服上方后，红斑部分消退、疼痛较前减轻，热势不甚，上方去石膏、知母，加炒白术15g、丹参15g。继服7剂。

三诊：结节红斑大部分消退、留有色素沉着，疼痛已不明显，效不更方，守方续服，并予八宝丹内服。1月后，结节完全消失，临床痊愈。

按：本例患者因湿热毒邪内蕴肌肤，阻塞经络、气滞血瘀而成，治应清利湿热、解毒通络、活血化瘀。初期灼热疼痛明显，加石膏、知母以增强祛湿清热之功，热势减轻后去上药以防冰伏湿邪，加白术、丹参健脾除湿、养营通络。配合金黄膏外用清热解毒、消肿溃坚。诸药合用，共奏清热解毒、活血止痛、利湿通络之功。

（吴晶金，刘维.刘维治疗结节性红斑经验介绍［J］.中国中医药信息杂志，2013，（05）：85-86）

附：

历代医籍相关论述精选

《鬼遗方》云："三里两处起痈疽名三里发。初发如牛眼睛，青黑五七日，破穴出黑血汁脓，肿攻膀肚连腿里，拘急冷痛。"

《证治准绳·疡医》云："或问：足股生核数枚，肿痛久之，溃烂不已何如？曰：此名瓜藤缠，……"。

《证治准绳·疡医》云："足胫之间生疮，状如牛眼，或紫或黑，脓水淋漓，止处即溃烂，久而不敛何如？曰：此名湿毒流注"。

《医宗金鉴》云："绕胫而发，结核数枚，日久肿溃腐烂不已者，名瓜藤缠"。

《彤园医书·外科病证》曰："腿胫红肿，形如云片，游走不定，痛如火燎，……"。

《彤园医书·外科病证》曰："生小腿前后，流行不定或发一二处。顶似牛眼，根脚漫肿，轻则色紫，重则色黑，溃破脓水，浸渍好肉，破烂日久不敛，……"。

《医门补要·肾气游风》"足胫皮肤红肿坠痛，为肾气游风"。

《外科心法·流注》记载有"一子年十九，腰间肿一块，无头不痛，色不变，三月不溃，……名曰湿毒流注"。

参考文献

［1］林辰青，沈宏春.结节性红斑中医文献研究［J］.辽宁中医药大学学报，2011，10：163-164.

［2］王见宾，黄静，张毅.结节性红斑的宏观和微观辨证论治规律探讨［J］.中国中医急症，2004，10：670-671+716.

［3］张琛，高炳爱，陈玉欣，徐钧，刘岩.结节性红斑的病因及发病机制［J］.中国麻风皮肤病杂志，2015，07：408-410.

［4］王道豹，胡玲莉，姚改宪.中医辨证方剂治疗结节性红斑疗效观察［J］.人民军医，2015，04：427-428.

［5］王会英.中西医结合治疗结节性红斑疗效观察及对血清丙种球蛋白和血沉的影响［J］.四川中医，2015，08：72-74.

［6］陈萍.中西医结合治疗结节性红斑38例［J］.中国中医药现代远程教育，2014，07：61.

［7］何遥.中西医结合治疗结节性红斑23例［J］.新中医，2004，09：63.

［8］张昕.中西药联用治疗结节性红斑53例临床观察［J］.江苏中医药，2007，07：58.

［9］吴敬云，明清平，潘海涛.雷公藤多式与丹参注射液联合运用治疗结节性红斑的临床体会［J］.中国实用医药，2015，23：154-155.

［10］宋喜英.中药内服配合中药外敷治疗结节性红斑临床观察［J］.湖北中医杂志，2014，11：45-46.

［11］孟宁.益黄膏治疗结节性红斑63例疗效观察［J］.黑龙江中医药，

2001，01：22-23.

　　[12] 陈文华.穴位注射丹参治疗结节性红斑 [J].中外医疗，2007，19：42.

　　[13] 楚瑞琦，谭升顺，张江安，胡小平，袁景奕.得宝松穴位注射加中药内服治疗结节性红斑临床分析 [J].中国麻风皮肤病杂志，2003，06：585.

　　[14] 王丽，马骏驰，王晋英，冯文莉.氦氖激光治疗结节性红斑疗效观察 [J].山西医学院学报，1993，04：458-459.

　　[15] 董玲，刘珉名.高能窄谱红光联合复方甘草酸苷针治疗结节性红斑临床疗效观察 [J].新疆医学，2015，12：1766-1767+1790.

　　[16] 吴晶金，刘维.刘维治疗结节性红斑经验介绍 [J].中国中医药信息杂志，2013，05：85-86.

　　[17] 徐翔峰，曲环汝，覃光辉，苏励.苏励教授辨治结节性红斑的经验介绍 [J].新中医，2011，02：160-161.

　　[18] 金起凤.结节性红斑治贵在通 [J].新中医，1993，11：44-45.

第二十一章　风湿热

风湿热（rheumatic fever）是一种反复发作的、由 A 组乙型溶血性链球菌感染引起的急性或慢性全身性结缔组织炎症，主要累及关节和心脏，其次可侵犯皮肤、浆膜、血管和中枢神经系统，引起多发性、非化脓性炎症损害。其临床特征是发热、游走性多关节炎、心脏炎、皮肤损害和舞蹈症、环形红斑、皮下结节等。该病的发作呈自限性，但累及心脏瓣膜后呈慢性进行性发展，最终导致心功能失代偿甚至死亡。

风湿热多发生于气候多变的温带地区，寒带地区患病率也不低，常在冬春阴雨季节发病，寒冷和潮湿是重要的诱因，发病率的高低与生活水平有关。本病多见于儿童和青少年，初发多在 5~17 岁之间。21 世纪以来发达国家的发病率已有所降低，但在发展中国家或地区，每年仍有 1000 万~2000 万新发病例。

中医学中并无风湿热的专有病名，根据文献资料、名家经验总结，结合该病发表不同阶段的临床表现，目前认为该病可属中医"湿热痹"、"心痹"、"心悸"、"怔忡"等范畴。

【病因及发病机制】

一、中医学病因病机

（一）病因

1. 外因

感受四时不正之气、风寒湿热之邪。外邪侵袭人体，多发生在冬、春季节，寒冷，潮湿之地。其常见诱因为居住潮湿、涉水淋雨、井洞工作、湿水作业以及气候剧变、起居不慎等。人体感受风寒湿热之邪后，易使肌肉、关节、经络痹阻而形成痹症。正如《灵枢·五变》指出"粗理而肉不坚者，善病痹"。

2．内因

先天禀赋不足、后天调理失宜以致身体虚弱，腠理不密，卫外不固，容易为外邪所侵。《济生方·痹》认为"皆因体虚，腠理空疏，受风寒湿气而成痹也"，久病则"脉痹不已，复感于邪，内舍于心。"

（二）病机

1．主要病机为风湿热邪痹阻经络关节

风湿热是痹证中的一种特殊类型，患者体虚，阳气不足，卫外不固，腠理空虚，易为风、寒、湿、热之邪乘虚侵袭，外邪首先经鼻入咽，发为咽喉肿痛，邪经肌表而入肌肉、经络、关节、内脏。外邪内侵，邪正交争而为发热；外邪损伤卫气，而为自汗，外邪结聚肌肉而为皮下结节，损伤肌表血络而为红斑，痹阻经络关节而为关节肿痛，外邪入侵脏腑，而致脏腑功能失调。

2．病理性质为本虚标实，虚实夹杂；病初以邪实为主，病久邪留伤正可致虚实夹杂

本虚指五脏气血阴阳的亏虚，标实指风寒湿热之邪和痰浊瘀血。病初以邪实为主，病久邪留伤正可致虚实夹杂。因病变初起是感受风寒湿或风湿热邪，病程短，发病快，正气未伤，故以邪实为主。病若不解，风寒湿热之邪经久不去，势必伤及五脏阴阳气血，邪未尽而正气已伤，体虚邪实而呈虚实夹杂之候。另一方面，由于风寒湿热之邪阻痹经络关节，影响气血津液的运行，或因五脏气血阴阳不足，气血津液运行无力，可导致瘀血的形成。虚实之间又常因果错杂，本虚易于感邪而致标实，反之标实又可加重本虚，进一步损伤阴阳气血，而使病情加重。

3．病久邪入五脏，以心为著

本病初在肌表经络，进而侵入筋脉肌肉，表现为发热、关节红肿热痛，个别伴有皮肤红斑、皮下结节，进一步发展则内舍五脏，其中心脏受损最为突出，耗伤心气、心血、心阳，《素问·痹论》曰："心痹者，脉不通，烦则心下鼓，暴上气而喘"，临床常见心悸气短，脉数或促、涩或结代，个别于疾病后期出现虚风内动，出现肢体不自主无规则的舞动即所谓舞蹈症。极个别在

发病过程中因心气心阳损伤严重，导致阴阳离决而亡。

二、西医学病因及发病机制

（一）病因

1. 链球菌感染和免疫反应学说

风湿热的病因和发病机制迄今尚未完全阐明，但目前公认风湿热是由于甲族乙型链球菌咽部感染后产生的自身免疫性疾病。

2. 病毒感染学说

近年来有关学者对病毒感染学说较为关注，认为风湿热可能与柯萨奇B3、B4病毒感染有关。

3. 遗传因素

最近发现风湿热患者中有遗传标记存在，应用一种含有称为883　B细胞同种抗原（allogeneic antigen）的血清，大约72%风湿热患者呈阳性反应。

4. 免疫功能

免疫功能状态的变化也可能参与风湿热的发生。

（二）发病机制

1. 链球菌感染和免疫反应学说

大量的流行病学和免疫学证据间接表明A组链球菌在疾病初期存在。目前已能检出多种自身抗体，该类抗体不仅与链球菌有关抗原发生反应，同时也可作用于自身心肌、心瓣膜、神经组织及结缔组织的有关抗原，造成自身免疫反应，导致相应组织损伤，引起风湿热的发生。在风湿热的发生发展过程中，细胞免疫机制也起重要作用。通过免疫组织化学技术，证实风湿热病灶以T淋巴细胞浸润为主。

2. 病毒感染学说

近年来有关学者对病毒感染学说较为关注，认为风湿热可能与柯萨奇B3、B4病毒感染有关，其根据是：①在部分风心病患者血清中柯萨奇B3、B4抗体滴定度明显升高；②风心病患者左房及心瓣膜上曾发现嗜心病毒；③当爪哇猴感染柯萨奇 B4 病毒后，可产生类似风心病的病理改变。不少学者认为，病毒感染可能为链球菌感染创造条件，在风湿热发生过程中起诱导作用。

3. 遗传因素

最近发现风湿热患者中有遗传标记存在，应用一种含有称为 883 B 细胞同种抗原（allogeneic antigen）的血清，大约 72% 风湿热患者呈阳性反应。针对 B 细胞同种抗原也已产生出单克隆抗体 D8/17，急性风湿热患者 80%～100% 呈阳性，而对照组仅 15% 阳性，因此有可能采用单克隆抗体来筛选急性风湿热易感人群。多数学者认为，遗传因素可作为易患因素之一，但同一家庭中多个成员的发病，最可能原因还是与生活环境相同和易于互相感染有关。

4. 免疫功能

免疫功能状态的变化也可能参与风湿热的发生。在风湿热和风湿活动时常有免疫球蛋白 IgG、IgA 和 IgM 升高。血中虽有白细胞增多，但其吞噬能力低。淋巴细胞转化试验结果显示，淋巴细胞向原淋巴细胞转化率降低，表明有细胞免疫功能缺陷。此外细胞介导的免疫反应在本病病程中也很重要。

【诊断标准】

修订的 Jones 诊断标准

主要表现	次要表现	链球菌感染证据
1. 心脏炎	1. 临床表现	1. 近期患过猩红热
①杂音	①既往风湿热病史	2. 咽培养溶血性链球菌阳性
②心脏增大	②关节痛 *	3. ASO 或风湿热抗链球菌抗体增高
③心包炎	③发热	
④充血性心力衰竭	2. 实验室检查	
2. 多发性关节炎	① ESR 增快，CRP 阳性，白细胞增多，贫血	
3. 舞蹈症		
4. 环形红斑	②心电图：P–R 间期延长，Q–T 间期延长	
5. 皮下结节		

注：* 如关节炎已列为主要表现，则关节痛不能作为 1 项次要表现；如心脏炎已列为主要表现，则心电图不能作为 1 项次要表现。

如有前驱的链球菌感染证据，并有 2 项主要表现或 1 项主要表现加 2 项次要表现者，高度提示可能为急性风湿热，但对以下 3 种情况，又找不到风湿热病因者，可不必严格遵循上述诊断标准，即：以舞蹈病为唯一临床表现者；隐匿发病或缓慢发生的心脏炎；有风湿热史或现患风湿性心脏病，当再感染 A 组链球菌时，有风湿热复发高度危险者。

2002-2003 年 WHO 对风湿热和风湿性心脏病诊断标准

初发风湿热	2 项主要表现更或 1 项主要及 2 项次要表现加上前驱的 A 组链球菌感染证据
复发性风湿热不患有风湿性心脏病	2 项主要表现更或 1 项主要及 2 项次要表现加上前驱的 A 组链球菌感染证据
复发性风湿热患有风湿性心脏病	2 项次要表现加上前驱的 A 组链球菌感染证据
风湿性舞蹈病隐匿发病的风湿性心脏炎	风湿热主要表现为 A 组链球菌感染证据可不需要
慢性风湿性心瓣膜病〔患者第一时间表现为单纯二尖瓣狭窄或复合性二尖瓣病和（或）主动脉瓣病〕	不需要风湿热任何标准即可诊断风湿性心脏病
主要表现	心脏炎、多关节炎、舞蹈病、环形红斑、皮下结节
次要表现	临床表现：发热，多关节痛 实验室：急性期反应物升高（ESR 或白细胞数） 心电图：P-R 间期延长
近 45d 内有支持前驱球菌感染的证据	ASO 或风湿热链球菌抗体升高，咽拭子培养阳性或 A 组链球菌抗原快速试验阳性或新近患猩红热

注:a 患者可能有多关节炎(或仅有多关节痛或单关节炎)以及有数项(3 个或 3 个以上)次要表现，联合有近期 A 组链球菌感染证据。其中有些病例后来发展为风湿热，一旦风湿热诊断被排除，应慎重地把这些病例视作"可能风湿热"，建议进行继发预防。这些患者需予以密切追踪和定期检查其心脏情况。这尤其适用于高发地区和易患年龄患者。b 感染性心内膜炎必须被排除。c 有些复发性病例可能不满足这些标准。d 先天性心脏病应予排除。

【治疗】

一、中医治疗

（一）辨证施治

本病初起风热外袭，表现为发热、咽喉肿痛，治拟疏风清热，解毒利咽，使病邪从外而解。假若外邪未清，潜伏发展，由外而内，由浅入深，先是肌肤，继而经络关节，发为皮肤红斑、皮下结节、关节肿痛，此时宜疏风清热、祛湿通痹。病情进一步发展，内犯于心，其表现或为湿热蕴结心包，或为心气阴不足，或为心气阳两虚，其治疗之法为清热祛湿、固护心包，或为益气固心、养阴复脉，或为益气固心、扶助心阳。个别患者疾病后期出现虚风内动，此时应滋阴潜阳、柔肝熄风。下面分为九个基本证型加以介绍。

1. 风热痹阻

【症状】关节、肌肉游走性疼痛，局部红肿热痛，活动受限，伴发热、恶寒，咽痛，口渴，舌质红，舌苔黄，脉浮数或滑数。

【治法】疏风清热，通络止痛。

【方药】加味白虎加桂枝汤。

【常用药物】生石膏、知母、桂枝、生甘草、忍冬藤、连翘、生地黄、蒲公英、赤芍、牡丹皮、桑枝。

【加减】热毒盛、咽喉肿痛甚者，加紫花地丁；高热者，加青蒿、柴胡；头痛者，加野菊花、夏枯草；心悸、脉促数者，去桂枝加太子参、麦门冬、五味子。

2. 湿热痹阻

【症状】肌肉关节疼痛，局部红肿，部位比较固定，多兼有发热，全身困倦，口渴不欲饮，胸闷腹胀，四肢沉重，小便黄赤，大便溏，舌质红，舌苔黄腻，脉滑数。

【治法】清热除湿，通痹止痛。

【主方】宣痹汤。

【常用药物】木防己、连翘、栀子、滑石、薏苡仁、蚕砂、苍术、黄柏、萆薢、羌活、甘草。

【加减】高热不退者，加知母、石膏；低热不除者，去苍术、蚕砂、羌活、薏苡仁，加生地黄、牡丹皮、地骨皮、青蒿、白薇；兼有恶寒喜暖、得热则舒者，为寒热错杂之证，加桂枝、独活；皮肤红斑者加生地黄、牡丹皮；心悸、脉律不整者，去苍术、蚕砂，加太子参、麦门冬、五味子。

3. 热困心包

【症状】不规则发热，心区疼痛，痛处固定不移，持续不解，气短心悸，甚则喘促或有咳嗽，关节肿痛，口干口苦，小便黄赤，舌红苔黄，脉虚数，或兼脉结代。

【治法】清热祛湿，固护心包。

【主方】宣痹汤合生脉散、葶苈大枣汤。

【常用药物】防己、连翘、忍冬藤、秦艽、薏苡仁、葶苈子、太子参、麦门冬、五味子、丹参、桃仁、大枣。

【加减】心前区疼痛严重者，加延胡索、三七末；肝大水肿者去连翘、忍冬藤，加茯苓皮、泽泻。

4. 寒热错杂

【症状】关节局部红肿灼热，但喜暖恶寒，得温则舒；或关节局部肿痛，触之不热，但喜冷恶热，得冷稍舒，舌苔黄白或黄白相兼，脉弦数或弦缓。

【治法】祛风散寒，清热除湿。

【主方】桂枝芍药知母汤。

【常用药物】桂枝、白芍、知母、羌活、秦艽、防风、麻黄、防己、忍冬藤、连翘、生姜、甘草。

【加减】热重者加石膏；寒痛者加熟附子；心悸脉促数者，加太子参、麦门冬、五味子。

5. 虚风内动

【症状】多见于幼童，上肢肌肉不自主颤动，易于激动，或动作不协调，或挤眉弄眼，努嘴伸舌，动作无节律而交替更作，生活不能自理，舌偏红，苔黄薄，脉细弦。

【治法】滋阴潜阳，柔肝熄风。

【主方】定振丸。

【常用药物】天麻、秦艽、蝉蜕、法半夏、生地黄、白芍、麦冬、钩藤、葛根、石菖蒲、甘草。

【加减】夜寐不宁加酸枣仁、远志；低热者加青蒿、鳖甲。

6. 气阴不足

【症状】肌肉关节疼痛，心悸、气短、乏力，动则尤甚，自汗多，口渴，尿黄，大便干，舌红少津，苔少，脉虚细或细数。

【治法】益气固心，养阴清热。

【主方】生脉散合清骨散。

【常用药物】党参、麦门冬、五味子、银柴胡、胡黄连、秦艽、鳖甲、地骨皮、知母、青蒿、甘草。

【加减】若心烦不寐者加酸枣仁、夜交藤；盗汗者加煅龙骨、浮小麦；兼关节疼痛者加牡丹皮。

7. 心肺气虚

【症状】心悸怔忡，气短喘息，面色苍白，形寒肢冷，自汗乏力，头昏或眩，口干溲少，舌淡红苔白薄，脉沉弱或细数。

【治法】补养心肺，益气温阳。

【主方】五味子汤。

【常用药物】黄芪、人参、白术、桂枝、麦门冬、五味子、甘草。

【加减】喘促、痰多者加紫苏子、葶苈子；面白肢冷加熟附子；水肿、尿少加泽泻、猪苓。

8. 心肾阳虚

【症状】面唇青紫，心悸怔忡，喘咳倚息，动则加剧，畏寒肢冷，全身水肿或有腹水，舌淡苔薄或见瘀斑，脉沉无力或促涩结代。

【治法】温阳益气，活血利水。

【主方】真武汤合参附汤。

【常用药物】熟附子、肉桂、人参、茯苓、猪苓、泽泻、白术、赤芍、丹参。

【加减】水肿较甚者，猪苓、泽泻加量，茯苓改用茯苓皮；兼外感风寒者，加荆芥、防风；兼咳血，加葶苈子、仙鹤草。

9. 心阳虚脱

【症状】心悸气短不能平卧，喉中痰鸣，脸色黯灰苍白，冷汗自出，四肢厥冷，二便失禁，舌胖质黯苔白润，脉微欲绝。

【治法】温心助阳，补虚救脱。

【主方】参附汤合生脉散。

【常用药物】人参、熟附子、五味子、麦门冬。

【加减】兼自汗者，加煅龙骨、浮小麦；兼喘咳者加葶苈子、鹿衔草；尿少水肿者加茯苓皮、猪苓、泽泻。

上述九种基本证型可以单独出现，亦可以混合相见。单独出现者可以用单一的治法、单一的方药治疗，若两证相兼，则两法兼施、两方并用，余此类推，但具体药物的选择则应视情况而定，方能收到良好效果。

（二）名医治法验方

朱松毅　从卫气营血辨治

1.热痹初起，治宜辛凉透邪；痹病初起，临床当分寒热。寒者，皆为痹邪寒化，外犯络脉。症见关节酸痛、微肿、局部怕冷、肤色苍白，伴有恶寒、脉紧、苔白腻等。治宜温经通络，方选蠲痹汤加减。热者，为痹邪热化，或风热之邪窜犯络脉所致，症见关节疼痛、局部红肿、肤热，伴有咽痛、发热、恶风、脉浮、苔薄等。治宜辛凉透邪，祛风通络。方选银翘散加减。

热痹初起，卫分肌表络脉受邪，其痹轻浅，祛除络脉之风热即可。常用金银花、连翘、淡豆豉、牛蒡子、淡竹叶、荆芥、络石藤、丝瓜络、生甘草，意在辛凉透邪。若上肢关节痛，可加桑枝、薄荷，下肢关节痛，可加牛膝、防己。

东南湿温之地，寒邪直入者少见，因咽炎、鼻炎、龋齿等感染诱发，导致风热之邪，客于络脉，发为热痹者多见。且好发于青少年。

2.气分热痹，重在清热通络。风热之邪，每易由卫入气，可出现二种情况：一是风与热搏，气分热盛，经脉壅滞；二是湿与热结，阻遏气机，闭塞经脉，以致出现气分热盛及湿热交作的二类证候。

（1）气分热盛　症见关节红，疼痛剧烈，局部灼热，稍活动则痛如刀割，伴有壮热，口渴，大便干结，小溲黄赤，脉弦数，苔黄，质红。治宜清热通络，方选白虎汤加减。常用生石膏、肥知母、黄芩、山栀、连翘、丝瓜络、秦艽、忍冬藤、徐长卿、生甘草。忍冬藤有解热毒祛风湿的作用，徐长卿有通络止痛的功效，重用二药各30g可清热通络。

（2）湿热交作　症见关节肿胀疼痛，局部发热，重着，常累及肘、腕、膝、踝诸关节，伴有心烦，胸闷，脉滑数，苔黄腻，治宜清热化湿，祛风通络。方选连朴饮加减。常用川连、黄芩、黄柏、制半夏、淡豆豉、山栀、生熟薏仁、川朴、猪苓、老鹳草、忍冬藤。

热痹见气分热盛者，多为急性发作期，而湿热交作之证临床较常见。由于湿性黏滞，关节肿痛重着，每每缠绵不去。以清热化湿法治疗时，一般上肢痹痛常选小川连、藿香、佩兰、黄芩、桑枝等品，下肢痹痛常选黄柏、苍术、牛膝、防己等清化下焦湿热之品。临床可见热清而湿着不去者，此时当去清热药，而以健脾化湿，舒筋通络治之。

3.营分热痹，治宜清营通络邪热由气入营，每见皮下红斑结节，以小腿为多见。伴有低热，心烦，脉濡数，苔薄腻，质红。治宜清营通络，方选清营汤加减。常用生地黄、山栀、连翘、赤芍、地骨皮、紫草、麦门冬、小川连、水牛角、虎杖、凌霄花。虎杖味甘苦，《本草纲目》谓"治大热烦躁"，实有清营分热毒而祛风通络的功效。凌霄花甘酸而寒，能去营血中之伏火，二药相配，使火热清，络脉通，而红斑结节自消。邪热入营，阴津受损，故清营保津之品势在必用。待营分热退，养血通络之品如归身、桑枝、鸡血藤、丹参等应及时投与，以善其后。

4.血分热痹，应养血活血。邪热内陷入血，易于耗血动血，况且风邪日久化燥，亦会耗伤阴血。此常见于热痹反复发作，迁延日久的患者。临床可分血虚痹阻及瘀血痹阻二类。

（1）血虚痹阻　症见关节肿胀疼痛，时发时止，发作时关节红肿，休止时关节肿胀，屈伸不利，伴有低热，心悸头晕，脉细濡，苔薄腻，质淡。治宜养血除痹，方选当归补血汤加减。常用当归、赤芍、丹参、地骨皮、青蒿、银柴胡、党参、炒白术、炙黄芪、桑枝、秦艽、鳖甲、乌梢蛇。其中鳖甲凉血补阴，乌梢蛇去风而除顽痹，故用于养血除痹方中，有祛风而不伤血，除痹而不伤阴的作用。

（2）瘀血痹阻　症见关节钝痛、肿胀，甚至变形，伴有肌肤不仁或瘀斑，口干而不欲饮，脉沉细，苔白腻，质黯红或有紫斑。治宜活血化瘀，舒通络脉。方选桃红四物汤加减。常用丹参、赤芍、桃仁、红花、全蝎、地鳖虫、地龙、羌活、独活、蜣螂虫、当归等。其中蜣螂虫、地龙咸寒，善于祛风化瘀，活血通络，配以当归甘温，养血和络，寒温互调。

热痹而见血分证者，正气已虚，然痹邪留连不去，有内舍入心及损害肝肾之虞。若热痹犯心，可见心悸、气短、浮肿等症，当加益气强心利尿之品，如炙黄芪、防己、茶树根、地龙等。若热痹耗伤肝肾之阴，可见腰膝疲软、头晕、五心烦热等症，当加生熟地、炒杜仲、菟丝子、龟甲、山萸肉等滋补肝肾之品。若热伤阴而导致肝风内动者，可见关节挛急拘紧、行动颤抖、舌强语蹇等，当佐以平肝熄风，应加水牛角、生地黄、赤芍、全蝎、僵蚕等品。

（三）体针及耳穴按压

1. 主穴

合谷、曲池、大椎；配穴：列缺、风池、迎香。每次取主穴 2 个、配穴 2 个，用泻法针刺，每日 1 次。适用于本病风热外袭者。

2. 上肢主穴

曲池、合谷、肩髃；配穴：外关、后溪、养老。下肢主穴；环跳、阳陵泉、足三里、绝骨；配穴：风市、腰阳关、膝眼。每次取主穴 4 个，配穴 2 个，用平补平泻手法针刺，每日 1 次。适用于本病关节疼痛者。

3. 主穴

内关、间使、神门、郄门、心俞、膻中；配穴：大椎、曲池、合谷、少商。每次取主穴 3 个，配穴 1 个，平补平泻针刺，每日 1 次。适用于本病心悸、气短、脉律不整者。

4. 耳穴压药取

心、皮质下、交感、神门，将王不留行籽放置耳穴上，胶布固定，每日按压刺激穴位数次，2–3 日换药 1 次。适用于本病心悸、气短、脉律不整者。

5. 主穴

百会、风池、大抒、肝俞、神门；配穴：肾俞、合谷、阳陵泉。每次选主穴 3 个，配穴 1 个，平补平泻法针刺。适用于本病舞蹈症者。

（四）敷贴疗法

1. 定心膏穴位贴：琥珀、莲子心、冬虫夏草、珍珠，以上四药比例量为 1：2：0.2：0.3。按实际需要确定制备数量，四药研末加少许冰片，混匀，瓶装备用。临用时取药粉 4g 加当归注射液适量调成糊膏状，分贴心俞（双）、膻中、乳根穴，每日换药 1 次。适用于本病心动悸、脉律不整者。

2. 四黄水蜜调敷：大黄、黄连、黄芩、黄柏等分研末，每次约用 30g，加温开水及少许蜜糖调成糊状，外敷患处，每日更换 1 次。适用于本病关节红肿热痛者。

3. 取洋金花流浸膏 50ml，马钱子浸膏 50ml，月桂氮酮 2g，乳膏基质适量制成 100ml 乳膏，每克乳膏相当含洋金花 0.5g，制马钱子 0.5g。将乳膏薄涂肿痛关节，涂药范围与肿胀范围相同，塑料纸贴盖，外用胶布固定，用量每次 1g，每天换药 1 次，10 天为 1 疗程，可连续应用到关节肿痛消失。适用于本病关节红肿热痛者。

4. 取洋金花（质量控制在含生物碱以东莨菪碱计算为 0.3%）、制马钱子（质量控制在含生物碱以士的宁计算为 0.8%）各 100g，加 60% 酒精 970ml、冰醋酸 10ml，浸泡 1 周后提取液过滤，加入甘油 10ml，月桂氮酮 10m1，混均装瓶备用。酊剂约含洋金花、制马钱子生药各 10%。用酊剂浸湿棉球涂擦肿痛关节，局部轻揉按摩每个关节 5~10 分钟，每天 3~4 次，可连续应用到关节肿痛消失。适用于本病关节红肿热痛者。

5. 豨莶草 20g，当归 15g，海风藤 30g，天南星 10g，白芷 10g，生大黄 10g，川芎 12g，生半夏 10g，独活 12g，羌活 12g，麻黄 12g，上药共煎之。用手蘸药物热敷于患处，其功效为舒筋活血，疏风定痛。适用于风湿性关节炎患者。

（五）熏洗与药浴疗法

1. 连翘 10g，金银花 30g，蒲公英 30g，野菊花 30g，薄荷（后下）12g，青蒿（后下）12g，水煎，趁热外熏。适用于本病风热外袭者。

2. 虎杖、忍冬藤、豨莶草、海桐皮、桑枝各 100g，羌活、两面针各 50g。将上药加水约 1 桶煮沸 30 分钟左右，将滤药液倒进浴缸中，再将温水注入缸中使水温调至 35~45 摄氏度裸身浸药浴，每次 15~30 分钟。适用于本病关节红肿疼痛者。

二、西医治疗

治疗目标：清除链球菌感染，去除诱发风湿热病因；控制临床症状，使心脏炎、关节炎、舞蹈病及风湿热症状迅速缓解，解除风湿热带来的痛苦；处理各种并发症，提高患者躯体素质和生活质量，延长寿命。

1. 一般治疗

注意保暖，避免潮湿和受寒。有心脏炎者应卧床休息，待体温正常、心动过速控制、心电图改善后，继续卧床休息 3~4 周后恢复活动。急性关节炎早期亦应卧床休息，至 ESR、体温正常后开始活动。

2. 消除链球菌感染灶

是去除风湿热病因的重要措施，否则本病将会反复发作或迁延不愈。目前公认苄星青霉素是首选药物，对初发链球菌感染、体质量 27kg 以下者可肌肉注射苄星青霉素 60 万 U/ 次，体质量在 27kg 以上用 120 万 U/ 次即可，1 次 /d，连用 2 ~ 4 周。对再发风湿热或风湿性心脏病的预防用药可视病情而定。

3. 风湿治疗

对单纯关节受累首选非甾体抗炎药，常用乙酰水杨酸（阿司匹林），开始剂量成人 3 ~ 4g/d，小儿 80 ~ 100mg · kg^{-1} · d^{-1}，分 3 ~ 4 次口服，病情缓解后减量至 10 ~ 15mg/d 维持治疗。为防止停用激素后出现反跳现象，可于停用激素前 2 周或更早一些时间加用阿司匹林，待激素停用 2 ~ 3 周后才停用阿司匹林。对病情严重，如有心包炎、心脏炎并急性心力衰竭者可静脉滴注地塞米松 5 ~ 10mg/d 或氢化可的松 200mg/d，至病情改善后，改口服激素治疗。抗风湿疗程，单纯关节炎为 6 ~ 8 周，心脏炎疗程最少 12 周，如病情迁延，应根据临床表现及实验室检查结果，延长疗程至病情完全恢复为止。

亚临床心脏炎的处理：既往无心脏炎病史，近期有过风湿热，只需定期追踪及坚持长效青霉素预防，无需特殊处理。对曾患心脏炎或现患风湿性心脏病者可根据实验室检查（如 ESR、AHRA、ASP、PCA 等）、超声心动图、心电图及体征的变化而制定具体治疗措施。对有舞蹈病的患者应尽量避免强光噪声刺激，在上述治疗基础上，首选丙戊酸，对于该药物无效或是严重舞蹈病如瘫痪的患者，应用利培酮治疗。

4. 并发症的治疗

在风湿热治疗过程中或风湿性心脏病反复、风湿热活动等患者易患肺部感染，重症可致心功能不全，有时并发心内膜炎、高脂血症、高血糖、高尿酸血症，高龄风湿性心脏病患者还会合并冠心病以至急性心肌梗死。这些情况可能与患者机体抵抗力下降或与糖皮质激素和阿司匹林长期治疗有关，亦可能与近年风湿热发病倾向于轻症，风湿性心脏病患者寿命较过去延长而并发各种老年疾病有关。故在治疗过程中，激素及非甾体抗炎药的剂量和疗程要适当，以免促使各种并发症的出现和加重。同时在治疗中，需警惕各种可能性的出现，及时加以处理，如心功能不全，应予小剂量洋地黄和利尿剂；如感染应针对不同病情，选择有效抗生素；代谢异常及冠心病的治疗亦应及时发现和处理。

三、中西医结合治疗

1. 西药抗菌，中药解热止痛。风湿热的病人有多种表现，如关节红、肿、热、痛，咽喉疼痛，发热，腰痛，疲倦，乏力等症状，此时可予西药抗链球菌及抗风湿治疗，中医辨证施治。病人经过中西医结合治疗后，不仅风湿热有所控制，而且整个机体状况恢复良好。

2. 西药抗风湿热治疗，中药减少其不良反应。解热止痛药有很好的抗风湿效果，但无论是水杨酸制剂，还是糖皮质激素，对胃肠道均有损害作用。而中药补气健脾、清热和胃之剂，如香砂六君子汤加蒲公英、海螵蛸等对胃黏膜损伤有很好的保护作用。糖皮质激素使用期间，病人常表现出兴奋不安、烦躁失眠、多食善饥、恶热喜冷，类似阴虚火旺之证。但在糖皮质激素撤停之后，病人又表现出疲倦乏力、迟钝嗜睡、纳食不进、畏冷喜热等阳虚之证。知柏八味丸、六味地黄丸、生脉散等方药对激素的类阴虚证，附桂八味丸、右归丸对于激素撤停后的阳虚证有很好的防治作用。糖皮质激素一方面对免疫性炎症有很好的治疗作用，但另一方面对机体正常的免疫又有一定抑制作用，不利于链球菌感染的控制。补气药人参、黄芪等对此有很好的预防和治疗作用。

3. 在一个人身上可能同时并存几个病，此时中西医可依据各自的特点，选好自己的治疗方向。如风湿热和消化性溃疡病活动同时出现，抗风湿的中药对胃肠道有较明显的损害作用，此时可用西药抗溃疡，中药祛风湿。在选择抗风湿的中药时，尽可能选择一些对胃肠道影响较少的中药，如忍冬藤、赤芍、熟地黄、秦艽、牡丹皮、地骨皮、香附、羌活、桂枝、土茯苓、三七等。

【临证备要】

一、辨证与治疗

风湿热初期大都有外感、咽喉肿痛表现，因而采用普济消毒饮、五味消毒饮治疗；继而出现关节肿痛，符合中医的风热痹阻证，采用宣痹汤、兰妙散治疗。如果在寒冷地区或寒冷季节发病，初起感受风寒而入里化热，在表寒未解，里热又盛的情况下，应该寒热同用，一方面用麻黄、桂枝、防风、荆芥散表寒，另一方面用连翘、金银花、蒲公英、紫花地丁清里热。若既患急性风湿性关节炎（热痹）又复感寒邪，表现既有关节红肿热，又有全身怕冷、关节疼痛遇冷加剧，对于这种寒热错杂的痹证，亦应寒热同用。清热通痹是上述两种类型痹证的共同用药方向，至于清风热还是清湿热则依实际病邪而定。热病最易伤气伤阴，而出现气阴不足，尤其突出的是心气阴不足，此时应该补心气、养心阴、清虚热。补心气通常以西洋参、生晒参、太子参为宜，因其补而不助热；养心阴通常选麦门冬、天门冬、五味子为好；阴虚生内热，兼有虚热者，以牡丹皮、地骨皮、生地黄、秦艽、胡黄连、青蒿、鳖甲、银柴胡为佳。阴阳互相维系，心阴不足，日久亦可损及心阳，反过来心阳不足，又可影响心阴，因此补心阳的同时往往还选用麦门冬、五味子等固护心阴。

二、辨病、辨证结合用药

在辨证用药的基础上，选用具有抗菌、解热止痛、类激素样作用的中药，有利于疗效提高。无论是辨证用药，还是辨病用药，都要有足够的药量、足够的疗程。西医使用阿司匹林，治疗风湿热强调一天用药量要在3g以上（4～6g），3g以下疗效不好。症状控制之后剂量减半再维持4～6周。我们使用中药治疗风湿热参照西医的用药经验，每日服3剂（每隔8小时左右服一剂），待发热消退之后，减为每日1剂，再维持6～12周，效果较好。风湿热者大多有轻中度贫血，热退之后大多出现一派虚象，此时如果只注重于补益气血，而忽视风湿热的彻底治疗，有可能留下祸根带来心脏损害，即温病学家在治疗热病之时，提醒世人要注意的"炉烟虽熄，灰中有火"。

三、预防调护

1. 预防

中医历来主张治未病，重视养生之道。《灵枢·本神》曰："故智者之养生也，必顺四时而适寒暑，和喜怒而安居处，节阴阳而调刚柔，如是，则僻邪不至，长生久视"。说明要预防疾病，就必须顺应气候变化，调和情志，饮食起居有常。许多患有风湿性关节炎的患者，心理都比较紧张，主要是对疾病的预后没有把握，害怕累及心脏或遗留关节变形等。其实，本病患者预后良好，一般不遗留关节畸形。

（1）一级预防　通过积极治疗链球菌感染，防止风湿热发生或复发。主要措施如下：

改善居住等生活条件，加强儿童、青少年保健和卫生教育，锻炼身体，增强体质，并注意防寒防湿。

积极治疗急性咽炎、扁桃体炎、猩红热、中耳炎等链球菌感染。有反复发作的扁桃体炎，且药物治疗无效者，宜在炎症控制后择期摘除，术前先肌注青霉素1周。

在集体单位如学校和幼儿园中，发现链球菌性急性咽炎，除治疗病儿外，宜根据流行情况对全体儿童进行预防治疗。

（2）二级预防　主要是预防链球菌感染。由于链球菌感染可以引起风湿性关节炎或加重关节炎的症状，因此，对于有急性咽炎或慢性咽炎急性发作者可以及时用金银花、野菊花或胖大海、乌梅等清热利咽中药泡水饮服；已有的慢性病灶如咽炎、扁桃体炎等应及时彻底治疗，以预防风湿热的复发。主要措施如下：

一旦作出风湿热的诊断，即应用抗菌中药或抗生素消除已存在的或隐蔽的链球菌感染。可用青霉素80～160万U，每日2次，共10天。

近期曾患风湿热或慢性风湿性心瓣膜病的青少年，必须积极预防A组链球菌感染。特别是冬春季节，每月肌注苄星青霉素120万U1次，或口服青霉素25万U，1天2次，可使风湿活动的年复发率降至0.4%。对青霉素过敏者给予红霉素250mg，1天2次，口服。对预防用药应维持多久有多种意见，尚无定论，有主张儿童初发风湿热者宜用5年左右，亦有推荐预防至25岁。慢性扁桃体炎反复发作者，在风湿活动停止后，择期手术摘除。

2.护理

（1）生活调护　风湿热发作期应注意保暖，避免受寒及潮湿。如有心脏受累应卧床休息，避免体力活动及精神刺激，待体温、血沉正常，心动过速控制或其他明显的心电图变化改善后继续卧床休息 3~4 周，然后逐步恢复活动。

风湿热缓解之后预防复发，关键是控制和预防上呼吸道链球菌感染，提高机体的免疫力。注意环境卫生，居室宜通风良好、防潮、保暖，尤其对人口比较集中的场所，如幼儿园、小学尤须注意，以避免链球菌的传播。要加强体育锻炼，提高抗病能力。对流行期的咽喉部链球菌感染，应积极控制。

（2）精神调理　风湿热严重者，特别是合并心脏炎、心律失常、心功能不全者，患者易出现惊恐或悲观情绪。风湿热尚未痊愈，但症状已经缓解，或者风湿热虽在活动但症状不典型者，病者容易疏忽大意，未能很好地休息、治疗。两种倾向均应特别注意精神护理、心理治疗。关心体贴病人，向病人及其亲人宣讲风湿热的防治知识。在病情严重时，要防止悲观失落情绪；在病情缓解时，要防止麻痹大意倾向；劝导病人积极配合治疗护理，以期彻底治疗本病，以及做好本病的防止复发工作。

【医案精选】

病案一　高某，女，41 岁。

1976 年 3 月 3 日初诊：历节痛风，经中西药（包括激素）治疗，病情仍反复。发热退而复起，遍体关节游走作痛，痛处红肿，见有红斑，不能转动，口干烦躁，苔薄黄，舌质暗红，脉濡数。西医诊断为风湿热，中医诊断为痹证，辨证为风湿热邪，痹阻脉络，治法为清热，祛风，化湿。

方药：川桂枝 6g，生石膏 30g，肥知母 9g，生甘草 3g，西羌活 5g，香独活 9g，炒苍术 9g，生黄柏 9g，炒桑枝 3g，生当归 9g，黄酒 30ml。

二诊：4 月 14 日。发热已退，血沉正常。但递减激素时，双膝关节疼痛加甚，两手关节红肿且痛。本有肥大性脊椎炎，腰部亦酸痛，大便较干。舌质红，脉细数。风湿热稽留经络，络气痹阻，不通则痛；拟再通络驱邪，调整方药为大生地黄 12g，炒苍术 9g，川桂枝 5g，大白芍 9g，西羌活 5g，香独活 9g，秦艽 9g，威灵仙 15g，乌梢蛇 9g，炙地龙 9g，炙丝瓜络 9g，酒炒桑枝 30g。

三诊：4 月 28 日。药后关节痛已轻，红斑结节也退，激素已停服。惟右胁有时隐痛，痛及胃脘部，经行提前，少腹痛，脉弦细，舌质偏红。络中风湿渐去，血脉未和。调整方药为：全当归 9g，炒白芍 9g，醋柴胡 5g，川桂枝 5g，左秦艽 9g，寻骨风 9g，杜红花 9g，延胡索 9g，炙地龙 9g。

按语：本例痛风，属于热痹，病情反复，多治少效。热痹的形成，或由感受风寒湿邪，郁久化热；或因素体阴虚，内有郁热，与外邪相搏，风湿与热相合，痹阻经络所致。热痹多见关节红肿疼痛，身热烦躁，口干溲黄，脉数苔黄。初诊选用苍术桂枝白虎汤以清热祛风化湿，增当归以养血通络，羌独活祛风胜湿，桑枝清热通络，加黄酒为引，取辛散通络而达病所之意。再诊时因发热已退，故去石膏。但关节红肿疼痛仍甚，加用威灵仙、乌梢蛇、地龙、丝瓜络等祛风通经络。三诊时以活血祛瘀为主，佐以行气疏肝，调和气血。张老治疗本病，在清热祛邪的同时，常酌配羌活、独活、秦艽、威灵仙、乌梢蛇、寻骨风等品，使病情迅获控制。

（张继泽，张泽生医案医话集［M］.南京：江苏科学技术出版社，1981：250）

病案二　陈某，女，18 岁。

患者自诉一月前曾感冒，有发热、恶风、咽痛等，自服康泰克、银翘解毒片后症状消失。近两周来见双膝、肘、腕关节红肿、灼痛，呈游走性，伴发热，口渴不欲饮，周身困重，小便黄，大便秘结，舌红苔黄腻，脉滑数。体查：体温 38.9℃，面色潮红，双肺呼吸音清，未闻干、湿哕音。心界不大，HR：118 次 / 分，律齐，心尖部可闻及 SM2/6，吹风样，肝脾未及，双膝、双肘及腕关节肿胀、潮红、局部压痛、有灼热感。实验室检查：咽拭子培养溶血性链球菌（+），抗 "O" >500U，ESR 80mm/h，CRP（+），心电图示：窦性心动过速，P–R 间期 0.24 秒。西医诊断为风湿热，中医诊断为痹证。辨证为湿热痹，治法为清热利湿，宣通经络。

方药：防己 20g，薏苡仁 30g，黄柏 15g，知母 12g，苍术 15g，桑枝 12g，忍冬藤 30g，大黄 12g，威灵仙 15g，黄芩 15g。

煎服 7 剂后，发热退，关节红肿热痛明显减轻，大便通。上方去大黄、黄芩，加桑枝 15g，牛膝 15g，再服 14 剂，关节红肿消退，仅关节肌肉有少许酸痛感，复查血沉已正常，心电图恢复正常。

按：患者主要表现为双膝、肘、腕关节红肿、灼痛，呈游走性，伴发热，口渴不欲饮，周身困重，小便黄，大便秘结，舌红苔黄腻等干燥证候，病机关键为风湿热邪壅滞经脉，闭阻气血。本病病位以肢体关节为主，治当清热利湿，宣通经络。方中常以大黄、黄芩、黄柏、知母清热坚阴，防己、薏苡仁、桑枝、威灵仙等祛风除湿，通络宣痹。

（余绍源.中西医结合治疗内科常见病［M］.广州：广东人民出版社，1988：194）

附：

历代医籍相关论述精选

《素问·痹论》曰："风寒湿三气杂至，合而为痹也。其风气胜者为行痹，寒气胜者为痛痹，湿气胜者为著痹也。"

《素问·痹论》曰："心痹者，脉不通，烦则心下鼓，暴上气而喘，嗌干，善噫，厥气上则恐。"

《济生方·痹》曰："风寒湿三气杂至，合而为痹。皆因体虚腠理空疏，受风寒湿气而成痹也。"

参考文献

［1］姚凤祥，麻世迹，陈阳.现代风湿病学［M］北京：人民军医出版社，1995：1-2.

［2］钱学贤，杨兴生.风湿热发病机理及防治研究进展［J］，心血管病学进展，1990，（1）：433.

［3］潘澄濂.对风湿热辨证和治疗的探讨［J］，新中医，1981（3）：1.

［4］陈贵廷.实用中西医结合诊断治疗学［M］，北京：中国医药科技出版社，1995：357.

［5］胡国臣等，中药现代临床应用手册［M］.北京：北京学苑出版社，1993.272-274.

［6］黄春林，邹旭，中医临床诊治心血管专病［M］，北京：人民卫生出版社，2000：386-424.

［7］史宇广，单书健.当代名医临证精华·痹证专辑［M］.北京：中医

古籍出版社，1988：90-93.

[8]张继泽，张泽生医案医话集［M］.南京：江苏科学技术出版社，1981：250.

[9]余绍源.中西医结合治疗内科常见病［M］.广州：广东人民出版社，1988：194.

[10]中华医学会风湿病分会.风湿热诊断和治疗指南［J］，中华风湿病杂志，2011，7（15）：483-486.

第二十二章　反应性关节炎

反应性关节炎（Reactive Arthritis，ReA）是一种继发于身体其他部位（如肠道和泌尿生殖道）感染后出现的无菌性炎性关节病，属于全身自身免疫性疾病。除了有关节肿胀、疼痛、压痛等关节表现外，ReA 通常还伴有一种或多种关节外表现。肠道或泌尿生殖道感染后的反应性关节炎最为常见，本病的确切发病率较难统计。

反应性关节炎是现代医学病名，在中医学文献中无相似病名记载，按其临床表现，一般归属于中医学"痹证"范畴。

【病因及发病机制】

一、中医学病因病机

本病病因复杂，一般认为内因和外因两个方面，内因是正气不足，肝肾亏虚，外因是感受风寒湿热等外邪侵袭，闭阻经脉，气血运行不畅，发为本病。

（一）病因

1. 正气亏虚

劳累过度，损伤正气，或病后、产后体虚，正气不足，卫外不固，腠理空疏，易感受外邪产生痹证，正如《素问》所云："邪之所凑，其气必虚"。

2. 外邪入侵

气候变化，起居不慎，调护失宜，均易感受风、寒、湿、热之邪，引起痹证，尤其湿热之邪侵袭人体，留滞筋骨，气血运行不畅，发为本病。寒湿之邪侵犯人体，若素体阳气偏盛，或内有蕴热，邪从阳化，或郁久化热，亦可导致湿热痹。

3．痰瘀阻滞

正气不足，风寒湿热之邪乘虚侵入，气血津液运行不畅，久而炼液成痰，血滞为瘀，留于筋骨关节形成痹证，正如《医林改错》记载有"瘀血致痹说"。

（二）病机

1．本病基本病机为外邪侵袭肢体，经络痹阻，不通则痛

正气亏虚，风、寒、湿、热之邪乘虚侵袭人体，邪气沿筋脉入里，留于筋骨、经络、肌肉、关节、脏腑，气血运行不畅，经脉痹阻，而成此病。

2．病理性质病初多以邪实为主，病久则虚实夹杂

病变初起是感受风寒湿或风湿热邪，病程短，发病快，正气未伤，故以邪实为主。若病久不解，风寒湿热之邪，经久不去，势必损伤正气，体虚邪实而成虚实夹杂之候。

3．本病病位在肢体关节，筋骨经络，久则可涉及脏腑

二、西医学病因及发病机制

（一）病因

目前，ReA 的病因不明，一般认为感染和遗传因素相关。

1．感染因素

根据目前的研究，绝大多数微生物感染与反应性关节炎关系密切。致病微生物主要分为三大类型：①非淋病性尿道炎后发病型：主要为衣原体；②细菌性腹泻后发病型：主要为沙门菌、志贺菌、耶尔森菌、弯曲菌、弧菌；③链球菌感染后发病型：主要为链球菌；扁桃体炎（扁桃体隐窝脓肿）引起的还包括其他许多细菌。此外还有支原体、包括螺旋体、布鲁杆菌、病毒、肺炎衣原体等。

2．遗传因素

已经证明，肠道及泌尿生殖道感染引起的反应性关节炎多与易感基因 HLA-B27 有关，而链球菌、病毒、螺旋体导致的反应性关节炎一般无HLA-B27 参与。近来研究表明，HLA-B51、B60、B39 及 B7 均可能增加反应

性关节炎的易感性。HLA–DRB1 可能与链球菌感染后的反应性关节炎有关。

（二）发病机制

目前已知反应性关节炎是由某些病原微生物感染所激发，但其具体发病机制至今尚未明确。由于 ReA 的发生与病前的微生物感染密切相关联，并且大多数患者 HLA–B27 阳性，因此推测 ReA 的发病是有感染和遗传因素相互作用所致。近年来已有多项研究证实在 ReA 患者病变关节关节液或组织内存在病原微生物或其成分，这些研究有力地证实了病原体在诱发 ReA 中的重要作用，虽然至今对病原体如何引起 ReA 仍存在多种假说，尚无一种理论可以完满解释 ReA 的发病。

关于遗传因素在 ReA 发病中的作用，研究较多的是 HLA–B27。虽然 HLA–B27 在介导 ReA 发病中的具体作用至今尚不明确，但对其在发病中起重要作用这一点已达成共识。目前，关于 HLA–B27 和细菌如何协同引起关节炎已有众多假说，主要的假说包括：① HLA–B27 与耶尔森菌和志贺菌菌体蛋白有相似的持续存在；② HLA–B27 可为 T 淋巴细胞的免疫反应提供攻击的目标；③ HLA–B27 影响吞噬细胞对细菌的处理，可促使病原菌在机体组织中持续地存在。

综上所述，ReA 的发病机制可能是在某些病原体感染后，病原体或其某些组分通过某一或某些特定的途径被运输到关节，由于 HLA–B27 等遗传因素的作用，使其免受宿主清除而得以持续存在，在此基础上引发宿主机体产生体液和细胞免疫反应，从而发生 ReA。

【诊断标准】

目前常用的诊断标准：

一、反应性关节炎诊断标准（Kinsley & Sieper，1996）

1. 典型的外周关节炎

下肢为主非对称性少关节炎。

2. 前驱感染的证据

（1）4 周前有腹泻或尿道炎（实验室检查阳性有助诊断，但并非必备条件）

（2）无感染的临床症状，则必须有感染的实验室证据。

除非有其他关节炎：如银屑病关节炎，感染性关节炎及晶体性关节炎等。

注：HLA-B27 阳性，Reiter 综合征的关节炎表现（如结膜炎、虹膜炎、皮肤、心脏炎与神经系统病变等）或典型脊柱关节病的临床表现（下腰痛、肌腱端炎等）不是反应性关节炎的必备条件。

二、反应性关节炎诊断标准（Siper & Braun，1999）

1. 非对称性下肢为主的关节炎。

2. 前驱感染的证据。

注：（1）除外其他风湿病。

（2）感染证据包括：①发病前 4 周内有腹泻或尿道炎史；②大便培养阳性；③晨尿或泌尿生殖道拭子查沙眼衣原体阳性；④抗耶尔森和抗志贺菌抗体阳性；⑤抗沙眼衣原体阳性；⑥ PCR 检查关节液衣原体 DNA 阳性。

【治疗】

一、中医治疗

（一）辨证施治

由于机体正气不足，感受风、寒、湿、热之邪，痹阻经络、关节，不通则痛，发为本病。辨证时要注重邪气性质及标本缓急，治疗应以祛邪通络为大法。早期多数邪实，应祛邪为主，根据邪气的偏盛，分别予以祛风、散寒、除湿、清热，兼以舒筋活络。日久正虚，应以扶正为主，予以益气养血、培补肝肾。虚实夹杂者，宜标本兼顾。

1. 湿热蕴结证

【症状】可见于咽、尿道或胃肠道热病之后，膝、肩、肘、腕、踝关节红肿热痛，不可屈伸，活动障碍，伴有发热烦渴，小便黄，大便秘结。舌红苔黄腻，脉弦数。

【治法】清热利湿，疏经通络。

【主方】白虎桂枝汤合四妙散。

【常用药物】生石膏、知母、桂枝、黄柏、苍术、薏苡仁、牛膝

【加减】咽喉肿痛加桔梗、板蓝根；尿频尿急尿痛加萹蓄、滑石、甘草；目赤肿痛加菊花、龙胆草；大便秘结加大黄；关节疼痛较重加海桐皮、海风藤、防己、秦艽。

2. 寒湿痹阻证

【症状】关节肿胀疼痛，皮肤不红，痛有定处，屈伸不利，昼轻夜重，畏寒喜暖，面色苍白或萎黄，舌质淡胖，舌苔白腻，脉弦紧或弦缓。

【治法】温经散寒，祛湿通络。

【主方】甘草附子汤加减。

【常用药物】制附子、黄芪、桂枝、白术、茯苓、海桐皮、海风藤、羌活、独活、炙甘草。

【加减】痛甚者加川乌；湿气甚者加薏苡仁、苍术；痛在上肢加羌活、防风；痛在下肢加独活、怀牛膝。

3. 痰瘀互结证

【症状】关节肿胀日久，活动受限，痛处固定，痛如锥刺，昼轻夜重，口感不欲饮，舌质紫暗，或有瘀斑、瘀点，舌苔白腻或黄腻，脉细涩或细滑。

【治法】化瘀除痰，和络止痛

【主方】身痛逐瘀汤合二陈汤。

【常用药物】姜半夏、当归、秦艽、桃仁、红花、羌活、没药、五灵脂、香附、地龙、牛膝、甘草、川芎、茯苓、陈皮。

【加减】兼气虚加黄芪、党参；兼湿热者加苍术、黄柏；兼血虚加阿胶、鸡血藤；关节冷痛加附子、桂枝；关节灼痛加玄参、丹皮；血瘀郁热者加忍冬藤、蒲公英。

4. 肝肾阴虚证

【症状】关节疼痛微热，腰膝酸软，头晕耳鸣，咽干痛喜冷饮，大便干结，小便短黄，舌红少苔，脉细数。

【治法】滋补肝肾，强筋健骨。

【主方】知柏地黄汤加减。

【常用药物】知母、黄柏、熟地黄、山药、山茱萸、丹皮、牛膝、菟丝子、桑寄生、龟甲。

【加减】腰痛明显加续断、杜仲；大便干燥加生地黄、黑芝麻；关节痛甚酌情加用独活、羌活、乳香、没药、鸡血藤、络石藤。

（二）名医治法验方

1. 莫成荣　正气亏虚为内因，风寒湿热之邪为外因，采用扶正祛邪

根据邪正消长变化，分清主次先后，分别采取扶正为主兼顾祛邪，或以祛邪为主兼顾扶正，或祛邪扶正同用的方法，具体分为 3 型：1）邪实型：此为热痹实热内盛兼阴液亏少之证候，当以祛邪为主，兼顾扶正，治以清热解毒逐痹，兼以养阴清热，予三妙丸加减；2）正虚型：此为肝肾不足或长期妄用温燥之品损伤肝肾之阴，筋骨失于濡养所致，当以扶正为主兼顾祛邪。治以滋肾养肝，兼以活血通络，予六味地黄丸加减；3）正虚邪恋型：治以温通经脉，活血通络，予桃红四物汤加减。在具体辨证用药中，以湿热为主者，多选苍术、黄柏、鱼腥草、蒲公英、忍冬藤、连翘等清热利湿解毒之品，以血为主者，多选红花、赤芍、川芎、路路通等活血通络之品。

2. 吴启富　本病在中医热痹、肠痹中常见，湿热痹为多数，注重辨证论治

将其辨证分为：1）湿热熏蒸，流注关节证，治以清热利湿，活血通络，方用三妙散合宣痹汤加减2）寒湿化热，郁于关节证，治以温经散寒，除湿清热，方用桂枝芍药知母汤加减；3）余邪留恋，阴虚阻络证，治以清热通络，疏利关节，方用滋阴清热通络汤加减。

（三）针灸治疗

针灸治疗以阳经和局部取穴为主，补泻兼施。可针刺外关、阳池、昆仑、商丘、足三里等穴位，急性期可现在患侧疼痛部位所属经脉选取压痛明显的经穴或阿是穴，然后依照"左取右，右取左"原则在身体对侧选取相应穴位。

可按痛处所属经络取穴，风湿热痹以针刺为主，湿痹、寒痹以灸为主，热痹以针刺出血为主。

（四）中药外治

1. 中药熏蒸

中药熏蒸能够祛湿邪，清热毒，止疼痛，清热除湿、活血通络、宣痹止痛之中药分子透入机体，直达病所，取效迅速。治疗风湿热痹，药用豨莶草、黄柏、赤芍、生地、木防己、苍术、旱莲草、蜂房、乳香、没药、徐长卿、红花、牛膝、威灵仙、冰片、薄荷等药，煎成药汁，每日熏洗2次，1剂/天，28天为1疗程。

2. 中药外敷

可外用痹痛散（黄柏、银花、细辛、苍术、乳香、透骨草、冰片等）按一定比例加工成细末，醋调外敷患处，每日2次。

二、西医治疗

1. 对症治疗

由于大多数ReA病程呈自限性经过，所以其治疗以对症治疗为主，其中非甾体抗炎药（NSAIDs）为首选，对合并有肌腱端炎表现的患者可辅以NSAIDs的外用剂型治疗，此外也可以考虑物理治疗。

2. 抗生素治疗

目前抗生素对ReA治疗作用尚存在较大争议。有学者认为，短期应用抗生素治疗对急性期ReA无效，长期使用抗生素可能有疗效，可明显缩短病程，减轻关节肿胀和疼痛，如3个月的四环素族抗生素对沙眼衣原体所致ReA有效。另有认为抗生素应在发病的初期即开始使用，对疾病的预后和症状均有改善；而在疾病的进展期内应用效果则不明确。抗生素治疗能否改善反应性关节炎的慢性症状、骶髂关节炎和强直性脊柱炎等尚无定论。在衣原体所致ReA中，无论病程长短，延长使用抗生素的效果可能要优于单纯使用NSAIDs治疗。此外，目前已经明确，对性传播所致ReA，用适当的抗生素治疗初发的尿道炎可减少随后发生ReA的危险。肠源性ReA患者应用抗生素治疗效果不明显，可能与发病机制不同或对不同的抗生素反应不同有关，但对HLA-B27阳性、有腹泻或粪便中致病菌呈阳性的ReA患者，应使用抗生素治疗，疗程常需达 2 周。

3. 皮质激素治疗

皮质激素对 ReA 的滑膜炎有效，但一般不主张全身应用皮质激素，对于单关节炎可选择长效皮质激素关节腔内注射。

4. 抗风湿治疗

由于大多数 ReA 为自限性，抗风湿治疗仅用于那些初次发病但病程较长或对 NSAIDs 疗效欠佳，以及病情反复或病程呈慢性化的患者。抗风湿药中，较常用的为柳氮磺吡啶，也可使用甲氨蝶呤或硫唑嘌呤，但文献上对这些药物在 ReA 中的应用研究多为短疗程，且缺乏对照研究，因此抗风湿药物对 ReA 的确切疗效尚难以确定。

5. 其他治疗

对出现并发症的 ReA 患者，如并发虹膜炎或严重心脏、肾脏或神经系统并发症，则应请相关专科协同处理。

三、中西医结合治疗经验

反应性关节炎的中医治疗注重辨证论治，有较强的灵活性和针对性，疗效确切，符合个体化用药方案，现代西医疗法起效迅速，副作用较大，停药后易复发，在理论层面上通过宏观与微观、辨证与辨病，扶正与祛邪的结合，弥补了中西医各自的不足，为我们在临床中提供了全面的，良好的疾病诊治方法。在临床实践中，我们发现通过优势互补，既提高了治疗效率，效果减少了不良反应的发生，极大地解决了患者的痛苦。

中西医结合治疗反应性关节炎目前已成为临床主要治疗方案，主要是运用中医整体观把握患者的气血阴阳平衡，在辨证论治的基础上，一是合并使用非甾体抗炎药，既加强其解热镇痛之疗效，又可弥补非甾体抗炎药疗效不持久、不能协调整个身体机能的不足。二是合并糖皮质激素，在长期服用激素的同时，应用熟地、生地、龟板等滋阴的药物缓解激素纯阳伤阴之性，在激素减量过程中，往往容易导致疾病的反跳，配合中药治疗能有效减少患者对激素的依赖。目前已发现中药中有许多促进肾上腺皮质激素分泌及类似糖皮质激素作用的药物，例如：甘草、秦艽、穿山龙、淫羊藿等。运用中药还可以预防感染和骨质疏松等的发生，健脾补肾药可提高机体抗感染能力；

滋阴清热或温补肾阳中药与激素联合应用，可以消除其食欲亢进、情绪波动、心烦失眠等副作用，并提高疗效。健脾和胃药可减轻非甾体抗炎药对胃肠道的刺激；益肾填精药可防止免疫抑制药对骨髓及机体正常免疫力的过度抑制。

【临证备要】

一、诊断与辨证

1. 辨证为主，结合辨病

辨证论治是中医的特色与优势，治疗痹证必须坚持以辨证论治为主这一原则。辨证首辨寒热类别，次辨病邪偏盛，再辨证候虚实。痹证的治疗必须以辨证为基础，辨证与辨病结合，研究疾病和证候的关系，探索临床诊治的规律，根据不同致病菌酌加不同的药物，才能收到较好疗效。例如如果是链球菌感染，可加用黄芩、鱼腥草等2、3味经现代医学证明具有抗链球菌作用的中药；如果是大肠杆菌感染，加用黄连、黄柏、大黄等具有抗大肠杆菌作用的中药；病毒感染，加用忍冬藤、连翘、金银花、蒲公英等具有抗病毒作用的中药；衣原体、淋球菌感染，加用蚤休、龙胆草、虎杖、黄连、大黄等具有抗衣原体、淋球菌作用的中药。

2. 辨虚实

反应性关节炎起因多为先天体质虚弱，或身体过劳，或病后，或妇女产后，或年老体弱，机体气血阴阳不足，腠理空疏，营卫失和，风寒湿热之邪易于入侵，既病之后，又无力驱邪外出，病邪得以深入，留连于筋骨血脉，而为痹证。对这一类型患者来说，体虚不仅是发病的内在因素，并且在整个痹证过程中，对病情的演变和转归同样起着重要的作用。

二、治法及用药

1. 扶正祛邪，分清主次

气血不足，肝肾亏虚是本病发病的内在依据，邪气是发病的重要条件，正邪相争，正虚邪恋则发病，故基本的治疗原则为扶正和祛邪，而"虚则补之，实则泻之"，则是扶正与祛邪治则的具体运用。反应性关节炎往往反复发作，虚实夹杂，治疗上需先分清主次先后，分别采取扶正为主兼顾祛邪，或以祛邪为主兼顾扶正，或祛邪扶正同用的方法。同时，扶正不可峻补，以防邪气壅滞，祛邪不可过缓，以防邪气留恋，伤及正气。

2. 清利甚于温散

经观察，临床上反应性关节炎之湿热者多于寒湿者，从中医辨证角度，在临证中应注重清热利湿，祛风通络，治疗上多选用清热解毒药、清热燥湿药、祛风通络药等。现代医学认为，反应性关节炎发病与细菌、病毒感染有关，而药理研究表明，清热解毒药多具有抗菌、抗病毒的作用，部分药物还能起到免疫调节作用，通过抑制机体的体液免疫亢进，减少自身免疫反应引起的组织损伤。故多用板蓝根、蒲公英、大青叶、白花蛇舌草、金银花、连翘等，既能清热利湿解毒，消除病因，消除内外之毒以治其本，又能镇痛消肿、通络止痛，缓解症状以治其标。

3. 活血化瘀贯穿始终

本病机为气血不足，感受风寒湿热之邪，与气血相博，气血壅滞，阻于肌肉、关节、经络而发病。本病为慢性病程，疾病经久不愈，气血不畅，瘀血内生，故瘀血既是机体在病邪作用下的病理产物，又可作为病因作用于人体，发病过程中存在着不同程度的瘀血内阻的证候。笔者根据多年的临床观察发现本病所致的关节疼痛多因气血凝滞，脉络不通所致，正如叶天士所云"络瘀则痛"，故活血化瘀药要贯穿始终。根据现代药理学研究，活血化瘀药物具有改善血液循环、抗感染、抗炎症反应、参与免疫调节作用等作用，在风湿性疾病的作用机理是多方面的。

4. 注重养阴益气，固护胃气

湿热毒邪，最易灼伤阴液，致肌肉筋脉失养，又因清热解毒药性多苦寒，故临证中需注重固护阴液，宜加用益气养阴之品。风寒湿热之邪，除痹阻筋脉之外，尚可内蕴脾胃，影响脾胃运化，或久病患者长期服用非甾体抗炎药，此类药物多导致脾胃虚弱，"脾胃为后天之本，气血生化之源"，脾胃衰微则药食妄投，故治疗上主张兼顾脾胃，使脾胃纳运相得，升降相因。

5. 注重引经，选药部位分明

疼痛是反应性关节炎的主要症状，依疼痛部位的不同，在治疗中常加入一二味引经药，以引导药物直达病所，切中要害。如痛在上肢，重用桑枝、姜黄；痛在下肢，重用牛膝、木瓜；颈部疼痛，重用葛根、白芍；腰背部疼痛，重用狗脊、杜仲、桑寄生；小关节疼痛，重用忍冬藤、鸡血藤。因病有所在，药有归经，注重引经药的使用，可使药物直达病所，临床疗效更显著。

【医案精选】

病案一 患者张某，男，32 岁。

患者因"右膝、左踝关节肿痛，活动不利半月余"就诊。该患者一月前出现尿频、尿急，查尿常规：异常，口服抗生素好转，半月前出现右膝、左踝关节肿胀疼痛，局部肤温高，于某院就诊，考虑关节炎，给予风湿骨痛胶囊口服，及外用药治疗，未见好转。现症见：右膝、左踝关节疼痛，且有肿胀灼热感，关节屈伸不利，周身乏力，微恶寒，口干纳差，尿频，大便秘结。查体：体温 37.5℃，右膝、左踝关节肿胀，皮色略红，皮温稍高，压痛（+），屈伸不利，舌红苔黄腻，脉弦滑。实验室检查：血常规：WBC 12.54×10^9/L，尿常规：白细胞 40 以上 /HP，ESR 107mm/h，CRP 51.2mg/L，ASO 126u，免疫功能：IgG 11.9g/L，IgA 2.9g/L，IgM 1.42g/L，RF（-），抗核抗体谱（-）。膝关节X 线片示：未见明显异常。西医诊断：反应性关节炎。中医诊断：痹证，证属：湿热蕴结证。治法以清热利湿，活血通络。

处方：生石膏（先）30g、知母 10g、桂枝 10g、苍术 10g、黄柏 10g、生薏仁 30g、川牛膝 15g、忍冬藤 20g、连翘 10g、土茯苓 30g、络石藤 15g、萹蓄 10g、片姜黄 10g、甘草 10g。

服药 10 剂，症状稍有好转，舌脉同前。复查血常规：WBC 11.6×10^9/L，尿常规：白细胞 20-30/HP，ESR 80mm/h，CRP 47mg/L，进一步查淋球菌培养为阳性，中医辨证为湿热痹阻证，上方加苦参 20g、黄连 5g、虎杖 20g、泽泻 15g 等药物，同时用左氧氟沙星氯化钠注射液 100ml（含左氧氟沙星0.5g），日一次，静脉滴注，连用 10 天。

再次服药 20 剂，患者诉关节疼痛明显好转，肿胀亦改善，尿频症状消失，舌红苔薄黄，脉弦滑，复查血、尿常规正常。

（江苏省中医院门诊病例，门诊号 ZZJ1547198）

按：本例患者因素体阳气偏盛，内有蕴热，外感湿热之邪，湿遏热伏，流注关节经络，阻滞气血而致病。湿热痹阻于经络、筋脉、关节，故关节红肿热痛，屈伸不利；热邪入营耗血，故见口渴不欲饮，大便秘结，舌红，苔黄腻，脉弦滑数，均为湿热之象。当治以清热利湿、活血化瘀、通络止痛之法，方用白虎桂枝汤合四妙散，并加以土茯苓、络石藤等解毒利湿、祛风通络之品；尿培养发现有淋球菌阳性，故加大清热解毒、利湿杀虫之力，方在四妙散基础上加用黄连、苦参等。湿为阴邪，且湿邪粘滞不通，非辛温透达之剂不能破其滞结，故配伍辛散透达之品，如姜黄等，使湿得温而化，同时亦有反佐它药过于苦寒之功效，以防止过用寒凉。

病案二　患者王某，女，43岁。

患者因"右手第3、5近端指关节肿痛伴屈伸不利十余日。"就诊。自诉一月前咽部疼痛、发热，体温最高38.5℃，口服药物治疗。十多天前出现右手第3、5近端指关节肿胀、疼痛，握拳困难，当地某医院检查血象，血常规未见异常、血沉增快，类风湿因子阴性，C–反应蛋白阴性。当时给予布洛芬治疗，疼痛不见缓解，患者不接受激素治疗方案。现症见右手3、5近指关节肿胀疼痛、活动受限，伴咽痛，周身乏力，无浮肿，小便黄，大便溏，舌淡红苔黄腻，脉滑数。查体：右手3、5近端指关节中度肿胀，皮色暗红，皮温稍高，压痛（＋），屈伸不利。咽部充血，扁桃体Ⅱ°肿大。体温37.3℃。舌红苔黄腻，脉弦滑。实验室检查：血沉42mm/h，C–反应蛋白25.5mg/l，ASO>900u，类风湿因子（－），抗核抗体谱均（－）。双手X片显示：未见明显异常。西医诊断：链球菌感染后反应性关节炎，中医诊断：痹证（风湿热痹）。治拟清热利湿，活血通络。

处方：黄柏10g、苍术10g、牛膝15g、蒲公英30g、忍冬藤20g、双花20g、连翘10g、海风藤10g、络石藤15g、威灵仙20g、桑枝20g、路路通20g、露蜂房10g、土茯苓30g、红花15g、赤芍15g、马勃15g、乌梢蛇20g、甘草10g。

连服30余天，上症基本消失，实验室指标明显好转，达到临床缓解，继以上方去黄柏、马勃，土茯苓改为20g，加黄芩30g以清热化湿解毒，巩固疗效一个月，达到临床治愈。

（江苏省中医院门诊病例，门诊号 ZZJ1024768）

按： 反应性关节炎的患者往往有四肢大关节及肩背疼痛，呈游走性，影响功能活动，大多属于中医的"行痹"。理当以通经活络止痛之法为主。但在仔细询问病史，此类患者多数近期感冒过或有慢性咽炎，或查体见咽部充血、红肿或扁桃体肿大，这也是此类患者为什么病情时轻时重，关节肿痛反复发作的原因。临床治疗中，除用大量的通经活络之品外还佐以清热解毒药，如双花、连翘、蒲公英。经临床观察，一般在咽部症状好转后，关节症状也相应的缓解。这与现代医学认为的反应性关节炎的病理属Ⅲ型超敏反应相符合。现代医学认为，咽部为人体的门户，二次感染链球菌后，形成的抗原抗体复合物沉于肌腱附着点形成肌腱附着点炎，即引起关节疼痛。因此控制咽部症状是其治疗的关键，而清热解毒利咽是根本治疗大法之一。经实验室检查，这类患者常常有抗"O"、CRP、ESR等增高，配合青霉素治疗见效更快。中西医结合治疗能够缩短病程，迅速改善症状，加快疾病痊愈。

附：

历代医籍相关论述精选

《素问·痹论》："五脏皆有所合，久而不去者内舍于其合也。故骨痹不已，复感于邪，内舍于肾。筋痹不已，复感于邪，内舍于肝。脉痹不已，复感于邪，内舍于心。肌痹不已，复感于邪，内舍于脾。皮痹不已，复感于邪，内舍于肺。"

《儒门事亲·痹论》中指出，"此疾之作，多在四时阴雨之时，及三月九月，太阴湿土用事之月，或凝水之地，劳力之人，辛苦过度，触冒风雨，寝处浸湿，痹从外入"。

《类证治裁》指出"诸痹，风寒湿三气杂合，而犯其经络之阴也。风多则引注，寒多则掣痛，湿多则重着，良由营卫先虚，腠理不密，风寒湿乘虚而袭，正气为邪所阻，不能宣行，因而留滞，久而成痹"。

参考文献

［1］黄烽.赖特综合征诊治指南（草案）［J］.中华风湿病学杂志，2004，8（02）：111-113.

［2］辛华.莫成荣教授治疗反应性关节炎经验总结［D］.辽宁中医

学院，2005.

　　［3］刘娟云，刘彦龙.中西医结合治疗反应性关节炎60例［J］.江苏中医药，2005，10（04）：26.

　　［4］杨丹，董振华.中西医结合治疗Reiter综合征1例［J］.中国中西医结合杂志.2007，27（4）：379

　　［5］姜宏睿，杨国良.针刺加灸法治疗风寒湿痹证［J］.针灸临床杂志，1999，15（02）：16.

　　［6］廖世煌，陈春雪.内外结合治疗风湿热痹［J］.中医外治杂志，2003，12（06）：28.

　　［7］汪悦.汪履秋治疗痹证经验［J］.中医杂志，2011，52（07）：555-557.

　　［8］朱巍.莫成荣教授治疗反应性关节炎经验拾萃［D］.辽宁中医药大学，2009.

第二十三章　炎性肠病性关节炎

炎性肠病性关节炎（arthritis with inflammatory bowel disease，IBD）指伴发于炎性肠病或某些肠道感染性疾病后发生的关节炎，主要指的是由溃疡性结肠炎（ulcerative colitis，UC）和克罗恩病（Crohns disease，CD）两种炎性肠道疾病所引起的关节炎，因两者均与免疫有关，具有许多共性，如病因与发病机制均不清楚，临床表现都具有慢性迁延、反复发作、不易根治的特点，两者的关节表现相似，包括外周关节炎和中轴关节病变，并可伴发关节外或肠道外其它临床表现，如皮肤黏膜病变、炎症性眼病，常以侵犯下肢大关节为主，并有单侧、非对称性的特点，属于脊柱关节病的范畴。本病可发生在任何年龄，以青、壮年为主，男、女均可发病，约10%～20%炎性肠病可患发此病。

炎性肠病性关节炎在中医学文献中无相似病名的记载，但其典型的肠道和关节临床表现在许多古典医籍中有类似的描述。现代多数学者认为宜将本病归属"痹病"范畴中的"肠痹""痢风"或"痢后风"。

【病因及发病机制】

一、中医学病因病机

（一）病因

一般认为炎性肠病性关节炎的发病多为内外因共同作用的结果，多因先天禀赋不足，或饮食不节（洁），外感寒湿或湿热之邪，邪犯胃肠使脾胃运化失常，或发为泄泻或发为痢疾；邪气客于经脉筋骨，气血痹阻，络脉不痛，而发为关节疼痛，筋骨屈曲受限。

1. 外因

（1）感受寒湿之邪　《素问·痹论篇》所云："所谓痹者，各以其时，重感于风寒湿之气也"。中医认为风寒湿是引起本病的主要外因。风为百病之长，易夹邪入侵，是外邪趁虚而入的重要载体。炎性肠病关节炎多由素体脾胃不足，风夹湿、夹寒侵袭人体，内客于脾胃而发病。很多炎性肠病关节炎的病人除关节疼痛、大便稀溏外，还表现为腹部怕凉，手足逆冷。清·陈念祖《时方妙用·痹》说："深究其源，自当以寒与湿为主。盖以风为阳邪，寒与湿为阴邪，阴主闭，闭则郁滞而为痛，是痹不外寒与湿。寒湿内客于中焦，脾不运化，湿浊内生，下注大肠，而生泄泻，故痛与泄并作"。

（2）感受湿热之邪　暑湿季节，风湿热邪袭于肌腠，湿热之邪痹阻于经络，内舍于大肠或寒湿郁久化热，湿热下迫大肠，腑气壅滞，气滞血阻，气血与邪气相搏结，加糟粕而患病。炎性肠病关节炎的发病多是直接或间接感受湿热之邪所致。

2. 内因

（1）先天禀赋不足　《灵枢·经脉》云："人始生，先成精，精成而后脑髓生，骨为干，脉为营，筋为刚，肉为墙，皮肤坚而毛发长"。先天之精禀受于父母，决定人体先天禀赋强弱、生长发育迟速、脏腑功能盛衰以及遗传倾向。先天禀赋不足，脾肾素虚，不能温化水谷，水谷精微转输不利，酿生水湿痰浊，水湿痰浊下注肠道，外客关节，而发为此病。

（2）饮食不节（洁）　平素喜食肥甘厚腻之品，或者误食腐败不洁之食物，酿生湿热，或夏月姿食生冷瓜果，损伤脾胃，中阳受困，湿热或寒湿、食积之邪内蕴，肠中气机壅滞，气滞血阻，与肠中腐浊相搏结，化为脓血，肠中湿毒客于脊柱四肢，而致关节作痛。

（二）病机

1. 主要病机为外邪侵袭肢体，下迫大肠

本病多因疫毒湿热、寒湿内蕴肠道，腑气壅滞，气血失调，脂络受伤，腐败化为脓血，湿毒下注关节，外溢脊柱，使下痢与关节疼痛并作。外邪侵袭机体，可因人的禀赋不同而出现寒热转化。素体阳热偏盛者，感受风寒湿邪往往容易从阳化热，而成为风湿热痹，湿热下迫大肠，而发为湿热痢。素体阳气不足者，寒邪内生，复感寒湿之邪，往往从阴而化，而成为寒湿痹，寒湿内侵大肠，损伤肠道脂络，而发为寒湿痢。

2. 病理性质病初以邪实为主，病久多致虚实夹杂

病变早期病势较急，以标实为主，下痢日久，可由实转虚或虚实夹杂，寒热并见，日久因脾胃虚寒，化源不足累及肾阳，关门不固，下痢滑脱不禁，腰酸腹冷，关节冷痛。慢性期易复感，病程迁延，日久难愈，继而损伤脾、胃、肝、肾脏腑之气，而成虚实夹杂之证。

3. 病久多见脾肾亏虚，风湿痰瘀痹阻之证

本病病位主要在中下焦，与脾胃密切相关，可涉及肾。病理因素以湿毒、痰、瘀为主，下痢日久，脾阳受损，累及于肾，脾肾虚寒，关门不固，下痢滑脱不禁，风湿之邪乘虚侵袭机体，留邪与气血相搏，日久痰瘀内生，而成脾肾亏虚，风湿痰瘀痹阻之证，出现腰酸腹冷，关节冷痛，僵硬畸形。

二、西医学病因及发病机制

（一）病因

炎性肠病性关节炎缺乏确切的病因，已有的证据表明遗传因素、肠道通透性的改变在发病中起了重要作用。感染、神经精神因素等在发病中的地位尚难肯定。

1. 遗传因素

遗传因素是重要的易感因子，但是通过什么机制来起作用，尚不清楚。在人类疾病中，已经很清楚，HLA-B27是一个易感因素，但是在肠病性关节炎中，它仅与少数有脊柱关节受累的患者相关。

2. 免疫因素

约半数患者血清中存在着抗大肠抗体或循环免疫复合物（CIC），当患者耐受性降低时，引起结肠黏膜损害。病人循环的淋巴细胞对自体或同种胎儿结肠上皮有细胞毒作用，激活K细胞释放淋巴因子，起到杀伤作用。这些都说明IBD的发生可和自身免疫反应有关。

3. 肠道通透性

肠道通透性已经被证实是发病机制中重要的因素。从炎性肠病患者肠腔内获取的细菌可以被IgG抗体、分泌型IgM结合。由于炎症性粘膜外漏外

漏的增加使得补体结合 IgG 外移增加，这又引发炎症，反过来进一步增加通透性。

（二）发病机制

公认的观点是 IBD 存在着"免疫负调节（downregulation）"障碍，通过影响胃肠道区分外来的和自身抗原的能力，和（或）影响胃肠道黏膜免疫反应障碍致病。研究证实，病人血清中存在抗结肠抗体，对自体和同种结肠上皮细胞出现反应。约半数患者血清中存在中抗大肠抗体或循环免疫复合物，当患者耐受性降低时，引起结肠黏膜损害。病人循环的淋巴细胞对自体或同种胎儿结肠上皮有细胞毒作用，激活 K 细胞释放淋巴因子，起到杀伤作用。两病多有肠外损害，如关节炎、葡萄膜炎，用糖皮质激素可缓解病情。这些都说明 IBD 的发生可和自身免疫反应有关。

在 IBD 活动期，病变肠黏膜组织中嗜酸性细胞增多，肥大细胞颗粒及组胺升高，同时激活内皮细胞的激肽释放酶 - 激肽系统，发生微循环改变，血管通透性增加，肠壁充血水肿，平滑肌痉挛，黏膜发生糜烂与溃疡等而发病。

本病的临床表现与病理变化和肠感染性疾病相似，但至今仍未找出致病的病原体。有人提出神经精神因素是 IBD 的病因或诱发因素，但临床资料说明 IBD 有精神异常或创伤史者，并不比一般人群多见。

【诊断标准】

目前无统一的炎性肠病性关节炎的诊断标准，因为其所伴发的关节炎往往无特殊诊断价值，因而只有在确诊有溃疡性结肠炎或克罗恩病以后，才能够根据所伴有的脊柱炎症表现和（或）外周关节炎诊断有炎性肠病（相关性）关节炎。而对于关节炎或脊柱炎表现先于肠道炎症表现，炎性肠病未确诊以前，是无法诊断炎性肠病关节炎的，需要消化科和风湿病专科共同诊治，才能不误诊或漏诊。

本病有以下诊断要点：

1.具有持续或反复发作腹泻和粘液脓血便、腹痛、里急后重，伴有（或不伴）不同程度全身症状者，在排除急性自限性结肠炎、阿米巴痢疾等病的基础上，通过结肠镜检查及粘膜组织学活检，诊断为溃疡性结肠炎。

2. 对慢性起病，反复发作性有下腹或脐周痛、腹泻、体重下降，特别是伴有肠梗阻、腹部压痛、腹块、肠瘘、肛周病变、发热等表现，结合内镜、影像学检查考虑为克罗恩病。

3. 上述 2 条之一的基础上，出现脊柱炎症表现和外周关节炎，可伴有 HLA–B27 阳性、肌腱端炎、指（趾）炎、葡萄膜炎、血管炎等。

【治疗】

一、中医治疗

（一）辨证施治

1. 湿毒蕴结证

【症状】低热，身重，腹胀，腹痛，腹泻，里急后重，大便黏腻臭秽，恶心呕吐，腹部瘕瘕块，腰背疼痛，膝踝关节红、肿、热、痛，不可触，屈伸不利，或关节游走疼痛，足趾手指漫肿疼痛，目赤肿痛，心烦口渴，溲黄味重，口舌溃疡，舌质红，苔黄腻，脉滑数。

【治法】祛湿解毒，通络止痛。

【主方】以葛根芩连汤合宣痹汤加减。

【常用药物】葛根，秦皮，黄柏，黄连，防己，滑石，炒薏苡仁，连翘，栀子，半夏，晚蚕砂，赤小豆，赤芍，丹皮，败酱草，甘草等。

【加减】腹胀加佛手，八月扎；腹痛剧烈加延胡索，白芍；发热加生石膏，知母；目赤肿痛加谷精草，夏枯草；上肢关节肿痛加桑枝，忍冬藤；下肢关节肿痛加车前草，白茅根）

2. 湿热迫血证

【症状】发热，腹痛，腹胀，大便红黄相间或有黏液脓血便、里急后重，瘕瘕块，肛门灼热红肿疼痛或见鲜血，手足心热，心烦失眠，纳少，腰背疼痛，关节红肿，不能屈伸，皮肤斑疹，不恶风寒，舌质红绛，苔黄腻，脉滑数。

【治法】清热凉血，祛湿通络。

【主方】白头翁汤合四妙丸加减。

【常用药物】白头翁，秦皮，黄柏，黄连，生薏苡仁，川牛膝，地榆，地骨皮，丹皮，玄参，茜草，白茅根，三七粉，冬瓜子，艾叶，生甘草等。

【加减】大量黏液脓血便加白及，灶心土；肛门灼热红肿疼痛甚或溃烂鲜血加败酱草，青黛，槐角；瘕瘕块加三棱、莪术；皮肤斑疹加地丁、蒲公英；关节疼痛加秦艽、鸡血藤。

3. 湿热阻络证

【症状】腰背疼痛，髋、膝、踝等关节热痛肿胀，关节屈伸不利，四肢酸胀困乏，手指或足趾红肿，痛不能触，或见潮热，恶热，口干不欲饮，五心烦热，腹满纳呆，大便黏腻臭秽，便下不爽，舌质暗红，苔黄厚腻，脉滑数。

【治法】清热除湿，通络止痛。

【主方】除风湿羌活汤加减。

【常用药物】苍术，黄柏，黄连，苦参，茯苓，泽泻，陈皮，柴胡，猪苓，赤芍，川芎，地龙，川牛膝，木瓜等。

【加减】腰背疼痛加川断、杜仲；手指或足趾红肿加金银花，蒲公英，片姜黄；皮疹加天葵、紫草；五心烦热加银柴胡、地骨皮；溃疡疼痛加地丁、蚤休；关节畸形加炮山甲、地鳖虫。

4. 寒湿痹阻证

【症状】恶风寒，手足逆冷，腰脊僵硬，痛掣尻尾，四肢关节冷痛，肢体刺痛或麻木不仁，屈伸不利，晨僵明显，遇寒加重，得热缓解，舌质淡，舌体胖，苔白，脉弦紧。

【治法】散寒除湿，温经止痛。

【主方】蠲痹汤合附子汤加减。

【常用药物】黄芪，炮附子，姜黄，羌活，防风，桂枝，白芍，党参，甘草等。

【加减】关节肿痛变形，加肿节风，土贝母，土元；关节屈伸不利加伸筋草，木瓜，恶寒明显，疼痛剧烈，加川、草乌。

5. 脾阳亏虚证

【症状】间断腹泻，时发时止，下利清谷，或便血色淡，腹胀腹痛，关节疼痛，劳累遇寒加重，恶风怯寒，面色萎黄或苍白，神疲肢倦，身重乏力，消瘦纳差，舌质淡，苔白或腻，脉沉细。

【治法】健脾益气，和血通脉

【主方】参苓白术丸合胶艾汤加减。

【常用药物】生黄芪，党参，白术，茯苓，当归，莲子肉，炒薏苡仁，山药，升麻，桔梗，阿胶（烊化），艾叶，五味子，川芎，芍药，砂仁，炙甘草等。

【加减】腹胀加藿、苏梗；关节疼痛加独活、怀牛膝、川断；畏寒肢冷加制附片，桂枝；便溏加炮姜，灶心土。

6. 肝肾亏虚证

【症状】腰膝酸软，恶寒肢冷，驼背畸形，关节肿大，腰背、四肢关节痛，屈伸不利，足跟疼痛，肢体乏力，脘腹冷痛，大便稀溏，肌肉消瘦，头晕耳鸣，遗精阳痿，舌质淡暗，苔白，脉沉细。

【治法】补益肝肾，强壮筋骨。

【主方】阳和汤合附子理中汤加减。

【常用药物】鹿角，附子，枸杞，菟丝子，当归，补骨脂，益智仁，小茴香，狗脊，广木香，人参，白术，干姜等。

【加减】关节肿者加皂角刺，炮山甲；关节痛甚加全蝎，蜈蚣；腰脊痛甚加川断，淫羊藿；恶寒肢冷加千年健、追地风；里急后重明显，加木香，黄连；大便带血，加阿胶，艾叶。

（二）针灸治疗

主要针对肠病及关节等表现，辨证论治，选取一定的腧穴，常用穴有：脾俞、胃俞、膈俞，血海、夹脊穴、足三里等。

（三）灌肠

药物保留灌肠，如地塞米松、锡类散、抗生素及云南白药等，联合免疫抑制剂能很好的治疗本病，能使腹泻症状与关节肿痛得到控制和改善，且无明显副作用。

二、西医治疗

炎性肠病关节炎的一般治疗原则是控制炎症，消除肠道症状，保护关节功能。尽量选用对肠道有好处，又对关节炎有帮助的药物。急性及活动期宜安静卧床，避免劳累和精神刺激，应给予高热量、低脂肪、低渣和易消化的食物。补充铁剂、各种维生素和电解质，输血、血浆、人血白蛋白和多种氨基酸制剂。静脉给予高营养疗法有利于改善肠道功能与增强病人体质。

（一）药物治疗

1. 肠道病变的治疗

（1）抗胆碱能药物 如地芬诺脂、洛哌丁胺、阿片酊或可待因有助于缓解腹痛、腹泻症状。

（2）广谱抗生素 对于克罗恩患者，以及累及大肠引起肛周脓肿或有瘘管、中毒性巨结肠时需要使用广谱抗生素，甲硝唑最为多用。

（3）柳氮磺吡啶 该药在长期治疗中已经证实了其价值，既对肠道有好处，又对关节炎有帮助。该药显示出可抑制 NF-kB 的功能，因此可极好地影响前炎症因子的表达。

（4）糖皮质激素 在中、重度炎性肠病为控制肠道病变时才全身使用。泼尼松最为常用。

（5）免疫抑制剂 为减少皮质激素的用量和控制病情，硫唑嘌呤和甲氨蝶呤被广泛应用于治疗中，然而环孢素的使用经验却有限。

2. 关节病变的治疗

（1）柳氮磺吡啶 能够控制肠道病变，又可以抑制关节炎的发展，是本组疾病的首选药物。

（2）金制剂 如金诺芬可抑制滑膜的炎症，减少或预防关节的破坏，用法：3mg，2 次 / 天。

（3）抗疟药 氯喹 0.25g，1 次 / 天；羟氯喹 0.2g，2 次 / 天。

（4）小剂量皮质激素 也成功用于关节内注射或口服治疗，使用的皮质激素可以控制外周滑膜炎，但对于中轴关节受累无效。

（5）非甾体抗炎药 对于炎性肠病所伴的关节炎、脊柱炎的治疗与强直性脊柱炎的治疗是完全一致的，但对于非甾体抗炎药的使用却很有争议，非甾体抗炎药能够很好地控制关节的疼痛，但它能够抑制结肠的前列腺素合成，而加重溃疡性结肠炎的症状。

（6）生物制剂 肿瘤坏死因子 - α 抑制剂英夫利西单抗，可以使克罗恩病患者明显缓解，抑制炎症反应，并使肠道损害长期痊愈。而溃疡性结肠炎却无此作用，这也许能解释其不同的发病机制。而已有的证据表明，TNF-α抑制剂对肠病性关节炎的关节表现均有效。

3. 炎症性眼病的治疗

眼部病变常与关节及皮肤病变相伴出现，以表层巩膜炎、葡萄膜炎最为常见。巩膜炎表现与本病活动性平行，局部应用糖皮质激素可减轻刺激症状。葡萄膜炎与本病活动不平行，常累及双眼，影响视力，甚至导致失明，散瞳药、局部和全身糖皮质激素为常用的治疗药物。后葡萄膜炎对局部糖皮质激素无反应，可考虑球后注射。

4. 外科手术治疗

紧急手术指针：大出血、肠穿孔、重型患者特别是合并中毒性结肠扩张经积极内科治疗无效且伴严重毒血症者。择期手术指征：并发癌变、腹腔内脓肿、瘘管形成、顽固性全结肠炎内科治疗效果不理想且严重影响生活质量，或虽然激素可控制病情但副作用不能耐受者。

三、中西医结合治疗

中西医结合治疗可以贯穿于 IBD 治疗过程的始终。目前西医治疗主要依靠免疫抑制剂、非甾体消炎药、糖皮质激素及生物制剂等。而无论是非甾体抗炎药、免疫抑制剂及糖皮质激素长期使用会导致胃肠道、肝损、骨髓抑制等副作用。对于改善病情及功能，生物制剂明显要优于传统 DMARDs，但生物制剂由于价格昂贵，其副作用仍有待于进一步观察，因此，生物制剂并不能广泛运用。中医药历史悠久，且在长期的临床实践中积累了大量可贵的经验。中西医结合治疗可以规避一些西药长期使用所导致的不良反应，并能显著改善症状，降低炎症指标，提高患者生存质量。

【临证备要】

一、诊断与辨证

对于关节炎或脊柱炎表现先于肠道炎症表现，炎性肠病未确诊以前，是无法诊断炎性肠病关节炎的。值得注意的是炎性肠病伴有的关节炎症状相对较轻，患者往往是因为肠道表现而就诊于消化科，而消化科医生往往只注意患者消化系统的问题，而忽略关节病变，使得炎性肠病性关节炎长期不能得到诊断。因而对于炎性肠病有关节炎表现或关节炎患者出现肠道表现，最好有消化科和风湿病专科共同诊治，才能不误诊或漏诊。

辨证首先辨寒热之侧重。IBD 急性期大多为湿热之邪阻于肠道，病人表现为发热，身重，腹胀，腹痛，腹泻，里急后重，大便黏腻臭秽，腹部瘕痞块，关节红、肿、热、痛，不可触，屈伸不利，或关节游走疼痛，足趾手指漫肿疼痛，目赤肿痛，心烦口渴，溲黄味重，口舌溃疡，舌质红，苔黄腻，脉滑数。也有少患者表现为寒湿阻滞证，主要症见恶风寒，手足逆冷，腰脊僵硬，痛掣尻尾，四肢关节冷痛，肢体刺痛或麻木不仁，屈伸不利，晨僵明显，遇寒加重，得热缓解，舌质淡，舌体胖，苔白，脉弦紧。

次辨本虚标实之消长。本病发病多属脾胃亏虚，风寒湿热之邪乘虚侵入机体，留滞肠道，并阻滞全身经络气血，属于本虚标实证。疾病活动期或者急性期虽有风寒湿邪停滞等临床症候，但脾胃亏虚是本病的发病基础，临床需分清本虚标实在不同患者、不同阶段消长之不同。

再辨脏腑之虚实。本病后期常累及脾胃肝肾等脏腑，或见间断腹泻，时发时止，下利清谷，或便血色淡，腹胀腹痛，关节疼痛，劳累遇寒加重，恶风怯寒，面色萎黄或苍白，神疲肢倦，身重乏力，消瘦纳差，舌质淡，苔白或腻，脉沉细，此为脾阳亏虚。亦可见腰膝酸软，恶寒肢冷，驼背畸形，关节肿大，腰背、四肢关节痛，屈伸不利，足跟疼痛，肢体乏力，脘腹冷痛，大便稀溏，肌肉消瘦，头晕耳鸣，遗精阳痿，舌质淡暗，苔白，脉沉细等肝肾不足症候，临时应予以鉴别。

二、治法与用药

炎性肠病关节炎虽然病机复杂，但治疗大法早中期宜祛风湿为主，辅以健脾益气，晚期重视温脾阳，补肾肝，辅以调和气血，化痰祛瘀通络贯穿治疗全过程，具体辨治方法因人，因病情而异。

西医治疗本病主要以非甾体抗炎药、免疫抑制剂、糖皮质激素、抗生素、生物制剂为主。但由于药物副作用明显，患者往往不能耐受。中医药在治疗炎性肠病方面，取得了较好的疗效，往往能缓解病情，减少复发频次。IBD

早中期常由风湿热或风寒湿之邪入侵机体，或疫毒湿热、寒湿内蕴肠道，腑气壅滞，气血失调，脂络受伤，腐败化为脓血，或湿毒下注关节，外溢脊柱，使下痢与关节疼痛并作，故此期应以祛风湿为主，药用秦艽、木瓜、生薏仁、黄连、黄柏、防风等。同时，本病湿热证多见，清热利之药往往易伤胃肠，且脾胃亏虚是 IBD 的发病基础，故治疗过程中，必须辅以健脾益气、顾护脾胃，如茯苓、党参、山药、黄芪等。病变日久，或善复感，病程迁延，继而损伤脾、胃、肝、肾等脏腑之阳气。损及脾胃之阳则重视温阳健脾益气。损及肝肾则善用血肉有情之品以补肾强骨。脾胃亏虚乃本病发病基础，脾虚易生痰湿，且湿阻易致气滞血瘀，病久则痰瘀互结，阻滞于脊柱及周身关节，故化痰祛瘀通络贯穿治疗全过程，临证常用白芥子、桃仁、红花、川芎等药加减。

三、治疗注意点

炎性肠病关节炎的治疗要注意一下几点细节：一要顾护脾胃：脾胃为后天之本，且中医认为脾胃亏虚为 IBD 的发病基础，西医认为本病患者在消化道损伤，胃肠道症状严重时，病人脾胃无法接受清热凉血、活血化瘀、通络止痛等类药物，亦无法接受血肉有情之品的治疗。此时要先调理脾胃，在胃肠功能有所恢复的情况下，再考虑使用以上药物治疗。故在遣方用药时应重视益气健脾，加用党参、白术、黄芪、茯苓等药物；二要重视兼夹之症：重视 IBD 的肠道及关节外表现，如并发炎症性眼病，应在辨证治疗的基础上加用菊花、青葙子、密蒙花、女贞子等针对性药物。

四、调摄与护理

（一）调摄

1. 饮食调摄

中医认为本病脾失运化，湿从内生，直趋大肠，多为虚证。食疗以扶正为主，渗以祛邪。膳食原则以柔软、易消化、营养丰富、有足够热量为原则。宜少食多餐补充足量维生素。忌生冷、肥厚、油腻、刺激之品，牛奶过敏者慎食乳类制品。宜多食荞麦、刀豆、香椿、刺苋菜、马齿苋、萝卜、冬瓜、山楂、石榴、山药、鸡蛋、猪肝、莲子、绿茶等食品。

2. 起居调摄

维护患者正气，免受外邪侵袭。加强体育锻炼，增强体质，并注意气候变化。及时增减衣服，防寒保暖，避免潮湿，防止感冒，对预防本病有积极的意义。

（二）护理

1. 穴位按摩

取足三里穴（犊鼻下 3 寸，距胫骨前脊外一横指外）、三阴交穴（内踝间上 3 寸，胫骨内侧面后缘）、中脘穴（前正中线脐上 4 寸）、关元穴（前正中线上脐下 3 寸）。患者取仰卧位术者坐于患者右侧，揉中脘穴 4min，腹部顺时针方向按摩 4min，按揉三阴交穴、足三里穴、关元穴 3min，1 次 /d。操作前先修剪指甲用拇指指腹、单掌按压穴位，直至有得气感。与揉法组合使用摩法时，将掌面附着腹部，前臂带动腕关节及手掌做有节律性的环方运动。注意用力。要由轻渐重用力均匀、柔和、不可用暴力，病室温度适宜，床帘遮挡，尊重患者隐私。

2. 中药灌肠

本病好发于直肠和远端结肠，中药保留灌肠治疗，其优点是无消化道刺激等毒副作用，药物高浓度作用于病灶，直达病所；同时肠壁吸收药物的有效成分比内服药快，效果直接，可促进消化、止痛、止血，对溃疡面愈合有很大的帮助作用，而且提高了药物的利用度。灌肠时强调患者的体位和灌肠时间。肛管插入深度约 10～15cm，直肠取左侧卧位—俯卧位—仰卧位，乙状结肠取臀部抬高 10cm 左右，左侧卧位；全结肠取臀部抬高 10cm 左右，左侧卧位、俯卧位、胸膝卧位、右侧卧位、平卧位，每个体位维持 10～15min。要求患者严格遵从遗嘱，灌肠时采取正确的体位并保持一定的时间，使药物同病变部位充分接触以维持灌肠药物的浓度及肠黏膜细胞内药物的浓度，使药物利用度达到最大。通过渗透性扩散从而达到止血生肌、调节肠道功能、修复病损之目的。灌肠液的温度为 40℃应与患者肠腔内的温度一致，有利于药液的保留与吸收，灌肠液必须在患者肠道内保留，才能达到药疗效果。

3. 心理护理

炎性肠病关节炎是一种慢性进展性疾病，发作期与缓解期交替严重影响了患者的生活质量。患者情绪稳定性差、好焦虑、敏感、固执、紧张、严谨，其中最突出的特点是好焦虑。要通过宣教让患者获得高质量有针对性的护理，牢记疾病的相关知识及中药的作用机理和临床效果，打消患者的疑虑增强其战胜疾病的信心。

【医案精选】

病案一 张某，男，20岁。初诊：2015年07月15日。主诉：腰骶部疼痛2年，加重伴腹痛、腹泻5月。病史：2013年出现腰骶部疼痛伴僵硬感，并向右侧臀部放射，脊柱活动正常。于外院查红细胞沉降率24mm/h，超敏C反应蛋白42mg/L，抗中性粒细胞抗体及自身抗体、类风湿因子、抗"O"均（－）。腰椎X线检查未发现明显异常，诊断为腰肌纤维炎，予相应治疗，腰痛缓解不明显。行骨盆X线检查示双侧骶髂关节模糊，考虑脊柱炎，予柳氮磺砒啶和脊痛宁胶囊治疗，治疗后6个月仍感腰骶部酸痛。5个月前出现腹痛、腹泻等，大便每日4或5次，大便黏腻臭秽，便下不爽。便常规检查示白细胞（+++），潜血（+）；肠镜检查示直肠、乙状结肠、降结肠黏膜充血、水肿；活组织病理检查示炎性反应，诊断为直肠、结肠炎。间断口服诺氟沙星、蒙脱石散，治疗3个月症状时轻时重，遂来我院。刻下：左下腹轻压痛，四肢多个关节红肿，骶髂关节压痛，双侧"4字"试验及悬腿推膝试验（＋）。骨盆CT检查示双侧骶髂关节模糊，关节间隙轻度变窄；查血清组织相容抗原（HLA-B27）（＋）。胃纳可，舌质暗红，苔黄厚腻，脉滑数。此为湿热留滞，脉络受阻，治以清热除湿，通络止痛。方药组成：生薏仁15g，防己10g，车前子10g，苍术10g，土茯苓20g，蛇舌草10g，茯苓20g，陈皮6g，蚕沙10g（包煎），党参10g，白术10g，赤芍10g，川芎10g，地龙10g，牛膝10g，杜仲10g，生甘草3g。

患者持续服药后，至2016年8月5日，经治疗关节肿痛及肠道症状改善，查炎症指标下降明显。胃纳可，苔薄腻微黄，脉弦滑。

（江苏省中医院门诊病历）

按：该患者病程2年，之前被误诊，病程迁延，虚实夹杂，病机特点为湿热痹阻，肠道脉络受损，邪气痹阻气机，气血失和。该患者一派湿热之象，故用土茯苓、蛇舌草、防己等清热利湿，同时辅生薏仁、茯苓、蚕沙等健脾利湿，白术、党参等健脾益气，赤芍、川芎等活血行气，牛膝、杜仲等补肝肾，标本兼顾，消补兼施。

病案二 患者，女，32岁。初诊：2012年3月6日。主诉：反复腹泻10年，黏液血便伴腰骶部疼痛2周。患者入院10年前无明显诱因出现腹泻，呈反复性，大便性状为黄色稀水样便，3～5次/日，在当地医院诊断为"慢性肠炎"，服用"氟哌酸"可缓解，此后腹泻与便秘交替进行。2周前，无明显诱因出现解黏液血便，大便次数5～8次/日，每次量约50～100mL，伴有左下腹隐痛，排便后缓解。患者诉腰骶部疼痛，以左侧为重，疼痛向左下肢放射，夜间疼痛加重，晨间明显，稍活动后缓解，弯腰下蹲困难。查体：一般情况尚可，淋巴结不肿大，心肺无异常，左下腹压痛，脊柱及四肢关节无畸形、红肿，骶髂关节压痛，双侧"4字"试验及"床边"试验阳性。实验室检查：血常规：嗜酸性粒细胞0.4%，嗜酸细胞总数0.03×10^9/L，肝功能：球蛋白36.8g/L，白/球比值1.05。大便常规：白细胞++，隐血阳性。肠镜：直肠、乙状结肠黏膜充血肿胀，散在溃疡灶，升结肠、横结肠、降结肠未见异常，病理活检为慢性炎症。全消化道钡餐未见异常。抗中性粒细胞抗体及自身抗体为阴性。血沉65mm/h，HLA-B27+。骶髂关节MRI提示：双侧骶髂关节改变。临床诊断：（1）溃疡性结肠炎（慢性复发型，中度活动期）；（2）炎症性肠病性关节炎。刻下：黏液血便，大便次数5次/日左右，伴有左下腹隐痛，排便后缓解。胃纳尚可，舌质红绛，苔黄腻，脉滑数。此为湿热邪毒壅滞大肠，气滞不通，治以清热凉血，祛湿通络。处方：白头翁15g，秦皮10g，黄连10g，生薏仁30g，川牛膝15g，地榆15g，莪术10g，鸡血藤10g，丹皮10g，玄参15g，茜草10g，白茅根15g，白芨12g，冬瓜仁15g，艾叶5g，生甘草6g。

服药1周后复诊：腰部疼痛好转，现大便日1-2次，质稍粘，无便血，舌红，苔黄微腻。原方去秦皮、黄连、地榆、莪术，加党参10g，白术10g，茯苓10g，防风10g。

3周后复诊：查血沉、c反应蛋白等炎症指标正常，血常规未见明显异常。

二便调。

（邵小娟，陈东风．炎症肠病性关节炎1例，现代医药卫生，
2008，24（14）：2168-2168）

按：患者以下痢为苦，并见腹痛、粘液血便、腰骶部疼痛，舌质红绛，苔黄腻，脉滑数。此为湿热邪毒壅滞大肠，下渗于腰骶。患者以下痢为主，以腰骶疼痛为兼症，故治疗上应以治疗湿热痢疾为主，并兼顾关节疼痛，选方以白头翁汤加地榆、冬瓜子、玄参、白茅根清热利湿，凉血解毒，辅以白芨、艾叶收敛止血，修复损伤之肠道脂膜，并以生薏苡仁、莪术、鸡血藤、丹皮、茜草凉血舒筋，通利关节。二诊患者邪气已衰，正虚显露，故去燥湿解毒之秦皮、黄连、地榆以及破血之莪术，加入党参，白术、茯苓、防风等扶正之品，兼以疏风。

附：

历代医籍相关论述精选

《素问·痹论》："肠痹者，数饮而出不得，中气喘争，时发飧泄。"
《太平惠民和剂局方》："患痢后脚痛痪弱，不能行履，名曰'痢风'。"

参考文献

［1］周宇.中医护理干预在溃疡性结肠炎中的应用［J］.内蒙古中医药，2014，33（32）：154-155.

［2］张承斌.辨证护理溃疡性结肠炎［J］.实用中医内科杂志，2012，26（4）：76-77.

［3］张华东，路洁等.路治正教授治疗炎性肠病性关节炎的辨证体会［J］.中华中医药杂志，2006，21（7）：412-414.

［4］黄烽.强直性脊柱炎［M］.北京：人民卫生出版社，2011.

［5］唐福林.风湿免疫科医师效率手册［M］.中国协和医科大学出版社，2010.

［6］邵小娟，陈东风.炎症肠病性关节炎1例［J］现代医药卫生.2008，24（14）：2168-2168

第二十四章　幼年特发性关节炎

幼年特发性关节炎是儿童时期一种常见的风湿病之一，主要表现为慢性关节肿胀、疼痛，常伴发热、皮疹、肝脾及淋巴结肿大。本病临床表现有较大差异，因有不同类型，故又有幼年慢性关节炎、幼年关节炎、变应性亚败血症、Still's 病等名称。2001 年国际风湿病学联盟将儿童时期不明原因的关节炎统一命名为幼年特发性关节炎以取代幼年类风湿关节炎和幼年慢性关节炎的疾病名称。

根据其临床表现当属于中医学"痹证"范畴，与中医古籍中所描述的"风湿"、"鹤膝风"、"历节病"等病证相似。患者多有先天禀赋不足，阳气先虚的因素，病邪乘虚袭踞经隧，气血为邪所阻，深入骨骺，胶着不去，痰瘀交阻，凝涩不通，邪正混淆，关节肿痛、发热、皮疹时作，治颇棘手。

【病因及发病机制】

一、中医学病因病机

本病主要由于气血两虚，营卫失和，腠理不固或素体蕴热，外感风、寒、湿邪，阻滞经络，气血运行不畅，筋骨失养或痰湿瘀阻，导致关节肿痛，活动受限；日久内舍肝肾，可致关节挛缩、僵直。

（一）病因

1. 外邪侵袭，留滞经脉

由于居处寒湿，涉水冒雨，气候变化等外在因素，感受风寒湿热之邪。外邪侵袭人体，留滞筋骨，经脉受阻，气血运行不畅，发为本病。

2. 正气偏虚，腠理不密

小儿脏腑娇嫩，形气未充，气血未壮，不耐风寒。或先天禀赋不足，正气偏虚，腠理不密，卫外不固。外邪乘虚侵袭肌肤，注于经络关节，气血痹阻，关节疼痛而成痹证。

3. 体禀纯阳，素体蕴热

小儿体禀纯阳，素体经络蕴热，阳气偏盛，"阳常有余，阴常不足"，感受外邪，易从阳化热，或初感寒热之邪，郁于阴分，日久化热而为湿热之痹。正邪交争，由表入里或由里出表，均可见反复发热不已。本病也可初起即可表现为热证，日久阴虚，阳浮阴弱，以致低热不退，汗出热不解。

（二）病机

1. 主要病机为外邪侵袭肢体，经络闭阻，不通则痛

风寒湿热之邪侵袭肢体关节、肌肉经络，气血运行失畅，而为痹证，症状表现为疼痛、肿胀、酸楚、麻木，或肢体活动不利。外邪侵袭，又可因小孩禀赋素质不同而寒热每易转化。如体禀纯阳，素体蕴热者，感受风寒湿邪，寒从热化或邪郁化热，而成为风湿热痹。阳虚阴盛之体，寒自内生，热从寒化，而成为风寒湿痹。

2. 病理性质病初以邪实为主，病久多致虚实夹杂

病变初起是感受风寒湿或风湿热邪，病程短，发病快，正气未伤，故以邪实为主。病若久不解，风寒湿热之邪，经久不去，势必伤及肝肾阴阳气血，邪未尽而正气已伤，体虚邪实而呈虚实夹杂之候。另一方面，由于风寒湿热之邪阻痹经络关节，影响气血津液的运行；或因肝肾阴阳气血不足，使气血津液运行无力，可导致痰、瘀的形成。痰瘀互结者，可表现为关节肿大强直变形，功能障碍。

3. 病久多见肝肾亏虚、痰凝血瘀之证

肾藏精生髓，肝藏血主筋，肝肾同源，共养筋骨。痹证日久，气血耗损，肝肾亏虚，邪气深袭筋骨，痹阻经络，筋骨失养，渐致筋挛骨松，关节畸形，不能屈伸，甚至尻以代踵，脊以代头，终成残疾。

外感湿邪不除或脾虚失运，水湿不化，日久聚湿成痰，气血运行不畅，渐成血瘀，以致瘀血痰浊痹阻经络，出现关节肿胀，屈伸不利等证。久病不已，不仅外感、内生之风寒湿热诸邪客于经络骨节，痹阻气血，亦可因留邪

与气血相搏，津液不得随经运行，凝聚成痰，血脉涩滞不通，着而成瘀，或因气血不足，阴阳虚损，不能运行布散津血，导致痰瘀生成。痰与瘀又可因果为患，痰瘀互结，胶固难化。

二、西医学病因及发病机制

（一）病因

病因目前尚不清楚，一般认为与感染诱发易感人群产生异常免疫反应有关：

1. 感染因素

约 35% 患者关节液细胞中能分离出风疹病毒，部分有柯萨基病毒或腺病毒或微小病毒 B19（HPV–B19）感染依据。

2. 遗传因素

有很多资料证实主要组织相容性复合基因（MHC）特性决定了个体在一定条件下是否发生异常免疫反应及发生何种类型、何种程度的免疫反应，决定了该个体是否发生免疫损伤。

3. 免疫学因素

在病程的不同时期可以测出不同的优势 T 细胞克隆，最多见的是 $CD4^+$ T 细胞。T 细胞与巨噬细胞被大量激活将产生过多的细胞因子，介导关节组织损伤，如白细胞介素（IL–1、IL–6、IL–8），肿瘤坏死因子（TNF），粒 – 巨噬细胞集落刺激因子（GM–CSF）等，IL–1 可诱导滑膜成纤维细胞及关节软骨细胞合成前列腺素 E2 及合成蛋白酶。

（二）发病机制

目前认为，幼年特发性关节炎存在多种免疫状态的异常，幼年特发性关节炎患儿关节滑膜衬里层明显增厚，滑膜组织中发现 T、B 淋巴细胞、巨噬细胞、树突状细胞、浆细胞等浸润，这与成人类风湿性关节炎相似。幼年特发性关节炎滑膜组织中主要为 T 淋巴细胞浸润，这些 T 淋巴细胞分泌的细胞因子呈 TH1 倾向。$CD4^+$ T 淋巴细胞处于活化记忆状态，且表面高表达趋化因子受体 CXCR3、CCR5 等。趋化因子在 T 淋巴细胞迁移过程中起重要作用，参与活化 T 淋巴细胞与血管内皮细胞之间的识别和直接黏附，促进大量的特异性炎性细胞浸润。

在幼年特发性关节炎患儿的关节滑膜组织中，CXCL16 与 CXCR6 以及 CXCL10 与 CXCR3 的高水平相互作用是造成关节结构破坏的重要原因。近年来，CD4+CD25+FOXP3 调节性 T 淋巴细胞（Treg）在幼年特发性关节炎中的作用受到重视。此类细胞来源于胸腺，其主要功能是抑制自身反应性 T 淋巴细胞，并且其作用是通过直接的 Treg-T 效应细胞之间的相互接触方式来实现。调节性 T 淋巴细胞可分泌多种抑制性细胞因子，此类细胞因子在免疫相关性疾病、肿瘤免疫和抗感染免疫等方面均具有重要意义。

有研究发现，在幼年特发性关节炎患儿中，CD4+CD425high 调节性 T 淋巴细胞数量降低，其表面 CTLA-4 表达水平下降，可能是导致免疫紊乱的原因之一。最近又有文献报道，通过实验比较同龄幼年特发性关节炎患儿与健康对照儿童的外周血 T 淋巴细胞显示：幼年特发性关节炎患儿 CD4+CD45RA+CD62L+ 幼稚 T 淋巴细胞明显减少，而 CD4+CD45RO+ 记忆 T 淋巴细胞的数量增多，幼稚 T 淋巴细胞染色体端粒破坏加速。

【诊断标准】

本病诊断主要依据临床表现。凡全身症状或关节症状持续 6 周以上，能排除其他疾病者，可考虑此病。由于幼年特发性关节炎的分类（诊断）标准尚未得到公认，因此目前仍采用美国风湿病学会 1989 年修订的诊断标准。

1. 发病在 16 岁以下。

2. 一个或几个关节炎症，表现为关节肿胀或关节腔积液，以及具备以下二种以上体征如关节活动受限，关节活动时疼痛或触痛及关节局部发热。

3. 病程在 6 周以上。

4. 根据起病最初 6 个月的临床表现确定临床类型

①多关节型：受累关节不少于 5 个。②少关节型：受累关节不超过 4 个。③全身型：间歇发热，随体温高低而时隐时现的皮疹、关节炎、肝脾及淋巴结大。

5. 除外其他类型幼年关节炎。

如果只有典型发热和皮疹而不伴随关节炎者，只能诊断可疑的全身型；如果合并关节炎者，可确诊为全身型幼年特发性关节炎。

【治疗】

一、中医治疗

（一）辨证施治

由于小儿体质的不同，感受风寒湿三气偏胜不一，加之病情发作或缓解相互转化夹杂，因此证候错综复杂，辨证论治时要抓住标本缓急及寒热虚实。风寒湿热之邪是病之标，气血亏损、肝肾不足是病之本。早期多属实证，宜祛邪为主；日久损及肝肾，气血不足，邪气留恋，宜扶正为主。

1. 邪热内蕴，痹阻经络证

【症状】持续高热，皮疹隐隐，关节疼痛，局部红肿，口干咽痛，溲赤便干。舌质红，苔黄腻，脉滑数。

【治法】清热解毒，凉血通络。

【主方】清营汤、白虎汤加减。

【常用药物】水牛角、丹参、玄参、银花、生石膏、青黛、赤芍、牡丹皮、知母、竹叶、忍冬藤、生地黄、柴胡等。

【加减】苔白湿重者，加生薏苡仁、滑石；大便干结者，加瓜蒌、火麻仁、郁李仁；皮疹较多者，加紫草、白鲜皮、地肤子；关节痛重加桑枝、地龙。

2. 湿热留恋，痹阻经络证

【症状】关节肌肉肿胀疼痛明显，有沉重感，关节触之发热，得冷则舒，活动受限，常伴有发热，口渴不欲饮。舌质红，苔黄腻，脉滑数或濡数。

【治法】清热利湿，宣痹通络。

【主方】二妙散、宣痹汤加减。

【常用药物】苍术、黄柏、防己、滑石、生薏苡仁、川牛膝、忍冬藤、青风藤、威灵仙、桑枝等。

【加减】上肢痛加片姜黄、羌活；颈部疼痛较显者加葛根、川芎等。

3. 寒湿痹阻，气血郁滞证

【症状】关节冷痛沉重，痛有定处，屈伸不利，关节触之发凉，得热痛减，阴雨天疼痛加重，恶风畏寒，四肢不温。舌淡或黯，苔白腻，脉弦细或濡缓。

【治法】散寒除湿，活血通络。

【主方】乌头汤加减。

【常用药物】乌头、麻黄、细辛、桂枝、秦艽、防风、生薏苡仁、鸡血藤、丹参等。

【加减】恶寒盛者加附子、仙灵脾；关节痛甚者加全蝎、蜈蚣；舌黯、皮肤有瘀斑者，加川芎、红花。

4. 肝肾亏损，气阴两虚证

【症状】病程较久，迁延不愈，关节肿痛，畸形僵硬，屈伸不利，局部肌肉萎缩，腰膝酸软，面色无华，倦怠少言，头晕目眩。舌红少苔，脉细数。

【治法】滋补肝肾，益气养阴。

【主方】独活寄生汤加减。

【常用药物】独活、桑寄生、秦艽、防风、细辛、川芎、桂枝、续断、牛膝、青风藤、杜仲、熟地黄、白芍、生黄芪、当归等。

【加减】关节肿痛甚加桑枝、全蝎；时有低热，口干者，加知母、地骨皮；苔白腻者去熟地，加苍术、砂仁。

（二）名医治法验方

1. 朱良春　益肾蠲痹法

朱良春国医大师认为对于本病的治疗，以"益肾壮督"治其本，"蠲痹通络"治其标为其治疗大法，"浓缩益肾蠲痹丸"为其代表方药。全方以补益肝肾精血、温壮肾督阳气与祛邪散寒、除湿通络、涤痰化瘀、虫蚁搜剔诸法合用，扶正祛邪，标本兼顾，故临床疗效显著。"益肾蠲痹法"用于该病的治疗，疗程越长，疗效越佳。治疗期间可以逐渐撤减激素及免疫抑制剂，直至停服；对长期服用激素导致生长发育停滞和骨质破坏者，具有促进生长发育、修复骨质破坏的作用。对于某些病程绵长，反复发作的患者，必须守效方耐心治疗，积极配合，坚持按疗程服药，大都能收到满意的效果。

朱良春在特色用药方面，一是擅长运用藤类药。藤类药善于攀越缠绕，质地坚韧，不但具有祛风除湿、行气活血功效，更是通络引经之使药佳品，用于痹证尤宜。以青风藤和忍冬藤合用，取藤茎类祛风湿药有通行经络、疏利关节、缓急止痛之功。青风藤、忍冬藤寒热各异，组成药对，相互制其寒热之性，疗效更为显著，适应证更为广泛。

二是重用穿山龙。穿山龙为薯蓣科植物穿龙薯蓣的根茎，味苦性平，入肺、肝、脾经，有扶正气、祛风湿、通血脉、蠲痹着之功。《中华本草》言：祛风除湿，活血通络，止咳定喘，现代药理证实对细胞免疫和体液免疫具有调节作用，是治疗痹病的主要药物之一。

2. 沈丕安　重视清热、祛瘀、化痰、益肾、顾脾

热邪宜化除：热有内热外热之分，在类风湿关节炎中热邪是指外热；在自身免疫性疾病中如系统性红斑狼疮、成人斯蒂尔病、贝赫切特综合征、幼年型类风湿关节炎等急性发作期常有发热的症状。热邪有风热、湿热、血热、瘀热、热毒诸病邪，常用的药物有石膏、寒水石、水牛角、黄芩、黄连、金银花、苦参、牛黄等。石膏除了清热泻火、养阴生津之外，还具有透肌解表、凉血止血之功。水牛角咸寒入血分，擅清血热，可凉血安血，常用剂量为30g，黄芩、黄连、金银花皆有清热燥湿、泻火解毒之功。

瘀邪宜化除：瘀邪有瘀热、瘀寒之分，还有痰瘀胶结、风血相搏、瘀毒凝滞等，瘀邪宜用化除的治法，在本病中主要为瘀邪与热相结，局部红肿或关节肿大畸形、屈伸不利，故常用的药物有牡丹皮、赤芍、川芎、郁金、莪术、金雀根、羊蹄根、徐长卿等。

痰邪宜蠲除：痰邪能与六邪合病，有风寒、寒痰、湿痰、热痰、瘀痰、痰毒，还有痰饮、痰核、痰积等，风湿病痰饮之邪表现有腹腔、胸腔、心包、关节腔等部位的积液，以及泡沫痰、泡沫尿、泡沫便等。饮邪内蕴可出现手指、关节、皮肤、面部、眼睑及腿部肿胀的表现。风湿病之结节性红斑，类风湿结节等属于痰瘀胶结之无形之痰，头晕、目眩，中医学有"无痰不作眩、怪病皆属痰"的说法，痰邪宜用蠲除的治法，常用的药物有白芥子、葶苈子、莱菔子、桑白皮、半夏、天南星、浙贝母等。

肾虚宜益肾滋阴：本病以肾虚、肾阴不足为主，治疗上当以益肾滋阴为

其首要治法，朱丹溪有阳常有余、阴常不足之说，骨损害主要为关节软骨损害，关节面毛糙，间隙狭窄、骨质疏松囊状改变，骨坏死等肾虚。病机为髓海失充、筋骨受损。《临证指南医案》记载"风则阳受之，痹则阴受之"。本病主要损伤肾阴，是肾虚骨损，因此滋养肾阴是类风湿关节炎重要的治法，常用药有生地黄、熟地黄以及麦冬、龟甲等，常用方剂有六味地黄丸、大补阴丸等。

侧重顾护脾胃：脾胃为后天之本，气血生化之源，诸药需要胃肠道的消化吸收才能发挥作用，方中苦寒之药易伤脾阳，脾阳虚衰，痰湿内盛，使得脾胃运化功能失调，患者出现不思饮食、胃脘胀闷疼痛、恶心呕吐或腹痛腹泻，致使机体气化生血乏源，四肢、肌肉、脏腑失于濡养，就会加快病情的发展。本病是慢性疾病，需长期服用中药，故在使药中常加用橘皮、佛手等护脾胃药，对苦寒之药起到佐制和调和的作用，以减轻苦寒药对胃造成的刺激，保证患者能坚持服药而不影响脾胃功能，服药时不宜空腹，并以少量分次服用为佳，从而减少药物对胃肠的刺激，以免损伤脾胃。

（三）针灸治疗

1. 体针法

①湿热瘀阻：足三里、三阴交、阴陵泉、阳陵泉。②邪郁日久，化热伤阴：足三里、三阴交、太溪。③正虚邪恋：足三里、气海、申脉。

根据取穴患者选择适当的体位，以 1～1.5 寸 30 号毫针刺入，得气后采用提插捻转补泻。留针 30 分钟，每日一次或隔日一次，10 次一疗程，疗程间隔 35 天。根据病情随证加减穴位。

（四）中药外治

1. 中药熏蒸

根据患者具体情况，辨证选用中药熏蒸治疗，每次 30 分钟，每日 1～2 次。

蠲痹汤：制川乌、川桂枝、路路通、艾叶、没药等药物组成，用智能型中药熏蒸自控治疗仪。每日一次，一次 30 分钟。中药熏蒸治疗时蒸汽与施术部位保持一定得距离，以患者舒适为度，以免发生烫伤；患者治疗后局部保持温暖。

2. 中药外敷治疗

高热无汗则予捏脊或青黛加蜂蜜外敷大椎穴可退热，亦可用中药煎汤泡脚；发热汗多，予五倍子研粉外敷神阙以止汗；局部肿痛，屈曲不利，扣之灼热者，可予朱氏温经蠲痛膏外贴，或芙黄膏、新癀片及六神丸等混合外敷，消肿止痛。

二、西医治疗

1. 一般治疗

急性发热期应卧床休息，待病情好转应适当活动，部分病例可进行适当体疗或理疗及功能锻炼，以防止关节畸形。

2. 非甾体抗炎药

疗效肯定，容易耐受。布洛芬为最常用的药物，如患者经治疗无效或不能耐受，应在医生的指导下换用其他非载体类抗炎药。

3. 肾上腺皮质激素

全身应用仅能改善症状，不能改变预后。对有严重关节外病变如心包炎、胸膜炎、虹膜睫状体炎者或疾病急性发作全身症状较重时短期使用。

4. 免疫抑制剂

如环磷酰胺、甲氨蝶呤、硫唑嘌呤等，对严重病例不仅可抑制炎症，加强激素疗效，并可减少激素用量。

5. 外科手术

疾病晚期关节畸形并功能障碍者，行关节置换术提高生活质量。早期滑膜炎或严重滑膜炎药物治疗无效时，可行滑膜切除术。

三、中西医结合治疗

幼年特发性关节炎因其病因复杂，表现各异，治疗比较困难。对单纯关节型中医中药治疗在缓解症状方面有一定疗效，但起效较慢，远期疗效不稳定。中西医综合治疗可增加疗效并减少毒副作用，是目前治疗幼年特发性关节炎的方向。

幼年特发性关节炎全身型病情较重，应先以西药治疗为主，一线、二线药物联合应用，必要时予小剂量激素，力求尽快控制病情。同时配合中药清热解毒、凉血通络，辅助西药改善症状、控制病情，减少副作用。在病情稳定后，酌情撤减激素及一线药物，此时，应以中药祛除余邪，清利湿热，疏通经络，结合二线药物控制病情进展。对于病情较长且相对稳定的关节型患儿可以中医中药治疗为主，结合理疗及关节功能锻炼补益肝肾，强壮筋骨，发挥西药慢作用抗风湿药的作用，减少毒副作用。

【临证备要】

一、诊断与辨证

幼年特发性关节炎发生在 16 岁前生长发育期间，易误诊为儿童时期生长痛。该病的诊疗首先要做到早发现、早诊断、早治疗。辨证论治是中医的特色与优势，治疗幼年特发性关节炎也必须坚持以辨证论治为主这一原则。

辨证首应辨寒热类别，以关节有无红肿热痛为辨证要点，风湿热痹多见关节红肿灼热疼痛，恶冷恶热；而风寒湿痹以关节肿痛为主，无红肿灼热，喜热恶冷。

次辨病邪偏盛，痹痛游走不定者，为风邪偏盛；痛势较甚，痛有定处，遇寒加重者，为寒邪偏盛；关节酸痛、重着、漫肿，为湿邪偏盛；关节肿胀，肌肤红，灼热疼痛者，为热邪偏盛；关节疼痛日久，肿胀局限，或见皮下结节者，为痰湿偏盛；关节肿胀，僵硬，疼痛不移，肌肤紫暗或瘀斑者，为瘀血阻络。

再辨证候虚实，一般而言，新病多实，久病多虚。实者，发病较急，痛势较剧，脉实有力；虚者，发病较缓，痛势绵绵，脉虚无力。病程缠绵，日久不愈，常为痰瘀互结，肝肾亏虚之虚实夹杂证。

对于幼年特发性关节炎的辨证分型目前尚未统一，有的过于繁琐，有的不符临床，莫衷一是。笔者认为本病分为邪热内蕴、湿热留恋、寒湿痹阻、肝肾亏损 4 个证型较为适宜。

二、治法与用药

幼年特发性关节炎病机虽然复杂，但治疗大法发作期宜益肾健脾清利通络法，缓解期宜益肾蠲痹通络法调治，具体辨治方法因人，因病情而异。

幼年特发性关节炎为小儿痹证，宜益肾蠲痹通络，但小儿脾常不足，临床要注意益肾与健脾并进，药如桑寄生、鹿衔草、川断、黄芪、白术、茯苓、苍术、生苡仁等；如关节肿胀、局部热感、皮红，或见红斑、发热恶寒、口干、舌红、苔黄腻，表现为风湿热痹，治宜益肾健脾，清利湿热，或加清热解毒之品，药如忍冬藤、萆草、秦艽、肿节风。活血用当归、赤芍；祛风湿，通经络用豨莶草、威灵仙、穿山龙、鸡血藤、青风藤；凉血用生地、丹皮；关节有积液，常用泽兰、泽泻、白芥子。小儿生长旺盛或因为气虚无以摄津，表现为自汗、盗汗者，加煅龙牡、浮小麦等。

三、治疗注意点

幼年特发性关节炎的治疗与成年人有所不同，要注意几点细节：一要注意慎用、少用毒性较大、药性峻猛之药，如制川草乌、制马钱子等。如果要使用，一定要严格注意使用剂量，并观察用药反应。二要注意顾护脾胃，小儿脾胃娇嫩，又因用西药消炎止痛药和免疫抑制剂等都可伤及脾胃，故治疗宜护脾胃，可加用陈皮、白术、玉蝴蝶等。三要注意用药剂量不宜过大，有时一剂药也可服二天，一煎分三、四次服。四是有一些患儿使用激素药治疗，在减量过程中要用一些温补肾阳药如仙灵脾、仙茅、生熟地、女贞子等。使用激素类药出现副作用，如阴虚火旺见面红、目赤、盗汗等症，常用知母、黄柏、枸杞子、丹皮、地骨皮等养阴清热。出现面部痤疮、口干、苔黄腻等湿热之象时，可加白花蛇舌草、土茯苓等清利湿热。

四、调摄与护理

（一）调摄

1.维护儿体正气，免受外邪侵袭。加强体育锻炼，增强体质，并注意气候变化，及时增减衣服，防寒保暖，避免潮湿，防止感冒，对预防本病有积极的意义。

2.长期患病幼年特发性关节炎患儿，尤其是使用肾上腺糖皮质激素者，其身高明显低于同龄儿，生长激素水平低下。主要见于全身型和多关节型患儿。此外，不少患儿有长期蛋白质和热量缺乏所造成的营养不良。故应对幼年特发性关节炎患儿定期测量身高体重，监测发育指标，注意调整饮食，补充营养。

（二）护理

1.除急性期需卧床休息外，幼年特发性关节炎患儿禁忌长期卧床，应指导其从事能耐受的体育锻炼，对增加肌力，加大关节活动范围和改善功能很有好处。对受累关节选择一些针对性强的功能锻炼方法，如腕关节的背屈、掌屈活动；髋关节的旋前伸展活动；脚踏自行车，锻炼膝关节功能等。

2.病情较重者，如全身型 JRA，应随时监测体温、心率、呼吸、血压等生命指征。加强情志护理，开展卫生宣教，正确认识自身的疾病，保持患儿精神愉快，心情舒畅，树立信心，配合治疗。

3.各种理疗、中药离子导入、中药熏蒸治疗等，调整电流强度及热度至患儿能耐受的程度，治疗中不要远离患儿，以免发生烫伤等情况。

4.为减轻膝、踝、指等关节挛缩，应尽量保持关节的伸位即功能性体位。必要时可使用各种模具或夹板，以保持关节伸位，如支撑夹板可减少腕挛缩。

5.应定期眼科检查本病易并发虹膜睫状体炎，尤其 ANA 阳性患儿，发生眼病危险性更大，应 3~4 个月眼科检查 1 次，或一年检查 1 次。

【医案精选】

病案一　周某某，女，2.5 岁，2010 年 7 月 26 日初诊。

左膝关节肿胀 2 月余。2 月前患儿有外伤史，此后出现左下肢跛行，渐见膝踝关节肿胀疼痛，左膝肤色微红，烘热，易出汗，便溏，1 日 2~3 次，舌红，苔薄腻，脉细数。院外拟诊为幼年特发性关节炎，血沉偏快，MRI 检查示左膝关节少量积液。曾用 MTX、帕夫林治疗。拟从湿热痹证治之处方。

穿山龙 20g，赤白芍（各）12g，鸡血藤 15g，生苡仁 20g，蜂房 6g，苏木12g，泽兰泻（各）12g，威灵仙 12g，生黄芪 20g，生白术 15g，甘草 3g。7 剂，

1日1剂，水煎服。另服新癀片1片，1日3次，芙黄膏外用。

2010年8月9日二诊。膝踝关节疼痛肿胀较前减轻，左膝肤色微红，烘热感不显，舌质偏红，苔薄白。热势有挫，络脉渐利，治宜益肾清利通络。处方。

穿山龙20g，桑寄生10g，赤白芍（各）12g，当归10g，生苡仁20g，蜂房6g，苏木12g，泽兰泻（各）12g，生黄芪20g，秦艽8g，肿节风10g，生甘草3g。

2010年8月23日三诊。膝踝关节疼痛不显，肿胀明显消退，行走较利，舌质淡红，苔薄白，气血渐通，拟益肾健脾通络法调治。处方

桑寄生10g，穿山龙15g，老鹳草10g，当归10g，生黄芪20g，生白术10，豨莶草10g，仙灵脾10g，赤白芍（各）10g，生甘草4g。14剂，1日1剂，巩固治疗。

（吴坚等．国医大师朱良春幼年特发性关节炎辨治实录及经验撷菁［J］，

江苏中医药，2014，46（9）：2）

按：此例患儿有明显诱因外伤所致，中医认为有跌扑损伤可致气血瘀阻，脉络不利，就诊时膝踝关节疼痛肿胀，左膝肤色微红、烘热、舌红、舌苔薄腻、脉细数，均乃湿热痹证之象，因湿性下趋，湿热胶结，痹阻脉络关节，故见膝踝肿胀疼痛。治疗宜清利湿热，蠲痹通络。穿山龙性温能通，活血舒筋，祛风止疼，可用于各种痹证，寒热痹证均能使用。《陕西植药调查》载其"制疟、止疼、消肿"；赤白芍清热凉血养阴；鸡血藤养血通络；生苡仁健脾利水渗湿；蜂房搜剔通络消肿；苏木活血通络；泽兰泻活血利水；威灵仙祛风湿、通经络；生黄芪益气利水；生白术健脾化湿；甘草调和诸药。配合芙黄膏外敷关节，清热解毒消肿；新癀片清热解毒、消肿通络。二诊症情好转，热势减，湿邪去，络脉通，治疗仍然宗守前法，以益肾补气、利湿活血、清热通络法调治，桑寄生补肝肾、强腰膝、通经；当归活血补血；威灵仙、秦艽祛风湿、通经络；肿节风清热解毒、通经络。三诊病情明显好转，考虑患儿先天不足，脾肾两虚，以益肾健脾通络法调治巩固。

病案二　刘某，男，2010年1月8日初诊。

患者因确诊"特发性类风湿关节炎2年余，巨噬细胞活化综合征1月

余"就诊。2 年多前患者因"高热、皮疹"在某医院就诊，确诊为幼年特发性类风湿关节炎，予甲基强的松龙 250mg 及丙种球蛋白冲击治疗并辅以尼美舒利抗炎治疗，病情稳定出院，出院后强的松、尼美舒利逐渐减量，病情稳定。2009 年 11 月 11 日患者无明显诱因出现发热，当地医院查血常规，白细胞 32.7×10^9/L，中性粒细胞 0.92，予以抗感染治疗后体温仍有波动，并出现咳嗽、胸闷、气急。2009 年 11 月 16 日入住该医院儿科，考虑为特发性关节炎复发，伴大量浆膜腔积液，心肌损害，脑电图轻度至中度改变，予甲基强的松龙 250mg 及丙种球蛋白冲击治疗，体温逐渐正常，浆膜积液逐渐消失，甲基强的松龙减量后患儿再次出现发热，11 月 29 日起再次甲基强的松龙冲击治疗，体温降至正常。病程中查门冬氨酸氨基转移酶 67U/L，血小板 221×10^9/L，骨髓见嗜血细胞，诊断为巨噬细胞活化综合征，继续给予甲基强的松龙加环孢素 A 治疗，患儿病情渐好转，改甲泼尼龙口服，并减量。刻下患儿出现间断高血压伴头晕，枕后不适，行走不稳，予以卡托普利等降压治疗后血压平稳，无头晕，行头颅 MRI 检查，提示两侧大脑中动脉、两侧椎动脉颅内段及基底动脉管壁毛糙，管腔多发狭窄，西医诊断幼年特发性类风湿关节炎，中医诊断痹证，阴虚内热，痰瘀交阻，治法滋阴清热，化痰祛瘀。

处方：生地黄 30g，黄芩 15g，石膏 15g，忍冬藤 15g，金雀根 15g，羊蹄根 15g，水牛角 30g，郁金 12g，牡丹皮 12g，莪术 15g，陈皮 6g，佛手 6g，天麻 9g，藿香 9g，甘草 3g。蒺藜 30g。每日 1 剂，水煎早晚分服，同时口服美卓乐每日 48mg。

2 月 2 日复诊，直线行走阴性，指鼻试验阴性，单腿站立 +，双侧巴彬斯基征阴性，同时服用美卓乐每天 36mg，考虑仍有血管炎，浆膜可能还有少量积液，属于有痰饮、湿热，予原方加胆南星 30g，半夏 30g。

3 月 30 日三诊：直线行走阴性，指鼻试验阴性，单腿站立弱阳性，双侧巴彬斯基征阴性，美卓乐减为每天 24mg，症状较前缓解，大便稀，每日 8-10 次，上方去胆南星、半夏、忍冬藤、藿香，考虑其他关节腔有积液，加葶苈子 30g，白芥子 12g。此药对能改变滑膜血管通透性，消肿化饮，促使积液重吸收，对消除关节腔积液效果甚佳，同时可以减少大便的次数。上方随症加减治疗 1 个半月后，患者直线行走阴性，指鼻试验阴性，单腿站立阴性，活动自如，大便次数减少，每日 6~8 次，不成形，美卓乐减至每天 8mg，MRI

头颅检查示未见明显异常，随诊至 2010 年 8 月 17 日，病情稳定。

（吕祥．凌昌全．沈丕安治疗幼年特发性类风湿关节炎经验，
中医杂志，2009，12，52（17）：1453-1454）

按：此例患儿特发性关节炎，伴有血管炎、浆膜腔积液，从阴虚内热，痰瘀交阻论治，用生地黄养阴清热，黄芩、石膏、忍冬藤、金雀根、羊蹄根、水牛角、牡丹皮等清热解毒，郁金、莪术、陈皮、佛手等理气活血化痰，天麻、蒺藜息风。后因关节腔有积液，重用葶苈子、白芥子，消肿化饮，促使积液吸收。

附：

历代医籍相关论述精选

清·喻嘉言《医门法律》：小儿鹤膝风，"非必为风寒湿所痹，多因先天所禀肾气衰薄，阴寒凝聚于腰膝而不解。"

喻嘉言《医门法律》卷三"风门杂法"云："鹤膝风者，即风湿之痹于膝也。即膝骨日大，上下肌肉日枯细者，且未可治其膝，先养其血，俾肌肉渐荣，后治其膝可也。"

清·林佩琴《类证治裁》卷五"鹤膝风"云："膝者筋之府，屈伸不利，两膝壅肿，内外皆痛，如鹤之膝，是名鹤膝风。多由足三阴经亏损，风邪袭之使然，治在活血荣筋，兼理风湿。"

参考文献

［1］沈丕安，苏晓，张之僡，等.现代中医免疫学，北京，人民卫生出版社，2003：69-82.

［2］吕祥，凌昌全.沈丕安治疗幼年特发性类风湿关节炎经验，中医杂志，2009，12，52（17）：1453-1454.

［3］吴坚.国医大师朱良春幼年特发性关节炎辨治实录及经验撷菁［J］，江苏中医药，2014，46（9）：1-3.

［4］钟明，幼年类风湿关节炎辨治三法［J］.湖北中医杂志，2002，24（4）：30.

［5］王占奎，宋绍亮，张立亭，等. 张鸣鹤治疗幼年类风湿关节炎的经

验［J］.中国医药学报，1998，13（3）：56-57.

［6］王蔼平.中西医结合治疗幼年类风湿关节炎76例［J］.陕西中医，2005，26（3）：217-219.

［7］张亚荣. 中西医结合治疗幼年型类风湿关节炎36例［J］.实用中西医结合杂志，1997，10（12）：49.

［8］李嘉庆. 中西医结合治疗幼年类风湿性关节炎30例［J］.山东中医药大学学报，2001，25（2）：114-115.

［9］幺远.幼年类风湿性关节炎的辨证分型治疗［J］.中医杂志，1997，38（9）：549-550.

［10］王承德，沈丕安，胡荫奇.实用中医风湿病学［M］. 2版. 北京：人民卫生出版社，2009.834-843.

下 篇

风湿免疫疾病临床研究探讨

第一章　理论探讨

"肺肠合治法"治疗干燥综合征理论探讨

干燥综合征（Sjögren's syndrome，SS）是外分泌腺被淋巴细胞浸润的自身免疫性疾病。口干、眼干是 SS 最常见的症状。中医古籍并无与之相对应的病名，现代中医医家根据 SS 的症状特点将其归于"燥证"或"燥痹"之范畴，认为其基本病机为津液的生成与输布异常，在临床治疗上或滋阴或布津。近年来，由于"肺与大肠表里"理论的研究进展，认为津液的代谢与肺与大肠脏腑协同相关。本课题组，在此基础上，并经过临床实践和经验总结提出采用宣肺布津、增液润肠的"肺肠合治法"治疗 SS，可取得较好的临床疗效。"肺肠合治法"方剂组成为：麦冬、生地、白芍、桃仁、紫菀。方中紫菀、麦冬、桃仁宣肺布津，麦冬、生地、白芍、桃仁增液润肠。本文将探讨肺肠合治法治疗干燥综合征的中医理论基础，并分析其现代医学理论依据。

一、"肺肠合治法"治疗 SS 的中医理论基础

（一）SS 病损及肺

SS 基本病机为津液生成与输布异常，造成局部或者全身的津液不足，而津液不足的不足又常损及于肺，造成肺的结构与功能的异常。肺为娇脏，喜润恶燥。津液的不足，轻则致肺失宣降，重侧肺叶枯痿发为肺痿。如《金匮要略·肺痿肺痈咳嗽上气病脉证治》指出："热在上焦者，因咳为肺痿。肺痿之病，从何得之？师曰：或从汗出，或从呕吐，或从消渴，小便利数，或从便难，又被快药下利，重亡津液，故得之。"现代医学研究亦发现，SS 常病损及肺，且病情严重。例如肺间质病变在 SS 患者的发生率为 8%～75%，而 SS 合并肺间质病变死亡率高达 39%。

（二）SS 病损及大肠

大肠主津，津液的不足也常常会损及大肠。大肠为"传导之官"，津液不足，则大肠失其濡润，则传导失司，表现为大便秘结等症。《景岳全书·秘结》指出：秘结证，凡属老人、虚人、阴脏之人及产后、病后、多汗后，或小水过多，或亡血失血大吐大泻之后，多有病为燥结者，盖此非气血之亏，即津液之耗。《温病条辨》亦指出："温病之不大便，不出热结液干二者之外。"并进一步创造"增水行舟法"治疗阴虚便秘，"阳明温病，无上焦证，数日不大便，当下之。若其人阴素虚，不可行承气者，增液汤主之。"

（三）"肺肠合治法"加强肺肠之间的协同作用

肺与大肠在功能上具有一致性。肺主宣发和肃降，大肠主传导。一方面肺的宣发与肃降有利于肠腑的传导，如《医经精义·脏腑之官》指出："大肠之所以能传导者，以其为肺之腑，肺气下达故能传导"；而另一方面肠腑的传导亦有利于肺的宣发与肃降。若大肠的传导不畅则影响肺气的宣发和肃降，如《灵枢·四时气》中所说"腹中常鸣，气上冲胸，喘不能久立，邪在大肠。""肺肠合治法"同时针对肺与大肠，使其在津液的输布上做到有机统一相互协同。

（四）"肺肠合治法"有利于把握 SS 气与津的关系

SS 的病机为津液的生成与输布异常，而津液的损失过多，则气随津耗，表现出气虚之象，而气能散津，气虚又进一步影响津液的输布，所以气与津具有密切的联系。肺主气，如《素问·五脏生成论》指出：诸气者，皆属于肺。肺统摄一身之气，气的升降出入，影响气血津液的运行。《素问·经脉别论》指出："饮入于胃，游溢精气，上输于脾，脾气散精，上归于肺，通调水道，下输膀胱，水精四布，五经并行。"《血证论·肿胀》又进一步提出："肺为水之上源，肺气行则水行。"大肠主津，《脾胃论》提出："大肠主津，小肠主液，大肠小肠受胃之荣气，乃能行津液于上焦，灌溉皮肤，充实腠理。""肺肠合治法"通过同时把握肺肠脏腑，进而同时把握气与津的两者的关系，一方面促进津液的生成，另一方面又促进津液的输布。

（五）"肺肠合治法"契合 SS 的整体性

SS 是自身免疫疾病，唾液腺和泪腺常常被淋巴细胞侵润，除此之外 SS 还常常累及呼吸、循环、泌尿、消化、运动、内分泌、神经等系统，引起肺间质病变、血细胞降低、淋巴瘤、肾小管酸中毒、慢性胃肠炎、自身免疫性肝病、关节炎、桥本氏甲状腺炎、植物神经功能紊乱等多种并发症，疾病的发作特点呈现出整体性。"肺肠合治法"更能从整体上把握疾病的特点，通过脏与腑的结合统筹全局。在内外方面，肺与大肠相表里，肺为表，肠为里。如《灵枢·经脉》所说，"肺手太阴之脉，起于中焦，下络大肠"。肺与肠通过经脉之间的络属关系沟通内外。在上下方面，五脏六腑中，肺居最高位，为水之上源，肠居最低位，为水之下源，肺肠相互配合，主导一身津液的布散与重吸收。所以通过肺与肠的一脏一腑相互组合把握住疾病的内外上下。

二、"肺肠合治法"治疗 SS 的现代医学研究

临床试验发现，"肺肠合治法"治疗 SS 能有效增加患者的唾液流量、泪流量，提高患者生活质量；并且能明显降低类风湿因子（RF）、血沉（ESR）、免疫球蛋白 G（IgG）等异常的实验室指标。近年来，在研究"肺与大肠相表里"中，发现许多神经肽在肺与肠中表现出一致的变化。进一步使用宣肺或润肠中药可以干预神经肽的表达。而许多神经肽的表达与 SS 发病机制具有密切的联系。例如，血管活性肠肽（vasoactive intestinal peptide，VIP）在 SS 患者唾液腺及干燥综合模型 NOD 小鼠颌下腺表达降低，而 VIP 具有多种免疫调节作用，并可上调腺体中的水通道蛋白 5 的表达，给予 SS 模型鼠转染 VIP 基因，可以发挥治疗作用。而中医药研究表明，宣肺及增液润肠中药可以分别上调大肠及肺中 VIP 的表达。宣肺布津、增液润肠的"肺肠合治法"治疗 SS 的机制可能与其可上调 SS 外分泌腺中的 VIP 相关。

综上所述，一方面 SS 在结构与功能上会累及肺肠，"肺肠合治法"治疗 SS 存在病理基础；另一方面"肺肠合治法"加强了肺肠对津液代谢的协同作用，有利于把握津液代谢中气与津的关系，也能契合 SS 发病的整体性。近年来，"肺与大肠相表里"是中医的研究热点，且研究进展较快。此理论的现代研究内涵逐渐从肺与大肠脏腑物质基础变化的一致性，拓展到到肺与大肠功

能上的一致性。例如，近年来已有许多研究从津液代谢的角度探讨肺与大肠相表里。从物质向功能的拓展，大大增加"肺与大肠相表里"理论的应用范围，使其在临床运用中不再局限在肺与肠的相关疾病。SS 是津液代谢异常的疾病，而津液代谢与肺肠脏腑关系密切，提出"肺肠合治法"治疗 SS，是"肺与大肠表相里"理论的应用与发展，更值得深入研究。

参考文献

［1］Nocturne G，Mariette X.Advances in understanding the pathogenesis of primary Sjögren's syndrome［J］.Nat Rev Rheumatol，2013，9（9）：544～556.

［2］孟庆岩，张庆祥，高思华.从"津液相关"探讨肺与大肠相表里［J］.北京中医药大学学报，2013，36（11）：729～731.

［3］Nannini C，Jebakumar A J，Crowson C S，et al.Primary Sjögren's syndrome 1976–2005 and associated interstitial lung disease：a population–based study of incidence and mortality［J］.BMJ Open，2013，3（11）：e3569.

［4］李玉慧，孙晓麟，何菁，等.原发性干燥综合征合并肺间质病变患者血清特异性标志物的筛选［J］.北京大学学报（医学版），2012，44（02）：240～243.

［5］Parambil J G，Myers J L，Lindell R M，et al.Interstitial lung disease in primary Sjögren syndrome［J］.Chest，2006，130（5）：1489～1495.

［6］肖香群，袁成业.功能性便秘的理论溯源及诊治方法［J］.新中医，2013，45（04）：182～183.

［7］吕玉宝，段晓虹，董竞成.中医肺的现代研究进展［J］.中国中西医结合杂志，2013，33（11）：1579～1583.

［8］谷鑫，吴承玉.高脂血症诊治思路探析［J］.中医杂志,2014,55（02）：166～167.

［9］孟庆岩，张庆祥，高思华.从"津液相关"探讨肺与大肠相表里［J］.北京中医药大学学报，2013，36（11）：729～731.

［10］王键，郜峦，邓勇，等."肺与大肠相表里"理论历史源流和发展［J］.中国中医基础医学杂志，2012，18（09）：932～935.

［11］肖香群，袁成业.功能性便秘的理论溯源及诊治方法［J］.新中医，2013（04）.

［12］Tincani A，Andreoli L，Cavazzana I，et al.Novel aspects of Sjögren's syndrome in 2012［J］.BMC Med，2013，11：93.

［13］李鸿涛，王柳青，莫芳芳，等.肺肠相关理论在外感热病中的应用［J］.中医杂志，2013，54（11）：978～982.

［14］晏婷婷，汪悦.麦冬地芍汤治疗干燥综合征 20 例临床观察［J］.南京中医药大学学报，2008，24（01）：63～65.

［15］Tornwall J，Konttinen Y T，Hietanen J，et al.VIP in salivary glands in Sjögren's syndrome［J］.Br J Rheumatol，1995，34（9）：891～893.

［16］Hauk V，Calafat M，Larocca L，et al.Vasoactive intestinal peptide/vasoactive intestinal peptide receptor relative expression in salivary glands as one endogenous modulator of acinar cell apoptosis in a murine model of Sjögren's syndrome［J］.Clin Exp Immunol，2011，166（3）：309～316.

［17］程静.从津液代谢角度探讨肺与大肠相表里的理论和实验研究［D］.湖北中医药大学，2010.

［18］林峻生，郑丰杰，李宇航，等.宣肺中药对慢传输型便秘小鼠肺肠组织神经肽的影响［J］.广州中医药大学学报，2012，29（02）：168～171.

［19］李成荫，平凡，朱丰林等.中医杂志，2015，56（2）：174–175］

（李成荫、平凡、朱丰林、张可可、晏婷婷、汪悦）

从肺论治硬皮病理论溯源及验案探析

硬皮病（scleroderma）是以皮肤炎性、变性、增厚和纤维化进而硬化和萎缩为特征的结缔组织病，纤维化是其病理特征性表现。此病可以引起多系统损害，其中系统性硬化（systemic sclerosis，SSc）可累及消化道、肺、心脏和肾等内脏器官。

我们复习古籍中对"肺主皮毛"的阐述，结合硬皮病的主要临床症状、皮肤病变及肺纤维化的主要特点加以思考，学习南京中医药大学博士生导师钱先教授从肺论治该病的经验，以补肺清瘀颗粒为基本方，前期从临床及病理学、实验研究均发现从肺论治硬皮病皮肤及肺纤维化有较好的疗效，创新性地提出基于"肺主皮毛"理论以补肺清瘀法论治硬皮病，试图为中医治疗硬皮病提供新思路。

一、从肺论治硬皮病理论溯源

（一）"肺主皮毛"理论研究

1."肺主皮毛"理论的发生学研究

运用取象比类法，类比肺与皮毛形质居位上的相似性。"肺主皮毛"最早见于《素问·痿论》："肺主一身之皮毛"。主要表现在以下两方面：一是皮毛为一身之表，直接与外界接触，而五脏之中唯肺解剖位置最高，肺在脏腑中主表而通外界，形成肺与皮毛在居位上的相似处。如《灵枢·师传》云："五藏六腑者，肺为之盖。"，称"华盖"。二是肺与皮毛均为多孔窍组织，两者在形质上具有相同点。《中西汇通医经精义·五脏所属》曰"皮毛属肺，肺多孔窍以行气。而皮毛尽是孔窍，所以宣肺气，使出于皮毛以卫外也。"

从肺与皮毛的形质相似性推导出肺与皮毛在生理上相互协调，病理上互相影响。首先，肺与皮毛在生理上是相生相应的。即肺通过宣发作用，将精气与卫气输布至皮毛，以温养皮毛，皮毛则经汗孔助肺呼吸，并以其为屏障抗邪护肺。其次，病理上，当肺气虚弱，不能输精与卫气达皮毛，则皮毛憔悴枯槁、肌表不固；肺气壅滞，则皮腠郁闭。肺与皮毛的病理影响，是前人得以归纳"肺主皮毛"结论的桥梁。

2.肺与皮毛关系的现代认识

随着现代免疫学的发展，人们从免疫学的角度加深了对肺主皮毛之间关系的理解。肺脏的防御功能可归纳为四点：①肺泡巨噬细胞的吞噬能力；②肺其他细胞的化学防御机制；③支气管黏膜下淋巴细胞的体液和细胞免疫机制。皮肤的表皮和真皮层多存在免疫细胞和局部淋巴结，构成了具有免疫作用的独特功能单位。故提出了皮肤免疫系统（skin immune system），即皮肤相关淋巴样组织（skin associated lymphoid tissue，SACT）的概念。

另有学者从胚胎学角度，以肺与皮肤均由外胚层发展而来证实肺主皮毛的理论。呼吸道黏膜和皮肤是人体与外界环境交换气体、热量和散发水分的主要途径。在长期进化过程中，虽有分化，但其功能是相合的，如皮肤仍保留有一定的呼吸和散热功能。

（二）中医之"肺"与硬皮病关系的思考及相关研究

在"肺主皮毛"一语中，肺以解剖学意义上的肺脏及其功能活动为主体，皮毛包括皮、毛、玄府三种组织及其功能，其中皮指体表皮肤；毛为附着于皮肤的发须毫毛的总称；玄府即汗孔。而硬皮病皮肤的主要病理改变就表现在皮肤的厚度，附属器结构（毛囊、汗腺）等。且硬皮病、皮肌炎等皮肤病患者均有不同程度的通气障碍、弥散功能低下，均为皮毛病变累及肺提供了实验与临床依据。

（三）本研究的创新之处

虽然"肺主皮毛"理论是中医学者普遍知晓并被古今医学实践所证实的中医基础理论，有其合理性和科学性，但检索近十年万方知识数据库关于硬皮病的中医病因病机及证型研究文献，鲜见以"肺主皮毛"理论指导进行硬皮病中医病因病机分析及从肺论治的研究。临床上硬皮病相应表现了多种阳虚及血瘀见症，如雷诺氏现象、毛细血管扩张等表现，多数医家认为硬皮病病因病机主要有以下两种：阳虚、血瘀，它们是局部缺血和整体阴阳不和之征。国内同类研究大多以阳虚血瘀或血瘀毒热等为辨证分型。我们认为雷诺氏现象及毛细血管扩张等为疾病的表象之一，抓住硬皮病以皮肤硬化及肺受累为临床两大主要表现，认为中医之"肺"与现代医学早中期硬皮病有着密切的关系。"肺主一身之气"，"肺之合皮也，其荣毛也"。肺气亏虚则卫表不固、皮毛失养；"气行则血行血"，气虚无推动之力，则脉道滞涩、血行瘀滞。因此见皮肤硬化、肢端青紫等症。以气虚血瘀为主要发病机制。创新性地提出基于"肺主皮毛"理论以补肺清瘀法论治硬皮病。抓住了肺虚为本，瘀阻为标，兼顾清化，跳出了温阳通络的老框框，突出肺主表，肺与皮肤的密切关系，研究中医的病因病机、治疗方药，并结合西医对本病的认识、疾病的进展及西医解剖学来证实肺与皮肤的密切关系，以此说明从肺论治在硬皮病治疗中的重要性，阐明中医治疗硬皮病的治法治则，是从肺论治硬皮病的特色优势和创新点。

二、病案举例

蔡某，女，55 岁，因"双上肢、面部皮肤发硬伴雷诺现象 24 年，加重一月"于 2013 年 2 月 18 日就诊。患者 24 年前发现双手皮肤遇冷后发白发紫，双手、面部皮肤肿胀感，至外院就诊行皮肤病理活检示：符合硬皮病改变。予青霉胺、复方丹参等药物治疗，并行 6 次血浆置换、环磷酰胺冲击等治疗，病情缓解不理想，并逐渐出现活动后胸闷气喘。1 月前患者自行停服青霉胺等药物，上述症状加重，并出现指端破溃。来诊时，患者双手及前臂皮肤紧绷感，面部明显肿胀感，动则胸闷，偶有咳嗽，无痰，双手雷诺现象，手指指垫处数处破溃，左膝关节时有疼痛，遇风寒尤甚，乏力，食纳欠佳，有时有吞咽困难，二便正常，舌淡红，有紫气，苔薄白，脉细。实验室检查示：总ANA（免疫荧光法）：阳性，（＞1：1000）颗粒＋核仁型。ANA 抗体谱：抗Scl-70（＋）。血清球蛋白 34.8g/l，免疫球蛋白 IgG 18.9g/l。胸部高分辨 CT 示：双肺局限性纤维化。心脏彩超估测肺动脉压：30mmHg。肺功能：弥散功能测定中度降低范围。钱教授根据其面部、上肢皮肤有肿胀感，活动后胸闷，偶有咳嗽，乏力，吞咽困难，且有手指遇冷发白，指垫处溃破、关节疼痛等症状，结合舌、脉，西医诊断为硬皮病，中医诊断为皮痹，证属气虚血瘀。治拟补益肺气、清瘀温经通络，兼以健脾益胃，以补肺清瘀为治疗大法。处方：党参 15g，黄芪 20g，当归 10g，山药 20g，五味子 6g，丹皮 10g，丹参 15g，桃仁 10g，附片 10g，凌霄花 10g，徐长卿 10g，陈皮 10g，砂仁 3g，甘草 3g。每天 1 剂，水煎服，早晚各一次。

患者服药 14 剂后，诉面部及双上肢肿胀感明显缓解，关节肿痛亦有缓解，咳嗽已愈，可从事轻度体力活动而不觉胸闷，吞咽干物无不适感，然虽有胸腹部烘热感，手指遇冷发白改善不明显，舌质淡红、苔薄白，脉细。证候如前，治法守前，原方去附片，加用川芎 10g、赤芍 10g、片姜黄 10g。

继服 2 周后，面部及上肢肿胀已不明显，双手雷诺现象明显改善，指垫溃破渐愈。复查免疫球蛋白降至正常，病情终获缓解，予以原方调整，以巩固疗效。

按：硬皮病在中医归属为"皮痹"范畴，早中期或肿胀期主要责之于肺，当从肺论治。主要病机为寒凝腠理、经络痹阻，肢端失荣、脏腑失调。中医认为，肺主治节，具有治理调节全身脏腑的作用。体内不少免疫活性物质和细胞因子均在肺内失活[10]，一旦肺气虚弱而不司其职，则导致体内免疫机制失衡和有害物质蓄积。动物实验及临床研究证实：从肺论治，补肺清瘀，可明显改善博莱霉素所致 SSc 模型鼠的真皮增厚趋势，减轻真皮小血管周围炎，缓解附属结构毛囊、汗腺的减少或缺失。临床应用可有效促进患者皮肤软化、中医证候积分、皮肤积分、症状 / 体征改善情况及实验室疗效均有改善；在肺纤维化治疗方面，补肺清瘀颗粒可扩张模型鼠肺血管，并使血清中 MAO 活力、组织中羟脯氨酸含量明显降低，改善微循环，减轻肺泡炎症及纤维化程度，保护肺组织，使组织血流量增加，缺氧得以改善，从而在肺损伤及纤维化过程中发挥防治作用[11-13]。对于硬皮病，应掌握好正虚与邪实的关系，做到分阶段论治，确定扶正与驱邪孰轻孰重的问题，使驱邪不伤正，扶正不助邪，强调以辨证用药为主。硬皮病患者多有雷诺现象，继而出现指端破溃，看似应为寒象，但在运用温补药后如该现象缓解不明显甚至加重，反出现患者一派热象之时，应考虑到此寒象为瘀血痹阻，脉络不通，阳气无法通达四末以行温煦之功，故予益气活血通络，再辅以温阳之品，则阳气可得以输布，寒象得解。

参考文献

［1］黄帝内经素问［M］.北京：中医古籍出版社，1997：7

［2］黄帝内经灵枢［M］.北京：中医古籍出版社，1997：56

［3］唐容川.中西汇通医经精义［M］.张立光，校注.北京：学苑出版社，2012：23

［4］胡作为，周燕萍.肺主皮毛及其现代免疫学基础刍议.辽宁中医杂志，2004，31（3）：200

［5］Nanayakkara P.中国传统医学中肺与皮毛的关系.国外医学：中医中药分册，1982，4（3）：54

［6］刘友宁，朴哲龙，张余，等.结缔组织病40例呼吸功能测定与分析.中国人民解放军军医进修学院学报，1986，10（4）：340-342

［7］邓铁涛.肺脾肾相关辨治硬皮病.中国中医药，2004，2（6）：95

［8］李奎喜，王洲典.硬皮病的中医病因病机探讨.光明中医，2002，17（1）：15-17

［9］郑开梅等.辨证分型治疗硬皮病73例.山西中医，1999，15（4）：19-21

［10］张淑莲.肺表面活性物质的免疫作用.国外医学·儿科学分册2000，

32（4）：31-36

　　［11］钱先.补肺清瘀法促进硬皮病皮肤软化25例临床研究.江苏中医药，2007，39（3）：20-22

　　［12］钱先，朱萱萱，陈小永，陈剑梅.补肺清瘀颗粒对硬皮病模型小鼠皮肤软化的作用.中国中西医结合杂志，2006，26（11）：1018-1020

　　［13］钱先.补肺清瘀颗粒对肺纤维化模型大鼠的治疗作用.江苏中医药，2009，41（4）：76-77

（陈剑梅、郭峰、钱先）

用伏气理论辨治成人斯蒂尔病探析

　　成人斯蒂尔病（AOSD）是一组病因和发病机制不明，以高热、一过性皮疹、关节炎（痛）和白细胞升高为主要表现的综合征。现代医学主要以非甾体抗炎药、糖皮质激素、免疫抑制剂为主治疗，但效果不理想。中医药治疗本病有较好效果，对减少激素和免疫抑制剂用量、减轻其毒副作用方面也有较大优势，多数中医学者认为本病属于"热痹""暑温""湿温"范畴，其证候可分为风热犯卫、气营两燔、湿热蕴毒和阴虚内热等。在温病学说中，暑湿和湿温都属于新感温病范畴，然本病初发往往表现为卫气、卫营甚或气营同病者，我们认为本病当属伏气温病范畴，临床上以伏气学说指导辨证治疗，效果更明显，今不揣浅陋，就正于同道。

一、伏气学说概述

（一）伏气学说的源流

　　伏气，也称伏邪，其学说源自《黄帝内经》。《素问·阴阳应象大论》云："冬伤于寒，春必温病；春伤于风，夏生飧泄；夏生于暑，秋为疟疾；秋伤于湿，冬生咳嗽。"最早明确提出"伏气"的是张仲景，王叔和继承仲景之学，用伏气学说解释温病"伏寒化温"的机理，在《伤寒论序例》中说："冬令严寒……中而即病者，名为伤寒；不即病者，寒毒藏于肌肤，至春变为暑病……皆由冬触寒所致，非时行之气也"。明清时期伏气学说得以发展完善。明代吴又可在《温疫论》中认为"所谓瘟疫之邪，伏于膜原，如鸟栖巢，如兽藏穴"。清代柳宝诒对伏气学说探讨较为深入，在《温热逢源》中说："伏温之邪，从经络内袭。邪伏少阴，随气而动，流行于诸经，或乘经期之虚而发，或挟新感之邪而发；其发也，或有三阳而出，或由肺胃……是温邪之动，路径多歧，随处可发。"论述较为全面详细。清代还有一些医家对伏气进一步阐发、引申，使其应用范围不断扩大。如叶霖在《伏气解》中指出六淫皆有伏气，刘吉人《伏邪新书》也说："感六淫而不即病，不定后方发者总谓之曰伏邪；已发者而治不得法，病情隐伏，亦谓之曰伏邪"。王燕昌《王氏医存》则进一步扩大为内伤也有伏气，"伏匿诸病，六淫、诸郁、饮食、瘀血、结痰、积气、蓄水、诸虫皆有之"。当代医家的努力，使伏气学说的内涵进一步丰富完善，任继学教授在总结前人学说基础上，有所创新，所论《伏邪探微》为伏气学说发展的里程碑，将伏气学说广泛应用临床各科如肝炎、风湿病、心脑血管病、肾病等。

（二）伏气学说的临床意义

《温病学》讲义指出：伏气温病是有别于新感温病另一类温病。有因感受外邪后，因邪轻未能随即构成发病条件，蕴伏于里；或因平素内有积热，到了一定时间，感受时邪，内伏的郁热，自里透出，均称为"伏气温病"。但通过查考文献，发现伏气温病多较新感为重、病情复杂，治疗上不能一透而解，故迁延时日，且易反复。总之，二者区别是新感者初起以卫分证候为主，而伏气则开始就见气分、营血分等里证的。伏气学说的提出，对于指导临床辨治疑难性疾病有重要的指导意义，根据伏气的性质和临床特点，在治疗上要重视"透邪"和"扶正达邪"，由于邪气深藏，不易一透而解，因此一是时时注意"透"，给邪以出路，不能关门留寇；二是除邪要除透、除尽，如未透尽，则继续伏留体内，暗耗正气，形成恶性循环。现代将伏邪理论拓展应用于更多的病种，如一些反复发作的感染性疾病、部分传染性疾病、免疫缺陷性疾病，如流行性脑脊髓膜炎、系统性红斑狼疮、败血症、急性风湿热、艾滋病、肾盂肾炎、病毒性肝炎等，都在伏邪理论指导下收到了一定的疗效。

二、伏气学说与成人斯蒂尔病

成人斯蒂尔病的临床表现主要早期发热，多为高热，不恶寒或微恶寒，头痛，全身骨节、肌肉酸痛，甚则关节红肿灼热，皮疹隐隐，咽肿疼痛，口微渴，舌红，苔薄白或薄黄，脉浮数。按温病学卫气营血辨证分析，发热恶寒头痛身痛，脉浮数，属邪在卫分，与卫气相争于表，致卫气不宣。但关节红肿特别是皮疹的出现，表明营血分已有热毒内蕴。中医认为，红肿症状的发生，是热毒蕴结于营血分，壅滞不通，故发为红肿。隋·巢元方则指出"热毒气从脏腑出，攻于手足，手足则掀热赤肿疼痛也"。因此说，关节的红肿热痛，病在里、在营血分，而非卫表。而且皮疹亦属营分见证，如《温热逢源》曰："邪热郁于血络，不得外达，其在于肺，肺主皮毛则为疹，其在于胃，胃主肌肉则为斑。……总之以清营透邪，疏络化斑为主……治肺疹初起，须兼透达者，于清营方中，用牛蒡、蝉衣以透发之。"《温病学》讲义中说："疹为风热伏郁于肺，内窜营分，达于肌肤血络而成。"可证成人斯蒂尔病之发疹属于营分有热。因此，我们认为在本病的早期往往表现为卫营或气营同病，而不象新感温病那样初起仅有卫分证候，故当归于"伏气温病"范畴为宜。

另外，本病常反复发作，有研究显示仅25%的患者为单周期性发病，其余患者均为多周期性发病，即反复发作多次或进入慢性病程，这一临床特点符合伏气的性质。对照刘吉人在《伏邪新书》中所说："暂时假愈，后仍复作者……有已治愈，而未能除尽病根，遗邪内伏，后又复发，亦谓之伏邪"，与成人斯蒂尔病的反复发作特性相符。

三、应用伏气学说

指导成人斯蒂尔病的治疗根据伏气学说，成人斯蒂尔病的患者邪气深伏于体内，不论是伏在少阴还是血分，还是膜原，一要重视清化，二要注意透邪。因邪气先伏于里，若仍按新感温病治法，单纯辛凉解表，只是隔靴搔痒。王孟英在《温热经纬》中指出："伏气温病，自里出表，乃先从血分而后达于气分，故起病之初……即宜投以清解营阴之药，迫邪从气分而化，苔始渐布，然后再清气分可也……此伏邪与新邪先后不同处。更有邪伏深沉，不能一齐外出者，虽治之得法，而苔退舌淡之后，逾一二日舌复干绛者，苔复黄燥，正如抽蕉剥茧，层出不穷，不比外感温邪，由卫及气，自营而血也。"另外，如属湿热性质者，须更参以化湿之法，或芳化、或淡渗、或开肺，总宜宣畅气机以达气化则湿化的目的。本病的治疗，还要处处仍以透邪为念。因邪气深伏于里，邪正相争，往往不能一战而胜，故使本病反复发作缠绵难愈。其发作之时，正是正气驱邪外出的表现，发作时应顺其病势，除清化之外，佐以透邪之品，以助正气驱邪。当然透法有透热、驱风、透湿、调气等不同，需根据不同病情因证而施。缓解期，虽外无明显症状，但因正虚邪伏，无力相争，邪气仍会伺机而发。此时可用扶正托邪之法，察脏腑经络何处之虚、气血阴阳何种不足，或补气、或温阳，或养血、或滋阴，同时配伍流动气机、清化邪毒、透邪外出之法，根据虚实主次而而遣方选药。

四、病案举例

患者陈某，女，34 岁，护士，因反复发热伴双下肢皮疹半年余于 2007 年 9 月 5 日来诊。发作时高热，双侧腕、肘、膝关节红肿热痛，查示白细胞升高达 18×10^9/L，B 超示脾脏大，在其工作的医院诊断为"成人斯蒂尔病"，应用强的松口服，仍有反复发作，激素服四个月时曾出现消化道出血，故停用，间断服中药治疗。来诊时测体温 38.4℃，头痛，周身肌肉酸痛，腕及膝关节肿痛，触之灼手，恶寒，汗出少，右下肢散在橙红色皮疹，心烦，口干，饮水不多，身重倦怠，纳呆，大便溏而不爽，小便黄，舌红苔黄腻，脉濡数。患者既有风湿热邪郁遏卫表之寒热、身痛、头痛，又有口干心烦之里热见症。再加以皮疹、热痹，卫、气、营同病，风湿热邪杂至，当属伏气温病，治以解表化湿、清热凉血、疏风通络，以麻杏苡甘汤合《金匮》木防己汤、《温病条辨》中焦宣痹汤化裁：羌活 10g，杏仁 10g，生薏苡仁 20g，藿香 10g，白蔻仁（后下）10g，六一散（包）15g，木防己 15g，赤芍 15g，寒水石（先煎）15g，晚蚕砂（包煎）15g，姜黄 10g，海桐皮 10g，牡丹皮 10g，威灵仙 15g，5 剂。2007 年 9 月 11 日 2 诊：上方服至第 3 剂体温降到 37.5℃，服完后体温正常、头痛消失，关节痛减轻，仍有皮疹，大便溏垢，倦怠乏力，舌苔仍黄腻，脉濡。表虽解，里湿仍重，营分之伏热未罢，上方调整：杏仁 10g，生薏苡仁 20g，藿香 10g，白蔻仁（后下）10g，六一散（包）15g，赤芍 15g，寒水石（先煎）15g，晚蚕砂（包煎）15g，姜黄10g，海桐皮10g，牡丹皮10g，络石藤15g，紫草6g，7剂。2007年9月19日3诊：服后关节痛缓解，皮疹消退，体温保持正常，舌苔较前略退，仍白腻，脉濡。上方去寒水石、紫草，加苍术10g，厚朴10g，五爪龙30g。15剂。患者回当地以上方加减，症状基本消失，随访至2010年，患者偶有低热，服1诊方1~2剂即退，未再出现关节痛及皮疹，病情得以控制。

参考文献

［1］Yamaguchi M.Preliminary criteria for c1assification of adults Stil'S disease［J］.Rheumatol, 1992, 19（3）：424-430.

［2］张华东，冯兴华，曹炜.成人斯蒂尔病的辨证论治［J］.中国中医急症，2001，10（5）：283-284.

［3］石冠卿，武明钦.黄帝内经·素问选注［M］.郑州：河南科学技术出版社，1982：108.

［4］王叔和.注解伤寒论［M］.北京：人民卫生出版社，1963：34.

［5］吴有性.瘟疫论［M］.北京：人民卫生出版社，1990：55.

［6］柳宝诒.温热逢源［M］.北京：人民卫生出版社，1959：64.

［7］曹炳章.中国医学大成第六集外感病类乙温暑丛刊之一：伏气解［M］.上海：上海大东局印行，1937：11.

［8］刘吉人.伏邪新书［M］.上海：上海科技出版社，1990：1.

［9］清·王燕昌.王氏医存［M］.王新华，注.南京：江苏科技出版社，1985：108-109.

［10］任继学.伏邪探微［J］.长春中医学院学报，2005，21（1）：4-7.

［11］上海中医学院中药学教研组编.温病学讲义［M］.上海：上海科学技术出版社，1964：11.

［12］巢元方，等.诸病源候论［M］.北京：人民卫生出版社，1955：06.

［13］Appenzeller S, Castro GR, Costallat LT, et al.Adult-onset Still disease in southeast Brazil［J］.Clin Rheumatol, 2005（11）：76-80.

［14］朱佑武.温热经纬评注［M］.北京：人民卫生出版社，1960：6-13.

（陆燕）

第二章　方药运用

治痹经方证治探析

何为经方？东汉《汉书·艺文志》提出"经方"名称，将西汉以前医药方书中的方剂称为经方。唐宋以前，医界将《内经》、《伤杂病论》以及东汉、晋唐多种医书所载方剂混称为经方。宋元以后，医籍逐渐将《伤寒论》、《金匮要略》方剂专指为"经方"。近代，言经方者，皆仲景之方。

仲景之方，因其法度严，配伍妙，用药精，疗效宏，屡起沉疴。经方组方之精简，疗效之捷速，为其它方剂所不能比拟，现将临床常用治痹经方归纳为八大类加以比较：

一、开腠发汗——麻黄类方

是指用麻黄为主药，辛温散寒解表祛邪，治疗风寒湿邪外袭，邪留肌表经络所致的痹证，本类治病方剂多用麻黄，辛温发汗，宣痹止痛，故又称麻黄类方，代表方剂有麻黄汤、麻黄加术汤、麻杏苡甘汤、越婢加术汤、葛根汤、桂枝加葛根汤、麻黄连翘赤小豆汤等。

类方比较

麻黄汤：方以麻黄为君，麻黄得桂枝之助，增强了发散之力。桂枝则引营分之邪外出肌表。凡风寒湿邪所致痹证，表实无汗，均可用麻黄汤温经散寒，宣通营卫。

麻黄加术汤：本方是在麻黄汤方的基础上加白术，多用于治疗寒湿在表的病证，麻黄得术虽发汗而不致过汗，术得麻黄，并能行表里之湿，是湿病解表，微微汗出之法。

麻黄杏仁薏苡甘草汤：本方用于风湿在表，湿郁化热之证，作为轻清宣化，解表祛湿。方中麻黄、甘草微发其汗，杏仁、薏苡利气祛湿。本方实为麻黄汤以薏苡易桂枝，是变辛温发散而为辛凉疏表之法。

麻黄杏仁薏苡甘草汤与麻黄加术汤同是治外湿方剂，但麻黄加术汤偏于温散，适用于寒湿在表，而麻黄杏仁薏苡甘草汤偏于凉散，适用于风湿在表，湿郁化热。

越婢加术汤：本方用于治疗风水挟热、水湿过盛之证，麻黄配生姜宣散水湿，配石膏清肺胃郁热，配大枣、甘草补益中气，加白术加强健脾除湿消肿作用。功在发越阳气，散水清热，健脾除湿，表里同治。

葛根汤：本方即桂枝方加麻黄、葛根，方以桂枝汤加麻黄增强发汗祛邪，加葛根升津舒痉，并助麻桂解表，葛根既助麻桂发汗，又防过汗而伤其阴。本方善于解肌发汗，升津舒筋，项背强几几，是关键之证。

麻黄连翘赤小豆汤：本方为表里双解之剂，麻黄、杏仁、生姜以辛温宣发，解表散邪，连翘、赤小豆、生梓白皮苦寒清热除湿，用湿热郁蒸，表邪末解，所致身痛、黄疸之证，具有辛散表邪、宣发郁热、清泄湿热之功效。

二、散寒止痛——乌附类方

乌头附子温经散寒、逐邪止痛，张仲景用以治疗寒邪外袭，或素体阳虚，沉寒痼冷所致痹证。乌头附子是本类方最突出、最常用、最具有代表性的药物，故称乌附类方。代表方剂有桂枝附子汤、甘草附子汤、芍药甘草附子汤、桂枝附子去桂加术汤、麻黄附子细辛汤、麻黄附子甘草汤、乌头汤、附子汤、乌头桂枝汤、乌头赤石脂汤、桂枝去芍药加麻辛附子汤等。

类方比较

善用乌附首推仲景，《伤寒论》有20方37条，《金匮要略》有11方16条使用乌附。

桂枝附子汤：本方用于表弱阳虚，风湿相搏，身体疼烦，不能自转侧。方中重用桂枝祛风，伍以附子温经助阳，甘草、姜、枣调和营卫。

甘草附子汤：本方证为风湿两盛，表里阳气俱虚，"骨节疼烦掣痛，不得屈伸，近之则痛剧，汗出短气，小便不利，恶风不欲去衣、或身微肿"。甘草附子汤乃温经助阳、缓祛风湿之方，方中以附子辛热为主将，温煦经隧而祛风湿；白术甘温，益脾化湿；桂枝辛温，温表阳而固卫气；且以甘草名方，取甘缓诸药，缓图功效。

桂枝附子汤与甘草附子汤比较，同治风湿相搏证，但桂枝附子汤治风气偏胜而表阳虚，甘草附子汤治风湿两胜而表里之阳俱虚。

桂枝去芍药加麻辛附子汤：本方用于治疗阳虚阴凝水气留滞之水饮之证，具有温阳散寒、行气利水之功效，方中桂枝汤去芍以振奋阳气。麻辛附子温阳散寒，通彻表里。

麻黄细辛附子汤：本方治阳虚之体复感外寒之证，该方用麻黄散寒解表，以治表邪，附子温经助阳以里虚，细辛善于窜透开滞通彻表里，凡凝寒痼冷结于脏腑、着于筋骨、痹于经络血脉者，皆能开通温散，表里双解。

麻黄附子甘草汤：本方即麻黄细辛附子汤去细辛、加炙甘草而成。两方同有温经解表功效，但麻黄附子甘草汤温经散寒解表之效不如麻黄细辛附子汤猛烈，其主治病证病情比较轻缓，去辛窜之细辛，加甘缓之甘草，以温经微汗而达发汗不伤阳气。

芍药甘草附子汤：本方治疗阴阳两虚、身痛、脚挛急之证，附子辛热，温经复阳以实卫气，芍药、甘草酸甘化阴缓急。

附子汤：本方治疗阳虚寒湿身痛之证。方中重用附子温经驱寒镇痛，与人参相伍温补以壮元阳；与白术、茯苓相伍健脾，以除寒湿；佐芍药和营卫而通血痹，可加强温经止痛的效果。

乌头汤：本方由麻黄、芍药、黄芪、炙甘草、乌头等组成，乃益气散寒温经止痛之剂。乌头温经散寒镇痛；麻黄温开宣痹；芍甘相伍，缓急止痛舒筋；黄芪一味，颇有深意；一者，历节病常见肌肉瘦削，乃气血已伤，黄芪、芍药可益气和营，此乃后世独活寄生汤之先声，实开扶正蠲痹之先河；二者，益气与散寒之品相伍，更可增益其祛邪之力。乌头、麻黄得黄芪之助，气旺则温散寒湿之功自强，且药力持久。

乌头桂枝汤：本方属内外皆寒证，里寒太甚为寒疝腹中痛，外寒致于手足不仁，身疼痛。仲景采用蜜煎乌头散寒止痛于里，合桂枝汤调营卫以解表寒。

乌头与附子同类，功用略有不同，乌头长于起沉寒痼冷，可使在经的风寒得以疏散；附子治在脏寒湿，能使之得以温化；乌附同用，可以振奋阳气，逐寒止痛，温经散寒。徐大椿在《药性切用》中云："川乌头，即附子之母。气味轻疏，善祛风寒湿痹，不能如附子有顷刻回阳之功，痹证气实者宜之。"周岩在《本草思辨录》中指出："乌头与附子，同为少阴药，而补益以附子为优，发散以乌头为胜，故肾气丸有附子无乌头，大乌头煎有乌头无附子。因乌头气散不收，故不解表之方，皆去滓内蜜更煮以节其性。仲圣之用乌头附子，可谓各极其妙矣。"

三、清热解肌——石膏类方

清热解肌主要用于治疗热邪所致热痹，代表方剂有白虎汤、白虎加桂枝汤、越婢汤、越婢加术汤、风引汤。此类方以石膏为君药，故又称石膏类方。

类方比较

石膏味辛、甘，性寒，归胃、肺经，清热泻火，除烦止渴。清热力强，辛则能行，且无苦燥伤阴之弊，热痹者常用之以清热解肌，蠲痹止痛。仲景用石膏的方剂《伤寒论》计7方，《金匮要略》计9方（与《伤寒论》重复者未计）其配伍方式有四：①与麻桂等发散药相伍以解表清热，如麻杏石甘汤、大青龙汤、白虎加桂枝汤等；②与姜附等温热药并用，如越婢汤及越婢加术汤后注有"恶风者加附子一枚"；③与苦寒药相伍，如风引汤，治疗热癫病；④与滋补药相伍以治病后虚热，如竹叶石膏汤。

白虎汤：本方清热、保津，用以治疗各种急性热病，尤甚阳明经热证。石膏味甘大寒清热，知母辛苦寒滑而润，二药同用，可清阳明独盛之热。炙草、粳米益气和中，并可免寒凉药剂伤胃之弊。

白虎桂枝汤：本方即白虎汤加桂枝。仲景虽用以治温疟，虽未明言治历节，然后人以治热痹，颇为贴切。以白虎汤清热，桂枝温通经脉，对于关节灼热疼痛、口渴、舌红者颇宜。后世医家白虎加苍术汤、羌活胜湿石膏汤，都是在此方的立意指导下创制。

越婢汤：本方用于治疗风水相搏之证。风水挟热，虽汗出而表证不解，外无大热而郁热仍在，故治宜发越阳气，散水清热，方中以麻黄配生姜宣散水湿，配石膏清肺胃郁热而除口渴，配甘草、大枣以补中益气。

越婢加术汤：本方与越婢汤虽只一味之差，越婢汤用于水湿过盛，加白术健脾除湿，表里同治，与麻黄相伍能外散内利，祛一身皮里之水，因此越婢加术汤是以越婢汤发散其表，白术健运其里，使风邪从皮毛而散，水湿从小便而利。

风引汤：本方温清辛降并用，具有重镇潜阳，清热熄风的功能。方中用牡蛎、龙骨、石脂、石英重镇以潜肝阳之亢，石膏、寒水石、滑石咸寒以泻风化之火，大黄苦寒泻下，便热盛风动得以平隐，反佐以干姜、桂枝之温，以制诸石之寒寒，甘草和中以调和诸药。

四、祛湿舒筋——防己类方

用疏风祛湿舒筋的方药，治疗因风湿留着而致肌肉关节肿胀、疲重、麻木之痹证，因防己为本类方主要药物，故又称防己类方。代表方剂有防己黄芪汤、防己茯苓汤、木防己汤、防己地黄汤等。

类方比较

防己黄芪汤：本方既治风湿，又治风水。仲景所论"风湿""湿家"，必有身重肢痛，本汤证条下虽未明言，前后互参可知，方中黄芪益气固表，防己、白术祛风除湿，甘草、姜、枣调和荣卫。

防己茯苓汤：本方治卫气虚，湿邪郁于肌表。本方系防己黄芪汤去白术加桂枝、茯苓而成，桂枝又可温通血脉，茯苓加强除湿消肿作用。

木防己汤：本方水液停留之支饮。木防己配合桂枝，一苦一辛，降逆通阳利水；石膏其性沉降，清热而不伤阴；人参扶正补虚；后世多用木防己汤治痹，叶天士《临证指南医案·痹》中有"用仲景木防己汤法"的记载，吴鞠通制"加减木防己汤"治风湿热痹，并盛赞木防己汤"此治痹之祖方也"。

防己地黄汤：本方乃养血熄风之方剂。重用生地养血，加防己、防风、桂枝祛风除湿、舒筋和营，将祛风药于养血剂中，静而灵动，是后世所谓"治风先治血，血行风自灭"之源头。

五、益气蠲痹——芪桂类方

指用具有益气扶正、温经蠲痹的药物，治血虚受风寒湿邪所致肌体手足麻木，或风湿病日久，正虚邪恋，营卫失和之痹证。代表方剂有黄芪桂枝五物汤、桂枝加黄芪汤、黄芪建中汤等，本类方中黄芪、桂枝最具代表性，故又称芪桂类方。

类方比较

上述三首经方是仲景以治血痹、黄汗、虚劳而设，因具有益气通阳、调和营卫作用，故亦可用以治疗虚痹。"邪之所凑，其气必虚"，风寒湿热乃痹证之外因，正气亏虚为内因，痹证常由素体不足或久病、产后正气虚弱，外邪乘袭。痹证日久不去，亦必耗伤正气。治疗除了祛邪之外，也须扶正固本，一则助祛邪，益药力发挥，一则可以抵御邪气入侵，从而减少发作。

黄芪桂枝五物汤重在补虚卫阳，和营通痹，少加疏散，驱风外出。方中以黄芪为君，量用三两，桂枝为臣，温经通阳。桂枝伍黄芪，能温分肉，充肌肤，肥腠理，司开阖；黄芪得桂枝，则固表气而不留邪。又佐以芍药之敛阴和营，兼除血痹。佐以生姜、大枣以增强调和营卫之功。

桂枝加黄芪汤是表气已虚，但表邪未尽，以桂枝汤微解其表，和其营卫，重用桂枝三两以散邪，而黄芪仅加二两以补气逐邪，太阳表虚证患者较为适宜。

黄芪建中汤是小建中汤加黄芪。黄芪配饴糖则甘温益气之力更佳；与桂枝相合则温阳以益气；与芍药合用又有益气和营之效；诸药合用，使阳生阴长，血脉可通，里急可除，诸虚不足者得益。黄芪建中汤中重用芍药达六两，故养血缓急，和中止痛作用较强。

六、养血和络——归芍类方

本类方剂具有养血和络作用，治疗血虚络滞的痹证，常用药物如当归、芍药、阿胶、丹皮、丹参、川芎等，常用方剂有当归芍药散、当归散、当归四逆汤、当归建中汤及温经汤。因当归、芍药使用频率最高，具有代表性，故又称归芍类方。

类方比较

当归散方用当归、芍药补肝养血，合川芎以舒血气之源，白术健脾除湿，黄芩坚阴清热，因此血亏脾虚、兼夹湿热之痹证，可用当归散加减治疗。

当归四逆汤用当归为君以补血，以芍药为臣而养阳气，以桂枝、细辛之辛以散寒温气为佐，以大枣、甘草之甘为使，以通草通行其脉道与厥也，是治疗血虚寒凝的代表方。

温经汤方中吴茱萸、生姜、桂枝温经散寒暖血，阿胶、当归、川芎、芍药、丹皮养血和营行瘀，麦冬、半夏润燥降逆，甘草、人参补益中气。温经汤也是血虚寒凝痹证之方，比较而言，见有手足厥冷者宜用当归四逆汤；见有经行腹痛者宜用温经汤。

当归芍药散以当归、白芍、川芎养肝血，以泽泻、茯苓、白术健脾利湿，方有以达养血疏肝、健脾利湿、缓急止痛之效。以治疗妇人妊娠腹痛为主，当归建中汤调阴阳、建中气，以治疗产后虚寒腹痛为主，此不赘述。

七、补益肝肾——地黄薯蓣类方

指用具补肝肾、强筋骨作用之药，治疗痹证肝肾不足、筋骨虚弱之证。适用于久病不愈"骨弱筋缩"之虚痹，代表方剂有肾气丸、薯蓣丸，常用药物如地黄、山萸、淮山、附子、桂枝、人参、芍药、当归、阿胶等，其中地黄、薯蓣最具代表性，故又称地黄薯蓣类方。

类方比较

《金匮要略·血痹虚劳病脉证治》曰："血痹阴阳俱微"，又曰："虚劳腰痛……，八味肾气丸主"。肾气丸重用干地黄，佐以山药、山茱萸以滋补肝肾为主，丹皮、泽泻、茯苓以利湿和血；桂枝、附子以温补肾阳。本方温补肾气，阴中求阳，是肾虚痹证的代表方剂。而薯蓣丸重用薯蓣补益脾肾为主，白术、人参、茯苓、干姜、豆黄卷、甘草、曲益气调中；当归、芍药、白芍、干地黄、麦冬、阿胶养阴血，补肝肾；柴胡、桂枝、防风祛风散邪；杏仁、桔梗、白敛理气开郁，全方扶正祛邪，补中有散，对周身酸痛，乏力纳少，正虚邪恋之证尤为合适。

八、搜风剔络——虫类药方

使用具搜风剔邪之虫类药为主的方剂，治疗风湿日久，病邪壅滞经络、关节，气血壅遏，痰瘀交阻的痹证，代表方剂有大黄䗪虫丸、下瘀血汤、鳖甲煎丸、抵当汤，常用虫类药物如全蝎、䗪虫、鳖甲、水蛭、虻虫、蛴螬、蜂房、蜣螂等。

类方比较

痹证病情顽缠，痰瘀互结，经脉痹阻，属中医"顽痹"范畴，邪入经隧骨骱，非虫类搜剔药不能奏效。仲景所创虫类药诸方，治疗"经络营卫气伤，内有干血"之证虽非痹证专设，但对痹证应用虫类搜剔，提供了理论依据，给后人以启迪。

大黄䗪虫丸方中用大黄、䗪虫、桃仁、虻虫、水蛭、蛴螬、干漆活血化瘀；芍药地黄养血补虚；杏仁理气；黄芩清热；甘草、白蜜益气和中，作用着重缓中补虚，治疗虚极羸瘦，肌肤甲错，久痹不已之患者。

鳖甲煎丸方中鳖甲软坚化症；桃仁、丹皮、芍药、大黄、鼠妇、䗪虫、蜂窝、蜣螂等破瘀散结；桂、夏、朴、芩、姜理气机，调寒热；人参、阿胶补气血。本方为化瘀散结，攻补兼施方剂，有关节畸形、有斑块结节的患者可以参考用药。

下瘀血汤方中大黄荡逐瘀血，桃仁活血化瘀，䗪虫逐瘀破结。用蜜为丸，是缓其性。本方可用于瘀血内结之痹证。

抵当汤为逐瘀峻剂。方中以水蛭、虻虫攻其瘀，大黄、桃仁下瘀热，使用时应中病即止，体弱、高年、孕妇有内出血者禁用。

文献目录

［1］徐大椿.药性切用［M］.上海古籍出版社，1970.

［2］周岩.本草思辨录［M］.人民卫生出版社，1960.

（金实、刘澂澂）

经方治痹应用体会

吾习经五十余载，应用经方治痹略有所得，试将经文结合临床探析如下。

一、微微汗出，风湿俱去

《金匮要略·痉湿暍病脉证并治》："若治风湿者，发其汗，但微微似欲汗出者，风湿俱去也。"[3]风为阳邪，易于表散；湿为阴邪，难以速去。如发大汗，则风气去，而湿仍存，不仅病未愈，且易伤及卫阳阴津。

痹证初期及天气变化，身痛骤重者，多为外邪侵袭、风湿相搏之证，需因势利导，开腠发汗。开腠发汗，首推麻黄，临床常以麻黄作为发汗主药，对风湿性关节炎、类风湿性关节炎多收良效，风寒表实证，与桂枝同用以加强发汗解肌作用，如麻黄汤；素体阳虚，里外皆寒，与附子、细辛等配伍，以助阳解表，如麻黄细辛附子汤；若风寒夹湿，可加白术行表里之湿，如麻黄加术汤；若风湿在表，有化热之势者，可配伍清热除湿之薏苡仁等，如麻杏苡甘汤；若寒伤经络，肢体疼痛者，可配桂枝、细辛、白芷等，以温经散寒，通络止痛，如麻桂温经汤。

临症中发汗药若量过小，则汗难出，邪留不去；若用量过大，则汗过多，徒伤正。应如何处理？此时可效法仲景"煮取三升，分温三服，微取汗"之法。具体使用方法为一剂药煎煮二次，二次药液混合后分三次服用，微微取汗，得汗即止，勿使之过。此外要注意药物的配伍，如配伍白芍，以酸敛和营；配伍芪、术，以益气固表。

二、极寒伤经，抵当乌头桂枝汤类

《金匮要略·腹满寒疝宿食病脉证治》云："若身疼痛，灸刺诸药不能治，抵当乌头桂枝汤主之"，此处"抵当"应理解为"只当"，"应当"。也就是说严重的寒邪伤人，经脉痹阻，身体痛甚（即仲景所谓"极寒伤经"），一般治疗效果不佳，应当用乌头桂枝类温经逐寒。

沉寒痼冷痹阻络脉，非一般温药可除，非乌附之类不可。乌附性辛热刚烈，助阳补火，散寒除湿，阴寒散，阳气复，经脉通，痼结开，痹痛自止。

乌附类临床常用方剂如麻附细辛汤、乌头汤、乌药桂枝汤、三方的区别在于：麻附细辛汤适用于内外皆寒，表实无汗；乌头桂枝汤适用于内外皆寒，表虚有汗；乌头汤适用于内外皆寒，阳气内虚。

乌附有毒，使用宜慎，余曾在四川工作十余载，使用乌附宜胆大心细，乌附类方药煎煮服用，推崇仲景之法。《金匮要略·腹满寒疝宿食病脉证治》乌头桂枝汤下载："乌头右一味，以蜜二斤，煎减半，去滓，以桂枝汤五合解之，得一升后，初服二合；不知，即服三合；又不知，复加至五合。其知者，如醉状，得吐者，为中病。"[3] 结合临床情况，取仲景意而化之，乌附类药使用临床注意五点：①少用生，多用制；（多采用炮制的乌附）②先小量，渐递增；（根据病人的个体差异，用量由小到大，逐渐增量；新病、轻病用量较小，久病、重病用量较大）③用量大，宜久煎；（大剂量乌、附宜久煎两个小时以上，以减少毒性）④两煎合并，少量分服，以知为度（一剂药煎煮二次，二次药液混合后，少量多次分服，选择最佳有效剂量）；⑤配合蜂蜜、甘草减少毒性。若药后出现唇舌发麻、头晕、心悸、脉有歇止者，为毒性反应，视反应轻重，予减量或停药，并即时处理。

三、骨节疼烦，热痹当清

《金匮要略·疟病脉证并治》云："身无寒但热，骨节疼烦，时呕，白虎加桂枝汤主之。"热痹宜清，白虎加桂枝汤之明训已昭千古。叶天士推崇"经热则痹，络热则痿"的论点，常用仲景木防己汤治疗热痹。

临床中，痹证患处色红或有灼热感，即属热痹范畴；此外，痹证在急性活动期 ESR、CRP 显著升高，也可暂作热证论治。清热除痹方剂常用白虎加桂枝汤、麻黄连翘赤小豆汤、桂枝芍药知母汤、木防己汤等。

清热除痹常用的药物常分四类，一类是清气泄热之石膏、寒水石、知母；二类是清热燥湿之黄连、黄柏、苦参；三类是清热解毒之银花、连翘、山慈菇、蛇舌草；四类是清热凉血之生地、丹皮、赤芍、紫草、水牛角片、鬼箭羽、虎杖。

四、湿流关节，重视祛湿泄浊

痹证病因，湿邪最为紧要，《金匮要略·痉湿暍病脉证治》篇有"湿痹"、

"湿家"之病名，《脏腑经络先后病脉证治》篇有"湿流关节"之说。湿邪在痹证的发病中起重要作用，并贯穿病程始终。湿聚可生痰，湿阻络滞而生瘀。除湿不外以下五法：

1. 发汗除湿法

使湿邪从汗而解。《金匮要略·痉湿暍病脉证治》云："风湿相搏，一身尽疼痛，法当汗出而解。"方如麻黄加术汤及后世羌活胜湿汤。

2. 运脾化湿法

通过健运脾胃，使湿邪化除，如《金匮要略》越婢加术汤、越婢加半夏汤，后世方如六君子汤，平胃散等。

3. 利水渗湿法

使水湿之邪从小便而解。仲景方如防己黄芪汤、苓桂术甘汤、泽泻汤、五苓散等均是。

4. 化痰祛湿法

风寒湿热久留，湿聚成痰。临床表现为关节肿胀而局限，关节僵肿不利，皮下结节内生，或肢体关节肿胀疼痛，忽作忽止，悠忽往来。常用药如南星、半夏、白芥子、皂角、白附子、僵蚕、全蝎等，常用方如三子养亲汤，导痰汤，牵正散等。

5. 祛湿泄浊法

风湿日久，湿与邪合，酿生湿浊，临证中，痛风性关节炎祛湿泄浊最为重要，《丹溪心法》认为痛风乃"湿痰浊血流注经络"，个人常用经验方痛风饮加减（萆薢、胆星、泽泻、车前草、土茯苓、通草、灵仙、丹皮、赤芍、石膏、黄柏、白芷、蜈蚣、甘草）。初期急性发作期加水牛角、生地以清热凉血；后期症状稳定加泽兰、全当归，化瘀和络。方中萆薢、泽泻、胆星、车前草、通草、威灵仙、土茯苓等皆利湿泄浊常用药。

五、风血相搏，治风当先治血

《金匮要略·中风历节病脉证并治》云："少阴脉浮而弱，弱则血不足，浮则为风，风血相搏，即疼痛如掣。"[3]本条论述血虚历节的病机证候。经方中当归散、胶艾汤、黄芪建中汤、黄芪桂枝五物汤皆可选用。

"治风先治血，血行风自灭"语出宋·陈自明之《妇人大全良方》，为血虚生风之证而设，《证治汇补》意为"补血养血"，李东垣又认为"养血活血"，叶天士《临证指南医案》云："有血虚络涩及营虚而为痹者，以养营养血为主"。血虚风寒湿邪乘袭之痹证，风血相搏，络脉瘀滞，治以养血祛风、活血通络，即所谓"治风先治血，血行风自灭"。

临证可用仲景木防己地黄汤，当归散、黄芪桂枝五物汤加减；常用养血药如当归、白芍、地黄、阿胶、鸡血藤、枸杞等。常用活血药如丹参、桃仁、红花、川芎、水蛭、泽兰、牛膝、虎杖、穿山龙等。若瘀阻化热，用仲景大黄䗪虫丸、下瘀血汤加减；若血虚寒盛、寒邪阻滞则温经通络，选用温经汤、当归四逆汤及当归生姜羊肉汤加减。

六、干血阻络，当用虫类逐瘀剔络

张仲景为善用虫类剔络的高手，《金匮要略》多个病脉证中应用虫类方药以破结消癥，通络化瘀，如大黄䗪虫丸、鳖甲煎丸、下瘀血汤、抵当汤等。《金匮·血痹虚劳病脉证》篇用大黄䗪虫丸治疗"劳伤、经络营卫气伤，内有干血，肌肤甲错，两目黯黑。"[1]所谓"干血"，即脉络瘀血。大黄䗪虫丸方用虫类药䗪虫、虻虫、水蛭、蛴螬具有良好逐瘀剔络功效。鳖甲煎丸用鳖甲、䗪虫、蜣螂、蜂窝等虫类药活血剔络、消癥散结；抵当汤、下瘀血汤用水蛭、虻虫配合大黄、桃仁逐瘀清热。仲景例举种种用法，为后世医家应用虫类药指点迷津。清·叶天士《临床指南医案》谓："败瘀凝痰，混处经络……须以搜剔动药"。[2]

临证虫类药常配伍养血活血、化痰畅络、藤类入络的药物以增强疗效，互得益彰。常用的虫类药有全蝎、地龙、山甲、地鳖虫、蜂房、蚕砂、蜈蚣、白花蛇、乌梢蛇、僵蚕、水蛭等。其中全蝎、蜈蚣走窜迅速，搜风逐瘀通络，止痛作用较强，为顽痹要药；地龙、僵蚕通络熄风、清热散结，对风湿热痹、结节肿块最宜；山甲、地鳖虫通透逐瘀力强，于久痹痛剧可以加用；水蛭、虻虫有破瘀散结消斑作用，跌仆瘀滞，瘀血紫斑效果较好；乌梢蛇、白花蛇祛风通络定惊，风湿顽痹，麻木拘急有良效；蚕砂甘辛微温，能祛风湿，通络止痛，可用于湿热顽痹；蜂房性温，走窜散结通阳，对关节僵肿和屈伸不利者甚合。

七、骨虚筋弱，当养肝补肾

肾主骨，肝主筋，乙癸同源。《素问·痹论》曰："久痹不已，复感于邪，内舍于脏。"《金匮要略·中风历节病脉证并治》云："寸口脉沉而弱，沉即主骨，弱即主筋，沉即为肾，弱即为肝。汗出入水中，如水伤心，历节黄汗，故曰历节。"张仲景明确指出肝肾气血不足为历节病之本，风寒湿外侵为病之标。

对于肝肾、气血亏虚之证，张仲景列出治法方药，《金匮要略·血痹虚劳病脉证并治》云："虚劳里急，诸不足，黄芪建中汤主之"；"虚劳腰痛，少腹拘急，小便不利者，八味肾气丸主之"；"虚劳诸不足，风气百疾，薯蓣丸主之"。肾气丸，薯蓣丸，黄芪建中汤虽为虚劳所设，但在肝肾气血不足，风气百疾，风湿痹证中，阴阳失调是疾病发生的根本原因，根据异病同治，同病异治的法则，均已广泛应用。

对于痹证治疗，应十分重视调肝肾，补气血，并贯穿于痹证的全过程。痹证只重祛风除湿，多有近效，但乏远功，应先安"未受邪之地"，"截断"病情发展。痹证可以根据临床的实际情况，特别是久病或年老病患者，早期选择性地应用补益肝肾药，以阻断病势，防止骨侵蚀。

补肝肾药物多选平调阴阳，辛润平淡之品，如补骨脂、桑寄生、枸杞、地黄、苁蓉、杜仲、鹿角胶、龟甲胶、女贞子、牛膝、龟甲、阿胶、狗脊、川断、仙灵脾等。初期病浅邪盛，多以川牛膝、川断等补肾祛邪；后期骨损筋软可选鹿角胶、龟甲胶、阿胶、肉苁蓉等血肉有情之品，配以蕲蛇、全蝎、蜈蚣走窜之物；温养元阳以熟地、山萸、巴戟天、补骨脂、紫河车、鹿角胶等为主；填补真阴以阿胶、生地、杞子、沙菀子、怀牛膝、龟甲胶、鳖甲胶等为主；舒筋壮骨之羊胫骨、猪脊髓、狗胫骨等也可选入；补肾同时强调活血，常配当归、丹参、赤芍等；若肾虚挟痰者，可于补肝肾剂中加豁痰祛风通络之品。

文献目录

[1] 湖北中医学院.金匮要略讲义［M］.上海科学技术出版社，1963.
[2] 叶天士（清）.临证指南医案［M］.山西科技出版社，2006.

（金实）

附子、乌头临床使用经验

一、确认病症，辨证选药

对于附子、乌头的使用，首先要药证相应才能取效，若药不对证，只能对机体产生不利的影响甚至产生副作用。乌、附为大热之品，只能用于里寒证或阳虚证，倘若辨证不明，用于热证或虚热证，即便不中毒，也会对机体产生隐性的副作用。故明·倪朱谟《本草汇言》云："若病阴虚内热或阳极似阴证，误用之，祸不旋踵"。由此可见，中医药辨证论治的准确与否是导致药物作用向"效"或"毒"转化的重要关键。徐氏父子应用附子的临床指征为："神疲乏力，体软，面色白，畏寒，四肢清冷，不欲饮，溲清长；或舌光而不欲饮，或口干不欲饮，脉细或濡细，或沉迟，或虚数。以上虚性、寒性症状，只要出现其中一二项即可应用，不必条条具备。"金实教授的使用经验为：乌、附对痹证脉弦大而紧或沉细迟缓、指趾厥冷者效果最好，但对兼有口苦、苔黄、尿黄赤者要慎重应用，否则容易出现中毒反应，若非用不可时，必须配入一定的寒凉药。如《金匮要略》中的桂枝芍药知母汤就是这方面的例子，凡现脉实数或洪大、大便热结、高热、内热外寒、真热假寒的阴虚和热证患者应忌用；房室传导阻滞、频发早搏、高血压性心脏病等患者及孕妇应禁用；年老体弱、心功能减退及肝肾功能不全者应慎用。

二、少量递增，以知为度

常用量制附片 5～30g，制川草乌各 3g～各 15g，超药典剂量时要审慎。

仲景在《伤寒杂病论》中，对乌、附的用量，偶以斤两计量者，如《伤寒论》附子泻心汤中附子为一两，但经方中大多以枚数计量，少则 1 枚，多则 3 枚，如桂枝附子汤等皆是。按目前较为统一的看法，附子小者重 10g，大者重 20g。按此计算，仲景对附子的用量多数都超出了《药典》上规定的最大剂量。按此剂量临床皆不容易中毒？仲景对此的要诀是：少量递增、以知为度。《金匮要略》对乌、附虽无明确指出最佳用量，然有"不知，稍增之，以知为度"之语，并对"知"做了明确解答："初服二合；不知，即服三合；又不知，复加至五合。其知者，如醉状，得吐者为中病"。即"知"为有如喝了酒后的头晕症状，并且会伴有呕吐，此即为典型的瞑眩反应。在用乌、附时，要出现这些症状方为"中病"，亦即为最佳治疗剂量。目前大剂量应用乌、附的频率较高，且多在 30 ~ 100g，甚者每剂达 500g 之多。2010 版《中华人民共和国药典》规定附片的用量为 3 ~ 15g，临床用量与权威规定相差甚远。金实教授对痹证用乌、附的习用剂量为 6 ~ 20g，必要时可适当加大，但切不可孟浪从事，主要从临床实际出发，从患者自身疗效对比，量由小到大，不知再服，其效大显。同时，对新病、轻病用乌、附量较小，对久病、重病用量较大，认为阴寒痼冷，非乌附温化逐寒不可。

三、注重炮制，久煎分服

古人已深刻认识到乌附辛热、有大毒的峻猛之性，内服一般需经过炮制。生、炮乌附的临床应用不同，明·李时珍总结出"生用则发散，熟用则峻补"的规律，得到许多医家的推崇。乌、附的炮制方法自汉代演变至今约有七十余种。如梁·陶弘景曰："凡用附子、乌头、天雄，皆热灰微炮令拆，勿过焦"。唐·孟诜在《食疗本草》中云："黑豆煮食之，杀乌头、附子毒"。由汉代至唐代，乌附的炮制均沿用"炮"、"烧"、"煨"、"炒"等火炮方法为主；至宋代在沿用火炮法的基础上发展到用液体辅料制及药汁制；明代以后基本沿用古法，但以蒸煮等湿法为主。因"炮"法的火候和时间不易掌握，常致影响疗效，现几乎已被浸漂法和湿热法代替。杨氏等采用多种药理学方法比较附子不同炮制品毒性和药效，发现微波炮制附子毒性最低，但仍具有较缓的强心、抗心肌缺血作用和耐缺氧能力，表明恰当的炮制方法有较好的减毒增效作用。

乌、附炮制的目的皆为减毒，合理炮制后毒性可降低 70% ~ 80%。附子中含有的二萜双酯类生物碱水解后含量下降而苯甲酰乌头原碱含量升高，心脏毒性大大降低，按生药计其 LD50 值提高 10 ~ 100 倍不等。此外，乌、附毒性的大小与煎煮时间的长短亦密切相关，煎煮时间不足与煎煮方法不当已被公认为乌附中毒的原因之一。如罗显田等即有附子 6g 煎煮 5 分钟内服而致恶性心律失常的报道。据统计《伤寒论》运用生附子的方剂中煎煮方面平均用水 3.4L，煮取药汁 1.4L，平均煎煮耗水 2L；而运用炮附子的方剂中平均用水 6L，煮取药汁 2L，煎煮耗水 3.8L。朱祯禄等对不同水解时间的 4 种附子液进行比较研究表明，随附子液水解时间的延长有毒成分含量降低，毒性随之减小，而有效成分总乌头碱含量不变。现代药理研究表明生乌附中所含的生物碱毒性较大，但经较长时间煎煮后，可使毒性很强的双酯类生物碱水解成毒性较小的单酯类生物碱等，而所含强心成分却变化不大。金实教授对附子、乌头的煎煮方法强调二点：一是剂量较大者煎煮时间延长；二是一剂药煎煮两次，混合后分服。他认为，乌附生者固然有剧毒，炮制过后依然有毒性，但经煎煮 3 小时，毒性大为缓解，而有效成分大致未被破坏。故金实教授对制附子、制川乌、制草乌虽常用较大剂量（如 15～30g），临床使用数十年而未出现过重大不良反应。在服法上依据仲景提出的"强人服七合，弱人服五合。不差，明日更服，不可一日再服"原则，嘱患者一剂药分次煎煮，第一次煎煮后药物浓度较高，中毒可能性较大，二煎则次之，将两次药液混合均匀后分次服用，浓淡适宜，中毒可能大为降低。服药第一天，两次药液混合后可分三～四次分服，如无不适反应，第二、三天后即可混合后常规二次分服。

四、配伍组合，减毒增效

恰当的配伍可以减低乌附毒性，如梁·陶弘景《本草经集注》有附子配伍以减毒的论述："俗方每用附子，须甘草、人参、生姜相配者，正制其毒故也"。同时，古人也认识到附子配伍应用不当也会产生剧烈的毒副作用，如明·李时珍在《本草纲目》记载附子"畏绿豆、乌韭、童溲、犀角。忌豆豉、稷米"。乌附与麻黄、吴茱萸、威灵仙、蟾酥等配伍时应小心谨慎。如有报道 34 例附子或乌头中毒病例中就有附子与麻黄配伍中毒或服药期间饮酒中毒，分别停用麻黄、停饮白酒后再服用等量附子而未发生中毒。金实教授临床常用配伍药对如下。

附子配乌头：二药均性温有大毒，辛散温通，能搜风除湿，逐寒开痹，破积散结，合用则散寒祛湿功倍，除痹止痛效佳，用于风寒湿痹，肢体关节剧痛者。

乌附配肉桂：肉桂性缓，长于暖下焦而温肾阳，并引火归元以摄无根之火，行气通滞，相须为用则温肾助阳，引火归元，温经散寒止痛，用于肾阳不足之腰膝酸软，形寒足冷，肢体厥逆等症。

乌附配桂枝：桂枝温经散寒，横通肢节，可解肌散表祛风寒，二药合用，相得益彰，温通心肾阳气，散寒通络止痛功效益增，用于阳虚外感风寒湿邪，四肢疼痛等症。

乌附配干姜：干姜具有回阳通脉之功，守而不走，温中回阳，二药相须为用，干姜能增强乌附回阳救逆、散寒止痛的作用，且能解乌附之毒，用于阴盛阳虚之寒痹，四肢厥冷，汗自出，脉微欲绝等。

乌附配细辛：细辛外散风寒，内祛阴凝，温通肾气，开通诸窍。二药合用，温通宣散，彻表入膀胱经，彻里入肾经，相得益彰，共奏温阳散寒凝、蠲痰饮、暖胞宫之功，二药表里兼顾，阳复表解，在内之寒乌附温之、细辛助之，在外之寒细辛疏之、乌附辅之，加强温阳解表、散寒止痛功效，为止痛要对，用于阳虚外感，形寒肢冷，头身疼痛，骨节疼痛难忍，屈伸不利之证。

乌附配鹿茸：鹿茸壮肾阳，益精血，守而不走。二药配伍，相须互补，温命火填精髓，壮阳散寒止痛，用于畏寒肢冷，腰膝酸痛。

乌附配麻黄：麻黄辛温，发汗解表，二药相配，一攻一补，助阳解表，用于素体阳虚复感风寒之证，可避免阳虚无力鼓邪外出，或恐汗后更加伤阳，用于经络骨节病，如风湿痹证、面神经瘫痪、半身不遂等。

乌附配生地：生地黄，《神农本草经》称之有"除痹""逐痹"之功，养阴柔润，二药相伍，温阳以生阴，滋阴以化阳，刚柔相济，阴阳两调。姜春华认为，此药对用于类风湿关节炎颇宜，用治顽痹常用大剂量生地黄，用至150g，加入温经通络复方中，温痹清营，扶正祛邪，刚柔相济，疗效较激素加抗风湿药为胜。

乌附配薏苡仁：薏苡仁能舒筋缓急，通利关节，二药相合则温阳化湿，除痹止痛，用于寒湿痹痛，关节痛甚者及小腿腓肠肌痉挛疼痛。

乌附配苍术：苍术辛散苦燥，能祛风湿，二药相伍则散寒除湿，用于急慢性关节炎、痛风等。

乌附配甘草：甘草能补虚和中、缓解毒性，金实教授用乌附时必用甘草。

此外尚有乌附配全蝎治疗阳虚寒湿痹痛顽麻；配鹿角、仙茅、仙灵脾治疗督脉为病，背强而厥；配石见穿治疗类风湿关节炎偏寒型而血沉快者；配龙胆草治疗类风湿关节炎属阳虚而兼有肝阳上亢者，其降血沉效果亦佳。

五、间歇使用，防止中毒

剂量较大时，一般一个月左右即停用，改用其他强力止痛剂（玄胡，细辛，徐长卿，虫类药等）停一段时间后再重复使用乌附，防止蓄积中毒，又减少耐药性，增加敏感性。

六、观察反应，及时救治

服用乌附后出现的瞑眩反应（头昏、呕吐等）实际上即是乌头碱中毒的轻症反应。对于这种轻症的中毒反应可以不做解毒对症处理，一般 10～30 分钟，症状即可消失，乌附中毒症状主要为神经及心血管系统表现，中毒多在口服半小时至 1 小时后出现症状，两小时后出现中毒症状者少见，症状起初有唇、手足、全身麻木，继而低血压，心慌，恶心，胸闷，肢体活动不灵活，烦躁不安，呼吸急促，抽搐，昏迷，瞳孔缩小，脉结代，严重者心脏停搏、呼吸中枢麻痹而死亡。心电图可见到各种心律失常，如室性过早搏动、房室传导阻滞、房室并行心律、房内阻滞，甚至室性心动过速、心室颤动等。中毒症状一般持续 5～6 小时，通过积极有效的治疗可很快恢复，但长期服附子引起蓄积中毒者症状的恢复需要较长的时间。中毒解救方法：金实教授曾在四川地区工作 12 年，对乌附中毒患者有较丰富的治疗经验，常嘱以较大剂甘草、防风、绿豆汤内服，轻者当即可解，亦可用白蜜兑凉开水调服；或以 1%～2% 鞣酸洗胃，酌情给予催吐剂；或服活性炭（混于水中服下）；注意的是，催吐洗胃必须在无惊厥、呼吸困难及严重心律失常的情况下进行，对较严重者必须中西医结合及时抢救：静脉注射葡萄糖盐水；及时使用尼可刹米等呼吸兴奋剂；注意保温；必要时给氧或进行人工呼吸；恶心流涎、心跳缓慢时可皮下注射阿托品，对抗迷走神经的兴奋。心室颤动治疗如不及时死亡率较高，自除颤复律起搏等心肺复苏技术普及以来，室颤的复苏存活率显著提高。乌附中毒者如能及时抢救，大多可以恢复。

（金实）

第三章　名医经验

汪履秋治疗风湿病的学术思想与临证经验

家父汪履秋（1919～1999），江苏省兴化市人。南京中医药大学教授、江苏省中医院主任医师。曾任江苏省中医院内科主任、江苏省卫生厅科学技术委员会委员、江苏省卫生厅药品审评委员会委员、江苏省中医学会风湿病专业委员会顾问等职。享受政府特殊津贴，为国家人事部、卫生部、国家中医药管理局确定的首批500名师承工作指导教师之一，江苏省名中医。从医近六十载，一直从事中医临床工作，积累了丰富的经验，尤其对类风湿性关节炎、风湿性关节炎、系统性红斑狼疮等风湿病的治疗颇具特色，现总结如下。

一、急性发作，重在祛邪通络止痛

风湿病属于中医学"痹证"范畴，多病程较长，反复发作，临床上多表现为本虚标实之证，而急性发作阶段则以邪实为主。因为急性发作阶段肢体关节疼痛肿胀较为剧烈，而疼痛肿胀乃邪气痹阻所致，所谓"诸痛为实"也，"痹者，闭也，以气血为邪所闭，不得通行而病也。"因此，治疗重点在于祛邪通络，邪气一去，络脉舒通，则痹痛自除。祛邪要根据病邪的特点，针锋相对。如风邪偏盛，疼痛游走不定者，用防风、白芷、寻骨风；湿邪偏盛，肢体漫肿者，用防己、晚蚕砂、萆薢；寒邪偏盛，冷痛恶寒者，用制川草乌、熟附片、麻黄、桂枝、细辛。另外，还应根据病变的部位选择用药，如痛在上肢项背，用羌活、防风、葛根、片姜黄、桂枝；痛在下肢腰背，用独活、防己、木瓜、蚕砂、川续断、牛膝；痛及全身筋脉，用松节、千年健、伸筋草、威灵仙、路路通。

本病初起或急性发作阶段，外邪袭表，病势尚浅，还可用疏表开腠、解肌发汗的方法，因势利导，祛邪外出。在临床上一般根据病情的轻重选择发汗散邪药。轻者如羌活、防风、白芷之类。重者必投以麻黄、桂枝等辛温之品，用量一般在 8 ~ 15 克。对于表虚汗多者，用量不可过大，以免汗出过多，耗气伤阴。

二、痹病多寒，用药每投温散走窜

寒主收引凝滞，痹痛多以寒邪为主因，寒与风湿相合而成风寒湿痹，或寒湿郁久化热，而致寒热夹杂，纯属热证者较为鲜见。并且热证大多只是整个病程中的某一阶段，一般为时也比较短暂，热象消退之后，又可转成寒证。所以治疗痹证必须以温药为主，即便是风湿热痹也要在清热的同时配以温散之品，不可一味寒凉清热，以免湿遏不化。此外，温药也有利于经络的疏通。

痹证的病位在肢体经络，主要病机是邪气痹阻经络，气血运行不畅，故治疗时必须要注意通络止痛，常用枝藤类药以通络引经，增强药效。如丝瓜络、桑枝、松节、清风藤、海风藤、络石藤、忍冬藤、石楠藤、鸡血藤、天仙藤等。但在选择枝藤类药时也应结合药性辨证选用则疗效更佳。如祛风通络用清风藤、海风藤、络石藤、丝瓜络；清热通络用忍冬藤、桑枝；补虚和血通络用石楠藤、鸡血藤、天仙藤；祛湿消肿用松节、天仙藤。

风寒湿邪所致痹证固然很多，但热痹也并非少见，特别是在病变急性活动期，表现为肢体关节红肿疼痛，局部扪之灼热，身热烦渴者，清热之法更属必不可少。临床常用知母、石膏、黄芩、连翘等药，其中石膏必须重用，用量在 30 ~ 100 克。热甚痛剧者，还可加入虎杖、忍冬藤、鬼箭羽、海桐皮、生苡仁、嫩桑枝、白花蛇舌草等清热通络之品。

三、风为病因之首，治痹祛风为先

痹证离不开风邪，或风寒、风湿、风热，或风寒湿、风湿热，风为病因之首，因此，治疗必须以祛风为先。"治风先治血，血行风自灭"，治疗痹证时为了更好的祛除风邪，祛风方药常与养血、活血方药同用。养血祛风常用当归、熟地、川芎、鸡血藤、威灵仙、防风等；祛风活血常用川芎、桃仁、红花等，尤以称之为"血中气药"的川芎为佳，因其既能祛风，又能活血。

痹证日久，邪气久羁，循经入骨，久之则血凝滞不行，变生痰湿瘀浊，经络闭塞不通，非草木之品所能宣达，必借虫蚁之类搜剔窜透，方能浊去凝开，气通血和，经行络畅。正如前人所谓"风邪深入骨骱，如油入面，非用虫蚁搜剔不克为功"。虫类药功用也同中有异，应注意各药的特性，辨证选用。如活血行瘀常用炮山甲、地鳖虫，而穿山甲"其走窜之性无微不至"，尤善疗痹；搜风剔络，用全蝎、蜈蚣，而蜈蚣对僵挛肿痛又胜一筹；祛风除湿，用乌梢蛇、白花蛇，乌梢蛇效虽略逊，而性平无毒；此外，僵蚕之祛风痰，地龙之清络热，露蜂房之祛风毒，蚂蚁之温补强壮等，亦为临床所常用。由于虫类药性多燥，在临床应用时应配以生地黄、石斛等养血滋阴之品，以制其偏性而增强疗效。在用法上，除煎服外，还可焙干研末吞服，既可减少药物用量，又能提高临床疗效。实践证明，虫类药如能应用得当，对缓解疼痛、改善关节功能确有裨益。但要注意，这些药物多偏辛温，作用较猛，也有一定毒性，故用量不可太大，不宜久服。

四、痹久多夹痰瘀，用药必须化痰祛瘀

痰浊、瘀血、水湿在疾病的发生发展过程中起着重要作用。邪痹经脉，脉道阻滞，迁延不愈，影响气血津液运行输布。血滞而为瘀，津停而为痰，酿成痰浊瘀血，痰浊瘀血阻痹经络，可出现皮肤瘀斑、关节周围结节、屈伸不利等症；痰浊瘀血与外邪相合，阻闭经络，深入骨骱，导致关节肿胀、僵硬、变形。痹证日久，影响脏腑功能，津液失于输布，水湿停聚局部，可致关节肢体肿胀；痰瘀水湿可相互影响、兼夹转化，如湿聚为痰，血滞为瘀，痰可碍血，瘀能化水，痰瘀水湿互结，旧病新邪胶着，而致病程缠绵，顽固不愈。

痰瘀痹阻证主要表现为肌肉关节刺痛，固定不移，或关节肌肤紫暗、肿胀，按之较硬，肢体顽麻或重着，或关节僵硬变形，屈伸不利，有硬结、瘀斑，面色黧黯，眼睑浮肿，或胸闷痰多。舌质紫暗或有瘀斑，舌苔白腻，脉弦涩。治疗可用双合汤加减，该方有活血化瘀、祛痰通络作用，适用于痰瘀痹阻筋脉，关节重着疼痛。常用药如薏苡仁、蚕砂、桑枝、防己、制半夏、制南星、白芥子、陈皮、桃仁、红花、莪术、苏木、赤芍、地鳖虫等。

痰浊滞留，皮下有结节者，加胆南星、天竺黄；痰瘀不散，疼痛不已者，加穿山甲、白花蛇、全蝎、蜈蚣、地龙搜剔络道；有痰瘀化热之象者，加黄

柏、丹皮；瘀血痹阻，关节疼痛，甚至肿大、强直、畸形，活动不利，舌质紫暗，脉涩，可选桃红饮。

痰瘀痹阻证多见于类风湿性关节炎、痛风等疾病晚期关节僵硬畸形阶段，每与风寒湿阻证或风湿热痹证合并出现，同时还应酌加温经散寒或清热通络的药物，另外要配合功能锻炼，防止关节僵硬畸形而致残废。

五、久痹虚实夹杂，治当攻补兼施

本病的发病多由正气虚弱，外邪侵袭所致。其中正气虚弱又是疾病发生的关键。正气虚弱是由多方面造成的，如先天禀赋不足、后天失养、饮食劳倦、七情太过、久病伤正等等。患病之后，由于正虚无力驱邪外出，以至风寒湿热之邪，得以逐渐深入，阻于经络关节，内外相合而发痹证。而痹证日久，正气耗伤日渐明显。一般而言，风寒湿痹日久，阳气易损，风湿热痹久延，阴血多显不足。若阳气或阴血受损，营卫空虚，防御疏懈，往往反复感受外邪，病情波动。若肝肾亏虚，骨节筋脉失荣，气血运行滞涩，每每肢体废用，疼痛不已。此时治疗当以攻补兼施，绝不可一味祛邪，或单投扶正之品。阳气偏虚者常用黄芪、党参、鹿角片、仙灵脾、肉桂等。阴血不足者，多配入生熟地、当归等，地黄可重用，一般 15～90 克。久用皮质激素者，多呈阴虚阳亢之象，如面赤、烦热、口干、形瘦等，治疗时可加用鳖甲、龟版等滋阴潜阳之品。

对于在应用祛风、除湿、散寒、散寒、清热等祛邪法的同时，也应适量配伍扶正之品。如祛风药常配当归、白芍熟地等养血药；除湿药常与党参、黄芪、白术等补气健脾药同用；散寒药多加用仙灵脾、附子等温阳之品；清热药多与白芍、熟地、山茱萸等养阴药同用。

再如，对关节变形僵直一类痹证，在应用活血通络，或虫类透骨搜风等药之同时，也常配伍补肝肾养血之品。在痹证恢复期，痹的症状已基本消失，应以调理气血之法善后，意亦在正邪兼顾。

六、治痹应以辨证为主，结合辨病治疗

辨证论治是中医的特色与优势，治疗痹证必须坚持以辨证论治为主这一

原则。辨证首辨寒热类别，次辨病邪偏盛，再辨证候虚实。痹证的治疗必须以辨证为基础，关于痹证的辨证分型治疗目前尚未统一，汪老认为多从虚实两个方面分为风寒湿阻、风湿热痹、寒热夹杂、痰瘀痹阻、正虚邪恋、阴虚络热、阳虚寒凝七个证型较为适宜。风寒湿阻证多见于风湿、类风湿性关节等风湿病的慢性活动期，治疗重在温经散寒、通络止痛，可用薏苡仁汤、乌头汤加减。风湿热痹证多见于风湿热初起、类风湿性关节炎活动期、急性痛风性关节炎等，治疗重在清热通络，方用白虎桂枝汤、四妙丸加减。寒热夹杂证多显示病情不稳定，易于反复发作，治疗必须温凉并用，宜用桂枝芍药知母汤加减，但临证时必须注意辨别寒热的孰轻孰重，或以温散为主，或以清热为要。痰瘀痹阻证多见于类风湿性关节炎、痛风等疾病晚期关节僵硬畸形阶段，每与风寒湿阻证或风湿热痹证合并出现，治疗以化痰祛瘀为主，方用桃红饮加减。正虚邪恋、阴虚络热和阳虚寒凝三个证型多见于风湿病慢性期病情相对稳定阶段，临床表现正虚较为突出，治疗以扶正固本为主，兼顾祛邪。扶正药物有增强体质、抵御外邪、促进疾病康复的作用。正虚邪恋证可用独活寄生汤、黄芪桂枝五物汤加减；阴虚络热证宜育阴清络，药用生地、丹皮、赤芍、羚羊角、玄参、桃仁、地龙、鳖甲、龟版、秦艽、橘络、甘草等；阳虚寒凝证可用阳和汤加味。

　　辨证与辨病结合，研究疾病和证候的关系，探索临床诊治的规律，才能相得益彰。如治类风湿性关节炎常用青风藤、穿山龙、徐长卿、雷公藤等。前三味祛风除湿、蠲痹止痛力较强，副作用较小。雷公藤蠲痹止痛，疗效显著，但易产生副作用，使用时必须谨慎。对于骨关节炎骨质增生、骨刺形成，可选用威灵仙、皂角刺等。对于风湿性关节炎，可用寒水石、虎杖等，来降低血沉、抗"O"等指标。

　　治疗风湿病汪老还常用一些验方作为基本方治疗，如对类风湿性关节炎，汪老认为朱丹溪上中下通用痛风方既能祛风散寒、除湿清热，又能祛痰消瘀、通络止痛，对本病后期关节肿胀僵硬畸形者尤宜，以此方为基础创制了加减痛风方，主要用药如生麻黄、桂枝、防风、防己、威灵仙、苍术、鸡血藤、全蝎、制南星、桃仁、红花等。干燥综合症相病机以阴液不足为本，燥热瘀血为标，病机关键为阴虚络滞，多用验方麦冬地芍汤加减治疗，该方以麦冬为君药，能入胃以养胃液，入脾以助脾散精于肺，引肺气清肃下行，达清热滋阴润燥之旨，防燥热阴伤之患；生地黄清热滋阴、凉血止血、生津止渴为臣药，与麦冬二药合用，金水相生，畅利三焦；白芍、赤芍合用敛阴凉血而不恋邪；桃仁破血行瘀，润燥滑肠；紫菀宣开肺气，输布津液，引诸药直达病所。诸药合用，共奏养阴生津、清燥布津之功效。强直性脊柱炎多因先天禀赋不足，后天失养，致肾督亏虚，寒邪阻络成成，治疗多以阳和汤加味治疗，常用药如鹿角片、熟地、麻黄、桂枝、细辛、白芥子、独活等。痛风多因脾运失司，湿浊排泄缓少，痰浊凝滞关节，或感受外邪，邪痹经脉，气血运行不畅。治疗以健脾祛湿清热泄浊为主，多用宣痹汤加减，药如防己、蚕砂、滑石、山栀、车前子、泽泻、玉米须、金钱草等。

附：验案一则

陈××，女，51岁。初诊：1982年5月17日。

主诉：肢体关节肿痛年余。病初以手指、腕关节为主，继而肘、膝、踝、跖趾、颞颌等关节亦逐渐受累，手指关节明显肿胀疼痛，晨僵，局部有灼热感，活动受限，阴雨天疼痛加剧，形寒喜暖。诊查：手指关节肿胀，扪之灼手，活动不利，步履艰难，舌苔薄白，脉象沉细。查血沉65mm/lh，类风湿因子阳性，C反应蛋白阳性。

辨证：风寒湿邪，痹阻经脉，久郁化热，痰瘀凝滞。

【治法】清热化湿，祛痰消瘀，通络止痛为先。

处方：麻黄10g 桂枝10g 苍术10g 黄柏10g 防风己各10g 制南星10g 桃仁10g 红花10g 雷公藤10g（先煎）生地黄15g 全蝎3g 生甘草5g

二诊：上方进服七剂，关节肿痛减轻，灼热感消失。原方去黄柏、生地黄，加地鳖虫10g、制川乌10g。

三诊：上方连进三十剂，关节肿痛全部消失，活动自如。复查血沉正常，类风湿因子阴性，C反应蛋白阴性，病情向愈。

按语：本例西医诊断为类风湿性关节炎，中医诊断属顽痹之证。其病因主要是感受风寒湿邪，病久邪阻络脉，气血津液运行受阻，而形成痰瘀痹阻。病理性质主要属实。治疗必须以祛邪通络为原则，以朱丹溪上中下通用痛风方为基础。该方既能散风邪于上，又能泻湿热于下，还可化痰活血、消滞和中。然后再根据寒热虚实的变化随证加减。本病例病初邪从热化，加生地清热凉血，兼制它药之温燥；雷公藤祛风解毒，并可作为辨病用药。痛剧再加全蝎搜风剔络。随后，热邪渐退，但痰湿、瘀血难除，加制川乌温经通络，地鳖虫活血消瘀。药力较宏，病情很快消除。

（汪悦）

金实教授治疗脉痹经验探析

脉痹，病在脉，是以肢体疼痛、无力，脉搏微弱或无脉为主要表现的风湿病。[1]脉痹之名源于《内经》，与骨痹、筋痹、肌痹、皮痹并列为五痹。《素问·痹论》中曰："痹……在于脉则血凝而不流。"脉痹在临床上常见于伴有皮肤网状青紫斑、结节溃疡、远端指（趾）缺血性改变、脉搏微弱或无脉等症状的风湿免疫血管病变，包括大、中、小血管炎的结节性动脉炎、过敏性紫癜、大动脉炎、透明性血管炎、冷球蛋白血症性血管炎、雷诺氏病、血管闭塞性脉管炎、脂膜炎等相关疾病。[2]历代对脉痹认识大多语焉不详，唐代医家王冰曰："泣，谓血行不利，空者，血流之道，大经隧也"，其认为血瘀凝滞脉络为脉痹形成的基本病机，金·张从正《儒门事亲》曰："湿胜则筋脉皮肉受之。"指的是湿邪重浊黏腻，阴滞气机，气不行则血不畅，长期则导致血凝脉络而致病。朱宗元教授提出"气虚致病"一说，气虚无力行血导致血裹不行；气虚下陷，升举无力，血亦随之下陷，导致血脉郁滞。[3]金师认为脉痹病机当属本虚标实，素体血虚，而后受寒、热、湿、毒之邪内侵，或久病成瘀，煎熬津液，伤津化火，阻滞络脉所致。凡见有皮色青紫暗红、斑块结节，或线状斑纹、溃疡暗点、无脉症等体表脉络瘀滞表现，又兼见肌肤筋骨疼痛肿胀、酸楚麻木等痹症表现者，均应属脉痹范畴。治疗上四诊并重、衷中参西；强调以辨证施治为主，结合辨病治疗。以下将常用治法治则，结合临床实践进行探讨。

一、治以"蠲痹和络"为大法，辨别痹痛与络滞的轻重

脉痹是以体表脉络瘀滞表现为特点的痹症，其产生原因主要由于风、寒、热、湿、毒之邪阻滞于肢体脉络关节所致。金师在治疗上提出"蠲痹和络"。

蠲者，免除之意，去之疾速也；和者，调和之意，调畅清和也。临证时需根据患者症状辨别痹痛与络滞的偏重，治法应有倾斜。对于痹痛较甚者，治当以蠲痹止痛为主，辅以活血通络；对于络滞较甚者，治宜以活血和络为主，辅以蠲痹通络，随症治之，不可执着不变。

病案一　胡某，女，62 岁，有"2 型糖尿病"病史 6 年，因"反复发热、关节疼痛，伴上下肢皮下结节红斑 1 年余"，2014 年 10 月 12 日至 10 月 23 日入住于上海某医院风湿科，查肝肾功能、ANCA、ANA 定量、ANA 抗体谱、RF、梅毒血清试验、HIV 抗体、肿瘤标志物均未见异常；胸部 CT 示：两肺纹理增多，右肺上叶及中性磨玻璃结节灶，左下肺小结节；右上肢肿块病理切片报告示：纤维脂肪结缔组织慢性炎症伴局部胶原纤维变性，伴有脂肪细胞变性及炎性细胞浸润。确诊为"脂膜炎；肺间质病变"。治疗上予沙利度胺 50mg qn 口服及维固力 + 赖脯胰岛素 + 地特胰岛素降糖治疗，自诉病情无明显改善。患者出院后即开始服金师中药，西药停用。

2014 年 10 月 21 日初诊：患者全身多关节疼痛，以膝关节肿痛最甚，活动困难，患处不红不热。上下肢多处环形红斑，按压疼痛，直径约 1-3cm 不等，色红。有皮下结节十余枚，皮面轻度隆起，触之则痛，近一年来反复发生口腔溃疡，多次出现低热（T：38℃左右），十余天后可自行退热，每一至两月发生一次。胃纳可，寐差，一至两日大便一次，偏干。苔黄腻，有齿印，舌体少津，色淡暗，有紫气。脉细涩。

方药如下：独活 12g、川牛膝 10g、川断 10g、全当归 10g、白芍 30g、玄胡 15g、防风 15g、防己 12g、白芷 12g、威灵仙 20g、蜈蚣 3g、砂仁 4g 后下、生地 20g、丹皮 10g、黄柏 10g、知母 10g、甘草 5g。

2014 年 11 月 11 日二诊：查 ESR 120mm/h；CRP 40.2mg/L；肝肾功能：γ-GT 80U/L，ALP 452U/L，Glu 10.55mmol/L。服上药一周膝关节肿痛略有好转，口腔溃疡未作，胃脘胀痛，舌脉如前。守上方加陈皮 6g。

2014 年 11 月 25 日三诊：服药三周，上下肢结节红斑渐已消失，低热、关节疼痛亦有所缓解，但走路过多时仍有膝以下疼痛，纳可，寐已转安，大便一至两日一次，偏干。苔薄白，舌淡，脉细。前方生地改 30g，加生石膏 30g、陈皮 6g。

2014 年 12 月 23 日四诊：复查 ESR 10mm/h；CRP<3.45mg/L。皮下红斑结

节、低热均已消失，口腔溃疡未发，下肢酸痛缓解。纳寐可，胃无痛胀，二便调，舌脉如前。原方出入巩固，至今安好。

按：本例脂膜炎案，患者以身痛、低热、结节红斑为主症，其病因多由素体血虚，外感寒湿邪毒之邪留滞血脉，久郁伤津化热，脉络瘀阻所致。关节疼痛肿胀，患处不红不热，舌淡暗，脉细涩乃风寒湿邪痹阻关节筋脉；低热、口腔溃疡、皮肤红斑、苔黄腻有紫气为风寒湿邪郁而化热，络阻郁热内结之象；皮下结节乃湿性趋于下，湿盛则成痰，湿滞痰结而成。根据其临床表现，此案当归于"脉痹"范畴，治疗上以"祛风除湿、蠲痹止痛"为主，佐以凉血通络。方用独活寄生汤合痹痛方（金师经验方：防风 12g、白芷 15g、威灵仙 20g、蜈蚣 3g、甘草 5g）为主方补益气血、祛风通络止痛，酌加丹皮、玄胡、黄柏、知母等凉血止血、清热活络，收效颇为满意。

二、辨证需分寒热，注意寒热转化

脉痹病在血脉，病机虽为肢体脉络痹阻，但有寒热之分，治当以"寒者热之，热者寒之"为基本原则。寒瘀痹阻者，治宜以温阳益气、养血散寒为主，祛瘀和络止痛为辅，临证时宜加入温通之品，一则温经通络止痛，二则防止过用寒凉之品阻遏气机。药用麻黄、桂枝、附子、细辛、羌活、防风、艾叶、鹿角片、干姜、芍药、丹参、地龙、黄芪之类；瘀热痹阻者，治当清热凉血、甘寒养阴为主，活血通络为辅。用药时不可一味地寒凉清热，治疗上亦应佐以辛通之品开其痹闭，药用薄荷、白蒺藜、菊花、蔓荆子、蝉衣、生地、丹皮、赤芍、石膏、知母、水牛角、紫草之类。寒证热证可能相互转化，亦可寒热兼夹，临证中用药不可一成不变，须药随证变，灵活处理。

病案二 刘某，男，72 岁，患者双足、下肢冰冷麻木，略有刺痛半年余，行走无力，遇冷或过劳则加重，皮肤呈褐色，于当地医院诊断为："血管闭塞性脉管炎；溢脂性角化病"。曾服地黄、当归、赤芍、桃仁、红花、丹参、肉桂、黄芪、地龙、川牛膝、刘寄奴、三七、泽兰等中药两月，无明显疗效。

2013 年 07 月 11 日初诊：患者乏力，面部及双下肢冷，间歇性跛行，周身皮肤暗黑伴大量散在深褐色斑块，面部及下肢尤为显著，腹部时有阴冷感，阴雨天加重，右足跌阳脉细弱，纳寐尚可，大便受冷时次数增多，苔薄白，舌淡，脉细弱。内服方药如下：全当归 10g、赤芍 12g、白芍 15g、桂枝 10g、细辛 3g、枳壳 10g、水蛭 10g、桃仁 10g、制附片 10g、干姜 6g、川牛膝 10g、干地龙 12g、炙甘草 6g；另嘱其每晚以内服方药渣加艾叶 20g、红花 20g 外洗泡足。

2013 年 08 月 08 日诊：治疗近一月，下肢麻木隐痛已有好转，足部暗黑范围渐有缩小，但近日下肢时有火辣感，双足冰冷，纳可，寐差，苔薄腻，舌黯边红，有紫气，脉细涩。内服方：初诊方去干姜、附子，加黄柏 10g，知母 10g；另外洗方同上。2013 年 08 月 29 日三诊：下肢暗黑好转，火辣感减轻但仍有，足肿、趾冷，纳可，入寐难，苔薄腻微黄，舌黯淡，脉细。内服：前方加小通草 8g，泽泻 30g，薏苡仁 30g；外洗方用法同前。

2015 年 08 月 06 日诊：患者面色及下肢已由暗黑转为白净，深褐色斑块亦基本消除，仅右下肢剩有一小块黑斑，肢体麻木、刺痛消失，步行已基本正常，其家人说"好像换了个人"，目前仍在巩固治疗中。

按：本例患者初诊时症见面部及双下肢冷、右足跗阳脉细弱、腹部阴冷感、阴雨天加重、大便受冷时次数增多、苔薄白、舌淡、脉细弦，辨证属阳虚寒凝，脉络瘀滞。前医曾用桃红四物汤加减，重在温阳补气、活血化瘀。然患者阴寒内盛，凝结于脉，瘀滞日久，寒邪深筋入骨，非草木之品所可为攻也，遂药力不逮，难以收效。金师拟当归四逆汤为主方，加水蛭、枳壳、附片、干姜加强破血行气，温中逐寒之功；川牛膝、地龙酸咸走肾，两药均奏利水之效，使湿邪从小便去。全方以温阳逐寒、破血通络之功而迅速奏效。二诊时阳气得通，气血渐行，然有瘀阻化热之势，遂去姜附，依证加知母、黄柏、小通草、泽泻、薏苡仁等清热泄火、利水渗湿。月余患者下肢火辣感逐渐消失。于后两年门诊随诊中，根据病情寒热转化，酌情使用祛寒或清热药物；此外，曾加用蜈蚣、炮山甲粉类虫蚁搜剔窜透之品，加强蠲痹剔络之效。

三、和络治分四法，重视方药调遣

（一）清热凉血和络

此法常用于病情活动阶段，治以清热解毒为主，活血化瘀为辅。症见皮肤色红或暗红，局部灼热红肿，得冷稍舒，多兼身热、口渴、烦闷不安、便秘、尿赤等全身症状，舌红苔黄，脉数。素体内有蓄热，外感风、寒、湿、热、毒之邪，极易从阳化热，主要病机为热毒邪壅滞经脉。方以犀角地黄汤或四妙勇安汤加减。常用药如水牛角、生地、赤芍、金银花、玄参、黄柏、连翘、大青叶、当归等，如有糜烂渗水，应加苍术、白术、泽泻、车前草等健脾燥湿、利湿清热。

（二）活血化瘀和络

此法适用于热象不著，而瘀象明显者。证见面色暗黧，患肢刺痛，固定不移，阴雨天加重，皮肤紫暗、肿胀，按之较硬，结节溃疡，舌质紫暗，或有瘀斑，脉弦涩，甚或无脉。治以活血化瘀和络为主，如余热未清，当配以清热凉血，促进瘀滞消散。方选桃红四物汤合抵挡汤加减。常用药如地黄、白芍、当归、川芎、桃仁、红花、水蛭、虻虫、丹参、川牛膝、大黄、地鳖虫等。其中水蛭、干地龙、炮山甲化瘀通络最为有效。

（三）滋阴清热和络

此法多用于湿热毒邪煎熬津血，阴血耗损，血络瘀滞者。表现为肌肤紫斑、疼痛、麻木不仁，或筋肉挛缩，形体瘦弱，多兼低热，盗汗，腰酸膝软，口眼干燥等全身症状，舌暗红，少苔，脉细数。方用知柏地黄丸合大黄䗪虫丸加减。常用药如生地、山萸肉、丹皮、知母、黄柏、大黄、蛰虫、水蛭、白芍、黄芩、麦冬、鳖甲等。

（四）温阳祛寒和络

此法多用于阳虚寒凝血络，络脉涩滞者。症见肢冷疼痛、麻木不仁，关节屈伸不利遇寒加剧，皮色苍白或暗红紫斑，喜暖畏寒，舌质淡暗或有瘀点、瘀斑，脉弦紧。方以当归四逆汤合麻附细辛汤加减。常用药如桂枝、附子、麻黄、干姜、鹿角片、蜈蚣、威灵仙、独活、当归、白芍、川牛膝、鸡血藤、甘草、大枣等。另体质较弱、乏力较著者，可酌加黄芪、党参、白术、丹参等益气养血。

病案三　徐某，女，49岁，于2007年开始出现下肢紫斑，腮腺肿痛。2014年6月因"咳嗽伴黄痰7天，加重3天"至淮安某院查血常规：

WBC10.05×10^{12}/L，中性粒细胞百分比78.3%；ESR 73mm/h；ANA抗体谱：抗SSA+，抗Ro52+；唇腺活检+，诊断为"上呼吸道感染；干燥综合征；过敏性紫癜"，予抗生素及强的松30mg qd+甲氨蝶呤10mg qw+叶酸5mg qd+帕夫林0.6g bid+济诺10mg qd口服治疗，后又服中药煎剂半月，均无显著疗效。

2015年01月12日初诊：乏力明显，活动后尤甚，口干眼干，两侧腮腺反复肿痛，双下肢紫斑，新发紫斑色先红，两至三天后色泽转为暗紫，肩臂、足底疼痛，纳可，大便每日行一至两次，质稀不成形，苔中后薄黄腻，前半小裂纹，舌红点，脉细弦。方药如下：生地30g、山萸肉10g、丹皮10g、南北沙参各15g、天麦冬各15g、丹参12g、黄连6g、连翘12g、防风15g、白芷12g、威灵仙15g、蜈蚣3g、雷公藤10g先煎、鸡血藤30g、生甘草5g、芡实30g；另西药继服强的松10mg qd，纷乐0.2g bid。

2015年02月09日二诊：身痛、咳嗽脓痰、腮腺肿大已消失，但双下肢紫斑点较多，不痛不痒，口眼略干，腰酸乏力，纳可，大便每日三至四次，苔薄少，舌红，有小裂纹，脉细弦。予西药停用，中药用药如下：生地30g、水牛角30g、丹皮30g、赤芍10g、天麦冬各15g、雷公藤15g先煎、鸡血藤30g、防风15g、蝉蜕8g、黄柏10g、连翘15g、仙鹤草30g、小蓟30g、生甘草5g。

2015年04月20日三诊：查ESR 43mm/h，CRP 3.3mg/L，IgG 23.1mg/ml；血常规、IgA、IgM、IgE、肝肾功能均（－）。经治双侧腮腺肿大、下肢广泛性红色斑点逐渐消失，口干、眼干好转，咳嗽缓解，纳可，大小便正常，苔薄根黄腻，舌红脉细。效不更方，原方出入巩固。尔后随诊8月，患者未见复发。

按：本例患者初诊时以口干眼干、两侧腮腺反复肿痛为主症，伴肩臂、足底疼痛、双下肢红紫斑，属"燥痹、脉痹"范畴。治应重在滋阴润燥、清热和络，佐以蠲痹止痛。方用六味地黄汤合沙参麦冬汤合痹痛方加减，用以滋阴清热，养阴润燥，祛湿除痹；雷公藤、鸡血藤补血活血，通络止痛；芡实健脾止泻；二诊身痛、腮腺肿大消失，而下肢紫斑未见缓解，此时治疗重点则以清热凉血通络为主，方用犀角地黄汤加减凉血散瘀、清热养阴；方中雷公藤、鸡血藤以藤走络，共奏补血活血、通络止痛之功。多法合用，故诸症渐瘥。

参考文献

［1］李满意，娄玉铃.脉痹的源流及相关历史文献复习［J］.风湿病与关节炎，2014，10：54-61.

［2］王承德，沈丕安，胡荫奇.实用中医风湿病学［M］.北京：人民卫生出版社，2009：705-714.

［3］董秋梅，朱宗元.朱宗元教授治疗脉痹的经验［J］.风湿病与关节炎，2014，02：37-39.

（刘澈澈、汪悦、魏刚）

浅谈汪悦教授治疗产后诱发类风湿关节炎经验

汪悦教授出生于中医世家，自幼秉承庭训，平素治学严谨，妙手仁心。现任南京中医药大学第一临床医学院院长、江苏省中医院副院长。汪教授长期从事中医内科学教学、科研、临床医疗工作，经验丰富，在风湿病、消化系统疾病、内分泌疾病等内科病证的治疗上有诸多建树。其中对产后诱发类风湿关节炎的论治有独特的见解。笔者有幸跟汪师学习，聆听教诲，受益匪浅。现笔者就汪悦教授临床治疗产腹产后肢体疼痛不适，后于风湿免疫科经相关检查确诊为"类风湿关节炎"的患者，临床经验做一介绍。

一、概述

产后痹，又称产后身痛、产后遍身疼痛、产后关节痛、产后痛风、产后风等等，即俗称的"产后风湿"。产后痹是指产妇在产后（或小产后）出现肢体或关节酸楚、疼痛、麻木、重着、关节活动不利，甚者关节肿胀等症状，是妇女产后（或小产后）的常见疾病。而在临床上，有些许病人于产后出现对称性的关节疼痛，以双肩、手、腕、肘、膝、踝关节为多见，可伴有肿胀或发热。且经实验室检查类风湿因子及抗环瓜氨酸抗体为阳性。而此类患者根据其症状、实验室检查等等，可以诊为（产后诱发）类风湿关节炎。

二、病因病机

汪悦教授认为类风湿关节炎的病机主要是风湿入络，阻滞不通，不通则痛；而产后痹的发病关键是血虚受风，妇人生产时元气受损，或因耗气，或因失血，均可导致气血两虚，冲任不固；而生产时因用力分娩，出汗，产创等，又会亡血伤津，导致阴血暴亡，虚阳浮散，变生他病；分娩创伤，脉络受损，血溢脉外，离经成瘀。正如隋代·巢元方等所编撰的《诸病源候论》第四十三卷中提到"产则伤动血气，劳损脏腑，其后未平复，起早劳动，气虚而风邪乘虚伤之，致发病者，故曰中风。若风邪冷气，初客皮肤经络，疼痹不仁，苦乏少气……"。因产后元气、津血俱伤，腠理疏松，所谓"产后百节空虚"，故生活稍有不慎或调摄适当，便易感受外邪而发为本病。而妇人产后"多虚多瘀"的病机特点则是产后痹发生的基础和内因。因此产后诱发类风湿关节炎的患者，初期依据其发病于产后，病程短，邪气痹阻经络等临床表现，辨证多为虚实夹杂。

三、治疗方法

汪悦教授认为血虚受风是发病关键。血虚，则四肢百骸空虚，经脉关节失于濡养，致肢体酸楚、疼痛、麻木；产后受风，则营卫失调，风寒湿邪乘虚而入，稽留关节、肢体，使气血运行不畅，瘀阻经络而痛，故汪悦教授在治疗上初期以养血祛风为大法，辅以祛邪通络止痛。而中后期在治疗上则以祛邪通络止痛为基本原则，并根据邪气的偏盛，分别予以祛风、散寒、除湿、清热、祛痰、化瘀。汪悦教授在临床上发现类风湿关节炎多以寒热并见，尤其在类风性关节炎发作期，由于产后调护失宜，体虚受寒，寒从热化或邪郁而化热，皆易产生寒热错杂证。故其证见畏寒喜暖，关节疼痛肿胀或变形，局部触之发热；或触之不热，但自觉发热；舌红苔黄或黄白相兼，脉弦细数或细数。因而初期方用黄芪桂枝五物汤合桂枝芍药知母汤（《金匮要略》）加减。中后期则以桂枝芍药知母汤加减为主。

黄芪桂枝五物汤以及桂枝芍药知母汤，两方皆是出自《金匮要略》，其中《血痹虚劳病》篇曰"血痹阴阳俱微，寸口关上微，尺中小紧，外证身体不仁，如风痹状，黄芪桂枝五物汤主之。"，黄芪桂枝五物汤为临床上治疗产后痹的常用方，以黄芪甘温益气，生姜助桂枝通阳行痹，芍药和营理血，大枣调合营卫，五药共奏益气通阳，和营行痹之效。汪悦教授则在患者血虚症候明显时加白芍、熟地黄以养血活血；肾虚症候明显时加熟地黄以滋肾填精养血，加杜仲、牛膝以补肾强腰壮筋骨；血瘀证候明显时加川芎、桃仁、红花来活血化瘀、通络止痛。而《中风历节病》篇曰："诸肢节疼痛，身体魁羸，脚肿如脱，头眩短气，温温欲吐，桂枝芍药知母汤主之。"桂枝芍药知母汤是治疗类风湿性关节炎的常用方，为仲景治疗风湿历节主方，其组成为：桂枝、芍药、甘草、麻黄、生姜、白术、知母、防风、附子，用于因风寒湿等外邪乘虚侵袭人体，闭阻经络，导致气血运行不畅而发本病，表现为肌肉、筋骨、关节发生酸痛、麻木、重着、屈伸不利，甚或关节肿大灼热。汪悦教授以该方治疗寒热错杂证而热象不甚明显时，加减应用：在原方基础上酌加青风藤、丹参、海桐皮、蜈蚣等疏经活血、通络止痛的药物。方中以桂枝为君药，温通经脉，调和营卫，桂枝配附子通阳宣痹，温经散寒止痛；桂枝配麻黄、白术、防风祛风散寒，健脾除湿，使风寒湿邪从表而散；知母、芍药养阴清热；甘草为佐使，配白芍缓急止痛，配生姜调胃和中，并能调和药性；青风藤、海桐皮性温味辛苦，具有祛风利湿，活血通络作用。诸药相伍，表里兼顾，且有温散而不伤阴、养阴而不碍阳之妙，寒热并调。

四、病案举例

贾 × 玲，门诊号 Z04893××，女，1980 年出生。

2012 年 12 月 11 日初诊：

患者去年 12 月出现关节肿痛（产后两月余），今年 6 月于市第一医院查类风湿因子 466IU/mL，C 反应蛋白 24mg/L，抗链溶血素"O"62.5IU/mL，血沉 28mm/60min，抗环瓜氨酸抗体阳性，诊断为"类风湿关节炎"，予甲氨蝶呤、来氟米特治疗，后因脱发停用甲氨蝶呤，现服用来氟米特 2#/d、激素 1#/d、美洛昔康、叶酸。刻下：双手近端指间关节、双腕关节、左肘关节痛甚，时肿时消，时有反胃，近日咳嗽，痰白甚多，多梦寐差，怕冷，口干，舌红苔白腻脉细。方用：桂枝、苍术、白术、杏仁、防风、防己、当归、夏枯草、半夏、合欢皮各 10g，白芍 30g，黄芪、清风藤各 15g，陈皮 6g，全蝎、炙甘草各 3g。14 剂，水煎服，一日一剂。

2012 年 12 月 29 日二诊：

患者药后关节疼痛较前缓解，关节疼痛时缓时发，仍脱发多，不咳，咽中有白痰，易咯出，多梦寐差，口干，汗出，二便尚调，苔薄脉细。方用：原方去合欢皮，加熟地黄 10g，老鹳草 15g。14 剂。

2013 年 3 月 23 日三诊：

病史同前，诸症减轻，但因外出间停服中药，现时关节疼痛，活动受限，左肘稍甚，双肩关节疼痛，双腕疼痛不适，四肢关节游走性疼痛，纳寐尚可，二便调，舌淡红边有齿痕，苔薄白脉细，lmp2013.03.04，月经量少，色质无明显异常。

方用：桂枝 10g、白芍 30g、知母 10g、苍术 10g、青风藤 15g、防风 6g、秦艽 10g、片姜黄 10g、全虫 3g、陈皮 6g、红花 6g、茯苓 10g、炙甘草 3g、制川乌 6g。28 剂。

2013 年 5 月 7 日四诊：

药后疼痛减轻，小便尚可，右手背稍肿。2013 年 4 月 27 日查类风湿因子 23.8IU/mL，血沉 26mm/60min。方用：原方去制川乌、茯苓，加土茯苓 20g。14 剂。

2013 年 7 月 30 日五诊：

患者日前复查血沉 18mm/60min，C 反应蛋白 5.13mg/L，类风湿因子 < 20IU/mL，抗链溶血素 "O" 57IU/mL，肝功能（－），刻：疼痛不显，遇冷、疲惫时疼痛明显，左肘关节屈伸欠利，于无明显不适，纳寐尚可，苔白腻脉细。方用：桂枝 10g、白芍 20g、防风 10g、苍白术各 10g、生炒苡仁各 15g、麻黄 5g、熟附子 8g、生熟地各 15g、全虫 3g、青风藤 15g、土茯苓 15g、石斛 10g、炙草 3g。21 剂。

药后患者疼痛不显，定期于门诊复诊。

五、小结

汪悦教授认为血虚受风是发病关键，因患者机体气血亏虚，加之外邪侵袭，阻滞经络，经络阻滞不通，不通则痛，因此治疗上初期以养血祛风为大法，辅以祛邪通络止痛；中后期则以祛邪通络止痛为基本原则，并根据邪气的偏盛，分别予以祛风、散寒、痉湿、清热、祛痰、化瘀。门诊治疗中见患者的关节疼痛等症状减轻、病情平稳，部分患者复查类风湿因子、血沉等相关检查可较前好转。

参考文献

［1］张玉珍.中医妇科学［M］.北京：中国中医药出版社，2002：286-290

［2］吹晓萍，杨鉴冰.试论产后"多虚多瘀"之内涵［J］.陕西中医学院学报，2004，27（4）：9-10

［3］范永升.金匮要略［M］.北京：中国医药出版社，2002：77

［4］范永升.金匮要略［M］.北京：中国医药出版社，2002：70～71

（潘俞成）.

钱先教授治疗痛风的经验

痛风（gout）是由于嘌呤代谢紊乱导致血尿酸增高，尿酸盐结晶沉积而造成的组织代谢异常的一种疾病，主要见于中老年男性和少数绝经后的妇女，常有家族遗传史，饮食条件优越者易患此病，其临床特点为无症状高尿酸血症、特征性急性关节炎反复发作、痛风石沉积、痛风石性慢性关节炎和关节畸形，常易累及肾脏，出现痛风性肾病，属于中医的"痹症"、"历节"、"白虎风"、"浊瘀痹"等范畴。目前西医以分期治疗为主：临床上治疗痛风，急性发作期的治疗以 NSAID、激素和秋水仙碱为主；间歇期和慢性期多用苯溴马隆（促进尿酸排泄）、非布司他（抑制尿酸生成）等药物进行降尿酸的治疗。虽对病情有效，但长期使用有明显的副作用，甚至导致肝肾损害；钱先教授作为江苏省中医院的名老中医，临床工作近 35 年，对于痛风的中医治疗有着独特的见解，故介绍如下：

一、历史沿革

早在战国时期，《黄帝内经》就有了对痹症的论述："风寒湿三气杂至，合而为痹也，其风气胜者为行痹，寒气胜者为痛痹，湿气胜者为著痹也"，此文介绍了痹症的三种类型，也奠定了中医痹症的基础；东汉时期，张仲景在《金匮要略》中提到了历节病的成因，并指出了风湿历节与寒湿历节的不同治法："诸肢节疼痛，身体魁羸，脚肿如脱，头眩短气，温温欲吐，桂枝芍药知母汤主之；病历节不可屈伸，疼痛，乌头汤主之"；而"痛风"一词最早记载于梁·陶弘景的《名医别录》；到了金元时期，朱丹溪进一步地探究了痛风，他在《格致余论》中言："痛风者，大率因血受热，已自沸腾……或卧当风，寒凉外搏，污浊凝涩，不得运行，所以作痛"，较为详细地论述了痛风的病因病机；明清时期，《医学正传》有云："夫古之所谓痛痹者，即今之痛风也。诸方书之谓白虎历节风，以其走痛于四肢骨节，如咬之状，而以其命名之耳。"更加形象地描述了痛风的症状；现代国医大师朱良春教授认为本病多由外因引动内生浊毒所致，多由先天禀赋不足，或年迈脏气日衰，若加不节饮食等，浊毒随之而生，滞留血中，终则瘀结为患。

二、病因病机

痛风的发生，与体质因素、气候条件、饮食起居有着密切的关系，从中医角度而言：正气存内，邪不可干。正气亏虚是痛风发生的内在基础，外邪侵袭是痛风发生的外在条件。感受风寒湿热之邪、或体质亏虚、或内伤饮食、或情志失调，均可引起气血运行不畅，影响脏腑，致肝失疏泄、肾失气化、脾失健运而造成体内水湿积聚，浊毒内蕴，流于关节，阻于筋脉，发为痛风。其中，恣食甘肥厚腻或酒热海腥发物，导致脾运失健，湿热痰浊内生是痛风发病的重要条件，因此痛风好发于形体丰腴或平素嗜食膏粱厚味之人。痰湿浊毒积聚于体内而成高尿酸血症，临床上见血尿酸、血脂升高。本病的性质是本虚标实，以肝肾亏虚、脾运失调为主，后可累及他脏，以风寒湿热、痰浊、瘀血闭阻经络为标。

三、治疗思想

钱先教授认为，痛风的发病基础主要责之于湿热内停、痰浊内蕴。

急性发作期多以湿热蕴结、痰浊阻滞为主，治疗应重清热除湿、化痰泻浊、通络止痛，钱先教授常以四妙散或二陈汤为主方加减，用苍术健脾化痰除湿；黄柏清热燥湿；薏苡仁清热利湿除痹，加大其用量可有效治疗肿胀；牛膝既可以活血化瘀、补益肝肾、又可以引湿热之邪下行；半夏、陈皮燥湿化痰；茯苓健脾利水化痰；木瓜和胃化湿，大剂量可治疗下肢痹痛；土茯苓解毒除湿，通利关节；秦皮清热燥湿；土鳖虫、乌梢蛇攻毒散结，通络止痛；山慈菇清热化痰解毒；甘草既可缓急止痛，又可调和诸药，还可以制约土鳖虫、乌梢蛇之毒。

间歇期和慢性期以脾虚湿阻、肝肾阴虚为多，治疗应重益气健脾、补益肝肾、除湿通络，常用独活寄牛汤或防己黄芪汤为主方，以达到补益肝肾、除湿通络之效，方中独活、桑寄生、杜仲补肝肾，祛风除湿；牛膝补益肝肾、活血化瘀；细辛、防风祛风除湿；秦艽清热除湿、祛风止痛；茯苓、白术利水渗湿、健脾化浊；川芎祛风湿、活血化瘀；当归养血活血；芍药益阴敛营、柔肝止痛；生地黄清热凉血，养阴生津；黄芪补益脾气、利水消肿；防己补益肝肾、利水渗湿。现代研究表明土茯苓、秦皮能降低血尿酸，山慈菇含秋水仙碱有抗炎止痛作用，秦艽亦能够溶解尿酸并解除尿酸所致的疼痛。

四、典型病例

患者钱某某，男，43岁，2016年12月6日初诊。主诉：左踝反复肿痛3年，加重3天。患者3年前无明显诱因出现左踝内侧红肿疼痛，时断时续，反复发作，痛时难忍，行走不利。经当地医院诊断为痛风。予NSAID、激素、苯溴马隆等药物治疗后，疼痛有所好转，但几天后又复发如初，患者遂求治于中医。就诊时：左踝内侧肿大，疼痛，触之局部有灼热感；患者自述平时嗜食辛辣及甘肥厚腻，无恶寒发热，无皮疹，精神一般，夜寐欠安，食纳可，二便调，舌红、苔黄腻，脉滑数。辅检示：肝功能（—），尿酸：459.1ummol/L，尿常规：PH 5.0。诊断：痛风（湿热蕴结证）。辨证：嗜食肥甘厚腻，湿浊内生，久而化热，湿热蕴结，痹阻经络，阻滞气血。治法：清热除湿，通络止痛。予以中药煎剂口服：苍术10g，白术10g，牛膝10g，生薏仁15g，炒薏仁15g，木瓜30g，防己10g，土茯苓15g，秦皮15g，土鳖虫6g，乌梢蛇15g，甘草6g，7剂。

二诊：患者自诉经药物治疗后，左踝疼痛减轻，可自由行走，但红肿灼热不减，舌红、苔黄，脉滑。续用原方加山慈菇15g，治疗14天后，患者自诉症状明显好转，左踝红肿热痛不显，行走正常，情志舒畅。

五、总结体会

痛风是由于长期的嘌呤代谢障碍，血尿酸增高引起的组织代谢失调的一种疾病，临床表现为高尿酸血症、急性发作性关节炎、痛风石、痛风石性慢性关节炎、痛风性肾病。正气亏虚是痛风发病的内在基础，外邪侵袭是痛风发病的外在条件。钱先教授对于痛风，采用中医辨证论治的方法，辨湿、热、痰、毒、瘀、虚，并用相应的中医治疗：急性发作期多以湿热蕴结、痰浊阻滞为主，治疗重清热除湿、化痰泻浊、通络止痛，以四妙散或二陈汤为主方加减；间歇期和慢性期以脾虚湿阻、肝肾阴虚为多，治疗重益气健脾、补益肝肾、除湿通络，以独活寄生汤或防己黄芪汤为主方加减，疗效显著。故对于痛风的中医治疗，我们需进行准确的中医辨证，斟酌用药，对症治疗，方能有所成效。

参考文献

［1］王其庆.内经选读［M］.北京：中国中医药出版社.2007.

［2］范永升，姜德友.金匮要略［M］.北京：中国中医药出版社.2012.

［3］殷海波，石白.中医药治疗痛风的研究现状［J］.风湿病与关节炎.2014，3（2）：56-60

［4］朱震亨.格致余论.施仁潮，整理［M］.北京：人民卫生出版社.2005.

［5］虞抟.医学正传［M］.北京：中医古籍出版社.2002.

［6］朱婉华，顾冬梅，蒋恬.浊瘀痹-痛风中医病名探讨［J］.中医杂志.2011，17（37）：1521-1522.

［7］刘晓波.痛风病因病机探讨［M］.山东中医杂志.2012，31（11）：0781-0783.

［8］睦蕴慧，殷海波，石白，等.基于"痰瘀相关"探讨痛风病因病机及治疗思路［J］.辽宁中医杂志.2014，41（7）：1402-1405.

［9］丁炜，许丽清，许爱兰. 提高中医药治疗痛风临床疗效的思路［J］.江苏中医药.2007，39（5）：26-27.

［10］薛震，李帅，王素娟，等.山慈菇Creamstra　appendiculata化学成分［J］.中国中医药杂志.2005，30（7）：511-513.

［11］张煜，查建蓬，于树宏.虎杖及其培养物中芪类和蒽醌类化合物分析检测方法的研究［D］.石家庄：河北医科大学.

（杜晓萌、余红蕾、钱先）

第四章　研究集锦

中药狼疮方治疗系统性红斑狼疮 300 例疗效分析

　　系统性红斑狼疮（SLE）是一种累及全身多系统的自身免疫性疾病，目前尚无理想治疗方法。西医激素及免疫抑制剂的大量使用，常导致各种合并症及副作用，使治疗难以继续，因此采取积极有效的措施控制 SLE 病程的进展至关重要。近年来临床疗效与基础研究取得较大进展，突出传统中医药在治疗本病中的优势所在，临床多提倡中医药参与的综合干预治疗。金实教授为国家级名中医、江苏省名中医，擅治类风湿关节炎、系统性红斑狼疮等疑难杂病，临证经验丰富，疗效显著。金实教授认为本病病机关键在于先天禀赋不足，五脏六腑虚损，瘀毒为标，风火痰湿瘀互患。益肾化毒为治疗大法，狼疮静为常用基本方，此方为金实教授临床自拟方，具有补肾化毒，活血滋阴清热之功，作为江苏省中医院院内制剂（批号：苏药制字 Z04000539），临床已使用近 20 年，因此研究其理论构架及疗效分析具有重大意义。前课题组既往临床研究发现狼疮方对 SLE 患者缓解症状、改善生化指标及提高生活质量等方面疗效确切；动物实验研究从病理及作用机制证实对动物模型具有免疫调节的作用，如通过调节细胞免疫因子水平的异常来控制病情，并具有一定的抗炎作用。本课题搜集了近 10 年来金实教授指导的门诊及住院病例 300 例，分析资料，通过对这些 SLE 患者进行定期随访，立足于调节免疫、减轻激素副作用、促进激素撤减等方面，旨在观察中药狼疮方治疗系统性红斑狼疮（SLE）的远期临床疗效，并进一步阐述其方剂组成规律，探索并丰富系统性红斑狼疮（SLE）中医药治疗体系。

一、资料与方法

（一）纳入标准

（1）西医诊断符合 1997 年美国风湿病学会（ACR）修订的分类标准；

（2）年龄在 14～65 岁之间；（3）处于轻度或中度活动（4分-14分）的 SLE 患者，参照 1993 年美国、加拿大 SLE 研究中心的 SLEDAI（systemic lupus erythematosus disease activity index）系统性红斑狼疮活动性标准：①癫痫发作、器质性脑病、SLE 视网膜病变、颅神经异常、脉管炎（8分）②两个以上关节痛和炎性体征、肌炎、管型尿、血尿 >5RBC/HP、蛋白尿 >0.5g/24h、脓尿 >5 个（4分）③脱发；新出现皮疹、黏膜溃疡、胸膜炎（2分）④发热＞38℃、血小板降低＜ 100×10^9/L、白细胞减少＜ 3×10^9/L（1分）；（4）住院或门诊单纯西医药治疗或中西医结合治疗 1 年，现阶段尚能回访者；（5）患者签署知情同意书。

（二）排除标准

（1）年龄在 16 岁以下或 65 岁以上；（2）排除药物性狼疮证候群、结核病等其他症状相似的疾病；（3）重叠其他风湿病如类风湿关节炎、干燥综合征等；（4）合并有心、脑系统等严重疾病者、精神病患者及合并严重感染者；（5）妇女妊娠或哺乳期患者；（6）排除重要脏器慢性衰竭者或功能不全者；（7）治疗过程中因其他疾病或意外死亡的患者；（8）不能顺利回访，记录资料不完整者。

（三）一般资料

本研究选取江苏省中医院、江苏省人民医院及南京中医药大学国医堂、百草堂符合要求患者，除去脱落和失访共计纳入符合研究条件者共 300 例，采取随机数据表法分为西组和中西组各 150 例，西组男 6 例，女 144 例；年龄 14～65 岁，平均（24.51±13.20）岁；病程 1 月～2 年，平均（9.74±6.30）月；中西组男 10 例，女 140 例，年龄 16～66 岁，平均（22.87±12.55）岁；病程 2 月～1.5 年，平均（9.62±5.88）月，两组患者性别、年龄、病程等方面比较差异无统计学意义（P>0.05），具有可比性。

（四）治疗方法

西组首选糖皮质激素泼尼松（佛山制药有限公司，国药准字 H44021207），按激素标准疗程法：每日 1mg/kg 口服，8 周后每周减量 5mg 至小剂量（隔日 1mg/kg）持续 6 个月，然后逐渐减至维持量（隔日 0.4mg/kg）。中西组在单纯西医治疗组基础上联用中药煎剂（狼疮方），狼疮方药物为生地黄 15g、熟地黄 15g、山萸肉 10g、青蒿 10g、菟丝子 30g、丹皮 10g、蛇舌草 20g、半枝莲 15g、泽泻 10g 等，并随症加减，煎剂口服，每日两次。两组均以 3 个月为 1 个疗程，连续治疗观察 2 个疗程，然后对随访患者连续跟踪观察半年。

（五）观察项目

（1）活动性指标：24 小时尿蛋白量、免疫学指标；（2）狼疮活动指数评分（SLEDA 评分）：0–4 分基本无活动，5–9 分轻度活动，10–14 分中度活动，15 分重度活动；（3）治疗半年内随访各组的复发情况；（4）随访激素副作用的发生率。

（六）疗效标准

参照 2002 年《中药新药临床研究指导原则》。临床痊愈：中医临床症状体征消失或基本消失，证候积分减少≥95%；显效：中医临床症状体征明显改善，证候积分减少≥70%；有效：中医临床症状体征均有好转，证候积分减少≥30%；无效：中医临床症状体征均无明显改善，甚或加重，证候积分减少不足30%。

（七）统计学方法

采用 SPSS 16.0 统计软件进行统计分析，采用配对 t 检验比较组内前后差异，成组 t 检验比较组间差异，两组治疗前后的变化，呈正态分布的采用 t 检验，非正态分布的采用秩和检验进行比较，以 $P<0.05$ 为差异有统计学意义。

二、结果

（一）两组疗效比较

中西组临床总有效率为 88.6%，优于西组的 67.3%，差异具有统计学意义（$P<0.05$），见表 1。

表 1　两组临床疗效比较

组别	显效 / 例	有效 / 例	无效 / 例	总有效率 /%
西组	42	59	49	67.3%
中西组	71	62	17	88.6%[1]

注：与西组比较[1] $P<0.05$。

（二）活动性指标

1. 24h 尿蛋白定量比较

经统计学分析，发现治疗前两组 24 小时尿蛋白量无明显差异，治疗后中西组明显低于西组（$P<0.05$），说明中西组治疗降低 24 小时尿蛋白优于西组，见表 2。

表 2　两组 24 小时尿蛋白量（$x \pm S$，n=300）

组别	时间	24 小时尿蛋白定量 /g
西组	治疗前	1.56 ± 2.26
	治疗后	0.53 ± 0.48[1]
中西组	治疗前	1.35 ± 1.92
	治疗后	0.27 ± 0.16[1,2]

注：与本组治疗前比较[1] $P<0.05$；与西医组治疗后比较[2] $P<0.05$（表 3、表 4 同）。

2. 免疫学指标比较

治疗前两组间 ESR、C3、C 反应蛋白（CRP）、C4 无明显差异，治疗后中西组 ESR 明显低于西组、C4 明显高于西组（均 $P<0.05$），而两组治疗后 C3、CRP 比较，无显著性差异，见表 3。

表 3　两组免疫学指标比较（$x \pm S$，n=300）

组别	时间	ESR/mm · h^{-1}	CRP/mg · L^{-1}	C3/mg · L^{-1}	C4/mg · L^{-1}
西组	治疗前	68.41 ± 36.15	22.02 ± 27.27	0.63 ± 0.91	0.17 ± 0.49
	治疗后	35.14 ± 20.36[1,2]	11.18 ± 19.1[1]	1.34 ± 0.34[1]	0.42 ± 0.41[1]
中西组	治疗前	64.91 ± 36.41	26.39 ± 28.88	0.68 ± 0.88	0.13 ± 0.54
	治疗后	22.30 ± 15.52[1,2]	11.22 ± 11.75[1]	1.66 ± 0.28[1]	0.56 ± 0.35[1,2]

（二）两组 SLE 活动评分比较

两组患者在治疗前 SLEDAI 积分无明显差异，治疗后中西组明显低于西组（*P*<0.05），中西组 SLEDAI 积分差大于西组（*P*<0.05），存在统计学差异，见表 4。

表 4　两组 SLEDAL 积分的比较（$\bar{x} \pm S$，n=300）

组别	例数	治疗前 SLEDAI 积分	治疗后 LEDAI 积分	两次的积分差
西组	150	9.24 ± 3.95	4.64 ± 3.03 [1]	5.62 ± 3.66 [1]
中西组	150	9.80 ± 3.02	5.85 ± 3.85 [1,2]	3.45 ± 2.68 [1,2]

（三）半年内复发情况

两组复发情况经统计学分析，具有显著性差异（*P*<0.05），西组优于中西组，见表 5。

表 5　两组患者半年内复发情况比较

组别	n	激素减至 30mg 时	激素减至 15mg 时	激素减至 10mg 时
西组	150	15	8	7
中西组	150	31 ）	6	4 [1]

注：与西组比较 [1] *P*<0.05（表 6 同）。

（四）两组强的松副作用比较

两组强的松副作用发生率经统计学分析，中西组副作用发生率较西医组显著降低（*P*<0.05），见表 6。

表 6　两组患者强的松副作用发生情况比较

组别	n	面色潮红	发热	心烦易怒
西组	150	139（93.1%）	97（65.5%）	103（69.1%）
中西组	150	93（62.2%）[1]	57（38.4%）[1]	49（33.2%）[1]

三、中药狼疮方临床作用探讨

（一）狼疮方有良好的控制病情，调节免疫的作用

中医认为，SLE 的病机为风寒湿邪乘于营血，血脉凝滞，久瘀化热，外

发于皮肤引起红斑，内袭脏腑导致心肾虚亏。研究证实，中药对狼疮性肾炎水肿、炎症、蛋白尿等病理变化和症状的控制上，存在着类似或相近激素及免疫抑制剂的作用。在本研究中，中西组患者尿蛋白量以及免疫指标控制情况明显优于西组，表明中药结合西药后在调节免疫、控制病情活动性方面明显优于单纯西药组。著名风湿病专家张乃峥亦认为，在西药抑制免疫功能的同时，加用中药调整，有利于元气和免疫功能的恢复，减少病情的活动和反跳。

案例一 丁某，女，19 岁，2006 年 12 月 11 日因"皮疹伴发热、尿检异常一年余"求诊，实验室检查：WBC 2.23*10 ~ 9，ANA 1：100，抗 ds-DNA 抗体（+），C3 下降，A/G 1.61，ESR 33mm/H，尿蛋白 +++，尿隐血 +++，TG 2.82mmol/L，U-TP 2.524g/24h，B 超提示双肾体积增大。现症见：神疲，乏力，口干，时有发热，口腔溃疡，面部皮疹，色红，伴瘙痒，食纳一般，二便正常，苔薄白，舌红，脉细。治以清热化毒，凉血滋肾。药用：生地黄 15g、熟地黄 15g、菟丝子 30g、山萸肉 10g、丹皮 10g、六月雪 20g、石苇 30g、蛇舌草 20g、半枝莲 15g、青蒿 10g、益母草 10g、莲须 10g、金樱子 10g、蛇莓 10g、大枣五枚等。上药加减调整服用半年，基本大法不离其宗，均以益肾化毒为主线，复诊时患者无明显不适主诉，尿检蛋白转阴、隐血 ++，血常规正常，肝肾功能正常，ESR 14mm/H，抗 ds-DNA 抗体（-），至今病情尚稳定。

（二）狼疮方能有效地促进激素的撤减

系统性红斑狼疮是一种自身免疫性疾病，西医多采用激素及免疫抑制剂等治疗，存在副作用较多、疗效不理想等问题，长期服用易导致双重感染、肝肾功能受损等副作用。实验研究表明狼疮方可促进肾上腺皮质分泌激素，与西药激素的药理作用相类似，使人体对外源性激素的需求逐渐减少，从而达到激素用量逐渐减少的目的。在本研究中，当激素撤减至 30mg 和 10mg 时，中西组的病情复发率明显低于西组，故在有序撤减激素用量的同时，增加中医治疗的干预力度，可促进病情缓解，以保证激素的顺利撤减。在观察病例中，有不少患者是因激素难以撤减，一撤减至某剂量以下，即发烧、病情活动，求治中医加用中药后，大多能将激素逐渐平稳撤减至维持剂量。

案例二 李某，女，32 岁，2013 年 8 月 21 日因面部疹点红斑三个月求诊，近1月服用强的松片60mg/次，每日1次。查尿常规：隐血+++，蛋白+++；胸片提示左侧胸腔积液；血常规：WBC 3.5*10～9，Hb 87g/L；ANA+，抗SSA+，ALT 47U/L，AST 38U/L，Cr 589umol/L。症见：手腕关节肿胀，踝关节疼痛，面部疹点，上肢红斑。苔薄黄腻，舌红点，脉细小数。治拟益肾养阴，化瘀解毒，清热利湿，药用：生地黄15g、熟地黄15g、山萸肉10g、菟丝子30g、丹皮10g、泽泻25g、蛇舌草30g、半枝莲20g、石韦30g、六月雪20g、青蒿15g、大枣5枚。2014年1月5日复诊，目前强的松已由60mg/日，减为22.5mg/日，尿隐血转阴性，面部及手部皮损明显好转，食后胃脘不适，加法半夏10g、煅乌贼骨10g、白蔻仁4g；2014年3月16日复诊，强的松减为15mg/日，仅耳朵小红斑，咽干不痛，余情尚可，原方去银花，芡实改40g，加蛇莓10g；2014年8月23日复诊，强的松已减至10mg/日，ESR 5mm/H，肝肾功能正常，尿常规正常，无明显不适。此后，又将激素撤减至5mg/日，长期维持，病情稳定。

（三）狼疮方能较好地改善狼疮患者的症状，减轻西药的副作用

中医认为外源糖皮质激素属阳热之品，相当于"壮火"，而"壮火食气"，长期大量使用激素，可出现手足心热，多汗，口干烦躁等阴虚火旺、气津亏耗之象，日久可致脾肾两虚。金师认为应以中药辨证施治为主，发挥中医药扶正固本、调肝健脾的优势，以改善长期服用糖皮质激素带来的毒副作用和合并症，减少对骨髓和性腺的抑制和药源性柯兴氏综合征的发生。在本研究中，中西组的SLEDAI积分以及激素副作用发生率皆明显低于西组，说明狼疮方在改善狼疮患者症状和减轻西药副作用方面具有明显优势。

案例三 杨某，女，32岁，2012年3月21日就诊，确诊系统性红斑狼疮3年余，病情严重时出现癫痫、昏迷，曾住院经过大剂量激素联合丙种球蛋白及环磷酰胺冲击治疗后症状缓解出院。现泼尼松减量至12.5mg维持至今，现出现面浮色红，头昏，进食后满头大汗，午睡后盗汗，肢软乏力，伴脱发，夜间失眠，食纳不佳，手足心热。查ALT 68U/L，AST 42U/L，C3↓，C4↓，U-TP 0.1g/24h，舌红苔少，脉沉细。治拟益肾平肝，清化瘀热，益气养血。药用：生地黄15g，熟地黄15g，山萸肉10g，丹皮10g，泽泻20g，菟丝子20g，黄芪15g，蛇舌草30g，半枝莲20g，钩藤30g，银花10g，赤芍

10g，黄柏 15g，肉桂 2g。服药 2 周后复诊，AST 26U/L，ALT 31U/L，血常规正常，微有烘热，诸症好转，病情稳定。

（四）狼疮方能健脾和胃，提高治疗效果及生存质量

系统性红斑狼疮具有病程迁延和反复发作的特点，需要长期服药，而西药以及某些苦寒类中药，久服易伤脾胃，不利于药物的吸收，影响病人服药的依从性。脾胃为后天之本，气血生化之源，金师在临证辨治中强调要时时固护脾胃，尽量选用平和之品，而不用虎狼之辈，尤其重视脾胃功能的强健与患者生存质量，亦是"补后天以壮先天"之意。在本研究中，300 例 SLE 患者合并脾胃病的发生率在 45%～56% 之间，并且随着病程的延长，发病率会随之升高。在临床显效率方面，中西组的总有效率明显高于西组，说明狼疮方能明显提高治疗效果。

案例四 赵某，女，45 岁，因面部烘热 1 年余就诊，经西医确诊为系统性红斑狼疮，实验室查 ANA 1：128，ds-DNA（+），ALT 31U/L，AST 22U/L，ESR 33mm/H，WBC 6.5*10～9，C3 0.68，C4 0.122。症见：面部烘热，上下楼梯时膝关节疼痛，手指有小紫点，口唇反复口腔溃疡，纳可，舌偏红，脉细。药用：川断 10g，川牛膝 15g，独活 10g，当归 10g，白芍 15g，玄胡 10g，威灵仙 15g，白芷 10g，乌梢蛇 10g，连翘 15g，芡实 15g，甘草 6g，黄柏 10g。服药两周复诊，烘热已退，膝关节疼痛减轻，胃脘不适，隐隐疼痛，腹泻，4-5 次／日，肠鸣，苔薄白，脉细。更改药方为法半夏 10g，干姜 15g，黄芩 10g，黄连 6g，砂仁 4g，陈皮 15g，炒白术 10g，广木香 10g，蛇舌草 30g，石苇 30g，茯苓 10g，甘草 6g。服药一周后复诊，胃已不痛，食纳有增，大便成形，日行 1～2 次，余症同前，继用狼疮方，加健脾和胃之品善后。

四、总结

狼疮方以生地黄、熟地黄补肾养阴为君，臣以山萸肉、菟丝子固本培元，青蒿、丹皮清热凉血，佐以蛇舌草、半枝莲、泽泻清热解毒利湿，更添清热养阴、清化瘀毒作用，全方标本同治、通补并行，共奏补肾化毒之功。本研究采用多中心、随机对照的方法，进行研究，对中药狼疮方的远期疗效进行

了观察，发现中药狼疮方联合西药常规治疗，可有效控制病情、调节免疫；促进激素顺利撤减；减轻西药毒副作用；明显提高远期疗效及生存质量，临床疗效优于单纯西药治疗，特别在激素撤减时有效减少了病情反复及激素依赖的发生，具有一定的临床参考和推广应用价值。其不足之处为缺乏前瞻性，辨证加减用药造成了病案资料存在个体性差异，缺乏统一性。

参考文献

［1］武敏，黄传兵，等.中医药治疗系统性红斑狼疮研究进展［J］.风湿病与关节炎，2015，8（04）：21.

［2］于佐文.金实教授系统性红斑狼疮证治经验探讨［D］.南京中医药大学，2001：40-49.

［3］金实，汪悦，张梅涧，等.狼疮静颗粒治疗系统性红斑狼疮45例临床研究［J］.中医杂志，2003，11（6）：435-436.

［4］朱方石，姚华.金实教授系统性红斑狼疮证治探析［J］.辽宁中医杂志，2000，27（9）：397-398.

［5］刘喜德，金实.狼疮静颗粒对活动性、系统性红斑狼疮患者血清可溶性白介素-2受体、肿瘤坏死因子的影响［J］.中医杂志，2002，03：76-77.

［6］Hochberg M C.Updating the American College of Rheumatology revised criteria for the classification of SLE［J］.ArtheitisRheum，1997，40：1725-1730.

［7］Bombardier C，Gladman DD，Urowitz MB.Derivation of the SLEDA：Iadisease activity index for lupus patients，the comm ittee on prognosis stud ies in SLE［J］.Arthritis Rheum，1992，35（6）：630-6401.

［8］蒋明，朱立平，林孝义.风湿病学［M］.北京：科学出版社，1998：1044-1045.

［9］张丰强，李岩，李晓，等.现代中药临床手册［M］.上海：上海科学普及出版社，1994：56.

［10］LauCS，MokCC.系统性红斑狼疮的发病机制［A］蒋明.中华风湿病学［M］.北京：华夏出版社，2004：872-874.

［11］刘德喜，金实.狼疮静颗粒对狼疮性BXSB小鼠外周血CD4、CD8、CD19细胞的影响［J］.中医杂志，2003，44（9）：698-699.

［12］张乃峥.西医结合对系统性红斑狼疮的诊断和治疗探讨［J］.中国中西医结合杂志，2000，20（12）：883.

［13］吴斌.糖皮质激素副作用的中医药研究进展［J］.时珍国医国药，2010，21（3）：720-721.

［14］张金良，王宪波，曾辉.从中医学角度谈糖皮质激素副作用的药理机制［J］.北京中医药，2010，29（4）：276-277.

［15］沈时谋.中医药减轻糖皮质激素副作用的研究进展［J］.上海中医药志，1995（12）：38-39.

［16］范永升，温成平.激素并用解毒祛瘀滋阴法治疗系统性红斑狼疮的临床疗效观察［J］.中国中西医结合杂志，1999，19（10）：626-627.

（江雪纯、钱程亮、金实）

热痹消颗粒冲剂对原发性高尿酸血症的影响

高尿酸血症是指细胞外液的尿酸盐呈超饱和状，一般认为血尿酸盐 ≥ 417mmol/L 时应考虑高尿酸血症，成年男性患病率约为 5% ~ 7%，男性明显高于女性。高尿酸血症有时虽然不会产生临床症状，却在悄悄地损害着人体的重要器官，甚至引发痛风。我们运用古方"萆薢分清饮"加减组方研制了中药新制剂——热痹消颗粒冲剂，用于治疗高尿酸血症。现报告如下。

一、资料与方法

（一）病例选择

选择本院 2001—2006 年门诊高尿酸血症者（最近 1 年内连续 2 次高于正常值（男 426mmol/L，女 371mmol/L），且本次男 ≥ 460mmol/L，女 ≥ 400mmol/L，包括正处于急性痛风性关节炎发作期的患者。服用本药前 1 周内未服用相关治疗药物（如立加利仙、别嘌呤醇）。排除肾功能不全（血 Cr ≥ 400mmol/L）、合并痛风石、慢性痛风性关节炎、肿瘤以及正在服用影响嘌呤代谢的药物（如双氢克尿塞、小剂量阿司匹林、复方降压片等）的患者。

（二）中医辨证标准

参考文献。湿浊内蕴证：胸脘痞闷，困重乏力，体形肥胖，口干苦，纳差，尿中有细小结晶，舌胖苔白腻，脉缓或弦滑。中医症状积分分级标准（自拟）：上述各症状、体征（舌苔）以 0～3 级记分，无任何症状为 0 分，有轻度症状为 1 分，有中度症状为 2 分，有重度症状为 3 分，有相应脉象记 1 分，无相应脉象记 0 分。

（三）一般资料

60 例患者采用随机数字表法分为治疗组 40 例和对照组 20 例。两组患者均为男性，治疗组患者年龄 30～84 岁，平均 50.3 岁；病程 1～17 年，平均 6.8 年；合并高血压 19 例，糖尿病 8 例，高血脂 23 例，超重（体重指数 23～25）7 例，肥胖（体重指数 >25）23 例，冠心病 5 例。对照组患者年龄 28～83 岁，平均 48.9 岁；病程 1～15 年，平均 7.1 年；合并高血压 9 例，糖尿病 2 例，高血脂 11 例，超重 5 例，肥胖 12 例，冠心病 2 例。两组资料比较，差异无统计学意义（$P>0.05$）。

（四）治疗方法

两组均予基础治疗：低嘌呤饮食，禁止饮酒，禁食肉汤、动物内脏、海鲜，避免饱食及大量进食黄豆类、面粉类食物，饮足量的水，保持每日尿量 >1500mL；治疗组加服热痹消颗粒冲剂（萆薢、黄柏、土茯苓、秦皮、泽泻等组成，含生药量 60g/ 包），每次 1 包，每日 3 次，温开水冲服，治疗后 1 个月停药。

（五）观察项目

观察治疗前后血压、体重、血、尿、大便常规，肝功能（ALT）、血尿酸、血尿素氮、血肌酐、血糖、血脂及中医症状积分的变化情况。

（六）疗效评定标准

参照 1995 年中华人民共和国中医药行业标准中医证候及疗效标准。临床治愈：血尿酸值下降至正常；显效：血尿酸值未降至正常，但下降幅度 ≥ 30%；好转：血尿酸值下降 5%～30%；无效：血尿酸值无改善或下降幅度 <5%。下降幅度 =（治疗前血尿酸值 – 治疗后血尿酸值）/ 治疗前血尿酸

值 ×100%。

（七）统计学方法

每组资料处理前均先进行正态检验。计数资料用 χ^2 检验；计量资料用 t 检验，样本有脱落时采用 Fisher 精确检验，不符合正态分布的资料采用非参数统计。所有数据均用 SPSS11.5 处理。

二、结果

（一）两组患者疗效比较

治疗组 40 例，临床治愈 9 例（22.5%），好转 21 例（52.5%），无效 10 例（25.0%），总有效率 75.0%，对照组 20 例，临床治愈 2 例（10.0%），好转 5 例（25.0%），无效 13 例（65.0%），总有效率 35.0%。治疗组临床治愈率高于对照组，差异有显著性（$P<0.01$）。

（二）两组治疗前后中医症状积分比较（表 1）

两组治疗后胸脘痞闷，困重乏力，口干苦，纳差，尿中有细小结晶，舌苔脉象均有改善。治疗组治疗后中医症状积分明显下降（$P<0.05$），两组治疗后比较差异有统计学意义（$P<0.05$）。

（三）两组治疗前后血尿酸、体重、血压等比较（表 1）

治疗组治疗后血尿酸明显降低（$P<0.01$），与对照组比较差异有统计学意义（$P<0.05$）。治疗组体重平均下降了 3.3kg，对照组平均下降了 1.8kg，两组治疗前后及组间比较差异均无统计学意义。两组治疗前后血压、血脂、血糖、肝肾功能比较差异均无统计学意义。

（四）不良反应

治疗组恶心 1 例，上腹部不适 2 例，大便次数增多 5 例，偏软偏稀，最多每天 2～3 次，质软成形。对照组上腹部不适 1 例，腹泻 1 例，两组比较差异无统计学意义。

表1　两组治疗前后血尿酸、体重及中医症状积分比较（x±s）

组别	例数	时间	血尿酸（mmol/L）	体重（kg）	中医症状积分
治疗	40	治疗前	503.12 ± 87.28	79.87 ± 3.18	14.50 ± 1.64
		治疗后	433.92 *■ ± 73.63	76.47 ± 4.78	5.35 *■ ± 2.81
对照	20	治疗前	498.72 ± 70.22	80.03 ± 5.17	14.42 ± 1.85
		治疗后	472.26 ± 68.90	77.30 ± 7.33	11.86 ± 2.17

注：与本组治疗前比较，*P<0.01；与对照组治疗后比较，■P<0.05

三、讨论

高尿酸血症患者多为壮年男性，身体壮实、肥胖、多喜食油腻酒肉之品，单纯高尿酸血症患者一般无症状，部分患者尿中有细小结晶，有身体困重乏力，口干苦，头昏等症状。我们认为高尿酸血症的发病机制既有脾运虚弱之内因，又有饮食不节之外因，终因湿浊内蕴、湿热互结、流注关节而发病。湿浊之邪重浊腻滞，留滞脏腑，阻滞气机，导致气机升降失调，尿浊排泄不利，浊瘀留滞经络、关节、内脏而发病。热痹消处方来源于《医学心悟》萆薢分清饮，原方主要功效是导湿理脾，主治有二，一为赤白浊属热者，二为诸淋。以萆薢为君药化湿泄浊，通利关节，黄柏为臣药清下焦之热，燥湿泄浊，佐土茯苓、秦皮解毒除湿利关节，泽泻使湿邪从小便去除，加强萆之功效，诸药合用，共起化湿泄浊，祛邪通络之功，阻止湿浊互结，留滞脏腑。现代药学研究表明，化湿利湿药多为碱性，可碱化尿液，改善人体内环境，同时可能通过抑制肾小管再吸收功能而有较强的利尿和加快尿中成份排泄的作用。临床研究初步表明：热痹消颗粒冲剂能较好地改善中医症候、降低血尿酸，无明显毒副作用，药性平和，有利于长期服用。我们还需要进一步探讨热痹消颗粒冲剂降血尿酸在具体环节上的作用机制，对内生肌酐清除率，肾功能等指标是否有一定的影响，长期使用本方药是否会加重肾脏损害有待下一步研究。

参考文献

［1］王吉耀.内科学［M］.北京：人民卫生出版社，2002：996.

［2］吴敦序.中医基础理论［M］.上海：上海科学技术出版社，1995：

125-126.

［3］中华人民共和国中医药行业标准中医病症诊断疗效标准［M］.南京：南京大学出版社，1994：31-32.

［4］江苏新医学院.中药大辞典［M］.上海：上海科学技术出版社，1977：1565-1567.

［5］金锐，郑军，刘绍唐.小鼠高尿酸血症模型初探［M］.成都中医药大学学报.1999；22（1）：49.

（纪伟）

强脊通络颗粒治疗肾虚痰瘀型强直性脊柱炎的临床观察

强直性脊柱炎（ankylosing spondylitis，AS）是以中轴关节慢性炎症为主、原因不明的全身性疾病；其特点为几乎全部累及骶髂关节，常发生椎间盘纤维环及其附近韧带钙化和骨性强直，晚期可发生脊柱强直、关节畸形及严重功能受损甚至致残。本病为我国常见多发的风湿性疾病，患病率约0.3%，主要集中在青壮年。目前医学界普遍认为本病的治疗难度较大，无根治方法。中医药治疗强直性脊柱炎具有其独特的优势。近年来，我们采用强脊通络颗粒治疗肾虚痰瘀型强直性脊柱炎，疗效显著，现将有关结果总结如下。

一、资料与方法

（一）病例选择

1. 诊断标准

强直性脊柱炎的诊断参照"美国风湿病学会1984年修定的纽约标准"。

中医肾虚痰瘀证的诊断参照《中药新药临床研究指导原则》中的相关标准。

2. 纳入标准

①符合上述西医疾病及中医证候诊断标准；②年龄18～60岁，性别不限；③AS疾病活动性指数（BASDAI）评分≥4；④应用其他二线药物者，于停用其他二线药物一个月后观察；⑤患者自愿参加试验并签署知情同意书。

3. 排除标准

①合并有心血管、脑血管、肝、肾和造血系统严重原发性疾病及胃、十二指肠溃疡活动期及严重心律失常者；②其它血清阴性脊柱关节病，或合并有其它风湿性疾病患者；③妊娠或哺乳的女性，或育龄期有孕育需求的患者；④对本药不能耐受或过敏者。

4. 脱落标准

①受试者参与试验中产生排异反应，应立即停止试验者；②失访或临床资料不全者；③受试者不能严格按试验疗程要求治疗，影响最终疗效判定者；④受试者自行退出者。

（二）一般资料

60 例病例均为 2014 年 1 月至 2016 年 1 月本院风湿病科门诊及病房收治的肾虚痰瘀型强直性脊柱炎患者。按照随机数字表法分为治疗组与对照组，每组 30 例。试验期间治疗组 2 例自行退出，对照组中 5 例未完成治疗者，最终完成试验者治疗组 28 例、对照组 25 例。治疗组中男性 13 例、女性 15 例；平均年龄（34.54±12.31）岁；平均病程（5.95±5.48）年。对照组中男性 10 例、女性 15 例；平均年龄（36.32±12.22）岁，平均病程（6.02±5.20）年。两组患者性别构成、年龄、病程等基线资料比较，差异无统计学意义（$P>0.05$），具有可比性。

（三）治疗方法

1. 治疗组

予强脊通络颗粒剂口服。处方组成：淫羊藿、橘络、当归、白芍、全蝎、威灵仙、雷公藤、甘草等。每次 1 包，每包 13g，早晚水调分服。本研究颗粒剂均为江阴天江药业有限公司生产。期间若患者疼痛剧烈时可予塞来昔布口服，每次 200mg。总疗程为 3 个月。

2. 对照组

予中药复方颗粒剂（不含雷公藤）口服。处方组成除不含雷公藤外，其余与治疗组相同。服法同治疗组。总疗程为 3 个月。

（四）观察项目与方法

1. 临床疗效

疗程结束后，参照《中药新药临床研究指导原则》中的相关标准判断临床疗效。①临床控制：主要症状基本消失，主要生化指标恢复正常，BASFI功能指数改善80%以上；②显效：主要症状好转，主要生化指标趋于正常，BASFI功能指数改善50%以上、80%以下；③有效：主要症状有所改善，主要生化指标数值有所下降，BASFI功能指数改善20%以上、50%以下。④无效：未达到上述有效标准或加重者，BASFI功能指数改善20%以下或加重。

2. 相关症状与体征

治疗前后，检测受试者的相关症状与体征。症状指标包括晨僵时间、下腰痛程度评分、总体疼痛评分、外周关节肿胀数及患者总体症状评分；体征指标包括枕墙距、指地距、血沉、C反应蛋白（CRP）、AS疾病活动性指数（BASDAI）、AS疾病功能性指数（BASFI）。

3. 中医证候积分

治疗前后，参照《中药新药临床研究指导原则》中的相关标准，采用计分法评价患者中医证候的变化情况。

4. 安全性指标

治疗前后，检测受试者的血、二便常规及肝肾功能情况，观察并记录试验期间发生的不良反应事件。

5. 统计学方法

试验数据采用 SPSS20.0 软件进行统计学分析。计量资料以 $\bar{x}\pm s$ 表示，正态性分布者，采用 t 检验；非正态性分布者，采用 t' 检验。等级资料采用 $Ridit$ 分析。以 $P < 0.05$ 为差异有统计学意义。

二、结果

（一）临床疗效比较

治疗组、对照组临床总有效率分别为96.43%和64.00%；组间临床疗效比较，差异有统计学意义，治疗组明显优于对照组（$P < 0.05$）。见表1。

表1　两组临床疗效比较（例）

组别	n	临床控制	显效	有效	无效	总有效率（%）
治疗组	28	15	10	2	1	96.43
对照组	25	1	2	13	9	64.00

（二）相关症状与体征变化情况

治疗前后组内比较，两组晨僵时间、下腰痛程度评分、总体疼痛评分、外周关节肿胀数及患者总体症状评分差异均有统计学意义（$P<0.05$）；组间治疗后比较，晨僵时间、下腰痛程度评分、总体疼痛评分、外周关节肿胀数及患者总体症状评分差异有统计学意义，提示治疗组较对照组临床症状显著缓解（$P<0.05$）。见表2。

治疗前后组内比较，两组枕墙距、指地距、血沉、CRP、BASDAI、BASFI水平差异均有统计学意义（$P<0.05$）；组间治疗后比较，枕墙距、指地距、血沉、CRP、BASDAI、BASFI水平差异有统计学意义，提示治疗组较对照组体征恢复更加显著（$P<0.05$）。见表3。

表2　两组临床症状变化情况比较（$\bar{x} \pm s$）

组别		晨僵（min）	下腰痛程度（cm）	总体疼痛（cm）	外周关节肿胀数（个）	总体症状（分）
治疗组（$n=28$）	治疗前	31.00 ± 12.86	8.35 ± 1.27	7.90 ± 1.17	3.80 ± 3.24	8.00 ± 1.26
	治疗后	$7.95 \pm 8.94^{*\#}$	$2.10 \pm 1.25^{*\#}$	$2.95 \pm 1.23^{*\#}$	$0.80 \pm 0.95^{*\#}$	$2.25 \pm 1.21^{*\#}$
对照组（$n=25$）	治疗前	21.10 ± 16.14	8.15 ± 1.09	8.15 ± 1.09	2.50 ± 3.27	8.25 ± 1.02
	治疗后	$9.85 \pm 9.57^{*}$	$3.35 \pm 1.50^{*}$	$3.65 \pm 1.31^{*}$	$1.05 \pm 1.67^{*}$	$3.45 \pm 1.36^{*}$

注：与本组治疗前比较，$^{*}P<0.05$；与对照组治疗后比较，$^{\#}P<0.05$

表3　两组临床体征变化情况比较（$\bar{x} \pm s$）

组别		枕墙距（cm）	指地距（cm）	血沉（mm/h）	CRP（mg/L）	AI指数（cm）	FI指数（cm）
治疗组（$n=28$）	治疗前	4.35 ± 2.06	14.30 ± 3.67	50.63 ± 49.11	18.55 ± 8.15	15.15 ± 5.97	23.40 ± 8.35
	治疗后	$2.50 \pm 1.91^{*\#}$	$8.15 \pm 2.91^{*\#}$	$14.68 \pm 26.19^{*\#}$	$15.51 \pm 7.86^{*\#}$	$5.70 \pm 4.08^{*\#}$	$9.15 \pm 6.58^{*\#}$

组别		枕墙距 （cm）	指地距 （cm）	血沉 （mm/h）	CRP （mg/L）	AI 指数 （cm）	FI 指数 （cm）
对照组 （n=25）	治疗前	3.35 ± 4.07	18.08 ± 6.39	44.93 ± 32.17	23.54 ± 17.63	17.95 ± 7.38	25.70 ± 5.67
	治疗后	2.05 ± 3.50*	13.45 ± 10.47*	24.50 ± 21.20*	21.23 ± 17.29*	10.95 ± 6.76*	15.30 ± 8.10*

注：与本组治疗前比较，*P < 0.05；与对照组治疗后比较，#P < 0.05

（三）中医证候积分变化情况

治疗前后组内比较，两组中医证候积分差异均有统计学意义（$P<0.05$）；组间治疗前后中医证候积分差值比较，差异有统计学意义（$P<0.05$）。见表4。

表4 两组中医证候积分变化情况比较（$\bar{x}±s$，分）

组别	n	治疗前	治疗后	差值
治疗组	28	25.10 ± 5.28	11.59 ± 4.05*	13.45 ± 7.65#
对照组	25	29.75 ± 5.02	22.20 ± 3.44*	7.55 ± 4.06

注：与本组治疗前比较，*P < 0.05；与对照组治疗前后差值比较，#P < 0.05

（四）安全性比较

治疗前后，两组受试者血、二便常规及肝肾功能均未出现异常。试验期间，两组均未见不良反应事件发生。

三、讨论

强脊通络颗粒剂根据全国名老中医学术经验继承指导老师、江苏省名中医金实教授多年的临床实践，在前期强脊定痛汤临床研究基础上，结合近年本课题组对雷公藤及其复方制剂治疗活动期强直性脊柱炎临床及实验研究基础上，综合分析、反复实践，进一步创而出，主治活动期强直性脊柱炎肾虚督空、痰瘀阻络证。现代医学认为，强直性脊柱炎的病理变化特征为肌腱韧带附着点炎症。金实教授认为，本病病变与络病密切相关。若肾虚督空，风寒湿热等邪气乘袭，日久痰浊、瘀血内生，督脉络道气血涩滞、不通则痛，而后随着病情发展或病情反复，出现腰背偻曲，难以痊愈。金教授认为"络病"贯穿于强直性脊柱炎发生发展的始终，故在临床中提出"从络论治"理论，强脊通络颗粒亦为在此理论指导下的辨证用药。

强脊通络颗粒药物组成为淫羊藿、橘络、当归、白芍、全蝎、威灵仙、雷公藤、甘草等。方中选用淫羊藿补肾温络为君药，当归、白芍为臣药，佐药为全蝎、威灵仙、橘络、雷公藤，使药为甘草；其中当归养血活络，白芍滋阴柔肝、和络止痛，橘络化痰祛瘀通络，全蝎搜风剔络，威灵仙蠲痹通络，雷公藤舒筋清络、属辨病用药，甘草调和诸药、减毒增效。全方配伍严谨，集中体现金实教授本病"从络论治"的治疗原则，此法既遵循本病肾虚督空的病机本质，又体现中医治病求本的特色。本方同时参考了雷公藤治疗强直性脊柱炎的现代药理研究成果，最终表明中药复方配伍雷公藤后可获增效减毒的作用。

本课题临床试验设计目的是探讨雷公藤在强直性脊柱炎治疗中的作用，故对照组药物组成缺少雷公藤，其他药物不变，比较两组的临床疗效。结果显示治疗组的总疗效明显优于对照组，在减轻患者疼痛、晨僵，帮助功能恢复、控制病情进展等方面较对照组更具优势，且无显著副作用，说明加用雷公藤的中药复方疗效更好。雷公藤具有细胞免疫与体液免疫的双向调节作用，多用于风湿免疫类疾病的治疗，临床上有中药"激素"之称。众所周知，雷公藤具有一定的毒副作用，需要配伍精当、对症下药。强脊通络颗粒选药精当，体现出中药复方配伍雷公藤后的减毒增效作用，如对抗雷公藤消化道副反应可配伍当归、甘草等健脾和胃活血药，对抗其肝肾损害可配伍白芍，对抗其生殖毒性可选用淫羊藿、当归等，而配伍威灵仙、全蝎、橘络等又可加强祛风湿作用。

长期以来，强直性脊柱炎的临床研究已经取得一定的进展，但目前仍然未找到根治之法。因而，高效、安全、彻底地治疗强直性脊柱炎，成为各国学者们今后的主要研究目标。随着现代医学对强直性脊柱炎病因及发病机制研究的不断深入、生物制剂的大量使用，强直性脊柱炎患者的预后已有很大提高，但其免疫作用机理及骨质破坏新骨形成等方面的具体情况尚不十分清楚，尤其对强直性脊柱炎的脊柱强直、骨桥形成等病理表现还需进一步深入研究，目前还没有特别有效的针对性药物。中医药是否在抑制新骨形成，改善脊柱强直畸形方面存在确切的疗效，还需进一步的临床和动物实验研究证实。

强脊通络颗粒是在金实教授多年临床实践的基础上，辨证与辨病相结合而创，其具有一定的抗炎镇痛、免疫调节作用，亦可能具有延缓与抑制骨化与纤维化的作用。本方并非单味中药作用的简单叠加，而是通过多途经、多靶点，起到协同作用，从而提高疗效，减少毒副作用。

本研究结果表明，治疗组、对照组临床总有效率分别为96.43%和64.00%；组间临床疗效比较，治疗组明显优于对照组（$P<0.05$）；同时，在症状（晨僵时间、下腰痛程度评分、总体疼痛评分、外周关节肿胀数及患者总体症状评分）及体征（枕墙距、指地距、血沉、CRP、BASDAI、BASDFI）、中医证候积分的改善方面，治疗组亦优于对照组（$P<0.05$）。本观察结果提示，强脊通络颗粒治疗肾虚痰瘀型强直性脊柱炎，可显著改善患者的临床症状与体征；同时，复方中加用雷公藤后疗效得到提高，且短期内未见不良反应的出现。

参考文献：

［1］蒋明，朱立平，林孝义.风湿病学［M］.北京：科学出版社，1998：941.

［2］吴珊珊，段振华.强直性脊柱炎流行病学研究进展［J］.安徽医科大学学报，2013，48（8）：988-992.

［3］蒋明，朱立平，林孝义.风湿病学［M］.北京：科学出版社，1998：952.

［4］余递铧，何东初，张勇.雷公藤的毒性及减毒增效方法的研究进展［J］.医学综述，2015，21（3）：502-504.

［5］张静，江莹，王芳，等.基于"异类相制"理论探讨雷公藤肝毒性配伍减毒的作用［J］.中草药，2014，45（18）：2711-2715.

［6］裴孝鹏，董大明.BMP/Smads信号通路与强直性脊柱炎病理成骨的研究进展［J］.中华实用诊断与治疗杂志，2014，28（1）：3-5.

［7］徐愿，陶庆文，孔维萍，等.强直性脊柱炎骨化临床研究进展［J］.中国骨质疏松杂志，2015，21（12）：1504-1507.

（韩善夯、王敏、纪伟）

生津颗粒治疗原发性干燥综合征阴虚络滞证临床研究

干燥综合征（Sjögren's syndrome，SS）是一个以外分泌腺高度淋巴细胞浸润为特征的自身免疫病，目前尚无根治方法。我们根据"阴虚络滞、肺失宣布"的病机特点，制定"滋阴通络、宣肺布津"的治疗大法，并据此组方，拟定生津颗粒治疗本病，现将结果总结如下。

一、临床资料

（一）一般资料

60 例均来自南京中医药大学附属医院门诊和住院病人，最终完成试验的患者 58 例。治疗组 30 例，女 28 例，男 2 例，平均年龄（43.7±19.4）岁；平均病程（4.14±3.38）。对照组 28 例，女 26 例，男 2 例，平均年龄（42.4±18.9）岁；平均病程（3.31±3.16）。治疗前 2 组性别、年龄、病程、病情程度，经统计学检验后，$P>0.05$，具有可比性。

（二）诊断标准

西医诊断参照 2002 年干燥综合征国际分类标准。中医诊断标准《实用中医风湿病学》中"燥痹"标准拟定，必须同时符合阴虚内燥证和络脉滞涩证二者辨证标准者。

（三）纳入及排除标准

纳入年龄在 18～65 岁之间，知情同意，能配合检查及治疗者。排除继发性干燥综合征及其他结缔组织病、淋巴瘤、艾滋病、结节病、移植物抗宿主病等；合并有心、脑、肝、肾及造血系统等严重疾病、精神病患者；妊娠、哺乳期妇女。

二、方法

（一）治疗方法

治疗组服用生津颗粒（由北沙参 10g，麦冬 20g，紫菀 12g，赤芍 10g，白芍 10g，桃仁 10g 等组成，南京中医药大学附属医院药厂生产），每次 1 袋，每日 3 次。对照组服用羟氯喹（上海中西药业），每次 0.2g，每日 1 次。2 组均连续用药 3 个月为 1 个疗程，观察 1 个疗程。

（二）观察指标及方法

1. 症状体征分级积分

参照《实用中医风湿病学》中"燥痹"标准拟定。①两目干涩：轻（+），眼干不适，偶有瞬目；中（++），眼干涩不适，少泪，瞬目频繁；重（+++），眼干涩刺痛，异物感，泪极少或无泪。②口燥咽干：轻（+），津少咽干较轻，唇红而干；中（++），津少咽干较著，需经常饮水，唇赤而干；重（+++），咽干津燥严重，频繁饮水，干食难下，需汤水冲服，唇暗红干或裂。③皮肤干燥：轻（+），皮肤轻度干燥，有轻度痒感；中（++），皮肤干燥起屑，瘙痒不适；重（+++），皮肤干燥多裂，瘙痒明显，皮屑多。④乏力：轻（+），偶有轻度疲劳感；中（++），有疲劳感，活动后明显，休息后可恢复；重（+++），疲劳感明显，静息时亦有。⑤便秘：轻（+），大便干燥，排便不畅，一般 1 日 1 次；中（++），大便干结不畅，一般 2~3 日 1 次；重（+++），大便干结难解，3 日以上 1 次。⑥唾液腺肿：轻（+），偶有腮腺肿伴压痛；中（++），常有腮腺肿痛、压痛；重（+++），腮腺肿痛不消，甚或伴发热。⑦关节痛：轻（+），未述关节疼痛，但检查时有压痛；中（++），自述关节痛，检查时压痛明显；重（+++），关节肿痛明显，可因疼痛拒压。⑧舌象：轻（+），舌红少津，或舌略有紫气；中（++），舌干红苔少或少量剥脱，或有紫气紫点；重（+++），舌干红无苔或较多剥脱，舌暗红或紫气或紫斑。两目干涩及口燥咽干 2 项为主症，"+"计 2 分，"++"计 4 分，"+++"计 6 分，恢复正常计 0 分；其余 6 项为次症，"+"计 1 分，"++"计 2 分，"+++"计 3 分，恢复正常计 0 分。上述症状、体征变化情况，每月观察记录 1 次。

2. 唾液流率、泪流量的变化

唾液流率测定：停止喝水 0.5h，嘱患者自然伸舌，取一容器，收集 15min 内自然流出的唾液。泪流量测定：取 0.5cm×5cm 长的滤纸，放置患者双下眼睑 5min，用标尺量滤纸的湿润长度。

3. 主要实验室指标的变化

主要检测红细胞体积分数（ESR）、C反应蛋白（CRP）、免疫球蛋白G、A、M（IgG、IgA、IgM）、肿瘤坏死因子 –α（TNF-α）、细胞间黏附分子 –1（ICAM-1）等指标。上述检查治疗前后各 1 次。

（三）统计学方法

应用SPSS 11.0软件进行统计分析。计数资料用 χ^2 检验，计量资料用 t' 检验，方差不齐采用 t 检验，不符合正态分布者用秩和检验，等级资料采用 $Ridit$ 分析或秩和检验，检验水平 α =0.05，双侧检验。

三、结果

（一）疗效判定标准

参照《中药新药临床研究指导原则》与原发性干燥综合征相关疾病类的疗效判定标准制定。①临床控制：主要症状消失，症状体征分级积分下降 ≥ 90%，主要化验指标恢复正常。②显效：主要症状好转，症状体征分级积分下降 60% ~ 90%（含 60%），主要化验指标明显改善。③有效：主要症状有所改善，症状体征分级积分下降 30% ~ 60%（含 30%），主要化验指标数值有所下降。④无效：未达到有效标准，症状体征分级积分下降 <30%。计算公式：症状体征分级积分下降率（%）=（治疗前积分 – 治疗后积分）/ 治疗前积分 ×100%

（二）治疗结果

1. 2组临床疗效总体评价

结果见表 1。

表 1　2 组临床总疗效比较（例）

组别	n	临床控制	显效	有效	无效	总有效率 /%
治疗组	30	1	15	9	5	83.3[*]
对照组	28	0	9	8	11	60.7

注：2 组疗效经 χ^2 检验，χ^2=3.987，P<0.05。

2．2组治疗前后症状体征总积分的变化

结果见表2。

表2　治疗前后症状体征总积分变化情况（$\bar{x} \pm s$，分）

组别	n	治疗前	治疗后		
			1个月	2个月	3个月
治疗组	30	13.57 ± 3.89	9.87 ± 2.33[*]	5.79 ± 2.45[**]	4.17 ± 1.64 △△
对照组	28	14.64 ± 4.07	12.86 ± 3.05	11.47 ± 3.36	8.46 ± 2.28

注：治疗前后比较，[*]$P<0.05$，[**]$P<0.01$；2组治疗后比较，△△$P<0.01$。

3．2组治疗前后唾液流率及泪流量变化

结果见表3。

表3　2组治疗前后唾液流率及泪流量比较（$\bar{x} \pm s$）

组别	n	15min 唾液流率 /mL		5min 泪流量 /mm	
		治疗前	治疗后	治疗前	治疗后
治疗组	30	0.93 ± 0.56	5.62 ± 1.58 △△	2.87 ± 2.54	7.35 ± 2.64 △△
对照组	28	0.99 ± 0.53	2.82 ± 1.74[*]	3.02 ± 2.17	5.23 ± 2.68[*]

注：治疗前后比较，[*]$P<0.05$，[**]$P<0.01$；2组治疗后比较，△△$P<0.01$。

4．2组治疗前后主要实验室指标变化

结果见表4。

表4　2组治疗前后主要实验室指标变化比较（$\bar{x} \pm s$）

项目	组别	n	治疗前	治疗后	差值
红细胞体积分数（mm/h）	治疗组	30	46.37 ± 7.34	22.95 ± 18.62	23.50 ± 21.02[**]
	对照组	28	42.61 ± 7.12	30.77 ± 15.83	11.93 ± 17.83[*]
C- 反应蛋白（mg/L）	治疗组	30	22.16 ± 18.66	9.68 ± 5.32	12.66 ± 8.64[**]
	对照组	28	20.62 ± 17.96	10.56 ± 8.64	11.03 ± 9.97[**]
IgG（g/L）	治疗组	30	21.66 ± 7.31	16.32 ± 5.54	5.13 ± 4.96[*]△
	对照组	28	20.73 ± 8.96	17.47 ± 6.33	3.97 ± 3.15[*]
IgA（g/L）	治疗组	30	2.21 ± 1.08	2.61 ± 0.87	−0.57 ± 1.12
	对照组	28	2.35 ± 1.11	2.74 ± 1.05	−0.41 ± 0.87

续表

项目	组别	n	治疗前	治疗后	差值
IgM（g/L）	治疗组	30	1.71 ± 0.78	1.72 ± 0.61	−0.14 ± 0.39
	对照组	28	1.58 ± 0.72	1.54 ± 0.58	0.13 ± 0.30
血清 TNF-α（pg/mL）	治疗组	30	190.24 ± 87.12	142.74 ± 69.33	45.96 ± 21.35[*]
	对照组	28	179.58 ± 65.33	138.96 ± 54.78	40.64 ± 11.78[*]
血清 ICAM-1（ng/mL）	治疗组	30	92.76 ± 35.42	77.24 ± 20.61	15.87 ± 15.43[*△]
	对照组	28	96.32 ± 29.21	85.43 ± 26.12	10.79 ± 9.04

注：治疗前后比较，[*]$P<0.05$，[**]$P<0.01$；2 组治疗后比较，[△]$P<0.05$。

5. 副反应

治疗组除 1 例出现腹泻，大便稀软外，其余均未见不良反应，不良反应发生率为 3.33%；对照组有 1 例出现视物模糊，1 例出现皮肤瘙痒，不良反应发生率为 7.14%。

四、讨论

干燥综合征属祖国医学"燥痹"范畴，我们通过研究古代文献和总结临床经验，认为"津液生成不足和津液输布障碍"是 SS 的基本病理特征，根据"阴虚络滞、肺失宣布"的病变机理，制定"滋阴通络、宣肺布津"的治疗大法，并据此组方，拟定生津颗粒进行临床观察。方中北沙参、麦冬同为君药，共奏养阴、生津、润燥之功效。紫菀，润肺化痰、开肺布津，为臣药，专能开泄肺郁，宣通窒滞，兼疏肺家气血，达开宣肺气，输布津液之效。赤芍有清热凉血，散邪行血之功；白芍敛阴益营，两药一泻一补，相辅相成；桃仁活血行瘀，润燥滑肠，3 药共为佐使。诸药合用，共奏滋阴润燥、宣肺布津、通络行滞之功效。

现代药理研究结果表明，北沙参的主要成分之一北沙参多糖可使阴虚小鼠体质量明显增加，亦能显著增加阴虚小鼠脾脏 AFC 的数量，增加 DTH 反应，说明了北沙参多糖具有增强体液免疫和细胞免疫功能。麦冬的主要成分麦冬多糖也具有一定的免疫活性，可显著增强小鼠 RES 吞噬功能，并能提高血清溶血素抗体水平。从白芍根部提取白芍总苷（TGP）体内外试验表明其对免疫细胞的增殖或分泌功能具有调节作用。调节 T 细胞亚群的平衡，是 TGP

使失调的细胞或体液免疫恢复正常的主要机制之一。

中药治疗 SS 的机制复杂多样，与西药的单纯免疫抑制作用相比，中药更多地表现为双向调节性，所以作用温和、起效较慢，且没有明显的毒副反应。临床观察表明，生津颗粒在减轻干燥症状、提高泪液分泌量、调节免疫功能方面有较好疗效，且安全性良好，值得进一步研究。

参考文献

［1］董怡.2002年修订的干燥综合征国际分类（诊断）标准［J］.中华风湿病学杂志，2002，8（4）：257.

［2］路志正，焦树德.实用中医风湿病学［M］.北京：人民卫生出版社，1998.490.

［3］郑筱萸.中药新药临床研究指导原则［M］.北京：中国医药科技出版社，2002.80.

［4］刘永梅，刘波，王金凤.北沙参粗多糖的提取及对阴虚小鼠的免疫调节作用［J］.中国生化药物杂志，2005，26（4）：224-225.

［5］韩凤梅，刘春霞，陈勇.麦冬多糖对免疫低下小鼠的保护作用［J］.中国医药学报，2004，19（6）：347-348.

［6］Neurath MF，Flimcher LH.The role of Thl/Th2 polarizationin Mucosalimmunity［J］.NatMed，2002，8（6）：567-573.

（陆燕、金实）

附篇

常用理化检查

一、实验室检查

1. 血沉

将抗凝血置于特制的红细胞沉降率管中，观察红细胞在一定时间内沉降的距离，称为红细胞沉降率，简称血沉（ESR）。血沉速度的快慢与血浆黏度，尤其与红细胞间的聚集力有关系。红细胞间的聚集力大，血沉就快，反之就慢。临床上常用血沉作为红细胞间聚集性的指标。凡能引起体内血液中的免疫球蛋白、纤维蛋白原、胆固醇、甘油三脂增高等，都可引起血沉的变化。临床诊断某种疾病时，不能只凭血沉升高一项指标，需结合病史和病症等全面体检，才能做出准确的诊断。血沉正常值（魏氏法）为 <50岁：男性 0~15mm/h，女性 0~20mm/h；>50岁：男性 0~20mm/h，女性 0~30mm/h；>85岁：男性 0~30mm/h，女性 0~42mm/h；儿童：0~10mm/h。血沉减慢可见于真性红细胞增多症、结核病、风湿病、恶性肿瘤、急慢性肝炎、肝硬化以及各种感染等，则会使血沉增快。血沉增快提示组织的损害，在多种疾病，尤其是类风湿关节炎的活动度判断及其鉴别与诊断方面有一定价值。类风湿轻度活动时 20~40mm/1h；中度活动时 40~80mm/1h；高度活动时 >80mm/1h 。类风湿病人的血沉增快可不受抗风湿药治疗的影响，这一点可与其他以关节炎为主的风湿病（治疗后血沉迅速下降）相区别。关节肿痛明显好转，炎症现象已消退，血沉仍持续增快或不下降时，表明类风湿性关节炎随时有可能复发或恶化，但也有血沉始终正常而病情复发或恶化者。若病人表现为关节痛，临床症状很少，血沉尤其是多次检查正常者，则很难诊断为类风湿性关节炎。

2. 类风湿因子

RF 是由 B 细胞产生、合成、分泌的针对人或动物 IgG 分子 Fc 片段上抗原决定簇的特异抗体，即是以变性 IgG（一种抗体）为抗原的一种抗体，故又称抗抗体。RF 有 IgM-RF、IgG-RF、IgA-RF 等类型，临床上常检测的是 IgM-RF，它在 RA 患者中的阳性率可达 70%～80%，但特异性不高。有学者认为，健康成年人高效价 IgM-RF 是发生 RA 的危险因子。RF 是诊断 RA 的重要血清学标志之一，但不是唯一的标志。RF 及其免疫复合物参与 RA 的体液免疫和细胞免疫，同时它对机体也有一定的保护作用。现在的观点认为 RF 引起的免疫反应可导致类风湿关节炎的发病，也起着延续 RA 活动的作用。持续高效价的 RF，常提示 RA 的疾病活动，且骨侵袭发生率高。研究 RF 不仅有利于 RA 的临床诊断、评估病情的活动性和进展前景及判断预后，而且有助于明确 RA 的发病机制。临床上 RF 常作为区分血清阴性脊柱关节病的标准。除 RA 外，RF 尚可见于其他的自身免疫病（如 pSS）、感染性疾病（如慢性肺结核、肝炎）和 3%～5% 的健康人群中，甚至 10%～30% 的健康老年人中也可出现。有些 RF 易于结合成免疫复合物，被称为隐匿性类风湿因子，尤其在幼年类风湿关节炎（JRA）阳性率较高。通常，RF 本身并无直接致病作用，当伴有血循环抗原－抗体复合物、冷球蛋白时，才显示其致病作用。检测 RF 的方法有很多，目前一般医院主要采用乳胶凝集法或酶联免疫吸附法，前者可半定量，后者可以定量。某些大医院有自动化特定蛋白分析仪则采用速率免疫比浊法或采用速率散射法对人血清中的 RF 进行定量分析。

3. 免疫球蛋白

免疫球蛋白（Ig）是具有抗体活性或化学结构与抗体相似的球蛋白。免疫球蛋白按存在形式分为分泌型（SIg）和膜型（MIg）。SIg 分泌入体液中，介导体液免疫应答；MIg 构成 B 细胞膜上的抗原受体。免疫球蛋白分子的基本结构是"Y"字型的四肽链结构，由两条完全相同的重链（H）和两条完全相同的轻链（L）以二硫键连接而成。位于 Ig 分子 N 端的 110 个 Aa 的组成和序列变化很大，称为可变区（V）；位于 Ig 分子 C 端的 Aa 的组成和排序比较恒定，称为恒定区（C）。在同一种属的所有个体内，根据 H 链 C 区所含抗原表位的不同将 H 链分为 γ、α、μ、δ、ε 链 5 种，与此对应的 Ig 为五类，即：IgG、IgA、IgM、IgD、IgE。IgG 为单体，血清和细胞外液中含量最高；分为四个亚型：IgG1，IgG2，IgG3，IgG4；IgG 半衰期长，约为 20～23 天，临床应用以 2～3W 重复为宜；IgG 是治疗用丙球的主要成分（人工被动免疫），是主要的抗感染抗体，是唯一通过胎盘的抗体（自然自动免疫）；IgG 升高可见于系统性红斑狼疮、类风湿关节炎、干燥综合征、硬皮病等。IgM 为五聚体，分子量最大，又称为巨球蛋白，是人类发育过程中最早合成的 Ig，是体液免疫应答最先产生的 Ig（感染早期免疫）；IgM 占血清含量的 5~10%；半衰期 5 天（血清中特异性 IgM 水平增高提示有近期感染）；IgM 能够激活补体，不能通过胎盘（脐带血或新生儿血清中 IgM 水平升高提示存在宫内感染）；膜表面 IgM 是 BCR 的主要成分，也是 B 细胞发育成熟的标志；IgM 是自身抗体；IgM 升高可见于巨球蛋白血症、系统性红斑狼疮、类风湿关节炎、硬皮病等。IgA 分为血清型和分泌型；半衰期为 6 天；占血清 Ig 含量的 5~15%；IgA 升高可见于系统性红斑狼疮、类风湿关节炎、白塞氏综合征等。IgD 是单体分子，分为分泌型和膜结合型，是 B 细胞成熟的重要标志，是抗原受体；占血清 Ig 的 1%；半衰期为 3 天。IgE 是单体分子，血清中含量最低，半衰期为 3 天，由呼吸道和胃肠道浆细胞产生；是亲细胞抗体，介导 I 型超敏反应；过敏性疾病和某些寄生虫感染患者血清中特异性 IgE 水平增高。

4. 补体 C3 C4

补体 C3 是血清中含量最高的补体成分，分子量为 195000，主要由巨噬细胞和肝脏合成，在 C3 转化酶的作用下，裂解成 C3a 和 C3b 两个片段，是补体经典激活途径和旁路激活途径中最重要的环节。C3 升高见于急性炎症，传染病早期、组织损伤、肝癌等；C3 降低见于肾小球肾炎、SLE 活动期、自身免疫性溶血、冷球蛋白血症、类风湿关节炎、新生儿肺透明膜病、菌血症、组织损害和慢性肝炎等疾病；70%~80% 的急性肾小球肾炎、狼疮性肾炎患者血清 C3 含量明显减少，病情缓解后可恢复正常。

补体 C4 是一种多功能 β1- 球蛋白，存在于血浆中。在补体传统途径活化中，C4 被 C1s 水解为 C4a、C4b，它们在补体活化、促进吞噬、防止免疫复合物沉着和中和病毒等方面发挥作用。C4 是补体经典激活途径的一个重要组分，它的测定有助于 SLE 等自身免疫性疾病诊断，治疗和病因探讨。C4 含量升高见于风湿热急性期、结节性动脉周围炎、皮肌炎、心肌梗塞、Reiter 综合征和各种类型的多关节炎等；C4 降低见于遗传性血管性水肿、慢性活动性肝炎、SLE、多发性硬化症、类风湿性关节炎、IgA 肾病、亚急性硬化性全脑炎等。在 SLE，C4 的降低常早于其他补体成分，且缓解时较其他成分回升迟。狼疮性肾炎较非狼疮性肾炎 C4 值显著低下。

5. CRP（C 反应蛋白）

C- 反应蛋白是一种急性期时相蛋白，是细菌性感染的突出标志，能与某些肺炎球菌菌株 C 黏多糖发生沉淀反应，故称 C- 反应蛋白。正常值：≤ 10mg/L。在感染性疾病，某些血管 – 结缔组织病，肿瘤性疾病时可明显升高，其增高的程度、速度、幅度、持续时间与病情及组织损伤的严重程度明显相关。CRP 含量越高表明病变活动度越大。CRP 增高尚可见于某些非感染性，慢性炎症性疾病如风湿热、类风湿性关节炎、成人 Still 病、强直性脊椎炎、Reiter 综合征、各种血管炎、Crohn 病等，而系统性红斑狼疮（SLE）、皮肌炎、硬皮病、Sjögren 综合征、溃疡性结肠炎等则 CRP 仅有轻度升高或不升高。类风湿关节炎早期和急性风湿热时，血清中可达 50mg/L，其阳性率为 80%~90%，而活动期 SLE 的 CRP 值正常或中度升高，SLE 并发感染 CRP 才明显升高。C- 反应蛋白是一种很好的反映类风湿关节炎病情的指标，其与病情活动指数、晨僵时间、握力、关节疼痛及肿胀指数、血沉和血红蛋白水平密切相关。病情缓解时 C- 反应蛋白下降、反之则上升。C- 反应蛋白水平与类风湿关节炎骨质破坏的发生和发展呈正相关。C- 反应蛋白水平持续不降多预示关节破坏的进展，而在 C- 反应蛋白水平降至正常者，X 线证实的关节破坏停止发展。由于 CRP 半衰期短，病变消退后，CRP 可很快下降至正常，故反复测定 CRP，可作疾病炎症活动和治疗反应的一种良好观察指标。

6. 抗"O"

抗链球菌溶血素"O"试验，简称抗"O"，是机体产生的以链球菌溶血素 O 为抗原的抗体。健康人血清中抗链球菌溶血素效价，通常成年人 <500u，儿童 <250u。抗 O 效价与地区、气候、季节、环境及年龄均有关系，且血标本如有溶血、高胆固醇血症、黄疸和血清污染或生长细菌者，皆可使 ASO 增高。通过测定血清中的 ASO 抗体效价来判断病人有无 A 族溶血性链球菌感染，可作为 A 族溶血性链球菌感染性疾病的辅助诊断方法之一。抗 O 效价增高至 500u 以上，表明病人近期曾感染溶血性链球菌，可协助诊断风湿热。如多次测定，滴度逐步增高，对活动性风湿热或急性肾炎的诊断具有较大意义，阳性率约 80%~85%；如滴度逐步下降，一般认为是疾病缓解期；如抗体恒定在高水平，多为非活动期。链球菌感染后一周抗"O"即可升高，3~5 周达高峰，

第 2 月开始下降，6～12 月回复到感染前水平，有某些链球菌株在体内不产生抗 "O"，或产生极少，所以抗 "O" 可不升高。而有少数非溶血性链球菌感染性疾病，如病毒性肝炎、肾病综合征、结缔组织病、感染性心内膜炎、多发性骨髓瘤、结核病等，抗 "O" 亦可升高。

7. 冷球蛋白

冷球蛋白（CG）是指血清中存在的一种免疫球蛋白，具有遇冷沉淀、遇热又溶解的特性，分为三型：Ⅰ型是指循环中仅存在一种单克隆免疫球蛋白，主要是 IgM 类；Ⅱ型和Ⅲ型均为混合性冷球蛋白血症，循环中至少存在两种免疫球蛋白。Ⅰ型冷球蛋白血症常出现于多发性骨髓瘤、Waldenstron 巨球蛋白血症、淋巴瘤等。一般在疾病的晚期只有当冷球蛋白含量达 5～30g/L 时才表现症状。临床上出现的雷诺氏现象、血栓形成、溃疡、坏疽等，是由于血管内出现冷球蛋白沉淀物所造成的高度粘性和淤塞的结果。Ⅱ型冷球蛋白血症主要见于慢性淋巴细胞性白血病、淋巴瘤、Sjögren 综合征和类风湿性关节炎，有时也见于多发性骨髓和巨球蛋白血症。其临床表现如血管炎、血管性紫癜、肾小球肾炎以及免疫复合物所致的炎症作用与Ⅱ型冷球蛋白增高相关。Ⅲ型有 30% 为特异性的，还可见于 SLE、Sjögren 综合症、类风湿性关节炎、溶血性贫血、淋巴瘤及多种感染（如梅毒、麻风、锥虫病、亚急性细菌性心内膜炎、链球菌感染后肾炎、传染性单核细胞增多症等）。其临床表现也与免疫复合物所致的炎症作用有关。

8. 抗核抗体

抗核抗体（ANA）是一组具有多种细胞核成分的自身抗体，是对总的抗核抗体的筛查，阳性率较高但特异性不强。ANA 靶抗原分布由传统的细胞核抗原扩展到现在的整个细胞，包括细胞核、细胞骨架、细胞浆、细胞分裂周期相关蛋白等，ANA 可与不同来源的细胞核起反应，无器官特异性和种属特异性。ANA 是最常用的自身免疫疾病的筛查检测项目，目前检测 ANA 的常用方法有 ELISA 法和间接免疫荧光法。可为多种因素诱导产生，如某些病毒或细菌感染的特殊类型的机体，产生抗多聚核苷酸抗体（ANA 的一种类型）；机体内缺乏某些细胞内酶，使细胞核或胞浆的代谢异常；某些基因遗传类型的家族或某些 HLA 型别，ANA 阳性率明显高于正常人群；环境因素，如紫外线和某些化学物质等均可导致 ANA 阳性。根据核抗原的不同成分，ANA 分为三大类：①抗双链和单链抗体；②抗组蛋白抗体；③抗非组蛋白抗体，包括抗 Sm、抗 RNP、抗 SS-A、抗 SS-B、抗 Scl-70、抗 RANA、抗 PM-1 等抗体。ANA 可出现在多种自身免疫病。系统性红斑狼疮的阳性率为 85%，活动期滴度高；依次为干燥综合征、硬皮病、类风湿关节炎、慢性活动性肝炎等。其他疾病和老年人也偶有阳性，但滴度较低。正常人均为阴性。

9. 抗双链 DNA 抗体

抗双链 DNA 抗体（抗 dsDNA 抗体）是抗 DNA 抗体的一种，其靶抗原是成双碱基对的 DNA 双螺旋结构。抗 dsDNA 抗体主要见于 SLE，是目前公认的 SLE 高度特异性抗体，是 SLE 诊断标准之一。此抗体高效价阳性 90% 以上为活动期 SLE 患者。抗 dsDNA 抗体在 SLE 中的阳性率为 60%~90%。活动期 SLE（肾型或非肾型）的阳性率为 80%~100%；非活动期低于 30%。在未治疗的 SLE 患者中，抗 dsDNA 抗体的诊断特异性为 90%，敏感性为 70%。抗 dsDNA 抗体也可见于其他结缔组织病，如干燥综合征、药物性狼疮、混合性结缔组织病等（阳性率一般低于 10%）。抗 dsDNA 抗体效价随 SLE 疾病的活动与缓解而升降，常被作为 SLE 活动的指标，可用于监测 SLE 病情变化、疾病活动期判断、药物治疗效果观察等。抗 dsDNA 抗体水平升高提示疾病复发，同时伴补体低时，提示狼疮肾炎的危险性大。SLE 缓解期抗 dsDNA 抗体降低甚至可转阴。在 SLE 治疗过程中，抗 dsDNA 抗体阳性患者较抗 dsDNA 抗体阴性患者更易发生肝损伤，故抗 dsDNA 抗体阳性患者应定期复查肝功能。

10. 抗核小体抗体

以核小体为底物用 ELISA 法可检测出抗核小体抗体，只有 SLE、SS 和 MCTD 能检测到抗核小体 IgG 抗体。抗核小体抗体是一个具有较好特异性和敏感性的 SLE 辅助诊断指标，在 SLE 诊断中的敏感性为 58%~71%，特异性达 97%~99%。抗核小体抗体尤其对于抗 dsDNA 抗体阴性的 SLE 患者的诊断更具临床应用价值，其特异性、敏感性均与抗 dsDNA 抗体相似，且抗 dsDNA 抗体阴性的 SLE 患者中可以检出抗核小体抗体，能提高 SLE 的实验诊断率。抗核小体抗体与 SLE 疾病活动性及狼疮肾炎的发生明显相关，多见于活动性狼疮特别是狼疮肾炎。核小体是染色质的基本结构，为 SLE 中致病性 T 辅助细胞识别的自身抗原，不仅引起同源 B 细胞产生核小体特异性自身抗体，而且引起抗 DNA 抗体和抗组蛋白抗体的形成。且核小体会成为多克隆细胞 B 细胞的活化剂，与 SLE 疾病的起始阶段有关。

11. 抗组蛋白抗体

抗组蛋白抗体（AHA）又称组蛋白反应性抗核抗体，以细胞核染色质中的组蛋白为靶抗原，五种组蛋白亚单位及其复合物都有对应的抗体。SLE 患者中，ANA 主要以抗 H2A-H2B-DNA 复合物抗体、抗 H1 抗体和抗 H2B 抗体为主。AHA 可在多种结缔组织病中出现，如 SLE、DIL、RA、JRA、PBC、Felly 综合征等。此外，某些感染性疾病、肾脏疾病、神经性疾病等也存在一定意义的相关性。AHA 在 SLE 患者中的阳性率为 30%～80%，在药物性狼疮患者中的阳性率可大于 90%，但不具有诊断特异性。当患者血清中仅检出抗组蛋白抗体（和抗 ssDNA 抗体）而无其他抗核抗体时，强烈支持药物性狼疮的诊断。AHA 阳性的 SLE 患者临床上伴有肾炎多见，与 SLE 疾病活动性存在一定意义的相关性。

12. 抗 Sm 抗体

抗 Sm 抗体于 1966 年在 SLE 患者的血清中首次被发现。抗 Sm 抗体的靶抗原位于细胞核内一组由核蛋白与 RNA 所构成的分子颗粒上，这组蛋白被称为小核糖核蛋白。抗 Sm 抗体对 SLE 的诊断具有较高特异性，是目前公认的 SLE 血清标志抗体，在 SLE 中的阳性率为 20%-50%，但抗 Sm 抗体阴性并不能排除 SLE 诊断。有人认为 SLE 病人由活动期转为缓解期后，ANA、抗 ds-DNA 抗体效价可降低，但抗 Sm 抗体依然存在，所以抗 Sm 抗体的检测对早期、不典型的 SLE 或经治疗缓解后的 SLE 回顾性诊断有很大帮助。抗 Sm 抗体与疾病的活动无关，一般化验 1 次后，就不必复查。尽管多数文献报道，抗 Sm 抗体与 SLE 的临床表现具有一定相关性，但各家报道结果不尽一致。BEAUFILS 等认为抗 Sm 抗体阳性病人与皮肤血管炎、内脏（肺、心、肾）损害有关，并且对治疗的反应差。JANWITYANUCHIT 等认为，抗 Sm 抗体阳性病人易出现中枢神经系统表现、而较少出现血液损害，并且抗 Sm 抗体与抗 ds-DNA 抗体同时阳性的病人易出现肾脏损害。SINGH 等认为，抗 Sm 抗体阳性 SLE 病人有较高的血管炎和低补体血症发生率，而与肾、神经精神表现和心肺表现无关。本文研究结果高度提示抗 Sm 抗体阳性 SLE 病人光敏感、关节痛这两项临床表现较阴性组多见，而其余临床症状与体征在两组间的差异无显著意义。在实验室指标方面，抗 Sm 抗体阳性病人白细胞减少、蛋白尿、补体 C3 下降的发生较高,说明抗 Sm 抗体阳性 SLE 病人临床表现更加明显,并且提示其预后不良。因为蛋白尿是肾脏损害的主要表现,白细胞减少又可导致各种继发感染,而肾衰竭和感染则是 SLE 病人的主要死亡原因。因此,对于抗 Sm 抗体阳性 SLE 病人在做出早期诊断的同时,应密切随防和观察尿蛋白、血白细胞、肾功能的变化,及早预防和控制各种感染,并给予积极、正确有效的治疗,以改善病人预后。抗 Sm 抗体检测法目前国外临床以 ELISA 为主,国内一般以 ID、IB 为主。

13. 抗 rRNP 抗体

即抗核糖体抗体,又称抗核糖体 P 蛋白,是主要针对细胞质中 60S 核糖体大亚基上 P0、P1、P2 三个磷酸化蛋白的抗体。该靶抗原富含丙氨酸,参与了蛋白合成和 GTP 酶的激活。抗 rRNP 抗体为 SLE 的血清高度特异性抗体,阳性率为 10% ~ 40%。抗 rRNP 抗体常在 SLE 活动期中存在,有时不会随病情的缓解立即消失,可持续 1 ~ 2 年后才转为阴性,但它不是 SLE 的活动期指标。在 SLE 早期,ANA、抗 ds-DNA 抗体阴性时,抗 rRNP 抗体即可呈现阳性。SLE 患者出现抗 rRNP 抗体与中枢神经系统、肝脏或肾脏受累相关。抗 rRNP 抗体更多出现在有严重精神疾病表现,特别是有抑郁症表现的狼疮患者中。虽然文献中没有明确诊断,但在行为异常发作时,抗 rRNP 抗体效价的升高对狼疮脑病的诊断有一定的提示作用。具有脑炎和精神病症状的 SLE 患者,抗 rRNP 抗体的敏感性为 56% ~ 90%。抗 rRNP 抗体临床常规检测法有 ELISA、ID、IB。

14. 抗 Scl-70 抗体

抗 Scl-70 抗体是一种对硬皮病高度特异且反应蛋白分子量为 70kD 的自身抗体,故称为抗 Scl-70 抗体或抗硬皮病 70 抗体。抗 Scl-70 抗体的靶抗原是 DNA 拓扑异构酶 1,故又称为抗拓扑异构酶 1 抗体(抗 Top1 抗体)。抗 Scl-70 抗体为系统性硬化症(SSc)的血清标志性抗体,对 SSc 的诊断及鉴别诊断有重要的临床价值。其诊断 SSc 的特异性为 100%,敏感性为 40%。抗 Scl-70 抗体被视为进行性硬皮病(PSS)的血清特异性抗体。抗 Scl-70 抗体阳性率在未经选择的系统性硬化症患者中为 25%(ID 法)-40%(IB 法),重症弥漫型为 75%,CREST 综合征为 13%,PM/Scl 重叠综合征为 12%,局限性硬皮病患者此抗体一般为阴性。该抗体阳性与弥漫性皮肤病变、近端皮肤累及、肺间质纤维化、心脏受累、肾脏受累、远侧骨质溶解、指端凹陷性瘢痕、趾指关节畸形、并发肿瘤及神经系统受累密切相关，被视为预后不良的指标。抗 Scl-70 抗体阳性患者的呼吸系统、心血管系统、肾脏、消化系统等都有较高比例的损伤，这可能与其抗原决定簇的多样性有关。抗 Scl-70 抗体与 HLA-DR5、-B8、-DR3、-DR52、-DRw11、-DR2 的关系密切。抗 Scl-70 抗体临床常规检测方法为 ELISA、ID、IB 法等，目前国内临床多应用 ID 或 IB 法。

15. 抗着丝点抗体

抗着丝点抗体（ACA）是一种能紧密结合在着丝点蛋白抗原上的自身抗体，属 ANA 的一种类型。早期又被称为抗动原体或动粒抗体，其靶抗原为着丝点蛋白，位于细胞分裂时与纺锤体相互作用的动原体（动粒）的内板与外板上。在未分型的系统性硬化症患者血清中，ACA 阳性率为 22%~36%（平均 30%），该自身抗体阳性与雷诺症有密切关系。ACA 是系统性硬化症的亚型 CREST 综合征的特异性抗体，阳性率可达 80%~98%。CREST 综合征属系统性硬化症中的一种良性变异型，又称系统性硬化症局限型，临床表现主要包括钙质沉着、雷诺症、食管运动障碍、指（趾）硬皮病和毛细血管扩张等。CREST 综合征患者多较少涉及内脏损害，病情较轻，进展缓慢，病程较长，所以 ACA 阳性往往是患者预后较好的一个指标。此外，原发性雷诺征患者（无其他 CREST 症状或体征）中 ACA 阳性率为 25%，抗体阳性患者易发展成系统性硬化症局限型，此类患者可能是 CREST 综合征的早期变异型或顿挫型。弥漫型硬皮症中 ACA 较为少见，阳性率仅为 8%。ACA 很少与抗 Scl-70 抗体同时存在。ACA 还偶见于局限性肺动脉高压、其他结缔组织病、关节痛和原发性甲状腺炎伴雷诺征等患者中。ACA 还见于原发性胆汁肝硬化（PBC）患者中，阳性率 10%~20%。ACA 阳性的 PBC 患者常同时存在 CREST 综合征的临床症状。有研究表明，随着病情的进展，ACA 的滴度会有一定的升高。ACA 的检测方法包括 IIF、ELISA、WB 法等。

16. 抗中性粒细胞胞质抗体

抗中性粒细胞胞质抗体（ANCA）是一种与中性粒细胞及单核细胞的胞质中溶酶体酶发生反应的抗体，是一种以中性粒细胞和单核细胞胞质成分为靶抗原，与临床多种小血管炎性疾病密切相关的自身抗体。ANCA 最早于 1982 年在坏死性新月体性肾小球肾炎（NCGN）患者血清中发现。根据间接免疫荧光法检测 ANCA 所得到的不同染色结果可将 ANCA 主要分为两种类型。中性粒细胞呈胞质弥漫性分布均匀的颗粒样染色，并在核叶间有重染者称之为胞质型 ANCA（cANCA），其靶抗原主要是蛋白酶 3；中性粒细胞呈环绕细胞核周围的胞质亮染，表现为粒细胞细胞核核周的阳性荧光染色者称之为核周型 ANCA（pANCA），其靶抗原主要是髓过氧化物酶（MPO）。此外，还有报道第三种荧光染色型——非典型 ANCA（aANCA 或 xANCA），此型兼有 cANCA 和 pANCA 两种特性，其荧光染色胞质呈均匀的细小颗粒状，弥漫分布于胞质有时合并核周重染。ANCA 被认为是原发性小血管炎的特异性血清标志物，ANCA 检测是原发性小血管炎患者的诊断、疗效观察、病情活动和复发的一项重要指标。许多研究已证明，原发性小血管炎患者血清中 ANCA 的滴度与疾病活动性相关，ANCA 滴度的增高或持续增高，提示病情恶化或缓解后再发。ANCA 的检测可大大提高肾血管炎的早期诊断率。ANCA 的滴度升高往往出现在疾病复发之前，故对 ANCA 的动态监测对预测疾病复发具有重要意义。最常见的疾病如韦格纳肉芽肿（WG）、原发性局灶节段坏死性肾小球肾炎（IFSNGN），新月形肾小球肾炎（NCGN），结节性多动脉炎（PAN）等均可检出 ANCA。WG 的 cANCA 阳性率可高达 90%，PR3-ANCA（cANCA 的一种）阳性是诊断 WG 的特异性指标。在坏死性或新月形肾小球肾炎患者，ANCA 的阳性率可达 80%。与 ANCA 阳性相关的疾病还有继发性血管炎、非血管炎性疾病（如肺部炎性疾病）、炎性溃疡（IBD）、RA、SLE、自身免疫性肝脏疾病等。但这些疾病中各自相关的 ANCA 靶抗原各不相同，不同的抗原抗体系统与不同的疾病有关，故对 ANCA 的特异性靶抗原检测更有助于临床诊断。

17. 抗髓过氧化物酶抗体

抗髓过氧化物酶（MPO）抗体属于 ANCA 中的 pANCA 的一种（pANCA 的靶抗原主要为 MPO）。体内、外的研究资料显示，MPO-ANCA 参与血管炎相关疾病的致病机制。MPO-ANCA 主要与非特异性系统性坏死性小血管炎（MPA）、NCGN、过敏性肉芽肿性血管炎（CSS）相关，还可见于嘌呤霉素氨基核苷肾病（PAN）、抗肾小球基底膜病、WG、SLE、RA、DIL 和 Felly 综合征等。虽然 MPO-ANCA 与原发性血管炎相关不及 PR3-ANCA 与 WG 相关那样紧密，但每一个被怀疑血管炎或肾小球肾炎的患者，只要原因不明，就应检测 ANCA，MPO-ANCA 阳性强烈提示坏死性血管炎或特发性 NCGN。

MPO-ANCA 一般在 10%~15% 的 SLE 中存在，SLE 中 ANCA 阳性可能与慢性炎症反应有关。有报道 MPO-ANCA 与 RA 的关节外损害及血管损害有相关性。MPO-ANCA 与病情活动相关，也可用于判断疗效、估计复发和指导疗效。MPO-ANCA 阴性的 pANCA 阳性则多见于炎性肠病、Ⅰ型自身免疫性肝炎（AIH）、原发性硬化性胆管炎（PSC）及多种结缔组织病（SLE、RA 等）。

18. 抗蛋白酶 3（PR3）抗体

PR3-ANCA 属于 ANCA 中 cANCA 的一种。其靶抗原 PR3 在血管炎的发病中可能起重要作用，PR3 还具有杀伤微生物活性及调节髓样细胞分化的功能。PR3-ANCA 在临床上与韦格纳肉芽肿（WG）密切相关。cANCA 诊断 WG 的特异性大于 90%，外加 PR3-ANCA 可超过 95%。PR3-ANCA 对 WG 的敏感性取决于疾病的活动性和病期阶段，在初发不活动的 WG 中阳性率只有 50%，而活动性典型的 WG 几乎 100% 阳性。PR3-ANCA 的效价与病情活动一致，在 WG 等原发性血管炎患者常被作为判断疗效、估计复发的指标，从而指导临床治疗。虽然 cANCA/PR3-ANCA 阳性在活动期 WG 有很高的诊断价值，但对 WG 而言，仍然存在 25% 的假阳性机会。PR3-ANCA 在其他多种原发性血管炎中可被检测到，如显微镜下多血管炎、坏死性新月体肾小球肾炎、结节性多动脉炎等。

19. 抗 Jo-1 抗体

抗 Jo-1 抗体又称抗 PL-1 抗体。其靶抗原为 50kD 的组氨酰 tRNA 合成酶，是一种细胞质磷酸蛋白，属氨酰 tRNA 合成酶的一种。抗 Jo-1 抗体只能识别哺乳动物的抗原决定簇，而不能识别原核生物和真菌分子。抗 Jo-1 抗体为多发性肌炎/皮肌炎（PM/DM），尤其是 PM 的血清标志性抗体，在 PM/DM 中的阳性率为 20%~30%（在 PM 中阳性率可达 40%，在 DM 中约 5% 阳性），且多数患者伴有间质性肺部疾病（ILD）和多关节炎或关节痛等。在合并肺间质病变的 PM/DM 患者中，抗 Jo-1 抗体的阳性率高达 60%。抗 Jo-1 抗体常被认为是肌炎伴发 ILD 的标志性抗体。抗 Jo-1 抗体阳性患者多伴有肺部感染、多关节炎、发热等症状，RF 阳性率较高（但滴度不高），易误诊为特发性肺间质纤维化、RA、RA 并发肺部受累等，故对临床上无典型肌炎表现的原因不明肺间质病变或多关节炎病变，需注意检测抗 Jo-1 抗体等抗核抗体谱，明确是否存在 PM/DM，避免误诊、漏诊。抗 Jo-1 抗体阳性的 DM 和 PM 患者的关节炎及雷诺现象发生率分别高达 57%～100% 和 60%。抗 Jo-1 抗体对肌炎的诊断具有较高特异性（>95%），抗体的效价与疾病的活动性相关，与患者的肌酸激酶水平及肌炎活动的临床指标有关。临床上将以急性发热、对称性关节炎、"技工手"（机械手）、雷诺征、肌炎并有肺间质病变、且抗 Jo-1 抗体阳性为临床表现的患者，称为"抗 Jo-1 抗体综合征"。抗 Jo-1 抗体阳性的肌炎患者与抗 Jo-1 抗体阴性者相比，前者的发病年龄相对较轻、病情进展快、疗效差、肌力和酶的完全恢复可能性小、药物减量或停药易复发。PM 患者相对于 DM 更多见抗 Jo-1 抗体。

20. 抗 SSA/Ro 抗体

抗 SSA 抗体又称抗 RO 抗体、抗干燥综合征抗原 A 抗体。其靶抗原属小分子细胞质核糖核蛋白，主要位于细胞核中，在细胞质中也可发现。抗 SSA 抗体检测对原发性 SS 及其他弥漫型结缔组织病的诊断和鉴别诊断有重要帮助。抗 SSA 抗体主要见于原发性 SS，阳性率达 40%～95%。抗 SSA 抗体是用来辅助诊断 SS 的经典生物标志物，但当医生高度怀疑 SS 而抗 SSA 抗体又不支持这一诊断时，还是应以唇腺活检或腮腺造影为准。抗 SSA 抗体也可见于 SLE（20%～60%）、RA（3%～10%）、SSc（24%）、PBC（20%）及 PM 等，偶见于慢性活动性肝炎。抗 SSA 抗体能直接参与组织的病理损害，特别是皮肤的损害，可引起亚急性皮肤型狼疮的皮损（70%-90%），与 SLE 的广泛光过敏皮炎症状也相关。抗 SSA 抗体的 IgG 类抗体可通过胎盘进入胎儿，引起新生儿狼疮综合征（>90%），与胎儿的传导系统结合后，可造成先天性传导阻滞。此外，抗 SSA 抗体还与 SS、SLE 肾脏及关节损害、补体 C3/C4 缺乏密切相关。抗 SSA 两种蛋白（52kD 和 60kD）的抗体，单独出现抗 52kD 更多见于 SS，而只出现抗 60kD 抗体则更多见于 SLE，尤其是 SCLE。抗 SSA 抗体是对 SS 有指示意义的稳定自身抗体，一旦 SS 患者抗 SSA 抗体阳性，一般不必要做反复检查，而对 SLE 及其他疾病而言抗 SSA 抗体有转阴的可能，反复检查是需要的。不同的检测方法对抗 SSA 抗体的敏感性影响很大（ELISA>ID、IB 法）。

21. 抗 SSB/La 抗体

抗 SSB 抗体又称抗 La 抗体、抗干燥综合征抗原 B 抗体和抗 Ha 抗体。其靶抗原属小分子细胞核核糖核蛋白，可能与 RNA 聚合酶 III 有密切关系。抗 SSB 抗体检测对原发性 SS 及其他弥漫型结缔组织病的诊断和鉴别诊断有重要帮助。抗 SSB 抗体对诊断 SS 具有高度特异性，是 SS 的血清特异性抗体，原发性 SS 阳性率为 65% ~ 85%。抗 SSB 抗体和抗 SSA 抗体常同时出现，抗 SSB 抗体较抗 SSA 抗体诊断 SS 更为特异。同抗 SSA 抗体一样，抗 SSB 抗体也可引起新生儿狼疮综合征（NLE），与胎儿的传导系统结合后，可造成先天性传导阻滞。抗 SSB 抗体仅在少数 SLE 患者中出现（10% ~ 15%），大多为 SLE 合并 SS（继发性 SS）。在其他自身免疫性疾病中如出现抗 SSB 抗体，患者常伴有继发性干燥综合征，唾液腺、唇腺活检可见有大量淋巴细胞浸润。SS 中的抗 SSB 抗体还可作为 SS 的预后参考。在临床上常与血管炎、淋巴结肿大、紫癜、高丙种球蛋白血症、严重的唾液腺功能障碍、腮腺肿胀、出现高效价的类风湿因子、白细胞减少症、光过敏和皮损等临床症状相关。抗 SSB 抗体是用来辅助诊断 SS 的经典生物标志物，但当医生高度怀疑 SS 而抗 SSB 抗体又不支持这一诊断时，还是应以唇腺活检或腮腺造影为准。抗 SSB 抗体是对 SS 有指示意义的稳定自身抗体，一旦 SS 患者抗 SSB 抗体阳性，一般不必要做反复检查。抗 SSB 抗体与抗 SSA 抗体相结合可以提高后者对疾病的诊断率。抗 SSB 抗体的检测方法 ELISA 较 ID 法敏感，但国内一般采用 ID、IB 法。

22. 抗磷脂抗体

抗磷脂抗体（aPL）是一族针对带负电荷磷脂或带负电荷磷脂与蛋白的复合物的异质性自身抗体的总称，是诊断抗磷脂综合征（APS）的条件之一。APS 的临床特征为反复的动脉 / 静脉血栓、习惯性流产和血小板减少等。aPL 是抗磷脂综合征（APS）最主要的血清学依据，其具有不同的抗原表位。目前已知的 aPL 的靶抗原有三大类：磷脂如心磷脂、磷脂酰。

丝氨酸、磷脂酰乙醇胺等，磷脂 – 蛋白复合物如 β2 糖蛋白 I（β2"GPI）、凝血酶原、纤溶酶、蛋白 C、抗凝血酶原 III、PT 复合物（Xa、Va、Ca、及磷脂）、Tenase 复合体（因子 IXa、VIIIa、Ca 及磷脂）等，脂蛋白如氧化低密度脂蛋白、高密度脂蛋白、载脂蛋白 A"I 等。目前最常检测的 aPL 亚类主要包括狼疮抗凝物（LA）、抗心磷脂抗体（aCL）、抗 β2- 糖蛋白 1（anti– β2-GP1）、抗磷脂酰丝氨酸抗体和抗凝血酶原等。实验室常规检测的抗磷脂抗体有：LA、aCL 及抗 β2 糖蛋白 I。抗磷脂抗体在原发及继发性抗磷脂综合征中阳性率高，也可见于慢性白血病、肾脏及消化系统疾病。常与反复动静脉血栓、血小板减少和习惯性流产有关。aPL 用固相免疫分析测定即称作 aCL，其作为一项敏感的指标在机体多种紊乱过程（如感染/结缔组织疾病/药物诱导性疾病）中均呈阳性，针对的靶抗原为心磷脂。aCL 的免疫学分型有 IgG、IgM、IgA 三类。有研究发现 aCL 和 TM 有交叉反应性，可导致 TM 在内皮细胞表面密度的下调，从而导致血栓形成。aCL 的发生率为 4.08%，在 aCL 阳性的患者中 81% 的患者为原发性 APS，其余继发于 SLE 的患者。aCL 可作为原发性 APS 的筛选指标之一，但它的特异性只有 7.4%。中等和高效价 IgG 和 IgM 的 aCL 是临床诊断 APS 的重要指标。目前认为，aCL 的 GPL 和 MPL 分别 >40% 或 >99% 时，可被认为 APS 阳性。APS 时血栓形成的机制目前还不十分清楚，可能包括：① aPL 与血管内皮细胞结合，激活内皮细胞，上调其细胞表面粘附分子、前炎症细胞因子（如 IL"1β、IL"6、MCP"1）的表达，促进其与血小板的结合及与单细胞间的相互作用，激活白细胞，使后者释放更多的前炎症因子参与凝血。另外，激活的内皮细胞分泌 $TXA2/PGI2$ 不平衡、内皮素增多，使血管收缩，有利于凝血。② aPL 与血小板结合，激活血小板，使其更易聚集。③ aPL 通过抑制蛋白 C/ 蛋白 S、抗凝血酶 III 及纤溶系统，上调组织因子活性、稳定凝血酶，从而干扰了凝血级联反应导致促凝血状态。④ aPL 与氧化低密度脂蛋白反应，导致动脉硬化。

23. 抗 β2-GP1 抗体

又称抗 β2 糖蛋白 1。随着对 aCL 不断深入地研究发现：有一类 aCL 需要磷脂结合蛋白 β2 糖蛋白 1 参与，即该类 aCL 不能直接与心磷脂结合，而是与磷脂 –β2GP1 复合物中的 β2-GP1 结合，将这类 aCL 称为 β2GP1 依赖性 aCL。研究表明 APS 与 β2GP1 依赖性 aCL 密切相关，而来自感染性疾病如梅毒、疟疾、结核、甲型肝炎及传染性多核细胞增多症等的 aCL 则可能与固相心磷脂直接发生反应。因此，用纯化的 β2GP1 直接包被反应板来检测的 aPL，称为抗 β2-GP1 抗体，可排除直接针对磷脂的 aPL 的干扰。抗 β2-GP1 抗体的靶抗原 β2-GP1 是分子量为 50kD 的血浆蛋白，可与负电荷磷脂结合。许多研究表明，GP1 是抗磷脂抗体结合磷脂的主要靶抗原，尤其是这些抗体主要针对 GP1– 心磷脂复合物时，β2-GP1 为 aCL 提供表位，同时 GP1 作为 LA 的辅助因子发挥作用。β2-GP1 可抑制磷脂依赖性的凝血反应，具有天然的抗凝活性。抗 β2-GP1 抗体与 APS 相关，且高达 10% 的 APS 仅表现为抗 β2-GP1 抗体阳性。抗 β2-GP1 抗体与脑卒中有强烈的相关性

（*P*=0.011），同时造成血小板减少（*P*=0.016），活化部分凝血活酶时间（APTT）延长（*P*=0.021），深静脉血栓（*P*=0.158）和流产（*P*=0.223）。抗 β2-GP1 抗体和动脉血栓的相关性要大于静脉血栓。

24. 狼疮抗凝物

狼疮抗凝物（LA）是一种针对带阴电荷磷脂的自身抗体，属于抗磷脂抗体的一种，常见于 SLE 等结缔组织性疾病患者。LA 的免疫学分型有 IgG、IgM 或 IgG/IgM 型抗体，这些抗体并非直接针对于磷脂，而是作用于血浆中与磷脂有高度亲和力的血浆蛋白。LA 最常见的靶抗原是 β2-GP1 和凝血酶原。LA 是在凝血分析中得到的，它参与凝血过程的调节，但是却不影响凝血因子的活性，与机体的出血无关。LA 是与血栓持续相关的唯一危险因素，LA 阳性的 SLE 患者小血管受损时，凝血酶原片段（F1+F2）和纤维蛋白肽 A（FPA）水平比 LA 阴性的 SLE 患者和健康对照明显升高。因此，升高的凝血酶原的产生可能是解释 LA 与血栓形成趋向的原因。LA 的检测主要是作为功能型分析 aPL 延长凝血时间的能力，其分析的凝血试验可以评价内源/外源以及凝血的共同通路。LA 阳性的诊断标准为：磷脂依赖性的凝血过筛试验延长，与缺乏血小板的正常血浆混合无法纠正，而补充外源磷脂后可以缩短或纠正磷脂依赖性的凝血试验，排除其他的凝血系统异常。LA 可通过与粘附分子、Fcγ受体 IIA 及内皮素 –1 等的相互作用，诱导了黏附分子表达的上调，增加白介素 –1β 的分泌；使 Fcγ 受体 IIA 为自身抗体诱导的血栓形成前状态的遗传易感性提供了发病机制的基础；增加的内皮素 –1，可使动、静脉张力增高、血管痉挛，最终导致动脉闭塞，增加了发生血栓的危险性。LA 的持续存在被认为是不明原因的习惯性流产、死胎、胎儿发育迟滞、动静脉栓塞、各种易栓性疾病、恶性肿瘤（包括消化道恶性肿瘤、白血病、恶性组织细胞病、非霍奇金淋巴瘤、乳腺癌和子宫内膜癌）糖尿病、白血病以及某些自身免疫性疾病（包括系统性红斑狼疮、磷脂综合征、类风湿关节炎、干燥综合征、韦格纳肉芽肿病、白塞病、结节病、大动脉炎、反应性关节炎和骨关节炎等）的危险信号。LA 定量为医务人员制定反复自然流产的治疗方案提供了依据。

25. 狼疮细胞

1948 年美国学者 Hargraves 首先发现了狼疮细胞（LEC）现象，在病情重及未用过激素的 SLE 患者中容易找到。LEC 多见于 SLE，其活动期较缓解期阳性率高。风湿病、类风湿性关节炎、结节性动脉炎、硬皮病及皮肌炎等有时也可查到此种细胞。所以 LEC 阳性并不能确诊为 SLE，但它可作为 SLE 诊断的指标之一。而未找到狼疮细胞并不能否定红斑狼诊断，应进一步作相关的免疫学检查。抗脱氧核糖核蛋白（DNP）抗体被认为是体外 LEC 形成的原因，即 LE 因子。LE 因子具有对抗颗粒细胞核物质的作用。在 LE 因子及抗颗粒细胞浆持续自家抗体的作用下，引起颗粒细胞不断分解，以致中性细胞减少。在体外试验中，LE 因子与受损伤的颗粒物质结合，在此抗原 - 抗体反应的基础上，核染质在很短的时间内（30~60s）即成为一均匀的团块被有功能的颗粒细胞所吞噬，即在涂片上见到的所谓 LEC。因此，此抗体检测可用于取代 LEC 检测。当 SLE 患者体内抗 DNP 抗体达到一定浓度时，可造成核的严重变性，所形成的 LEC 为 SLE 所特有，此时 LEC 对诊断 SLE 具有特异性。随着抗体含量增高，LEC 数量及类型逐渐增多，可见到空泡型及斑点型。有研究表明，典型的 LEC 仅见于 SLE 急性期，如有的观察到慢性风湿性关节炎，除典型 LEC 外，包涵体中心较边缘淡而透明的较多。典型 LEC 的出现与消失与临床症状相平行。SLE 急性期血中抗体含量增高，可以查到典型及不典型二种类型 LEC。经过激素治疗临床症状消失，各项化验指标转入正常，典型 LEC 消失，只余下残留型及小型二种，部分亦可转为阴性。所以，典型 LEC 的出现与消失可以作为鉴别、观察疗效、推测预后的参考指标。

26. 抗 PCNA 抗体

抗 PCNA 抗体又称抗增殖蛋白 I 抗体，其靶抗原是 DNA 多聚酶与的辅助蛋白，是一分子量为 36kD 的核蛋白，可能在控制细胞周期中起关键作用，在 DNA 合成与加工中必不可少。该抗体对 SLE 的诊断有重要帮助。抗 PCNA 抗体为 SLE 的血清标志性自身抗体，但在 SLE 中的敏感性较低（3%~6%）。抗 PCNA 抗体与 SLE 临床表现之间的相关性目前尚不清楚。有报道称，抗 PCNA 抗体与 SLE 活动性、SLE 的弥漫性肾小球肾炎关节炎、低补体血症相关，部分患者出现抗 Sm 和抗 ds DNA 抗体阳性。体外研究表明，抗 PCNA 抗体的致病作用是通过 SLE 血清抑制 DNA 合成。细胞内微注射研究表明抗 PCNA 抗体不能抑制 DNA 多聚酶的活性，但能使附属蛋白功能受阻，影响蛋白合成。抗 PCNA 抗体也可出现在其他自身免疫性疾病及非自身免疫性疾病患者中，当其荧光滴度较高或与其他特异性抗体组合出现时，临床应警惕有明确或处在进展中的 SLE。在除 SLE 外其他患者中抗 PCNA 抗体往往单独出现。抗 PCNA 抗体检测方法包括 IIF、ID、WB、ELISA、IP 法等。目前临床常规检测以 IIF、ID 为主。

27. 抗内皮细胞抗体（AECA）

AECA 是存在于外周血中的一种自身免疫性抗体，其靶抗原是位于内皮细胞表面的一簇异质性蛋白。AECA 既为血清学检测标志，也是致病性抗体。AECA 可出现在与血管炎有关的多种自身免疫性疾病当中，尤其是系统性血管炎和 SLE 等，是血管受损和血管炎的标志，在发病过程中与疾病的活动有很大的关系。AECA 在各种自身免疫病中的阳性率：WG（55～80%）、川崎病（可达 72%）、大动脉炎（95%）、巨细胞动脉炎（可达 50%）、贝赫切特综合征（可达 50%）、血栓闭塞性脉管炎（50%）、Churg-Strauss 综合征（50%）、SLE（可达 80%）、抗磷脂综合征（64%）、伴有血管炎的 RA（可达 65%）、不伴有血管炎的 RA（可达 30%）、SSc（20～40%）、混合性结缔组织病（45%）多发性肌炎（44%）。AECA 可能通过 SAPK/JNK 通路以及刺激表达的血管黏附蛋白 1 参与 WG 的发病机制，其效价高低可区别 WG 活动期患者和合并有感染、肾功能较差或药物副作用导致病情家中的患者。AECA 在贝赫切特综合征的致病过程中起重要作用。AECA 在 SLE 中的阳性率很高，IgG 型为 39.2%，IgM 型为 45.1%，且与疾病的活动度密切相关，尤其与肺动脉高压、指端血管炎、雷诺征和浆膜炎等一组症状密不可分。有研究表明，AECA 较补体 C3 和双链 DNA 有更高的灵敏性。SSc 中，AECA 与红细胞沉降率增快、肺动脉高压、肺纤维化、指端溃疡乃至肺泡 - 毛细血管受损密切相关。AECA 还可见于心、肾同种异体移植，炎性肠病，尿毒症，血小板减少性紫癜（HSP），血小板减少症，多发性硬化病，IgA 肾病等。AECA 不仅参与 HSP 血管损伤的病理过程，而且与 HSP 病情活动密切相关，所以可尝试将 AECA 表达水平的高低作为判断 HSP 病情活动及治疗疗效的临床观察指标。

28. 抗线粒体抗体

AMA 是一种抗线粒体内膜脂蛋白成分的抗体，无器官和种属的特异性，可为五种免疫球蛋白中的任何一种，是主要出现在原发性胆汁性肝硬化患者血清中的一种自身抗体。常用于黄疸及肝病病因的辅助诊断。AMA 阳性多见于慢性肝炎、肝硬化患者和原发性胆汁性肝硬化（PBC）患者。PBC 患者血清中高效价 AMA 检出率最高，AMA 在 PBC 病程早期就可出现。AMA 检测是诊断 PBC 的可靠方法，但有一定的局限性，不能用于检测 PBC 病程。AMA 存在若干亚型（M1-M9）。AMA 亚型抗体种类及其疾病相关性：M1 在梅毒活动期的阳性率为 100%，SLE（50%），进行性系统性肝硬化、SS、RA（5~15%），血栓形成、习惯性流产（常见）；高效价 M2 在 PBC 的阳性率为 99%，低效价在其他慢性肝病（30%），低效价在进行性系统性硬化症（7~25%）；M3：药物性狼疮（100%）；M4：PBC 常伴 M2 阳性、活动期、晚期 PBC（55%）；M5：SLE、自身免疫性溶血性贫血（少见）；M6：药物性肝炎（100%）；M7：急性心肌炎、心肌病（60/30%）M8：PBC 常伴 M2 阳性、活动期、晚期 PBC（55%）；M9：早期 PBC（82%），轻型 PBC（37~44%）。可见 AMA-M2、AMA-M4、AMA-M8 及 AMA-M9 与 PBC 有关，AMA-M2 对诊断 PBC 具有更高的敏感性和特异性，是最重要的 AMA 亚型，甚至有学者建议将 AMA-M2 直接作为 PBC 的一个诊断标准。除 AMA-M2 外，PBC 患者血清中还可以检测到 AMA-M4、AMA-M8、AMA-M9，这 3 种抗体的靶抗原均位于线粒体外膜，AMA-M4 和 AMA-M8 多伴随 AMA-M2 出现，AMA-M9 多出现在于症状隐匿和早期 PBC 患者，在 AMA-M2 阳性和阴性患者血清中均可出现，所以 AMA 分型对于 PBC 的临床分期具有一定意义。AMA 常用检测方法为 IIF，联合使用 IIF 法和亚型特异性 ELISA 法及蛋白印迹法可提高 AMA 临床应用特性。AMA 对于 PBC 的诊断具有重要价值，甚至在缺乏临床症状及 ALP 正常的情况下。当在没有胆汁淤积表现的无症状个体中检测到 AMA 时，40% 的个体在组织学上已经出现 PBC 的表现，而剩下的患者在接下来的数年里可能发展成肝硬化。然而 AMA 的滴度及强度没有预后价值。具有 AMAIgG3 亚型的患者更易发展为肝硬化。AMA 与肝移植有关。在终末期 PBC 患者肝移植后头几个月内，AMA 滴度缓慢下降，然后迅速回升至移植前水平，抗体的亚型/同型保持不变，而 AMA 的波动不提示疾病复发。

29. 抗 C1q 抗体

在自身免疫性疾病和肾脏疾病中存在抗 C1q 抗体，抗 C1q 抗体与免疫复合物存在很强的相关性，研究发现抗 C1q 抗体参与免疫复合物的形成。抗 C1q 抗体的靶抗原 C1q 是一种由 18 个多肽链组成的糖蛋白，在补体经典激活途径中起重要作用，同时还参与介导单核巨噬细胞系统清除感染因素，凋亡产物及免疫复合物。目前临床检测抗 C1q 抗体主要应用 ELISA 法，主要用于狼疮肾炎的诊断和监测，低补体血症性荨麻疹性血管炎、膜增生性肾小球肾炎和 Felly 综合征的诊断。其中，抗 C1q 抗体为低补体血症性荨麻疹性血管炎的主要标志性抗体。15～60% 的 SLE 患者抗 C1q 抗体阳性，在狼疮肾炎中抗 C1q 抗体的阳性率高达 95% 以上。抗 C1q 抗体阴性对排除 SLE 在近期发展为狼疮肾炎的敏感性为 95%（阴性预告值）。抗 C1q 抗体对狼疮患者的追踪随访监测具有很重要的价值，活动性的狼疮肾炎经免疫抑制剂治疗有效后常可见抗 C1q 抗体浓度下降。进一步研究发现，抗 C1q 抗体在 SLE 中的表达与抗 dsDNA 抗体、AnuA、SLEDAI 呈正相关，提示抗 C1q 抗体不但在 SLE 的诊断中具有重要意义，其水平与 SLE 患者肾脏损害及病情活动显著相关，可作为评价 SLE 疾病活动的可靠指标。抗 C1q 抗体可能参与了 SLE 的肾脏损害。相关研究表明，狼疮肾炎的发病可能与循环免疫复合物的沉积损伤有关，抗 C1q 抗体沉积造成肾脏损害与肾小球内存在的其他已结合 C1q 的免疫复合物有关，抗 C1q 抗体放大了致病性补体活化效应。但抗 C1q 抗体是否确实引起肾脏损害及其机制还是尚待进一步研究明确。

30. 抗合成酶抗体

抗合成酶抗体即抗氨酰 tRNA 合成酶抗体，其特异性识别的靶抗原是合成酶与 tRNA 构成的复合物，tRNA 与相应氨基酸相结合的酶。抗合成酶抗体包括抗 Jo-1（靶抗原为组氨酰 tRNA 合成酶）、抗 EJ 抗体（靶抗原为甘氨酰 tRNA 合成酶）、抗 PL-12 抗体（靶抗原为丙氨酰 tRNA 合成酶）、抗 PL-7 抗体（靶抗原为苏氨酰 tRNA 合成酶）、抗 OJ 抗体（靶抗原为异亮氨酰 tRNA 合成酶）和抗 KS 抗体（靶抗原为天冬氨酰 tRNA 合成酶），均被公认为多发性肌炎 / 皮肌炎（PM/DM）生物血清标志抗体，对 PM/DM 的诊断有重要的临床价值。6 种抗合成酶抗体在 HEp-2 细胞实验基质上可产生相似的细胞质荧光染色模型，并具有相似的临床意义。75% 的抗合成酶抗体阳性患者为抗 Jo-1 抗体阳性，所以临床常规检测抗合成酶抗体以抗 Jo-1 抗体为主。各种抗合成酶抗体在 PM/DM 中的阳性率各不相同，但它们都具有相似的临床症状，即"合成酶综合征"的表现：肌炎、肺间质病变、关节炎、雷诺征、机械手、皮肤过度角化、指（趾）皮肤硬化、面部毛细血管扩张及钙化，其中以肺间质病变、关节炎及雷诺征表现突出，远高于抗合成酶抗体阴性者。抗合成酶抗体阳性与 HLA–DR3、HLA–DRW52 相关，57% 抗 Jo–1 抗体阳性的患者携带 HLA–DR3 抗原。抗合成酶抗体极少发生交叉反应或在同一患者体内出现。抗合成酶抗体阳性而没有肌炎表现的患者有发病的潜在危险。各种抗合成酶抗体在 PM/DM 中的阳性率：抗 Jo–1 抗体（20～30%）、抗 PL–7 抗体、抗 PL–12 抗体、抗 OJ 抗体、抗 EJ 抗体（1～5%）。该自身抗体的检测方法包括 IP 法、WB 法、DID 法、CIE 法和 ELISA 法。

31. 抗环瓜氨酸多肽（CCP）抗体

以环瓜氨酸肽（CCP）为底物用 ELISA 法可检测出抗 CCP 抗体，抗 CCP 抗体是环状聚丝蛋白的多肽片段，以 IgG 型为主。抗 CCP 抗体是一种对 RA 诊断价值较高的实验室标记物，与 RF 相比，具有高度的特异性和较好的敏感性。诊断的敏感性为 71.4%，特异性为 95.2%。抗 CCP 抗体可在类风湿疾病症状出现多年前即可检测出来，因此可用于 RA 的早期诊断。抗 CCP 抗体是一个较好的病情预测指标。抗 CCP 抗体阳性是侵蚀性关节损害的一个重要标志及危险因素，它也可反映骨关节损害的程度，抗 CCP 阳性者的骨关节破坏程度较阴性者严重。抗 CCP 抗体与 RF 双阳性时对关节破坏的预测意义更大。有研究提出抗 CCP 抗体的浓度与病程及关节炎的持续时间密切相关，当此抗体被排除时，其他指标用于 RA 早期诊断及预后判断的效力将明显下降。抗 CCP 抗体还可用于 RA 与多发性关节炎相关的丙型肝炎的鉴别诊断，也可用于 RA 和系统性红斑狼疮的鉴别诊断。抗 CCP 抗体在复发性风湿症中有很高的检出率。抗 CCP 抗体对青少年特发性关节炎的诊断与病情评估无大帮助。抗 CCP 抗体和其他抗体联合检测也是很有必要的。建立临床表现和互补的测试，特别注意跟关节炎的鉴别诊断，是未来诊断类风湿关节炎的应该考虑的。

32. 抗角蛋白抗体（AKA）

AKA 又称为抗丝集蛋白抗体或抗角质层抗体，是 RA 早期诊断和判断预后的指标之一，其靶抗原角蛋白是构成细胞骨架的重要成分，是由上皮组织基底层细胞所分化出来的结构蛋白。50～60%RA 患者 AKA IgG 阳性，特异性达 95%～100%。国内研究 AKA 敏感性 44%，特异性 89%，但其底物的获取及保存存在一定困难。抗角蛋白抗体和抗核周因子的靶抗原具有结构相近或相同的抗原决定簇，也可能是二者识别同一分子上的两个不同抗原结合点。在 RA 患者中，AKA 的阳性率为 60%～73%，其特异性达 87%～95%。抗角蛋白抗体可见于早期 RA 患者，发病 1 年内，38% 的患者该抗体为阳性。多数研究认为，同时检查 AKA 与抗核周因子可提高对 RA 的诊断水平。AKA 的检测对 RA 的预后判断有重要的临床意义，早期诊断和充分恰当的病情估计可为临床医生提供最佳的治疗时机。有研究对风湿性多肌痛患者进行 AKA 检测，发现部分阳性患者可出现关节侵蚀性改变，提示这些患者实际为风湿性多肌痛样表现的老年类风湿性关节炎者。AKA 可以为鉴别诊断风湿性多肌痛与老年类风湿关节炎这两种疾病提供新的依据，对减少老年类风湿性关节炎的误诊和漏诊、选择合理的治疗方案具有一定意义。

33. 抗突变型瓜氨酸波形蛋白抗体

在 RF 检测为阴性的患者体内可检测到抗突变型瓜氨酸波形蛋白抗体（抗MCV 抗体）。抗 MCV 抗体具有较高的特异性（95%）和灵敏度（78%）。最近针对 1151 名患者进行的研究结果表示，抗 MCV 抗体的灵敏度优势要高出抗CCP 抗体至少 10%。抗 MCV 抗体可在一定程度上弥补抗 CCP 抗体诊断敏感度低的不足。抗 MCV 抗体可能与病情活动度、功能状态无关。抗 MCV 抗体浓度的升高提示 RA 患者可能有骨破坏，但抗 MCV 抗体的高低不能反应疾病活动情况。抗 MCV 抗体在 RA 中有较高的敏感性及特异性，可作为早期诊断RA 的血清学标志物，且联合检测可以提高 RA 诊断的特异性。

34. 抗核周因子（APF）

APF 是一种对类风湿关节炎有相对特异性的自身抗体，其靶抗原为人颊黏膜上皮细胞质内的透明角质蛋白颗粒。APF 对 RA 诊断的敏感性和特异性分别为 48%~92% 和 72.7%~90%，在 RF 阴性的患者中 40% 阳性，是早期诊断 RA 的有用指标之一。有研究表明，APF 阳性与多关节受累、晨僵及骨破坏有一定相关性，所以 APF 不仅可作为 RA 早期诊断的一项标准，同时也可作为判断病情发展、演变及预后的标准。APF 的阳性率可高于 RF，大约1/3 的 RF 阴性的 RA 患者可检出 APF，但 APF 与 RF 之间无明显相关。APF的测定在一定的程度上可弥补 RF 的不足。80%RA 患者可有阳性，SLE、硬皮病、感染性单核细胞增多症等也可阳性。HLA-DR4/DR1 阳性的 RA 患者有较高的 APF 阳性率。APF 目前常用的检测方法是 IIF，但在技术上尚存在一定困难。APF 可交叉识别角蛋白，而 AKA 又可识别核周因子。两种抗原抗体系统对比检测证明，APF 和（或）AKA 阳性的患者中，75%~92% 的血清出现交叉反应。这些结果提示，核周因子和角蛋白的抗原决定簇至少有部分结构类似。

35. 抗肝抗原谱

抗肝抗原自身抗体检测对诊断自身免疫性肝病有着重要作用。包括（1）抗核抗体（ANA）：为自身免疫性肝炎（AIH）最常见的抗体，主要出现在 I 型 AIH 中，阳性率为 75%。ANA 对 AIH 诊断不具有特异性，可见于多种结缔组织病和其他自身免疫性疾病。（2）抗可溶性肝抗原/肝胰抗原（SLA/LP）抗体：抗 SLA/LP 抗体是 AIH 最特异的诊断标志。虽然阳性率只有 10%~30%，但其阳性预告值几乎为 100%。如果出现相应临床症状，抗体阳性基本上可诊断为 AIH。（3）抗肝肾微粒体（LKM-1）抗体：抗 LKM-1 抗体为 II 型 AIH 的标志，在 AIH 中的阳性率为 7%，在儿童中阳性率略高。（4）抗肝细胞溶质抗原（LC-1）抗体：抗 LC-1 抗体为 n 型 AIH 的另一个特异性抗体。在 II 型 AIH 中阳性率牝%，特异性高达 99%。抗 LC-1 抗体在 n 型 AIH 中既可单独出现，也可与抗 LKM-1 抗体等其他自身抗体一起出现。抗 LC-1 抗体对 AIH 的特异性高于抗 LKM-1 抗体。（5）抗线粒体（AMA-M2）抗体：抗 AMA-M2 抗体是诊断原发性胆汁性肝硬化（PBC）的特异性敏感性指标，阳性率为 94%。在其他慢性肝脏疾病阳性率为 30%，进行性系统性硬化症阳性率为 7%~25%。有研究表明部分 LKM-1 抗体阳性者同时存在 HCV 抗体。SLA 的靶抗原与抗–肝胰抗原（LP）为同一种自身抗体，故称为 SLA/LP。抗 LC-1 多与 LKM-1 同时出现，也可单独存在于 AIH 病人中。

36. 抗平滑肌抗体

SMA（或 ASMA）是一种能与平滑肌组织发生反应的自身抗体，其靶抗原可分为肌动蛋白和非肌动蛋白两大类。SMA 为非特异性抗体，无器官及种属特异性，主要分为 IgG 和 IgM 类型。高效价的 SMA 对 I 型自身免疫性肝炎有重要的诊断意义，高效价的 SMA（>1∶600）对 AIH 诊断特异性至少 90%，可与 SMA 阴性的 SLE 相鉴别。SMA 可见于多种肝脏疾病及非肝脏疾病，无疾病诊断特异性，临床主要见于自身免疫性（即狼疮样）肝炎、慢性活动性肝炎、原发性胆汁性肝硬化等疾病。恶性肿瘤、病毒感染、干燥综合征、类风湿关节炎的患者也有不同程度的阳性率。高效价的 SMA 还可见于 AIH 与 PBC 重叠综合征患者。低效价的靶抗原为非肌动蛋白的 SMA（以 IgM 为主），可非特异性出现于某些感染性疾病、系统性自身免疫性疾病、炎症性肠病等多种疾病中。检测方法以间接免疫荧光抗体法为主，可用大鼠胃冷冻切片作抗原底物片，按常规间接免疫荧光抗体法检测。

37. 抗肝肾微粒体抗体（抗 LKM 抗体）

抗 LKM 抗体包括三种与微粒体酶细胞色素 P450 反应的亚型抗体：①抗 LKM-1 抗体，为 II 型 AIH 特异性抗体，特异性为 90%，但在 AIH 中检出率低（约 10%）。其靶抗原是细胞色素 P450IID6（CYP2D6）。抗 LKM-1 抗体能够抑制 CYP2D6 的活性，促使肝内 T 淋巴细胞的浸润。C 型肝炎病毒或单纯疱疹 I 型病毒感染的患者亦可检出抗 LKM-1 抗体，在慢性丙型肝炎患者中 2%~10% 可检测到抗 LKM-1 抗体。AIH 中抗 LKM-1 抗体阳性患者，较多具自身免疫现象，大多为青年女性，自身抗体效价较高，血清免疫球蛋白显著增高，病情较严重，对激素治疗反应好，欧美地区多见。而丙型肝炎病毒感染伴有抗 LKM-1 抗体阳性患者，病情为慢性肝炎表现，大多年龄较大，女性不多见，自身抗体效价低，血清免疫球蛋白不高，对干扰素治疗有反应，地中海地区多见。抗 LKM 抗体治病作用，一个可能的机制是抗 LKM 抗体直接与肝细胞结合，通过补体激活途径或抗体依赖细胞受到的细胞毒作用（ADCC）致使肝细胞损伤。②抗 LKM-2 抗体，仅见于应用药物替尼酸治疗后诱发的肝炎，其靶抗原是细胞色素 P450IIC9（CYP2C9）。因替尼酸具有肝细胞毒性，已被禁止，抗 LKM-2 抗体临床上已不存在。③抗 LKM-3 抗体，主要见于丁型肝炎病毒（HDV）感染患者，也见于少数 II 型 AIH 患者。其靶抗原为尿嘧啶二磷酸葡萄糖醛酸基转移酶（UGT）。三种抗 LKM 抗体对 AHI 诊断、分型具有重要意义。

38. 抗肝细胞胞质 1 型抗体

抗 LC1 抗体或称抗肝细胞胞质抗原 1 型抗体，是一种器官特异性、非种属特异性的自身抗体。抗 LC1 抗体是 II 型 AIH 的另一标志性抗体，阳性率为 56%~72%，其还与 II 型 AIH 的疾病活动性相关，为 II 型 AIH 疾病活动的标志及评估预后的指标。抗 LC1 抗体的靶抗原是亚氨甲基转移酶环化脱氧酶（FTCD）。抗 LC1 抗体常与抗 LKM-1 抗体同时存在，抗 LC1 抗体与抗 LKM-1 抗体有密切联系，抗 LC1 抗体阳性患者中，32%~67% 可检测出抗 LKM-1 抗体；抗 LKM-1 抗体阳性患者中，25%~50% 可检测出抗 LC1 抗体。抗 LC1 抗体对

AIH 的特异性要优于抗 LKM-1 抗体，有 10% 的 AIH 患者血清中唯一的指标是抗 LC1 抗体。在临床上，抗 LC1 抗体多见于年龄小于 20 岁的年轻 AIH 患者，而少见于年龄大于 40 岁的 AIH 患者。

39. 抗肝-胰抗体（抗 LP 抗体）

抗 LP 抗体和抗 SLA 抗体是同一自身抗体，合称为抗 SLA/LP 抗体。抗 LP 抗体在非自身免疫性肝病中不能检出，为 AIH 高度特异性自身抗体，为 Ⅲ 型 AIH 的血清学标志。有文献报道抗 LP 抗体在 AIH 中的阳性检出率为 10%~30%，但其仍在 AIH 所有相关自身抗体中最具有诊断价值。临床上，抗 LP 抗体常用于 AIH 的诊断和鉴别诊断。抗 LP 抗体还可能与 AIH 的发病机制有关。抗 LP 抗体在 AIH 中的阳性率为 10%~30%，常出现在 ANA、SMA 和抗 LKM-1 抗体阴性的 AIH 患者血清中。阳性患者多为年轻女性，有高免疫蛋白血症。抗 LP 抗体测定对发现缺乏其他自身抗体标志但对免疫抑制剂治疗有效的 Ⅲ 型 AIH 患者有重要意义。抗 LP 抗体可在自身免疫性胆管炎的儿童和感染 HCV 患者的血清中检测出，并且在抗 LKM-1 抗体阳性的 HCV 患者中检出率有所增高。抗 LP 抗体的靶抗原是分子量为 50kD 的细胞溶质分子。对于肝功能异常的病因尚不明确的患者，尤其是 ANA 阳性的老年女性患者应该进行此抗体的筛查。

40. 抗 gp210 抗体

抗 gp210 抗体是 PBC 的高度特异性抗体，其靶抗原是 gp210 抗原决定簇的重组蛋白或合成多肽。抗 gp210 抗体诊断 PBC 的特异性高达 96%~99%，敏感性为 10%~41%。约 10%~40% 的 PBC 患者中，抗 gp210 抗体可与 AMA 同时出现。抗 gp210 抗体也存在于 20%~47%AMA 阴性的 PBC 患者中，其对于临床、生化和组织学表现疑诊 PBC 而 AMA 阴性的患者，或 AMA 阳性而临床症状不典型、存在重叠综合征的患者有重要的检测价值。抗 gp210 抗体可作为 PBC 患者的预后指标，抗体阳性提示预后不良。但抗 gp210 抗体的存在及抗体效价一般不随患者的诊断时间及临床过程而变化。抗 gp210 抗体的表达可能与 PBC 病情的严重程度相关，抗 gp210 抗体阳性的 PBC 患者胆汁淤积及肝功受损情况较为严重，有研究发现，抗 gp210 抗体阳性患者死于肝衰竭明显多于阴性。抗 gp210 抗体阳性患者合并肝外疾病的机率可能较阴性者高，其发生关节炎的几率更高。

41. 抗PL-7抗体

抗PL-7抗体属于抗氨酰tRNA合成酶抗体，其靶抗原为分子量为50kD的苏氨酰tRNA合成酶。抗PL-7抗体是PM/DM的血清标志性抗体，在肌炎患者中的阳性率为3%~4%，对PM/DM的诊断有重要的临床价值，在非肌炎患者中罕见。抗PL-7抗体主要见于肌炎中的抗合成酶综合征亚型（具有抗合成酶抗体的一种亚型肌炎，也被称为抗Jo-1抗体综合征），常伴肺间质病（75%的患者），雷诺现象（60%），技工手（71%），发热（87%）。这种综合征对治疗效果好但易复发。最近有研究表明，抗PL-7抗体对SLE也有一定的临床意义，但还待进一步研究。

42. 抗PL-12抗体

抗PL-12抗体是抗氨酰tRNA合成酶抗体的一种，其靶抗原为分子量为110kD的丙氨酰tRNA合成酶，抗体与之结合的位点在分子中的反密码环内，主要的反应区在分子的C末端（730~951氨基酸）。此自身抗体也是多发性肌炎（PM）/皮肌炎（DM）的血清标志抗体，在肌炎患者中的阳性率为3%，对PM/DM的诊断有重要的临床价值，主要见于肌炎中的抗合成酶综合征亚型，在非肌炎患者中罕见。抗PL-12抗体阳性患者的临床特点，ILD通常作为首发和主要表现，临床上出现活动后呼吸困难和双肺底爆裂音，肺功能提示限制性通气功能障碍伴弥散功能障碍，胸部高分辨CT显示双下肺为主胸膜下磨玻璃和细网格影（符合NSIP模式）；其他肌炎、关节炎、雷诺现象和技工手较为少见。

43. 抗Mi-2抗体

特发性炎性肌病（IIM）是一组免疫介导的以四肢近端骨骼肌受累为突出表现的异质性系统性自身免疫性疾病，除骨骼肌损伤外，可以累及皮肤粘膜、心、肺、肾、消化道等脏器。根据其临床表现、血清自身抗体以及肌肉病理类型等可以将IIM分为多个临床亚型，抗Mi-2抗体就是IIM的肌炎特异性抗体（MSAs）之一，对肌炎的诊断具有重要意义。抗Mi-2抗体的靶抗原位于细胞核核质内，是分子量34kD到240kD的8种核蛋白质复合物，其蛋白质的性质和功能目前尚不明确，可能参与DNA的加工与转录的调节或类似的细胞调控功能。

抗Mi-2抗体是一种肌炎高度特异性抗体，仅出现于成人DM（15%~

25%）、幼年型 DM（10%~15%）、PM/DM（5%~10%）及 PM（<3%）患者血清中，对 DM 具有高度特异性（>97%），在正常人及其他结缔组织病患者中无表达。抗 Mi-2 抗体阳性患者 95% 有皮肤病变，多表现为"V"型及"围巾"型皮疹与表皮增生。与其他 tRNA 合成酶抗体阳性的 DM 患者相比，抗 Mi-2 抗体阳性的患者对治疗的反应与预后均较好。硬皮病、肺间质纤维化及关节炎在抗 Mi-2 抗体阳性的患者中发病率亦较低。抗 Mi-2 抗体阳性与 HLA-DR7、DR5、DQA0201 相关。

抗 Mi-2 抗体检测方法包括双扩散法、ELISA、蛋白印迹法和免疫沉淀法等。

文献报道抗 Mi-2 抗体在 IIM 患者中的阳性率为 5.2%~15.5%，主要见于 DM 患者，也少数出现在 JDM、PM 以及 IBM。此外，皮疹与本抗体阳性的关联性较高。

44. 抗信号识别颗粒（SRP）抗体

1986 年 Reeve 等首先在一个多发性肌炎患者血清中发现抗信号识别颗粒抗体（抗 SRP 抗体），此抗体是一种少见的肌炎特异性抗体。抗 SRP 抗体的靶抗原为一种位于胞质中的核糖核蛋白复合物，由 7SL RNA 和一组分子量分别为 72kD、68kD、54kD、19kD、14kD 和 10kD 的 6 种蛋白质组成。抗 SRP 抗体仅见于 PM，阳性率约 5%。该自身抗体阳性的 PM 患者与急性发病、病情严重、对药物抵抗、心脏受累和高死亡率相关，预后不佳，5 年生存率为 25%。该抗体阳性出现间质性肺病和关节炎症状的频率较低，也与 HLA-DR7、DR5、DQA0201 相关。

抗 SRP 抗体检测方法包括 ELISA、蛋白印迹法和免疫沉淀法等。

抗 SRP 抗体检测在中国南方炎性肌病群体中阳性率为 28%。其相关坏死性肌病的主要临床表现为迅速进展的四肢近端肌无力，肌无力症状重，CK 升高明显，肌肉萎缩、消瘦和吞咽或构音障碍较突出；多数患者需要 2~3 种治疗手段，对治疗多有效但易反复，女性患者治疗效果好于男性；按症状达高峰时间所分的慢性组发病年龄大，肌无力症状和 CK 升高较轻，亚急性组治疗效果较差；肌肉病理表现为程度不等的肌纤维的散在变性、坏死和新生、肌纤维大小不等、肌束内结缔组织增多、炎性浸润、MHC-I 表达上调及 C5b-9 沉积；随病程发展到后期，肌纤维新生、肌纤维大小不等、肌束内结缔组织增多、

MHC-I 表达上调和 C5b-9 在非坏死肌纤维膜的沉积更加明显，而肌纤维散在坏死则开始减少，提示临床病程不同阶段的病理基础。

45．IILA-B27

HLA-B27 抗原是人类主要组织相容性复合体（MHC）的表达产物，属 I 型 MHC 基因。在免疫系统中主要负责细胞之间的相互识别和诱导免疫反应。单核细胞、粒细胞、淋巴细胞表面均可检测到含量不等的 HLA-B27 抗原，以单核细胞表面含量最为丰富。

HLA-B27 是第一个发现与疾病相关的 HLA 等位基因，也是到目前为止相关性最高的一个。1937 年提出强直性脊柱炎（AS）与 HLA-B27 抗原有非常强的关联，90% 的 AS 患者 HLA-B27 呈阳性反应，而在正常人中的阳性率仅为 4%～7%。但并非 HLA-B27 阳性的人都会患 AS，据统计在 HLA-B27 阳性的人中约 20% 发生 AS 或其他一种血清阴性脊柱关节病，如 Reiter 综合征、反应性关节病、银屑病关节病等。因此，HLA-B27 阳性并无诊断意义，阴性时也不能排除诊断。

46．尿酸

尿酸是嘌呤在体内分解代谢的终产物，其理化性质是 2，6，8- 三氧嘌呤。其大部分由内源性核酸降解产生（占 80%），小部分来自于食物中的核酸代谢（占 20%）。尿酸代谢去路 30% 由肠黏膜细胞分泌进入肠道，经细菌分解为氨排出体外，另 60%～70% 的尿酸主要由肾脏排泄，经肾小球滤过后在肾小管中重吸收和分泌。对关节炎患者进行常规的血尿酸检测，有助于识别痛风性关节炎。常用的检测方法为比色法和分光光度法。血尿酸水平与性别有关，男性高于女性。女性在绝经期前后的水平也有差异。尿酸值可能因季节、一天中测定的时间不同等产生差异。空腹时也可能出现血尿酸升高。因此，对于血尿酸异常的患者，应多次复查每天同一时间的血尿酸水平，或根据不同季节及不同时间测定的数值计算出平均值。

血尿酸升高的常见情况：①高尿酸血症：血尿酸水平的影响因素很多，诊断高尿酸血症时，尤其在实施治疗前应在一段时间内多次检查，并排除一些外源性因素。无症状的高尿酸血症，应定期复查，以除外痛风。血尿酸水平越高，急性痛风性关节炎发作的可能性越大；②痛风患者或在 25% 痛风患者的家属中可见血尿酸升高；③肾功能衰竭；④核蛋白破坏增多：常见于白血病、多发性骨髓瘤、红细胞增多症、淋巴瘤及恶性肿瘤化疗后、溶血性贫血、镰状细胞贫血、肺炎溶解期、妊娠毒血症、银屑病等；⑤其他如多囊肾、甲状旁腺功能异常、甲状腺功能低下、高血压、动脉硬化及某些药物（如利尿剂）等也可以引起血尿酸增高；⑥摄入过多富含核蛋白的食物，如动物肝脏、小牛内脏等。血尿酸降低可见于服用降尿酸药物，如大剂量的水杨酸类药物、别嘌呤醇、羟苯磺胺、可的松等。应用促肾上腺皮质激素后也可以血尿酸的降低。另外，还可见于 Wilson 综合征（肝豆状核变性）、范克尼综合征、肢端肥大症等患者中。

47．24 小时尿尿酸

尿液中排出的尿酸。主要为机体组织核蛋白中嘌呤和食物中嘌呤分解所生成。前者为主要来源，约占 80%，后者约占 20%。正常人 24 小时尿酸排出量为 1.5 ~ 4.5mmol。尿中尿酸过多称高尿酸尿。尿尿酸增多见于：①痛风；②组织大量破坏，核蛋白分解过度，如肺炎、子痫等，此时患者血、尿尿酸均增加，③肾小管重吸收障碍，如 Fanconi 综合征、肝豆状核变性，使用 ACTH 与肾上腺皮质激素等，此时患者血尿酸减少而尿尿酸增多；④核蛋白代谢增强，如粒细胞性白血病、骨髓细胞增生不良、溶血性贫血、恶性贫血、淋巴瘤及甲状腺功能减退等。尿尿酸减少见于：①高糖，高脂肪饮食；②肾功能不全，痛风发作前期。

二、影像学检查

风湿性疾病影像学检查方法包括透视、摄片、特殊造影，计算机 X 线体层摄影（CT）、磁共振成像（MRI）和超声（US）等。

1．透视

是一种粗略的检查方法，不宜于观察骨与关节细微的改变，也不适用于观察头颅、颈椎等较厚部位。

2．X 线检查

包括计算机摄影（CR），数字化摄影（DR），乳腺钼靶，透视，胃肠造影检查（钡餐）等。X 线检查是最常用的影像学诊断方法。

（1）类风湿关节炎关节内滑膜的病变及其后所引起的改变是导致本病基

本 X 线表现的病理基础。X 线征象早期为关节周围软组织肿胀，晚期为关节脱位、畸形和强直。早期改变以关节边缘骨质侵蚀最具有特异性。

（2）强直性脊柱炎的 X 线征象较临床症状出现晚，一般认为在发病后数月乃至数年后始有阳性 X 线征象。韧带骨化最早也需在发病 3 年之后。X 线表现为关节面模糊不清，骨质轻度脱钙，关节间隙狭窄或略增宽。病变一般在骶髂关节的下 2/3 处，软骨下局限性或弥漫性毛糙，有时可见小囊变。中期强直性骶髂关节炎，相当于 III 级者，病变进展可侵犯整个关节。关节面侵蚀破坏囊变，呈毛刷状或锯齿状。脱钙多呈弥漫性。软骨下硬化的界限模糊不清，并不断扩大。关节间隙多为宽窄不均，并可有部分强直。晚期受累关节间隙消失，有线状骨小梁交错通过关节，而产生骨性强直。骨质疏松较明显。

（3）银屑病关节炎的基本 X 线征象主要为关节周围软组织肿胀、关节狭窄或增宽、骨质侵蚀、骨质增生、骨膜反应、骨强直及韧带附着点处骨质增生。有的关节周围软组肿胀波及的范围较广，特别是由于指（趾）腱鞘积液所致的软组织肿胀，其 X 线表现可见指（趾）骨两侧肿胀的软组织呈"腊肠"样改变。关节间隙增宽常因严重的关节面骨质破坏所致。骨质侵蚀常由边缘开始向中央进展，侵蚀严重者常导致关节明显畸形。骨质增生可作为本病和其他血清阴性脊柱骨关节病鉴别的重要 X 线征象，骨强直多见于手足近端或远端指（趾）间关节。肌腱韧带附着点骨质增生常呈细小羽毛状。

（4）痛风关节炎 X 线主要征象包括：关节周围软组织肿胀，伴有或不伴有痛风石、关节软骨和骨质侵蚀破坏。早期 X 线表现仅可为关节周围软组织肿胀，肿胀的特点是偏心性，多位于关节的一侧。随病变进展，关节边缘可见圆形或半圆形骨质侵蚀破坏，病变的大小不等，较小者似虫噬状破坏。这种骨质破坏的边缘极为锐利，似穿凿状，周围可见到明确的骨质硬化边，且不伴有骨质疏松。骨破坏的边缘常可见到骨皮质翘样突出，这正是骨内痛风结节增大所致，多数患者早期关节变化不明显。关节软骨受累虽可表现为关节间隙狭窄，但不明显，关节面也可不规则，其周围可见小的骨刺形成。病变严重者可导致关节面破坏消失和关节的脱位畸形。如关节周围肿胀的软组织内出现不规则的钙化影，即为痛风石。若见关节破坏穿凿状，周围伴有明确的骨质硬化，且不伴有明显的骨质疏松和关节间隙的变化，应首先考虑痛风关节炎的可能性。有些痛风患者也可见到病变周围的骨内钙化。

（5）其他结缔组织疾病包括系统性红斑狼疮、系统性硬化、皮肌炎/多发性肌炎、结节性多动脉炎和混合性结缔组织病等骨关节 X 线表现较为相似，特异性不强。退行性骨关节病的外周关节 X 线表现为：关节间隙狭窄、关节边缘骨刺、关节鼠、软骨下囊变等。

3. CT 检查

主要是利用 X 线断层扫描，电光子探测器接收，并把信号转化为数字输入电子计算机，再由计算机转化为图像，是一种无痛苦、无损伤的辅助检查工具。CT 的特点：具有检查方便、安全、无创伤、图像清晰分辩力高、解剖关系明确、病态显影清楚。CT 成像的优势主要是对于对肺部、骨性疾病、血管性疾病等的显示。同时成像速度快，减产费用相对便宜，但是对人体有辐射。CT 在肺间质纤维变的诊断中，较普通胸片有很大优越性。CT 可见肺野外围部分有直径为 3mm 大小的多发小病灶，为肺泡炎性改变，普通 X 线片和体层片中这类病灶不显示或显示不佳。利用高分辨率、薄层 CT（2mm 薄层）扫描，可见到肺纹理结构改变，纤维增生并且有囊性变化，为纤维囊性改变及蜂窝状肺纹理改变。

4. 磁共振成像检查（MRI）

是根据有磁距的原子核在磁场作用下，能产生能级间的跃迁的原理而采用的一项新检查技术。MRI 对人体内软组织成分的显示明显优于 CT，例如：大脑，颈部，脊髓，椎间盘，腹部实质脏器，关节软骨等有绝对的优势。MRI 检查由于成像原理与 X 线及 CT 不同，因而安全无辐射。MRI 检查的缺点是对肺部、胃肠道的病变显示不理想，且检查时间较长，噪音较大。MRI 禁忌症：体内留有金属物品（带有心脏起搏器及钢板）者，危重病人、妊娠 3 个月之内的不宜接受 MRI。

5. 超声

超声波（指频率 20000 赫兹以上的声音，人耳已无法听到）和普通的声音一样，能向一定方向传播，而且可以穿透物体，如果碰到障碍，就会产生回声，不相同的障碍物就会产生不相同的回声，人们通过仪器将这种回声收集并显示在屏幕上，可以用来了解物体的内部结构，利用这种原理人们将超声波用于诊断和治疗人体疾病。超声波无辐射，显示浅表器官（甲状腺、乳腺、淋巴结等）、部分腹腔实质脏器、心脏功能、体表大血管、胎儿产前筛查等有着绝对的优势。人体的皮肤、肌肉及骨关节周围的软组织具有良好的透声性，为骨关节的超声诊断提供了理想的成像条件。超声可穿透正常的软骨获得完整的切面声像，完全骨化的正常骨骼对声波的反射强烈，可显示清晰的骨皮质表面声像图。当病变发生时，骨、软骨和关节周围软组织的透声性有相应的改变，其轮廓与内部结构均有可能在声像图上获得不同程度的反映，使超声能够应用于骨关节疾病的诊断。

（1）类风湿关节炎滑膜炎超声声像图表现为滑膜均匀或不均匀性增厚或呈绒毛状向关节内突出，滑膜的边缘不清，CDFI 显示增厚的滑膜内部及周边血流增多。关节软骨是易于早期受到破坏的结构，表现为软骨边界欠清晰，软骨增厚或变薄、断裂、缺损，表面回声凹凸不平；软骨下的骨组织可被侵蚀、破坏，表现为骨皮质回声中断或凹陷，晚期关节炎关节软骨可变薄而不合并关节腔积液。骨质侵蚀是类风湿关节炎的标志，超声可多角度观察关节，而 X 线只能发现切线方向上的骨质改变，因此，超声检测早期骨质侵蚀比传统的 X 线检查更敏感，尤其在 RA 较多累及的第 2、5 掌指关节，超声检查效果明显优于 X 线检查。在 RA 早期，超声所能检出的骨质侵蚀是传统 X 线检查的 7.5 倍，晚期为 2.7 ~ 3.4 倍。另外，对于亚临床滑膜炎，超声检查可较早发现关节的各种异常，如在 15% 活动性类风湿关节炎患者可发现髋关节积液，而其中 1/3 患者并无髋关节症状。因此，超声对于类风湿关节炎的早期诊断和病情监测很有价值。

（2）骨关节炎病发展的不同阶段可有以下表现：①关节软骨改变：软骨透声性差，内部回声不均一；前缘模糊，边界不规则，与关节腔的交界不平滑锐利。其中，软骨与关节腔交界不锐利和软骨的均一透声性降低是骨关节炎最早的软骨破坏征象之一；软骨边缘模糊和边界不规则是进展期骨关节炎患者最明显的表现。随着病情进展，关节软骨内纤维化成分增多以及小的裂隙增多，软骨回声明显不均、增强，软骨变薄，但由于软骨前缘模糊、不规则，不易准确测量其厚度。②由于软骨的缺失和软骨下骨的硬化，使软骨与骨的交界面增厚、回声增强，并可探及骨皮质连续性的中断和变形。③关节软骨和骨的变化使关节稳定性降低，关节面半脱位，同时可伴有骨边缘的不规则，这是骨关节炎的特征性超声表现。④在有症状的骨关节炎患者，关节滑膜炎较

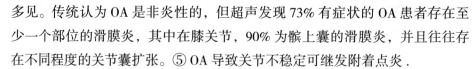
多见。传统认为 OA 是非炎性的，但超声发现 73% 有症状的 OA 患者存在至少一个部位的滑膜炎，其中在膝关节，90% 为髌上囊的滑膜炎，并且往往存在不同程度的关节囊扩张。⑤ OA 导致关节不稳定可继发附着点炎．

（3）痛风性关节炎声像图表现：①大关节可见积液，其邻近滑囊积液、关节滑膜增厚和回声增强。②关节软骨变薄，破坏断裂，回声消失，关节腔变窄。③如尿酸盐复合体钙化沉积，在关节面上可见到强回声灶。④关节周围软组织内可见痛风石，硬痛风石表现为强回声结节，后方伴有声影，软痛风石表现为均质回声结节，无声影。⑤骨皮质可见侵蚀性破坏。

（4）血清阴性脊柱关节病（包括强直性脊柱炎、赖特综合征、反应性关节炎、银屑病关节炎、炎性肠病关节炎、幼年起病脊柱关节病等）声像图表现：附着点炎是其特征性表现。早期的声像图表现是附着端回声减低，呈梭形肿胀，导致附着点处直径增大，此时检查尤应注意防止声束倾斜所致伪像；附着点炎也可累及周围组织致滑囊炎、滑膜炎及腱鞘炎，其中，腱鞘炎发生率相对较高，在跟腱附着处非常明显；晚期声像图可见骨质侵蚀、骨刺生成、起止点变细及形态不规则、钙化等。

（5）干燥综合征声像图上主要表现为唾液腺腺体体积缩小，边界不清，腺体实质回声不均匀，单侧或双侧腺体内可见多个相邻囊性区域存在，边界清晰，形状不规则，这些改变在干燥综合征早期即可出现，囊性区域常为多发，也可为单发、多个分隔的囊性包块；在疾病后期由于纤维化和炎性改变，腺体回声明显不均；唾液腺的超声检查可以帮助确定腺体的均一性肿大，除外肿物，如果病变轻微或诊断不明，还需结合临床和 MRI 或 X 线涎管造影等综合判断。干燥综合征常累及泪腺，由于泪腺体积较小，正常情况下较难探查，在干燥综合征患者由于泪腺炎症其体积增大，部分患者的泪腺可用高分辨力超声仪探测到，但其对临床诊断的利用价值尚无一致看法。

（6）风湿性多肌痛声像图表现：有肩部症状的患者声像图最常见的表现是关节外滑膜结构受累，96% PMA 患者可见三角肌下及肩峰下滑囊炎，且多为双侧同时发病；而关节内病变如盂肱关节的滑膜炎和肱二头肌腱腱鞘炎相对较少，如有肱二头肌长头腱病变，多为肌腱回声结构的改变和肌腱的增厚，腱旁积液少见；肩袖的受累较少。由于三角肌下及肩峰下滑囊和盂肱关节交通，盂肱关节内积液可见于约 50% 患者，但多为单侧，炎症表现较轻，盂肱关节积液深度一般小于 3.5mm。一般无肩关节周围软组织钙化及肩关节的侵蚀性损害。关节损害仅局限于盂肱关节，肩锁关节一般无异常。

（7）血管炎常见的血管病变的超声表现①血管狭窄及闭塞：二维声像图上血管纵断面管腔缩窄，对于较小动脉难以显示狭窄处的管壁情况。彩色及频谱多普勒显示狭窄处血流亮度增加，流速加快，阻力增大，狭窄下游为杂色血流信号，射流成分消失后血流频谱显示收缩期加速时间延长，阻力降低，收缩期峰值流速与舒张末期流速比值降低，血管闭塞后远端探测不到血流信号。②动脉瘤：二维声像图可见动脉局限性扩张，多为梭形，也可见囊状扩张，瘤体内有血栓时可见管腔内壁低或中强回声，向管腔内突起，致局部狭窄，有钙化时可见管壁强回声伴声影。彩色及频谱多普勒显示管腔扩张，部分出现涡流信号。③静脉血栓：急性期血栓为无回声到低回声，病变处管腔不能被压瘪，近端管腔扩张，血栓段内无或见少量血流信号，慢性血栓为中强或强回声，静脉内壁毛糙或增厚，内径小于正常，血栓再通后可见血流信号，并可见侧支循环血管，静脉瓣膜破坏后乏氏动作管腔内见反流信号。

（8）硬皮病声像图表现为真皮层增厚，表皮层、皮下层也可增厚，表皮下呈低回声带；真皮增厚，内部回声欠均，可见点状强回声，发生纤维化后，皮下组织与真皮界限不清；局部可有钙化，真皮下层进行性萎缩，皮下组织与肌肉层分界不清，病程晚期，病变处皮肤厚度减低。在不同部位进行检测，远端皮肤如指部皮肤明显增厚，越靠近中轴部位，皮肤增厚越不明显。在硬皮病患者，外观正常的皮肤在超声检查时所测厚度也大于正常皮肤，说明此部分皮肤也发生了一定的病理变化。因此，超声检查为早期诊断硬皮病提供了一定依据，同时，超声检查也可作为定量评价皮肤变化的依据和观察疗效的手段。

6. 正电子发射断层摄影（PET）

扫描前先给病人注射一种标记某种正电子的放射性制剂，从它们所参与的代谢过程来测定组织的代谢改变。由于人体生理活动所需能量的80%来自葡萄糖，体内某一部位的功能越活跃，那个部位的细胞和葡萄糖代谢就越旺盛。PET可根据葡萄糖代谢率的高低，来检测体内异常代谢的确切部位。PET是一种反映分子代谢的显像，当疾病早期处于分子水平变化阶段，病变区的形态结构尚未呈现异常，MRI、CT检查还不能明确诊断时，PET检查即可发现病灶所在，并可获得三维影像，还能进行定量分析，达到早期诊断，这是目前其它影像检查所无法比拟的。PET一次性全身显像检查便可获得全身各个区域的图像。PET检查目前主要用于肿瘤性病变，例如：恶性肿瘤转移情况，寻找原发灶等。PET的缺点在于检查费用的昂贵以及对人体具有一定的辐射作用。

7. 双能X线测量仪（dual X-ray absorptiometry，DXA）

DXA骨密度测量是世界卫生组织（WHO）公认的诊断骨质疏松症的金标准，它作为一项骨骼检查得到越来越广泛地运用。DXA通过X射线管球经过一定的装置所获得两种能量、即低能和高能光子峰。此种光子峰穿透身体后，扫描系统将所接受的信号送至计算机进行数据处理，得出骨矿物质含量。检测一个部位的放射剂量相等于一张胸片1/30。常见的测量部位是腰椎和髋关节。骨密度仪会根据病人测出的骨密度数据，自动算出T值和Z值数据。T值与Z值都是相对的数值。T值是将受检者检查所得到骨密度（BMD）数据，与同性别、健康的年轻人的骨峰值数据库作比较，得出高出（+）或低于（-）年轻人的标准差（SD）数，T值是诊断骨质疏松症最有意义的指标。Z值是将受检者检查的骨密度（BMD）数据，与同性别、同龄人群的骨密度（BMD）数据库作比较得出的值。Z值主要应用于对儿童的骨质疏松症诊断，对成年人可反映骨质疏松的严重程度。当T值大于-1为正常；当T值在-1至-2.5之间为骨量减少（低骨量）；当T值小于-2.5即为骨质疏松。

总之，影像学检查各有利弊，又各能互补长短，X线片有助于病变性质的判定，CT有助于骨内细微结构的显示，MR以其组织分辨率高的特点有助于关节内结构、软组织内病变及骨髓内病变范围的显示。各种方法的选择只是信息上和互补，而不是互相取代，X线仍是骨关节系统疾患的首选影像学检查手段。据此，可根据临床需要决定是否选择CT或MR等进一步检查。影像诊断中应注意的问题有：①应全面、细致地观察影像表现，分析它所反映的病理基础；②风湿病是全身性疾病，必须全面了解临床资料，进行综合判断；③尽力避免孤立、片面的诊断方法。

附：

类风湿关节炎X线分期Ⅰ期 （早期）

正常或关节面下骨质疏松。

II 期 （中期）

1* 骨质疏松，可有轻度的软骨破坏，有或没有轻度的软骨下骨质破坏

2* 可见关节活动受限，但无关节畸形

3 邻近肌肉萎缩

4 有关节外软组织病损，如结节和腱鞘炎

III 期 （严重期）

1* 骨质疏松加上软骨或骨质破坏

2* 关节畸形，如半脱位，尺侧偏斜，无纤维性或骨性强直

3 广泛的肌萎缩

4 有关节外软组织病损，如结节或腱鞘炎

IV 期 （末期）

1* 纤维性或骨性强直

2 III 期标准内各条

标准前冠有 * 号者为病期分类的必备条件。

骶髂关节炎分级：1966 年纽约标准将骶髂关节的强直性脊柱炎按 X 线片骶髂关节炎的病变程度分为 5 级：

0 级：正常；

I 级：可疑；

II 级：有轻度骶髂关节炎；

III 级：有中度骶髂关节炎；

IV 级：关节融合强直。脊柱的 x 线片表现有椎体骨质疏松和方形变，椎小关节模糊，椎旁韧带钙化以及骨桥形成。晚期广泛而严重的骨化性骨桥表现称为"竹节样脊柱"。耻骨联合、坐骨结节和肌腱附着点（如跟骨）的骨质糜烂，伴邻近骨质的反应性硬化及绒毛状改变，可出现新骨形成。

三、其他检查

1. 唾液流率试验

唾液流率试验可以反映唾液腺的受损情况，一般唾液流率 $\leqslant 1.5\text{ml/15min}$ 则提示唾液腺受损，是干燥综合征的诊断标准之一。唾液收集方法有 ①滴取法：手持带漏斗的试管，使唾液沿下唇逐渐滴入试管，结束时受试者将口内剩余唾液全部吐入试管。②吐取法：嘱受试者将舌头抵住上颚，使唾液在

口底聚集，稍歪头将唾液全部吐入准备好的塑料小杯中。③吸引法：用真空吸引器将唾液自口底持续吸入试管，吸引头置于舌下，结束时用吸引头环绕口腔前庭及口底一周，吸取剩余唾液。④棉棒法：将大小约 0.2cm×0.6cm 的棉棒预先称重，置于口内各大涎腺开口处，收集结束后重新称重。唾液收集时间均为 15min。

2.唾液腺放射性核素扫描

是一种在不干扰机体的生理功能、病理生理状态的情况下，通过观察腮腺放射性核素碘[131]的放射活性分布情况，或观察唾液腺导管上皮细胞对由静脉注入的显像剂 99 MTCO-4 的浓聚、排泌过程，获得有关唾液腺的解剖和功能信息，并能通过定量化分析进一步诊断和鉴别诊断疾病的检查方法。若浓聚和排泌有迟缓或降低，提示两侧唾液腺摄取低下，反映唾液腺受损，为干燥综合征的诊断标准之一。

3.泪液分泌试验

又称施墨（Schirmer）试验，用于检测泪腺分泌功能。嘱受检者背光而坐，用 5mm×35mm 的滤纸两条，置于受检者睑裂内 1/3 和中 1/3 交界处，嘱受检者轻闭双眼稍向上试，夹持滤纸 5 分钟后检查滤纸湿润长度，低于 5mm 则表明泪液分泌减少。Schirmer 试验结果阳性（≤5mm/5min）为干燥综合征的诊断标准之一。

4.泪膜破裂时间

将调整好的裂隙灯对准受检者泪膜后（裂隙灯调为弥散光，镜头光圈调为"大"，裂隙灯强度调为"中度"，光源角度调为"颞侧 45°"，裂隙灯放大倍数调为"低倍"），嘱受检者向前看，嘱受检者用力眨一次眼后开始计时，直到观察到泪膜破裂或受检者再次瞬目为止。正常泪膜破裂时间在 10~30s，时间＜10S 提示泪膜受损常为干燥性角膜炎患者。泪膜结构分三层，上层类脂层，中间水质层，下层黏液层，角膜前泪膜平均厚度为 6.5~7.5μm，水质层占了厚度的绝大部分。类脂层增加了泪膜的表面张力，使泪膜的水质能扩张分布，吸附于上皮表面。黏液层或上皮层的异常会引起泪膜在瞬目后迅速断开，即为泪膜破裂时间缩短。

5.角膜染色检查

干燥综合征相关干眼病是干眼病中的一种特殊类型，这种类型的干眼病患者由于自身免疫系统功能异常出现泪腺分泌功能下降及眼表慢性炎性改变，其眼部症状及角膜、结膜损伤程度较其他类型干眼病患者更为突出。所以，安全舒适的角膜染色方法及可操作性强的评分方法有助于将干燥综合征的干眼症患者和其他类型干眼症患者加以区分，对 SS 的早期发现和诊断具有重要意义。检查方法：将 2% 荧光素或 1% 刚果红或 1% 孟加拉玫瑰红滴入或用玻璃棒蘸少量于结膜囊内进行活体染色，染色点 < 10 个为正常。干燥性角膜炎患者角膜荧光素钠染色后可见角膜上皮散在点状着色，染色点常超过 10 个。此外，vanBijsterveld 于 1969 年提出了一种染色评分方法，应用孟加拉红对角膜和结膜进行染色，将鼻侧结膜、颞侧结膜和角膜染色按轻、中、重的程度分为 1~3 分，将总分 ≥ 4 分定干燥综合征性标准。这一染色方法和评分标准为干燥综合征的诊断标准之一。

6. 痛风晶体检查

痛风是由单钠尿酸盐（MSU）沉积所致的晶体相关性关节病。痛风晶体是人体内嘌呤代谢紊乱及/或尿酸排泄减少所引起的一种针样的尿酸结晶沉积在结缔组织和/或关节腔后形成。痛风晶体检查是行关节腔穿刺或痛风石活检后，在偏振光显微镜下观察痛风石内容物、滑液中或白细胞内负性双折光针状尿酸结晶。此项检查对痛风具有确诊意义，应视为痛风诊断的"金标准"。除偏振光显微镜检查（将滑液置于玻片上，在细胞内或细胞外可见双折光细针状尿酸钠结晶的缓慢振动图象。用第一级红色补偿棱镜，尿酸盐结晶方向与镜轴平行时呈黄色，垂直时呈蓝色）外还有许多观察尿酸结晶的方法：（1）普通显微镜检查：尿酸钠结晶呈杆状针状，检出率仅为偏振光显微镜的一半。若在滑液中加肝素后，离心沉淀，取沉淀物镜检，可以提高其检出率。（2）紫外分光光度计测定：采用紫外分光光度计，对滑囊液或疑为痛风结节的内容物进行定性分析来判定尿酸钠，是痛风最有价值的方法。方法是首先测定待测标本的吸收光谱，然后与已知尿酸钠的吸收光谱比较。若两者相同，则测定物质即为已知化合物。（3）紫尿酸胺试验：对经过普通光学显微镜或偏振光显微镜检查发现有尿酸钠存在的标本，可行本试验以便进一步予以确认，此法简便易行。其原理是尿酸钠加硝酸后加热产生双阿脲，再加入氨溶液即生成呈紫红色的紫尿酸铵。（4）尿酸盐溶解试验：在有尿酸盐结晶的滑液中，加入尿酸酶保温后，尿酸盐结晶被降解为尿囊素可见结晶消失。

风湿科专科特色方剂

一、古方

独活寄生汤 (《备急千金要方》)

【组成】独活三两（9g） 桑寄生 杜仲 牛膝 细辛 秦艽 茯苓 肉桂心 防风 川芎 人参 甘草 当归 芍药 干地黄各二两（各6g）

【功用】祛风湿，止痹痛，益肝肾，补气血。

【主治】痹证日久，肝肾两虚，气血不足证。腰膝疼痛、痿软，肢节屈伸不利，或麻木不仁，畏寒喜温，心悸气短，舌淡苔白，脉细弱。

【方歌】独活寄生艽防辛，归芎地芍桂苓均；杜仲牛膝人参草，冷风顽痹屈能伸。

羌活胜湿汤 (《脾胃论》)

【组成】羌活 独活各一钱（各6g） 藁本 防风 甘草炙，各五分（各3g）蔓荆子三分（2g） 川芎二分（1.5g）

【功用】祛风，胜湿，止痛。

【主治】风湿在表之痹证，肩背痛不可回顾，头痛身重，或腰脊疼痛，难以转侧，苔白，脉浮。

【方歌】羌活胜湿羌独芎，甘蔓藁本与防风；湿气在表头腰重，发汗升阳有异功。

薏苡仁汤 (《奇效良方》)

【组成】薏苡仁一两 当归一两 芍药一两 麻黄一两 官桂一两 甘草炙，一两 苍术米泔浸一宿，去皮，挫炒，一两

【功用】祛风散寒，除湿通络

【主治】本方功能温经散寒除湿，祛风通络，用于风寒湿痹关节肌肉疼痛、沉重、畏寒者。

【方歌】薏苡仁汤用苡米，芎归羌独苍术予；防风麻桂草枣乌，除湿通络治着痹。

阳和汤（《外科证治全生集》）

【组成】熟地（30g） 白芥子（6g） 鹿角胶（9g） 肉桂（3g） 姜炭（2g）麻黄（2g） 生甘草（3g）

【功用】温阳补血，散寒通滞

【主治】阴疽，如贴骨疽、脱疽、流注、鹤膝风等。患处漫肿无头，平塌白陷，皮色不变，酸痛无热，口不渴，舌淡苔白者，脉沉细。

【方歌】阳和汤擅治阴疽，鹿角胶和熟地需；甘草麻黄姜芥桂，煎时记用酒杯余。

甘姜苓术汤（《金匮要略》）

【组成】甘草 白术（各6g） 干姜 茯苓（各12g）

【功用】温脾胜湿。

【主治】即《金匮要略》肾着汤，身劳汗出，衣里冷湿，致患肾着，身重，腰及腰以下冷痛，如坐水中，腹重，口不渴，小便自利，饮食如故。

【方歌】干姜苓术入甘草，寒湿为患痛在腰；温阳散寒祛脾湿，苔润脉细皆可疗。

九味羌活汤（《此事难知》）

【组成】羌活 防风 苍术（各9g） 细辛（3g） 川芎 白芷 生地黄黄芩 甘草（各6g）

【功用】发汗祛湿，兼清里热。

【主治】外感风寒湿表证：恶寒发热，无汗头痛，肢体酸楚疼痛，口苦而渴，舌苔白，脉浮。

【方歌】九味羌活配防风，细辛苍芷与川芎；黄芩生地同甘草，加减临时在变通。

桂枝芍药知母汤（《金匮要略》）

【组成】桂枝（12g） 芍药（9g） 甘草（6g） 麻黄（12g） 生姜（15g）白术（15g） 知母（12g） 防风（12g） 附子_炮（10g）

【功用】温经散寒，清热除湿

【主治】方中既有桂枝、附子温通阳气，又有芍药、知母护阴清热，寒热并用，适用于痹证寒热错杂者。

【方歌】桂枝芍药知母汤，甘草生姜与麻黄；白术防风炮附子，寒热错杂此方良。

黄芪桂枝五物汤（《金匮要略》）

【组成】黄芪（9g） 桂枝（9g） 芍药（9g） 生姜（18g） 大枣（4枚）

【功用】益气养血，和营通络

【主治】本方益气养血、和营通络，适用于痹证气血两虚、营卫失和者。

【方歌】黄芪桂枝五物汤，芍药大枣与生姜；益气温经和营卫，肌肤不仁血痹康。

白虎加桂枝汤（《金匮要略》）

【组成】知母（180g） 甘草_炙（60g） 石膏（500g） 粳米（60g） 桂枝_{去皮}（90g）。

【功用】清热通络，祛风除湿

【主治】以清热宣痹为主，适用于风湿热痹，热象明显者。

【方歌】白虎膏知甘草粳，气分大热此方清；热渴汗出脉洪大，加入桂枝热痹宁。

白虎汤（《伤寒论》）

【组成】石膏（50g） 知母（18g） 甘草（6g） 粳米（9g）

【功用】清热生津。

【主治】气分热盛证。壮热面赤，烦渴引饮，汗出恶热，脉洪大有力。

【方歌】白虎膏知甘草粳，气分大热此方清；热渴汗出脉洪大，加入人参气津生。

四妙丸 (《成方便读》)

【组成】薏苡仁　牛膝　苍术　黄柏

【功用】清热利湿，舒经活络

【主治】本方有清利湿热、舒筋活络、强壮腰脊作用，治湿热在下，腰膝酸痛，尿黄赤等证。

【方歌】二妙苍柏湿热施，牛添三妙痛麻宜；薏加四妙清流注，足肿痿麻湿热除。

草薢分清饮 (《杨氏家藏方》)

【组成】益智仁　川草薢　石菖蒲　乌药各等分（各9g）

【功用】温肾利湿，分清化浊。

【主治】下焦虚寒之膏淋、白浊。小便频数，浑浊不清，白如米泔，凝如膏糊，舌淡苔白，脉沉。

【方歌】草薢分清石菖蒲，草梢乌药智仁具；或加茯苓共煎尝，淋浊流连自可除。

麻黄连翘赤小豆汤 (《伤寒论》)

【组成】麻黄二两去节　连轺二两即连翘根　赤小豆一升即细赤豆　杏仁四十个去皮尖　甘草二两炙　生梓白皮一升　生姜二两切　大枣十二枚擘

【功用】发汗利水。

【主治】伤寒瘀热在里，汗后表邪未解而湿热发黄脉浮者。

【方歌】麻黄连翘赤豆汤，梓皮甘杏枣生姜；表邪被湿持于里，湿瘀蒸肌致发黄。

炙甘草汤 (《伤寒论》)

【组成】甘草四两（12g），炙　生姜三两（9g），切　桂枝三两，去皮（9g）人参二两（6g）　生地黄一斤（50g）　阿胶二两（6g）　麦门冬半升（10g），去心　麻仁半升（10g）　大枣三十枚（10枚）

【功用】益气滋阴，通阳复脉。

【主治】1.阴血阳气虚弱，心脉失养证。脉结代，心动悸，虚羸少气，舌光少苔，或质干而瘦小者。

2.虚劳肺痿。干咳无痰，或咳吐涎沫，量少，形瘦短气，虚烦不眠，自汗盗汗，咽干舌燥，大便干结，脉虚数。

【方歌】炙甘草汤参姜桂，麦冬生地大麻仁；大枣阳胶加酒服，虚劳肺痿效如神。

当归补血汤（《内外伤辨惑论》）

【组成】黄芪 30g　当归 6g

【功用】补气生血。

【主治】劳倦内伤，血虚发热。肌热面赤，烦渴欲饮，脉洪大而虚。以及妇人经期、产后血虚发热头痛，或疮疡溃后，久不愈合者。

【方歌】当归补血君黄芪，芪归用量五比一；补气生血代表剂，血虚发热此方宜。

四逆汤（《伤寒论》）

【组成】甘草二两（6g），炙　干姜一两半（6g）　附子一枚（15g），生用，去皮，破八片

【功用】回阳救逆。

【主治】心肾阳衰寒厥证。四肢厥逆，恶寒蜷卧，神衰欲寐，面色苍白，腹痛下利，呕吐不渴，舌苔白滑，脉微细。

【方歌】四逆汤中附草姜，四肢厥冷急煎尝；腹痛吐泻脉微细，急投此方可回阳。

当归四逆汤（《伤寒论》）

【组成】当归（12g）　桂枝（9g）　芍药（9g）　细辛（3g）　炙甘草（6g）　木通（3g）　大枣（8枚）

【功用】温经散寒，养血通脉。

【主治】1.阳气欠振而又血虚，兼感寒邪证。手足厥冷，或局部青紫，舌淡苔白，脉沉细者。

2.寒邪侵入经络，腰、股、腿、足疼痛麻木者。

【方歌】当归四逆芍桂枝，细辛甘枣木通施；血虚受冷四末冷，温行经脉最相宜。

苓桂术甘汤（《金匮要略》）

【组成】茯苓四两（12g） 桂枝三两（9g） 白术三两（9g） 甘草二两（6g）

【功用】温阳化饮，健脾利湿。

【主治】痰饮。头目眩晕，短气而咳，心悸，胸胁胀满，舌苔白滑且较厚，脉沉弦，或沉滑，沉紧。

【方歌】苓桂术甘化饮剂，湿阳化饮又健脾；饮邪上逆胸胁满，水饮下行悸眩去。

桂枝汤（《伤寒论》）

【组成】桂枝（9g） 芍药（9g） 甘草（6g） 生姜（9g） 大枣（4枚）

【功用】解肌发表，调和营卫。

【主治】外感风寒表虚证。恶风发热，汗出头痛，鼻鸣干呕，苔白不渴，脉浮缓或浮弱。

【方歌】桂枝汤治太阳风，芍药甘草姜枣同；解肌发表调营卫，表虚自汗正宜用。

银翘散（《温病条辨》）

【组成】连翘一两（30g） 银花一两（30g） 苦桔梗六钱（18g） 薄荷六钱（10g） 竹叶四钱（12g） 生甘草五钱（15g） 芥穗四钱（12g） 淡豆豉五钱（15g） 牛蒡子六钱（18g） 鲜苇根

【功用】辛凉透表，清热解毒。

【主治】温病初起。发热，微恶风寒，无汗或有汗不畅，头痛口渴，咳嗽咽痛，舌尖红，苔薄白或薄黄，脉浮数。

【方歌】银翘散主上焦疴，竹叶荆牛豉薄荷；甘桔芦根凉解法，发热咽痛服之瘥。

清燥救肺汤（《医门法律》）

【组成】桑叶经霜者，去枝、梗，净叶三钱（9g） 石膏煅，二钱五分（8g）甘草一钱（3g） 人参七分（2g） 胡麻仁炒，研，一钱（3g） 真阿胶八分（3g）麦门冬去心一钱二分（4g）杏仁泡，去皮尖，炒黄，七分（2g） 枇杷叶一片，刷去毛，蜜涂，炙黄（3g）

【功用】清燥润肺，养阴益气。

【主治】温燥伤肺，气阴两伤证。身热头痛，干咳无痰，气逆而喘，咽喉干燥，鼻燥，心烦口渴，胸满胁痛，舌干少苔，脉虚大而数。

【方歌】清燥救肺参草杷，石膏胶杏麦胡麻；经霜收下冬桑叶，清燥润肺效可嘉。

麦门冬汤（《金匮要略》）

【组成】麦门冬七升（70g） 半夏一升（10g） 人参三两（6g） 甘草二两（6g）粳米三合（5g） 大枣（4枚）

【功用】生津益胃，降逆下气。

【主治】1.肺阴不足证。咳逆上气，咯痰不利，或咳吐涎沫，口干咽燥，手足心热，舌红少苔，脉虚数。

2.胃阴不足证。气逆呕吐，口渴咽干，舌红少苔，脉虚数。

【方歌】麦门冬汤半夏参，枣草粳米共合成；咽喉不利因虚火，养胃除烦逆气平。

沙参麦冬汤（《温病条辨》）

【组成】沙参三钱（9g） 玉竹二钱（6g） 生甘草一钱（3g） 冬桑叶一钱五分（4.5g） 麦冬三钱（9g） 生扁豆一钱五分（4.5g） 花粉一钱五分（4.5g）

【功用】清养肺胃，生津润燥。

【主治】燥伤肺胃阴分，津液亏损，咽干口渴，干咳痰少而粘，或发热，脉细数，舌红少苔者。

【方歌】沙参麦冬饮豆桑，玉竹甘花共合方；秋燥耗伤肺胃液，苔光干咳此堪尝。

蒿芩清胆汤 (《重订通俗伤寒论》)

【组成】青蒿二钱（4.5~6g） 淡竹茹三钱（9g） 仙半夏钱半（4.5g） 赤茯苓三钱（9g） 黄芩钱半至三钱（4.5g~9g） 生枳壳钱半（4.5g） 陈广皮钱半（4.5g） 碧玉散（滑石、甘草、青黛）包，三钱（9g）

【功用】清胆利湿，和胃化痰。

【主治】少阳湿热证。寒热如疟，寒轻热重，口苦膈闷，吐酸苦水，或呕黄涎而粘；甚则干呕呃逆，胸胁胀疼，小便黄少，舌红苔白腻，间现杂色，脉数而右滑左弦者。

【方歌】蒿芩清胆枳竹茹，陈夏茯苓加碧玉；热重寒轻痰挟湿，胸痞呕恶总能除。

竹叶石膏汤 (《伤寒论》)

【组成】竹叶（15g） 石膏（30g） 半夏（9g）（洗） 麦门冬（15g） 人参（6g） 甘草（6g） 粳米（9g）

【功用】清热生津，益气和胃。

【主治】1.热病之后，余热未清，气津两伤。呕逆烦渴，口干唇燥，喉干呛咳，心胸烦闷，或虚烦不得眠，舌红少苔，脉虚而数。

2.暑热证，气津两伤。身热多汗，虚羸少气，烦渴喜饮，舌红干，脉虚数。

【方歌】竹叶石膏汤人参，麦冬半夏甘草临；再加粳米同煎服，清热益气养阴津。

清营汤 (《温病条辨》)

【组成】犀角三钱（水牛角代，30g） 生地黄五钱（15g） 元参三钱（9g） 玉竹心一钱（3g） 麦冬三钱（9g） 丹参二钱（6g） 黄连一钱五分（5g） 银花三钱（9g） 连翘二钱，连心用（6g）

【功用】清营解毒，透热养阴。

【主治】邪热初入营分证：身热夜甚，口渴或不渴，时有谵语，心烦不眠，或斑疹隐隐，舌绛而干，脉象细数。

【方歌】清营汤治热传营，脉数舌绛辨分明；犀角丹玄连地麦，银翘竹叶气亦清。

玉女煎（《景岳全书》）

【组成】生石膏（5～30g） 熟地黄（9～30g） 麦冬（6g） 知母 牛膝（各5g）

【功用】清胃热，滋肾阴。

【主治】胃热阴虚证。头痛，牙痛，齿松牙衄，烦热干渴，舌红苔黄而干。亦治消渴，消谷善饥等。

【方歌】玉女煎用熟地黄，膏知牛膝麦冬襄；胃火阴虚相因病，牙痛齿枯宜煎尝。

清胃散（《脾胃论》）

【组成】生地黄 当归（各6g） 牡丹皮（9g） 黄连（6g） 升麻（6g）

【功用】清胃凉血。

【主治】胃火牙痛。牙痛牵引头疼，面颊发热，其齿喜冷恶热，或牙宣出血，或牙龈红肿溃烂，或唇舌腮颊肿痛，口气热臭，口干舌燥，舌红苔黄，脉滑数。

【方歌】清胃散中当归连，生地丹皮升麻全；或加石膏泻胃火，能消牙痛与牙宣。

犀角地黄汤（《小品方》，录自《外台秘要》）

【组成】犀角（水牛角代30g） 生地黄（30g） 芍药（12g） 牡丹皮（9g）

【功用】清热解毒，凉血散瘀。

【主治】热入血分证。1.热扰心神，身热谵语，舌绛起刺，脉细数。

2.热伤血络，斑色紫黑、吐血、衄血、便血、尿血等，舌红绛，脉数。

3.蓄血瘀热，喜忘如狂，漱水不欲咽，大便色黑易解等。

【方歌】犀角地黄芍药丹，血升胃热火邪干；斑黄阳毒皆可治，热入营血服之安。

增液汤 (《温病条辨》)

【组成】玄参（30g）麦冬，连心（24g）细生地（24g）

【功用】增液润燥。

【主治】阳明温病，津亏便秘证。大便秘结，口渴，舌干红，脉细数或沉而无力。

【方歌】增液玄参与地冬，热病伤津便不通；补药之体作泻剂，若非重用不为功。

当归六黄汤 (《兰室秘藏》)

【组成】当归（9g）生地（15g）熟地（12g）黄芩（9g）川连（8g）黄柏（8g）黄芪（15g）

【功用】滋阴泻火，固表止汗。

【主治】阴虚有火，发热盗汗。面赤，心烦，口干唇燥，大便秘结，舌红，脉数。

【方歌】当归六黄二地黄，芩连芪柏共煎尝；滋阴泻火兼顾表，阴虚火旺盗汗良。

十全大补汤 (《太平惠民和剂局方》)

【组成】熟地（15g）白芍（8g）当归（10g）川芎（5g）人参（6g）白术（10g）茯苓（8g）炙甘草（5g）黄芪（15g）肉桂（8g）

【功用】温补气血。

【主治】治男子、妇人诸虚不足，五劳七伤，不进饮食，久病虚损，时发潮热，气攻骨脊，拘急疼痛，夜梦遗精，面色萎黄，脚膝无力，一切病后气不如旧，忧愁思虑伤动血气，喘嗽中满，脾肾气弱，五心烦闷。

【方歌】四君四物八珍汤，气血两虚煎和尝；再加黄芪与肉桂，十全大补效倍彰。

玉屏风散 (《医方类聚》)

【组成】防风（30g）黄芪蜜炙 白术（各60g）

【功用】益气固表止汗。

【主治】表虚自汗。汗出恶风，面色㿠白，舌淡苔薄白，脉浮虚。亦治虚人腠理不固，易感风邪。

【方歌】玉屏风散最有灵，芪术防风鼎足形；表虚汗多易感冒，药虽相畏效相成。

甘麦大枣汤（《金匮要略》）

【组成】甘草（9g）　小麦（15～30g）　大枣（5枚）

【功用】养心安神，和中缓急。

【主治】脏躁。精神恍惚，常悲伤欲哭，不能自主，心中烦乱，睡眠不安，甚则言行失常，呵欠频作，舌淡红苔少，脉细微数。

【方歌】金匮甘麦大枣汤，妇人脏躁喜悲伤；精神恍惚常欲哭，养心安神效力彰。

防己黄芪汤（《金匮要略》）

【组成】防己（12g）　黄芪（15g）　白术（9g）　炙甘草（6g）　生姜（4片）大枣（1枚）

【功用】益气祛风，健脾利水。

【主治】风水或风湿。汗出恶风，身重，小便不利，舌淡苔白，脉浮。

【方歌】防己黄芪金匮方，白术甘草枣生姜；汗出恶风兼身重，表虚湿盛服之康。

四君子汤（《太平惠民和剂局方》）

【组成】人参去芦　白术　茯苓去皮（各9g）　甘草（6g）

【功用】益气健脾。

【主治】脾胃气虚证。面色萎白，语声低微，气短乏力，食少便溏，舌淡苔白，脉虚弱。

【方歌】四君子汤中和义，参术茯苓甘草比；益以夏陈名六君，祛痰补益气虚饵，除却半夏名异功，或加香砂气滞使。

半夏泻心汤（《伤寒论》）

【组成】半夏（12g） 黄芩 干姜 人参（各9g） 黄连（3g） 大枣（4枚）炙甘草（9g）

【功用】寒热平调，消痞散结。

【主治】寒热错杂之痞证。心下痞，但满而不痛，或呕吐，肠鸣下利，舌苔腻而微黄。

【方歌】半夏泻心黄连芩，干姜甘草与人参；大枣合之治虚痞，法在降阳而和阴。

补中益气汤（《内外伤辨惑论》）

【组成】黄芪（18g） 炙甘草（9g） 人参去芦 升麻 柴胡 橘皮 当归身酒洗 白术（各6g）

【功用】补中益气，升阳举陷。

【主治】1. 脾虚气陷证。饮食减少，体倦肢软，少气懒言，面色萎黄，大便稀溏，舌淡脉虚；以及脱肛，子宫脱垂，久泻久痢，崩漏等。

2. 气虚发热证。身热自汗，渴喜热饮，气短乏力，舌淡，脉虚大无力。

【方歌】补中益气芪术陈，升柴参草当归身；虚劳内伤功独擅，亦治阳虚外感因。

参苓白术散（《太平惠民和剂局方》）

【组成】莲子肉去皮一斤（500g） 薏苡仁一斤（500g） 缩砂仁一斤（500g）桔梗炒令深黄色一斤（500g） 白扁豆姜汁浸，去皮，微炒一斤半（750g） 白茯苓二斤（1000g） 人参去芦二斤（1000g） 甘草二斤（1000g） 白术二斤（1000g） 山药二斤（1000g）上为细末。每服两钱（6g），枣汤调下。

【功用】益气健脾，渗湿止泻。

【主治】脾虚夹湿证。饮食不化，胸脘痞闷，肠鸣泄泻，四肢乏力，形体消瘦，面色萎黄，舌淡苔白腻，脉虚缓。

【方歌】参苓白术扁豆陈，山药甘莲砂薏仁；桔梗上浮兼保肺，枣汤调服益脾神。

二陈汤（《太平惠民和剂局方》）

【组成】半夏汤洗七次　橘红各五两（15g）　白茯苓三两（9g）　甘草炙，一两半（4.5g）　生姜七片，乌梅一个

【功用】燥湿化痰，理气和中。

【主治】湿痰证。咳嗽痰多，色白易咯，恶心呕吐，胸膈痞闷，肢体困重，或头眩心悸，舌苔白滑或腻，脉滑。

【方歌】二陈汤用半夏陈，益以茯苓甘草臣；利气和中燥湿痰，煎加生姜与乌梅。

八珍汤（《瑞竹堂经验方》）

【组成】人参（10g）　白术（15g）　云苓（12g）　当归（10g）　川芎（10g）　白芍（10g）　熟地（12g）　炙甘草（5g）　生姜（3片）　大枣（5枚）

【功用】益气补血。

【主治】气血两虚证。病人面色苍白或萎黄，头晕目眩，四肢倦乏，气短懒言，心悸，食少舌淡、苔薄白，脉细弱或虚大无力。

【方歌】双补气血八珍汤，四君四物合成方；煎加姜枣调营卫，气血亏虚服之康。

六味地黄丸（《小儿药证直诀》）

【组成】熟地黄八钱（24g）　山萸肉　干山药各四钱（各20g）　泽泻　牡丹皮　茯苓去皮，各三钱（9g）

【功用】滋补肝肾。

【主治】肝肾阴虚证。腰膝酸软，头晕目眩，耳鸣耳聋，盗汗，遗精，消渴，骨蒸潮热，于足心热，口燥咽干，牙齿动摇，足跟作痛，小便淋沥，以及小儿囟门不合，舌红少苔，脉沉细数。

【方歌】六味地黄益肾肝，茱薯丹泽地苓专，更加知柏成八味，阴虚火旺自可煎。养阴明目加杞菊，滋阴都气五味先，肺肾两调金水生，麦冬加入长寿丸。

金匮肾气丸（《金匮要略》）

【组成】干地黄八两（240g）　薯蓣（即山药）　山茱萸各四两（各120g）
泽泻　茯苓　牡丹皮各三两（各90g）　桂枝　附子炮，各一两（各30g）

【功用】补肾助阳。

【主治】肾阳不足证。腰痛脚软，身半以下常有冷感，少腹拘急，小便不
利，或小便反多，入夜尤甚，阳痿早泄，舌淡而胖，脉虚弱，尺部沉细，以
及痰饮，水肿，消渴，脚气，转胞等。

【方歌】金匮肾气治肾虚，熟地山药及山萸；丹皮苓泽加桂附，引火归原
热下趋。

麻黄细辛附子汤（《伤寒论》）

【组成】麻黄　细辛（各6g）　熟附子（9g）

【功用】助阳解表。

【主治】阳虚外感表寒证：恶寒较重，发热，但欲寐，无汗，脉反沉者。

【方歌】麻黄附子细辛汤，发表温经两法彰；若非表里相兼治，少阴反热
曷能康。

复元活血汤（《医学发明》）

【组成】柴胡（15g）　瓜蒌根　当归（各9g）　红花　甘草　炮山甲（各
6g）　酒大黄（30g）　桃仁（9g）

【功用】活血祛瘀，疏肝通络。

【主治】跌打损伤，瘀血滞留胁下，痛不可忍。

【方歌】复元活血用柴胡，花粉当归山甲俱；桃仁红花大黄草，损伤瘀血
酒煎祛。

四物汤（《太平惠民和剂局方》）

【组成】当归去芦，酒浸炒（9g）　川芎（6g）　白芍（9g）　熟干地黄酒蒸
（熟地黄已有成品，干地黄即生地黄晒干，12g）各等分

【功用】补血调血。

【主治】营血虚滞证。头晕目眩，心悸失眠，面色无华，妇人月经不调，

量少或经闭不行，脐腹作痛，甚或癥块硬结，舌淡，口唇、爪甲色淡，脉细弦或细涩。

【方歌】四物地芍与归芎，血家百病此方通；经带胎产俱可治，加减运用在胸中。

圣愈汤《医宗金鉴》

【组成】熟地（20g）　白芍（15g）　川芎（9g）　人参（15g）　当归（12g）黄芪（12g）

【功用】益气，补血，摄血。

【主治】妇女月经先期而至，量多色淡，精神倦怠，四肢乏力。

【方歌】圣愈四物加参芪，益气补血又摄血。

血府逐瘀汤《医林改错》

【组成】桃仁四钱（12g）　红花三钱（9g）　当归三钱（9g）　生地黄三钱（9g）川芎一钱半（4.5g）　赤芍二钱（6g）　牛膝三钱（9g）　桔梗一钱半（4.5g）　柴胡一钱（3g）　枳壳二钱（6g）　甘草二钱（6g）

【功用】活血化瘀，行气止痛。

【主治】胸中血瘀证。胸痛，头痛，日久不愈，痛如针刺而有定处，或呃逆日久不止，或饮水即呛，干呕，或内热瞀闷，或心悸怔忡，失眠多梦，急躁易怒，入暮潮热，唇暗或两目暗黑，舌质暗红，或舌有瘀斑、瘀点，脉涩或弦紧。

【方歌】血府当归生地桃，红花甘草壳赤芍；柴胡芎桔牛膝等，血化下行不作劳。

补阳还五汤《医林改错》

【组成】黄芪生，四两（120g）　当归尾二钱（6g）　赤芍一钱半（5g）　地龙去土，一钱（3g）　川芎一钱（3g）　红花一钱（3g）　桃仁一钱（3g）

【功用】补气，活血，通络。

【主治】中风之气虚血瘀证。半身不遂，口眼歪斜，语言謇涩，口角流涎，小便频数或遗尿失禁，舌暗淡，苔白，脉缓无力。

【方歌】补阳还五赤芍芎，归尾通经佐地龙；四两黄芪为主药，血中瘀滞用桃红。

身痛逐瘀汤（《医林改错》）

【组成】秦艽（3g） 川芎（6g） 桃仁（9g） 红花（9g） 甘草（6g） 羌活（3g） 没药（6g） 当归（9g） 灵脂（炒）6g 香附（3g） 牛膝（9g） 地龙（6g）

【功用】活血祛瘀，祛风除湿，通痹止痛。

【主治】瘀血挟风湿，经络痹阻，肩痛、臂痛、腰腿痛，或周身疼痛，经久不愈者。

【方歌】身痛逐瘀膝地龙，香附羌秦草归芎，黄芪苍柏量加减，要紧五灵没桃红。

双合汤（《回春》卷四）

【组成】当归 川芎 白芍 生地 陈皮 半夏（姜汁炒） 白茯苓 桃仁 红花 白芥子一钱 甘草。

【功用】活血祛瘀，祛风除湿，通痹止痛。

【主治】手足麻痹，手膊或痛或木，或遍身麻木，妇人七情六郁。气滞经络。

【方歌】痰瘀痹阻用双合，桃红四物与二陈，白芥竹沥方中加，化痰行瘀此方佳。

虎潜丸（《丹溪心法》）

【组成】黄柏（酒炒240g） 龟板（酒炙120g） 知母（酒炒60g） 生地黄（60g） 陈皮（60g） 白芍（60g） 锁阳（45g） 虎骨（用狗骨代，30g） 干姜（15g）

【功用】滋阴降火，强壮筋骨。

【主治】肝肾不足，阴虚内热之痿证。腰膝酸软，筋骨痿弱，腿足消瘦，步履乏力，或眩晕，耳鸣，遗精，遗尿，舌红少苔，脉细弱。

【方歌】虎潜足痿是妙方，虎骨陈皮并锁阳。龟板干姜知母芍，再加柏地做丸尝。

右归丸（《景岳全书》）

【组成】熟地八两（240g）　山茱萸　当归三两（90g）　枸杞　鹿角胶　菟丝子　杜仲　山药四两（120g）　肉桂　制附子二两（60g）

【功用】温补肾阳，填精益髓

【主治】肾阳不足，命门火衰证。年老或久病气衰神疲，畏寒肢冷，腰膝软弱，阳痿遗精或阳衰无子，或饮食减少，大便不实，或小便自遗，舌淡苔白，脉沉而迟。

【方歌】右归丸中地附桂，山药茱萸菟丝归。杜仲鹿角枸杞子，益火之源此方魁。

桃红饮（《类证治裁》）

【组成】桃仁　红花　当归尾　川芎　威灵仙（9g）

【功用】活血祛瘀，祛风利痹。

【主治】痹症，败血入络，肢体关节疼痛。

【方歌】桃红饮中芎归芍，威灵仙用通经络。

宣痹汤（《温病条辨》）

【组成】防己（15g）　杏仁（15g）　滑石（15g）　连翘（9g）　山栀（9g）　薏苡（15g）　半夏（9g）（醋炒）　晚蚕沙（9g）　赤小豆皮（9g）

【功用】清化湿热，宣痹通络。

【主治】湿热痹证。湿聚热蒸，阻于经络，寒战发热，骨节烦疼，面色痿黄，小便短赤，舌苔黄腻或灰滞。

【方歌】宣痹滑苡豆防己，蚕沙杏翘夏栀齐。

葛根芩连汤（《伤寒论》）

【组成】葛根（15g）　甘草（6g）（炙）　黄芩（9g）　黄连（9g）

【功用】清泻里热，解肌散邪。

【主治】外感表证未解，热邪入里，身热，下利臭秽，肛门有灼热感，心下痞，胸脘烦热，喘而汗出，口干而渴，苔黄，脉数。

【方歌】葛根黄芩黄连汤，再加甘草共煎尝；邪陷阳明成热利，清里解表保安康。

白头翁汤 (《伤寒论》)

【组成】白头翁（15g） 黄连（6g） 黄柏（12g） 秦皮（12g）

【功用】清热解毒，凉血止痢。

【主治】主治热毒痢疾。腹痛，里急后重，肛门灼热，下痢脓血，赤多白少，渴欲饮水，舌红苔黄，脉弦数。

【方歌】白头翁治热毒痢，黄连黄柏佐秦皮，清热解毒并凉血，赤多白少脓血医。

附子汤 (《伤寒论》)

【组成】附子（15g）（炮） 茯苓（9g） 人参（6g） 白术（12g） 芍药（9g）

【功用】温经助阳，祛寒除湿。

【主治】阳虚寒湿内侵，身体骨节疼痛，恶寒肢冷，苔白滑，脉沉微。

【方歌】附子汤中人参苓，白术芍药加方中。祛除寒湿温脾肾，主治肢冷身体痛。

胶艾汤 (《医学心悟》)

【组成】川芎（6~10g） 当归（10~15g） 芍药（10~20g） 阿胶（10~15g） 干地黄（15~50g） 艾叶（6~10g） 甘草（3~6g）

【功用】温经养血。

【主治】男子绝伤，或从高堕下，伤损五脏，微者唾血，甚者吐血及金疮伤经内绝；妇人产后及崩中伤下血多，虚喘欲死，腹痛下血不止。

【方歌】胶艾汤中四物先，更加炙草一同煎；暖宫养血血行缓，胎漏崩中自可痊。

附子理中汤 (《三因极一病症方论》)

【组成】人参 白术 干姜炮 附子炮,去皮脐各二钱 炙甘草一钱

【功用】补虚回阳，温中散寒。

【主治】主治五脏中寒，口噤，四肢强直，失音不语；下焦虚寒，火不生土，脘腹冷痛，呕逆泄泻。

【方歌】理中汤主理中乡，甘草人参术干姜，呕利腹痛阴寒盛，或加附子总扶阳。

杞菊地黄丸（《麻疹全书》）

【组成】枸杞子　菊花　熟地黄　酒萸肉　牡丹皮　山药　茯苓　泽泻辅料为蜂蜜

【功用】滋肾养肝。

【主治】用于肝肾阴亏，眩晕耳鸣，羞明畏光，迎风流泪，视物昏花

【方歌】六味地黄益肝肾，山药丹泽萸苓参，六味再加杞与菊，目视昏花治可痊。

大黄䗪虫丸（《金匮要略》）

【组成】熟大黄（300g）　土鳖虫炒（30g）　水蛭制（60g）　虻虫去翅足，炒（45g）　蛴螬炒（45g）　干漆煅（30g）　桃仁（120g）　苦杏仁炒（120g）　黄芩（60g）　地黄（300g）　白芍（120g）　甘草（90g）

【功用】活血破瘀，通经消症瘕。

【主治】用于瘀血内停所致的症瘕、闭经，盆腔包块、子宫内膜异位症、继发性不孕症，症见腹部肿块、肌肤甲错、面色黧黑、潮热羸瘦、经闭不行。

【方歌】大黄蛰虫甘草芩，桃仁杏仁芍药地，漆蛴虻虫与水蛭，缓中补虚消癥积。

乌头汤（《金匮要略》）

【组成】麻黄　芍药　黄芪各3两　炙甘草3两　川乌5枚

【功用】温经祛寒，除湿止痛。

【主治】伤后寒湿痹痛，症见关节剧烈疼痛，痛有定处，不能屈伸，舌淡苔白，脉弦紧。

【方歌】乌头汤煎需热食，关节疼痛难曲直，芍药麻黄黄芪并，治风祛寒功效强。

乌附麻辛桂姜汤（《中医治法与方剂》）

【组成】制乌头（10g）　制附子（10g）　麻黄（6g）　细辛（3g）　桂枝（9g）干姜（10g）　蜂蜜（30g）

【功用】温经散寒，除湿宣痹。

【主治】肢体关节剧烈疼痛，屈伸更甚，痛有定处，自觉骨节寒凉，得温痛减，舌淡苔白，脉沉紧或弦紧。

【方歌】乌附麻辛桂姜汤，甘草蜂蜜共煎尝，寒湿痹阻关节痛，温经宣痹庶能康。

蠲痹汤（《医学心悟》）

【组成】羌活一钱　独活一钱　桂心五分　秦艽一钱　当归三钱　川芎七分　甘草炙，五分　海风藤二钱　桑枝三钱　乳香透明者，八分　木香八分

【功用】祛风除湿，蠲痹止痛。

【主治】风寒湿三气合而成痹者

【方歌】蠲痹汤中桑枝桂，羌独秦艽海风归。川芎炙草乳木香，风寒湿痹基方推。

六味地黄汤（《小儿药症直诀》）

【组成】熟地（15g）　山茱萸肉（12g）　山药（12g）　丹皮（10g）　泽泻（10g）茯苓（10g）

【功用】滋阴补肾。

【主治】肝肾阴虚。舌红少苔，脉沉细数。腰膝酸软，头晕目眩，耳鸣耳聋，骨蒸潮热，盗汗遗精。消渴，手足心热，口燥咽干，牙齿动摇，足跟疼痛，小便淋沥，小儿囟门不合。

【方歌】六味地黄益肾肝，山药丹泽萸苓掺；更加知柏成八味，阴虚火旺可煎餐。

清瘟败毒饮（《疫疹一得》）

【组成】生地　黄连　黄芩　丹皮　石膏　栀子　甘草　竹叶　玄参　犀角　连翘　芍药　知母　桔梗

【功用】清热解毒，凉血泻火。

【主治】温疫热毒，气血两燔证。大热渴饮，头痛如劈，干呕狂躁，谵语神昏，视物错瞀，或发斑疹，或吐血、衄血，四肢或抽搐，舌绛唇焦，脉沉数，可沉细而数，或浮大而数。

【方歌】清瘟败毒地连芩，丹膏栀草竹玄参，犀角翘芍知桔梗，泻火解毒亦滋阴。

清热地黄汤（《医略六书》卷二十六）

【组成】生地五钱　黄连一钱半（炒黑）　白芍一钱半（醋炒）　荆芥一钱半（炒黑）　知母一钱半（炒黑）　黄柏一钱半（炒黑）　当归三钱（醋炒）　丹皮一钱半（炒黑）　地榆三钱（炒炭）

【功用】养阴清热。

【主治】血崩烦热，脉洪涩者。用于血亏伏热，迫血妄行。

【方歌】清热地黄地丹皮，连芍知母芥柏归，血崩烦热脉洪涩，善治伏热迫血行。

葶苈大枣泻肺汤（《金匮》卷上）

【组成】葶苈（熬令黄色，捣丸，如弹子大）　大枣十二枚

【功用】泻肺去痰，利水平喘。

【主治】主治肺痈，喘不得卧；肺痈，胸满胀，一身面目浮肿，鼻塞，清涕出，不闻香臭酸辛，咳逆上气，喘鸣迫塞；支饮胸满者。

【方歌】喘而不卧肺成痈，口燥胸痛数实呈，葶苈一丸十二枣，雄军直入夺初萌。

泻白散（《小儿药证直诀》）

【组成】桑白皮　地骨皮　粳米　甘草

【功用】清泻肺热，止咳平喘。

【主治】主治肺热喘咳。气喘咳嗽，皮肤蒸热，日晡尤甚，舌红苔黄，脉细数。

【方歌】泻白桑皮地骨皮，粳米甘草除胃气，清泻肺热止咳喘，热伏肺中

喘咳医。

黄连解毒汤（《肘后备急方》）

【组成】黄连（9g）　黄芩（6g）　黄柏（6g）　栀子（9g）

【功用】泻火解毒。

【主治】三焦火毒证。大热烦躁，口燥咽干，错语不眠；或热病吐血、衄血；或热甚发斑，或身热下利，或湿热黄疸；或外科痈疡疔毒。小便黄赤，舌红苔黄，脉数有力。

【方歌】黄连解毒汤四味，黄芩黄柏栀子备，躁狂大热呕不眠，吐衄斑黄均可为。

交泰丸（《韩氏医通》）

【组成】生川连（18g）　肉桂心（3g）

【功用】交通心肾，清火安神。

【主治】心火偏亢，心肾不交，怔忡，失眠。

【方歌】心肾不交交泰丸，一份桂心十份连，怔忡不寐心阳亢，心肾交时自可安。

导赤散（《小儿药证直诀》）

【组成】生地黄　木通　生甘草梢　竹叶（各6g）

【功用】清心养阴，利水通淋。

【主治】心经火热证。心胸烦热，口渴面赤，意欲冷饮，以及口舌生疮；或心热移于小肠，小便赤涩刺痛，舌红，脉数。

【方歌】导赤生地与木通，草梢竹叶四般功，口糜淋痛小肠火，引热同归小便中。

龙胆泻肝汤（《医方集解》）

【组成】龙胆草（酒炒）6g　黄芩（酒炒）9g　山栀子（酒炒）9g　泽泻12g　木通9g　车前子9g　当归（酒炒）8g　生地黄20g　柴胡10g　生甘草6g。

【功用】清泻肝胆实火，清利肝经湿热。

【主治】1.肝胆实火上炎证。头痛目赤，胁痛，口苦，耳聋，耳肿，舌红苔黄，脉弦细有力。

2.肝经湿热下注证。阴肿，阴痒，筋痿，阴汗，小便淋浊，或妇女带下黄臭等，舌红苔黄腻，脉弦数有力。

【方歌】龙胆泻肝栀芩柴，生地车前泽泻偕，木通甘草当归合，肝经湿热力能排。

甘草泻心汤（《金匮要略》）

【组成】甘草（12g）（炙）　黄芩（9g）　半夏（12g）（洗）　大枣（12枚）（擘）　黄连（3g）　干姜（9g）　人参（9g）

【功用】补虚和中，泄热消痞。

【主治】1.中虚湿热痞利重症，心下痞硬，但以满为主，下利日数十行，腹中雷鸣，干呕，少气，心烦不得安。

2.狐惑病（口、眼、生殖器综合证）属湿热型表情沉默，精神不振，身热，失眠，烦躁，喉痛，咽烂，阴痒阴部或阴中溃疡，唇内侧烂或舌两侧溃疡，颊膜有溃疡面，不欲饮食，恶闻食臭。

【方歌】甘草泻心用芩连，干姜半夏参枣全，心下痞硬下痢甚，更治狐惑心热烦。

赤小豆当归散（《金匮要略》）

【组成】赤小豆（150g）（浸令芽出，爆干）　当归（30g）

【功用】清热利湿，和营解毒。

【主治】湿热下注，大便下血，先血后便者。

【方歌】眼眦赤黑亦多端，小豆生芽曝令干，豆取三分归一分，杵调浆水日三餐。

逍遥散（《太平惠民和剂局方》）

【组成】柴胡　当归　白芍　白术　茯苓　生姜（各15g）　薄荷　炙甘草（各6g）

【功用】疏肝解郁，养血健脾。

【主治】肝郁血虚脾弱证。两胁作痛，头痛目眩，口燥咽干，神疲食少，或月经不调，乳房胀痛，脉弦而虚者。

【方歌】逍遥散用当归芍，柴苓术草姜薄荷，散郁除蒸功最捷，调经八味丹栀着。

越鞠丸 (《丹溪心法》)

【组成】苍术　香附　抚芎　神曲　栀子（各20g）

【功用】行气解郁。

【主治】治气、血、痰、火、湿、食等郁，胸膈痞闷，脘腹胀痛，吞酸呕吐，饮食不化。

【方歌】越鞠丸治六般郁，气血湿痰食火因，香附芎苍兼栀曲，气畅郁舒痛闷伸。

养心汤 (《古今医统》)

【组成】归身　生地　熟地　茯神（各9g）人参　麦冬　酸枣仁（各12g）柏子仁　五味子（各6g）炙甘草（3g）

【功用】养心安神。

【主治】适用于心血亏虚所致的心神不宁证。体质素弱，或思虑过度，心虚惊悸不眠。

【方歌】养心汤用草芪参，二茯芎归柏子寻，夏曲远志兼桂味，再加酸枣总宁心。

葛根汤 (《伤寒论》)

【组成】葛根（12g）麻黄（9g）（去节）桂枝（6g）（去皮）生姜（9g）（切）甘草（6g）（炙）芍药（6g）大枣（12枚）（擘）

【功用】发汗解毒，升津舒筋。

【主治】外感风寒表实，恶寒发热，头痛，项背强几几，身痛无汗，腹微痛，或下利，或干呕，或微喘，舌淡苔白，脉浮紧者。现用于感冒、流行性感冒、麻疹、痢疾以及关节痛等病证见上述症状者。

【方歌】葛根桂枝加葛黄，无汗项背几几强。二阳合病下利治，刚痉无汗角弓张。

导痰汤《济生方》

【组成】半夏（6g） 橘红（3g） 茯苓（3g） 枳实（3g）（麸炒） 南星（3g） 甘草（1.5g）

【功用】燥湿化痰

【主治】治一切痰厥，头目眩晕。或痰饮，留食不散，胸膈痞塞，胁肋胀满，头痛吐逆，喘急痰漱，涤唾稠粘，坐卧不安，饮食少思。

【方歌】二陈去梅加枳星，方名导痰消积饮；胸膈痞满肋胀满，坐卧不安服之宁。

黄连温胆汤《六因条辨》

【组成】川连（6g） 竹茹（12g） 枳实（6g） 半夏（6g） 橘红（6g） 甘草（3g） 生姜（6g） 茯苓（10g）

【功用】清热燥湿 理气化痰 和胃利胆。

【主治】伤暑汗出，身不大热，烦闭欲呕，舌黄腻

【方歌】温胆汤中苓半草，枳竹陈皮加姜枣，虚烦不眠证多端，此系胆虚痰热扰。

苦参汤《疡科心得集》

【组成】苦参 蛇床子 白芷 银花 野菊花 黄柏 地肤子 菖蒲 猪胆汁

【功用】祛风燥湿，杀虫解毒。

【主治】一切疥痒风癣。

【方歌】苦参蛇床芷肤子，黄柏双花蒲胆汁，祛风燥湿兼解毒，杀虫止痒祛癣灵。

蛇床子汤《医宗金鉴》

【组成】威灵仙 蛇床子 当归尾（各15g） 缩砂壳（9g） 土大黄 苦参（各15g） 老葱头（7个）

【功用】清热燥湿，祛风止痒。

【主治】治肾囊风，干燥极痒，喜浴热汤，甚起疙瘩，形如赤粟，麻痒，搔破浸淫脂水，皮热痛如火燎。

【方歌】蛇床子汤洗囊风，止痒消风除湿灵，威灵归尾缩砂仁，土大黄与苦参葱。

寿胎丸（《医学衷中参西录》）

【组成】菟丝子（120g）（炒炖） 桑寄生（60g） 川续断（60g） 真阿胶（60g）

【功用】补肾，安胎

【主治】肾虚滑胎，及妊娠下血，胎动不安，胎萎不长者。

【方歌】寿胎丸中用菟丝，寄生续断阿胶施，妊娠中期小腹坠，固肾安胎此方资。

桃红四物汤（《医宗金鉴》。

【组成】熟地（15g） 当归（15g） 白芍（10g） 川芎（8g） 桃仁（9g）红花（6g）

【功用】化瘀生新。

【主治】血虚兼血瘀证。妇女经期超前，血多有块，色紫稠粘，腹痛等。

【方歌】桃红四物寓归芎，瘀家经少此方通，桃红活血地芍补，祛瘀生新效力雄。

通窍活血汤（《医林改错》）

【组成】赤芍 桃仁 川芎 红枣 红花 生姜 老葱 麝香

【功用】活血化瘀，通窍活络。

【主治】主治偏头痛，日久不愈，头面淤血，头发脱落，眼疼白珠红、酒渣鼻、久聋、紫白癜风、牙疳、妇女干血劳，小儿疳积。

【方歌】通窍全凭好麝香，桃红大枣老葱姜，川芎黄酒赤芍药，表里通经第一方。

五味消毒饮（《医宗金鉴》）

【组成】金银花　野菊花　蒲公英　紫花地丁　紫背天葵子

【功用】清热解毒，消散疔疮。

【主治】疔疮初起。发热恶寒，疮形如粟，坚硬根深，状如铁钉，以及痈疡疖肿，红肿热痛，舌红苔黄脉数。

【方歌】五味消毒治诸疔，银花野菊蒲公英，紫花地丁天葵子，煎加酒服效非轻。

夏枯草汤（《先醒斋医学广笔记》）

【组成】金银花　夏枯草　柴胡　贝母　土茯苓　牛蒡子　鳖虱　胡麻仁酸枣仁　栝楼　陈皮　皂角子　白芍　当归　甘草　荆芥穗　连翘　何首乌漏芦

【功用】散风清热，化痰散结。

【主治】瘰疬。

【方歌】夏枯草汤治瘰疬，银柴贝苓栝牛蜱，二仁翘首芥芦皂，陈皮甘草芍当归。

除湿解毒汤（《赵炳南临床经验集》）

【组成】白鲜皮（15g）　大豆黄卷（12g）　生薏米（12g）　土茯苓（12g）山栀子（6g）　丹皮（9g）　金银花（15g）　连翘（12g）　紫花地丁（9g）　木通（6g）　滑石（15g）　生甘草（6g）

【功用】健脾除湿，清热解毒。

【主治】急性女阴溃疡，急性过敏性皮炎，急性接触性皮炎，下肢溃疡合并感染。

【方歌】除湿解毒赵家方，鲜皮薏苓大豆黄；栀子丹皮银翘花，木通滑石甘草尝。

四妙散（《成方便读》）

【组成】苍术　牛膝　黄柏（盐炒）　薏苡仁

【功效】清热利湿

【主治】湿热下注所致的痹病，症见足膝红肿，筋骨疼痛

【方歌】二妙苍柏湿热施，牛添三妙痛麻宜；薏加四妙清流注，足肿痿麻湿热除。

当归拈痛汤 (《医学启源》)

【组成】羌活　甘草　茵陈　防风　苍术　当归身　知母　猪苓　泽泻　升麻　白术　黄芩　葛根　人参　苦参

【功用】利湿清热，疏风止痛。

【主治】湿热相搏，外受风邪证。

【方歌】当归拈痛羌防升，猪泽茵陈芩葛朋；二术苦参知母草，疮疡湿热服皆应。

真武汤 (《伤寒论》)

【组成】茯苓　芍药　生姜　附子　白术。

【功用】温阳利水。

【主治】阳虚水泛证。畏寒肢厥，小便不利，心下悸动不宁，头目眩晕，身体筋肉瞤动，站立不稳，四肢沉重疼痛，浮肿，腰以下为甚；或腹痛，泄泻；或咳喘呕逆。舌质淡胖，边有齿痕，舌苔白滑，脉沉细。

【方歌】真武汤壮肾中阳，茯苓术芍附生姜；阳虚水饮停为患，悸眩瞤剔保安康。

镇肝熄风汤 (《医学衷中参西录》)

【组成】怀牛膝　生赭石　生龙骨　生牡蛎　生龟板　生杭芍　玄参　天冬　川楝子　生麦芽　茵陈　甘草

【功用】镇肝熄风，滋阴潜阳。

【主治】类中风。头目眩晕，目胀耳鸣，脑部热痛，面色如醉，心中烦热，或时常噫气，或肢体渐觉不利，口眼渐形喎斜；甚或眩晕颠仆，昏不知人，移时始醒，或醒后不能复元，脉弦长有力。

【方歌】镇肝熄风芍天冬，玄参牡蛎赭茵供，麦龟膝草龙川楝，肝风内动有奇功。

黄芪桂枝五物汤 (《金匮要略》)

【组成】黄芪　桂枝　芍药　生姜　大枣

【功用】益气温经，和血通痹。

【主治】血痹。肌肤麻木不仁，脉微涩而紧。

【方歌】黄芪桂枝五物汤，芍药大枣与生姜，益气温经和营卫，血痹风痹攻效良。

五味消毒饮 (《医宗金鉴》)

【组成】金银花（15g）　野菊花（6g）　蒲公英（6g）　紫花地丁（6g）　紫背天葵子（6g）

【功用】清热解毒，消散疔疮。

【主治】疔疮初起，发热恶寒，疮形如粟，坚硬根深，状如铁钉，以及痈疡疔肿，红肿热痛，舌红苔黄，脉数。

【方歌】五味消毒治诸疔，银花野菊蒲公英，紫花地丁天葵子，煎加酒服效非轻。

（清瘟）败毒饮 (《疫疹一得》)

【组成】生地　黄连　黄芩　丹皮　石膏　栀子　甘草　竹叶　玄参　犀角　连翘　芍药　知母　桔梗

【功用】清热解毒，凉血泻火。

【主治】温疫热毒，气血两燔证。大热渴饮，头痛如劈，干呕狂躁，谵语神昏，视物错瞀，或发斑疹，或吐血、衄血，四肢或抽搐，舌绛唇焦，脉沉数，可沉细而数，或浮大而数。

【方歌】清瘟败毒地连芩，丹膏栀草竹玄参，犀角翘芍知桔梗，泻火解毒亦滋阴。

萆薢渗湿汤 (《疡科心得集》)

【组成】萆薢（30g）　薏苡仁（30g）　赤茯苓（15g）　黄柏（15g）　丹皮（15g）　泽泻（15g）　滑石（30g）　通草（6g）

【功用】清热利湿。

【主治】湿热下注所致的臁疮，下肢丹毒，湿疹等。

【方歌】萆薢渗湿湿作怪，赤苓薏米水汽败，丹皮滑石川黄柏，泽泻通草渗透快。

活络效灵丹（《医学衷中参西录》）

【组成】当归（15g）　丹参（15g）　生明乳香（15g）　生明没药（15g）

【功用】活血祛瘀，通络止痛。

【主治】治气血瘀滞，心腹疼痛，腿臂疼痛，跌打瘀肿，内外疮疡，以及症瘕积聚等。

【方歌】活络效灵主丹参，当归乳香没药存；症暇积聚腹中痛，煎服此方可回春。

桃红四物汤（《医宗金鉴·妇科心法要诀》）

【组成】当归　白芍　熟地黄　川芎　桃仁　红花

【功用】养血活血祛瘀。

【主治】妇女月经不调及痛经。

【方歌】桃红四物寓归芎，瘀家经少此方通，桃红活血地芍补，祛瘀生新效力雄。

仙方活命饮（《校注妇人良方》）

【组成】白芷（3g）　贝母（6g）　防风（6g）　赤芍药（6g）　当归尾（6g）甘草节（6g）　皂角刺（炒，6g）　穿山甲（炙，6g）　天花粉（6g）　乳香（6g）没药（6g）　金银花（9g）　陈皮（9g）

【功用】清热解毒，消肿散结，活血止痛。

【主治】阳证痈疡肿毒初起。

【方歌】仙方活命金银花，防芷归陈穿山甲，贝母花粉兼乳没，草芍皂刺酒煎佳。

黄芪建中汤（《金匮要略》）

【组成】黄芪　桂枝　生姜　芍药　炙甘草　饴糖　大枣

【功用】温中健脾。

【主治】胃痛隐隐，喜温喜按，泛吐清水，手足不温，大便溏者。

【方歌】黄芪建中补不足，表虚身痛效无过，又有当归建中法，产后诸虚属妇科。

香砂六君子汤 (《圣济总录》)

【组成】党参　白术　茯苓　木香　砂仁　法半夏　陈皮　干姜　吴茱萸　甘草

【功用】行气健脾。

【主治】吐酸时做，嗳气酸腐，胸脘胀闷，喜唾涎沫，饮食喜热，四肢不温，大便溏泄者。

【方歌】四君子汤中和义，参术茯苓甘草比，益以夏陈名六君，祛痰补益气虚饵。

银翘散 (《温病条辨》)

【组成】银花　连翘　荆芥　薄荷　牛蒡子　淡豆豉　桔梗　甘草等

【功用】疏风清热，宣肺通窍。

【主治】鼻塞，鼻涕量多而白黏或黄稠，嗅觉减退，口干咽燥，头痛，咳嗽，痰多。

【方歌】银翘散主上焦疴，竹叶荆牛豉薄荷，甘桔芦根凉解法，清疏风热煮无过。

二陈平胃散 (《症因脉治》卷二不)

【组成】熟半夏　白茯苓　广皮　甘草　熟苍术　厚朴

【功用】燥湿化痰，理气和中。

【主治】食积咳嗽；五更为甚，胸脘满闷，舌苔白腻，脉濡滑者。

【方歌】二陈平胃苓半夏，消积宽中把痰化，苍术甘草朴陈皮，痰湿中阻痞满平。

三子养亲汤 (《韩氏医通》)

【组成】紫苏子　白芥子　莱菔子

【功用】温肺化痰，降气消食。

【主治】痰壅气逆食滞证。咳嗽喘逆，痰多胸痞，食少难消，舌苔白腻，脉滑。

【方歌】三子养亲祛痰方，芥苏莱菔共煎汤，大便实硬加熟蜜，冬寒更可加生姜。

温肺止流丹 （《辨证录》卷三）

【组成】人参　荆芥　细辛　苍耳子　白芷　诃子　桔梗　甘草

【功用】温补肺肾，散寒通窍。

【主治】鼻塞或轻或重，鼻涕黏白，嗅觉减退，咳嗽痰多，腰膝酸软，耳聋重听，眩晕健忘，小便频数。

【方歌】温肺止流丹，参芥诃子甘，辛桔苍耳芷，敛肺散风寒。

千金苇茎汤 （《备急千金要方》）

【组成】苇茎　瓜瓣　薏苡仁　桃仁

【功用】清肺化痰，逐瘀排脓。

【主治】肺痈，热毒壅滞，痰瘀互结证。身有微热，咳嗽痰多，甚则咳吐腥臭脓血，胸中隐隐作痛，舌红苔黄腻，脉滑数。

【方歌】苇茎花瓣苡桃仁，清肺化痰逐瘀能，热毒痰瘀致肺痈，脓成未成均胜任。

右归丸 （《景岳全书》）

【组成】熟地黄　附子（炮附片）　肉桂　山药　山茱萸（酒炙）　菟丝子　鹿角胶　枸杞子　当归　杜仲（盐炒）

【功用】温补肾阳，填精止遗。

【主治】用于肾阳不足，命门火衰，腰膝酸冷，精神不振，怯寒畏冷，阳痿遗精，大便溏薄，尿频而清。

【方歌】右归丸中地附桂，山药茱萸菟丝归，杜仲鹿胶枸杞子，益火之源此方魁。

补肾活血汤（《伤科大成》）

【组成】熟地　补骨脂　菟丝子　杜仲　枸杞　当归尾　山萸肉　肉苁蓉　没药　独活　红花

【功用】补肾壮筋，活血止痛。

【主治】损伤后期，肝肾虚弱。症见筋骨痿痛无力，尤以腰部为甚，舌淡苔白，脉细而弱。

【方歌】补肾活血地杜杞，故纸独归萸菟丝；苁蓉红花制没药，筋骨酸痛无力辞。

连朴饮《霍乱论》）

【组成】制厚朴　川连　石菖蒲　制半夏　香豉　焦栀　芦根

【功用】清热化湿，理气和中。

【主治】湿热霍乱。上吐下泻，胸脘痞闷，心烦躁扰，小便短赤，舌苔黄腻，脉滑等。

【方歌】连朴饮内用香豉，菖蒲半夏焦山栀，芦根厚朴黄连入，湿热霍乱此方施。

桃红四物汤（《医宗金鉴·妇科心法要诀》）

【组成】当归　熟地　川芎　白芍　桃仁　红花

【功用】养血活血。

【主治】营血虚滞证。心悸失眠，头晕目眩，面色无华，妇人月经不调，经量少或闭经，表现为舌淡，脉细弦或细涩。

【方歌】桃红四物寓归芎，瘀家经少此方通，桃红活血地芍补，祛瘀生新效力雄。

知柏八味丸（《医方考》）

【组成】熟地黄　山茱萸　山药　泽泻　牡丹皮　白茯苓　知母　黄柏

【功用】滋阴泻火。

【主治】有阴虚火旺之象，证见面色红润，精神兴奋，舌质红，苔黄腻，脉象弦滑或尺脉旺。

【方歌】六味地黄益肾肝，山药丹泽萸苓掺，更加知柏成八味，阴虚火旺可煎餐。

五味消毒饮（《医宗金鉴》）

【组成】金银花　野菊花　蒲公英　紫花地丁　天葵子

【功用】清热解毒，消散疔疮。

【主治】疔疮初起，发热恶寒，疮形如粟，坚硬根深，状如铁钉，以及痈疡疖肿，红肿热痛，舌红苔黄，脉数。

【方歌】五味消毒治诸疔，银花野菊蒲公英，紫花地丁天葵子，煎加酒服效非轻。

定振丸（《临证备要》）

【组成】天麻（蒸熟）　秦艽（去芦）　全蝎（去头尾）　细辛　熟地黄　生地黄　当归（酒洗）　川芎　芍药　防风（去芦）　荆芥　白术　黄芪　威灵仙（酒洗）

【功用】养血祛风，通络止痉。

【主治】治老人血虚风动，身体战振。

【方歌】定振麻艽细二黄，虫归芎芍风灵黄，再加荆芥与白术，养血止痉功效良。

清骨散（《政治准绳》）

【组成】银柴胡　胡黄连　秦艽　鳖甲　地骨皮　青蒿　知母　甘草

【功用】清虚热、退骨蒸。

【主治】骨蒸潮热证，表现为午后或夜间潮热，骨蒸心烦，形瘦盗汗，两颊潮红，手足心热，舌红少苔，脉细数。

【方歌】清骨散用银柴胡，胡连秦艽鳖甲扶，地骨青蒿知母草，骨蒸劳热保无虞。

五味子汤（《良效奇方》）

【组成】五味子　麦门冬　人参　杏仁　陈皮

【功用】生津止渴，暖精益气的功效。

【主治】凡属肺之气阴两伤，肾水不能上承而引起的咳嗽、胸闷、口渴不欲多饮、气少乏力等症。

【方歌】人参五味汤法良，陈皮杏仁共煎藏；再加麦冬养肺胃，敛肺止咳保安康。

参附汤（《圣济总录》）

【组成】人参　附子　青黛

【功用】益气、回阳、救脱。

【主治】元气大亏，阳气暴脱，汗出粘冷，四肢不温，呼吸微弱，肾消，饮水无度，腿膝瘦细，小便白浊。

【方歌】参附汤中有青黛，补气回阳救脱强；元气大亏阳暴脱，善饮膝瘦尿浊康。

膈下逐瘀汤（《医林改错》卷上）

【组成】灵脂（6g）（炒）　当归（9g）　川芎（6g）　桃仁（9g）（研泥）丹皮（6g）　赤芍（6g）　乌药（6g）　玄胡索（3g）　甘草（9g）　香附（4.5g）红花（9g）　枳壳（4.5g）

【功用】活血祛瘀，行气止痛。

【主治】主治膈下瘀阻气滞，形成痞块，痛处不移，卧则腹坠；肾泻久泻

【方歌】膈下逐瘀桃牡丹，赤芍乌药玄胡甘，归芎灵脂红花壳，香附开郁血亦安。

青蒿鳖甲汤（《温病条辨》）

【组成】青蒿　鳖甲　知母　生地　丹皮。

【功用】养阴透热。

【主治】温病后期，邪伏阴分证。夜热早凉，热退无汗，舌红少苔，脉细数。

【方歌】青蒿鳖甲知地丹，热自阴来仔细看，夜热早凉无汗出，养阴透热服之安。

二、名医经验方

强脊饮一号（娄多峰经验方）

【组成】威灵仙　独活　千年健　追地风　木瓜　丹参　白芍　生地黄　薏苡仁　川牛膝　香附　甘草

【功用】祛风除湿，疏督通络，活血止痛。

【主治】风寒湿邪，痹阻督脉。主要表现为腰脊强硬疼痛，遇寒受风加重，肢体困痛或游走痛，局部寒热不明显；舌质淡，苔白，脉弦。

强脊饮二号（娄多峰经验方）

【组成】淫羊藿　何首乌　桑寄生　川牛膝　当归　丹参　鸡血藤　白芍　独活　木瓜　威灵仙　甘草　黑豆　黄酒

【功用】益肾壮督，养血柔筋，活血养血，通脉蠲邪。

【主治】肾督亏虚，邪痹血瘀。主要表现为腰脊强痛，背驼，转颈，扭腰及下蹲困难，形寒体弱；舌淡嫩，苔白，脉沉细无力。

育阴清络汤（汪履秋经验方）

【组成】生地　丹皮　赤芍　羚羊角　玄参　桃仁　地龙　鳖甲　龟板　秦艽　橘络　甘草

【功用】养阴清热通络。

【主治】自觉腰背或四肢关节灼热疼痛，形体消瘦，舌质干红少苔或无苔，或舌有裂纹，脉细数。

消纤痛汤（金实经验方）

【组成】炒枣仁（30g）　玄胡（20g）　徐长卿（30g）　汉防己（15g）　白芍（30g）　茯苓（15g）　茯神（30g）　甘草（6g）

【功用】疏调气血，祛风除湿，宁心安神，和络止痛。

【主治】周身疼痛，伴有头晕失眠，情绪焦虑，纳谷不香，大便溏结不调等。

清脑汤（沈丕安经验方）

【组成】天麻（9g）　白蒺藜（30g）　钩藤（30g）　蔓荆（30g）

【功用】祛风平肝。

【主治】狼疮性脑损害早起轻型，头痛、头晕，偶有抽搐。

红斑汤（沈丕安经验方）

【组成】生地　生石膏　忍冬藤　黄芩　金雀根　羊蹄根　水牛角　陈皮　佛手　生甘草　大枣

【功用】养阴清热。

【主治】红斑狼疮、干燥综合征、结节性红斑、皮肌炎、混合性结缔组织病等自身免疫病之阴虚内热型。

朱氏痛风经验方（朱良春经验方）

【组成】土茯苓　萆薢　生薏仁　威灵仙　全当归　红花　泽兰　蚕砂　虎杖　车前子　忍冬藤

【功用】清热利湿，活血通络。

【主治】湿热夹瘀痹阻型痛风。

祛风通络汤（全实经验方）

【组成】羌活　独活　威灵仙　秦艽　穿山龙　牡丹皮　赤芍　忍冬藤　连翘　鬼箭羽　丹参　红花

【功用】疏风清热、活血通络。

【主治】低热或高热、乏力、肌肉关节痛、颈或胸或腹部疼痛（涉及病变部位）。舌红，苔薄白，脉弦数。

温肾宣痹汤（诸方受经验方）

【组成】制狗脊　淡附片　北细辛　山萸肉　川桂枝　广木香　明天麻　泽泻　茯苓　生薏苡仁　炒白术　生甘草

【功用】温经通络，除痹止痛。

【主治】用于骨科多种疾病，如颈椎病，椎间盘突出，骨关节炎等。

常用中成药

二至丸

【组成】女贞子（蒸）、墨旱莲。辅料为蜂蜜。

【功效与主治】补益肝肾，滋阴止血。用于肝肾阴虚，眩晕耳鸣，咽干鼻燥，腰膝酸痛，月经量多。

【用法用量】口服。一次9g，一日2次。

八珍丸

【组成】党参、白术（炒）、茯苓、甘草、当归、白芍、川芎、熟地黄。辅料为蜂蜜。

【功效与主治】补气益血。用于气血两虚，面色萎黄，食欲不振，四肢乏力，月经过多。

【用法用量】口服。水蜜丸一次6g，一日2次。

七味通痹口服液

【组成】蚂蚁、青风藤、鸡血藤、鹿衔草、石楠藤、千年健、威灵仙。

【功效与主治】补肾壮骨，祛风蠲痹。主治类风湿性关节炎证属肝肾不足、风湿阻络证。症见关节疼痛、肿胀、屈伸不利、腰膝酸软、硬结、晨僵、步履艰难、遇寒痛增、舌质淡或暗、苔薄白等。

【用法用量】口服。一次1支，一日3次，宜饭后服。

三妙丸

【组成】苍术（炒）、黄柏（炒）、牛膝

【功效与主治】燥湿清热。用于湿热下注所致的痹病，症见足膝红肿热痛，下肢沉重，小便黄少。

【用法用量】口服，一次 6 ~ 9g，一日 2 ~ 3 次。

小活络丹

【组成】川乌（甘草银花炙）、草乌（甘草银花炙）、当归、川芎、白芍、地龙、乳香（制）、没药（制）、香附（醋炙）、胆南星（酒炙）。

【功效与主治】舒筋活络，散风止痛。用于风寒湿邪引起的风寒湿痹，肢节疼痛，麻木拘挛，半身不遂，行步艰难。

【用法用量】温黄酒或温开水送服。一次 1 ~ 2 丸，一日 2 次。

风湿骨痛胶囊

【组成】制川乌、制草乌、红花、木瓜、乌梅、麻黄、甘草。

【功效与主治】温经散寒，通络止痛。用于寒湿闭阻经络所致的痹病，症见腰脊疼痛、四肢关节冷痛；风湿性关节炎见上述证候者。

【用法用量】口服。一次 2 ~ 4 粒，一日 2 次。

火把花根片

【组成】火把花根

【功效与主治】祛风除湿，舒筋活络，清热解毒。用于类风湿性关节炎，红斑狼疮。祛风除湿，舒筋活络，清热解毒。

【用法用量】口服，一次 2 片，一日 3 次。

六味地黄丸

【组成】熟地黄、酒萸肉、牡丹皮、山药、茯苓、泽泻。

【功效与主治】滋阴补肾。用于肾阴亏损，头晕耳鸣，腰膝酸软，骨蒸潮热、盗汗遗精。

【用法用量】口服。一次 8 丸，一日 3 次。

右归丸

【组成】熟地黄、附子（炮附片）、肉桂、山药、山茱萸（酒炙）、菟丝子、鹿角胶、枸杞子、当归、杜仲（盐炒）。

【功效与主治】温补肾阳，填精止遗。用于肾阳不足，命门火衰，腰膝酸冷，精神不振，怯寒畏冷，阳痿遗精，大便溏薄，尿频而清。

【用法用量】口服，一次 1 丸，一日 3 次。

正清风痛宁片

【组成】盐酸青藤碱。

【功效与主治】祛风除湿，活血通络，消肿止痛。用于风寒湿痹证，症见肌肉酸痛，关节肿胀、疼痛，屈伸不利，麻木僵硬等及风湿与类风湿性关节炎具有上述症候者。

【用法用量】口服，一次 1 ~ 4 片，一日 3 ~ 12 片，饭前服或遵医嘱。

白脉软膏

【组成】姜黄、肉豆蔻、甘松、阳起石、甘草、人工麝香、干姜、藏茴香、藏菖蒲、花椒、碱花。

【功效与主治】舒筋活络。用于白脉病，瘫痪，偏瘫，筋腱强直，外伤引起的经络及筋腱断伤、手足挛急、跛行等。

【用法用量】外用。取本品适量涂于患处，一日 2 ~ 3 次。

仙灵骨葆胶囊

【组成】淫羊藿、续断、丹参、知母、补骨脂、地黄。

【功效与主治】滋补肝肾，接骨续筋，强身健骨。用于骨质疏松和骨质疏松症，骨折，骨关节炎，骨无菌性坏死等。

【用法用量】口服，一次 3 粒，一日 2 次；4 ~ 6 周为一疗程；或遵医嘱。

尪痹片

【组成】地黄、熟地黄、续断、附片（黑顺片）、独活、骨碎补、桂枝、淫羊藿、防风、威灵仙、皂角刺、羊骨、白芍、狗脊（制）、知母、伸筋草、红花。

【功效与主治】补肝肾，强筋骨，祛风湿，通经络。用于肝肾不足、风湿阻络所致的尪痹，症见肌肉、关节疼痛，局部肿大，僵硬畸形，屈伸不利，腰膝痠软，畏寒乏力；类风湿性关节炎见上述证候者。

【用法用量】口服。薄膜衣片一次 4 片，一日 3 次。

杞菊地黄丸

【组成】枸杞子、菊花、熟地黄、酒萸肉、牡丹皮、山药、茯苓、泽泻。辅料为蜂蜜。

【功效与主治】用于肝肾阴亏证，证件眩晕耳鸣，羞明畏光，迎风流泪，视物昏花

【用法用量】口服，一次 8 丸，一日 3 次

补中益气丸

【组成】炙黄芪、党参、炙甘草、炒白术、当归、升麻、柴胡、陈皮、生姜、大枣。

【功效与主治】补中益气，升阳举陷。用于脾胃虚弱，中气下陷所致的体倦乏力、食少腹胀、便溏久泻、肛门下坠。

【用法用量】口服。一次 1 袋（6 克），一日 2 ~ 3 次。

昆仙胶囊

【组成】昆明山海棠、仙灵脾、枸杞子、菟丝子。

【功效与主治】补肾通络，祛风除湿。主治类风湿关节炎属风湿痹阻兼肾虚证。症见关节肿胀疼痛，屈伸不利，晨僵，关节压痛，关节喜暖畏寒，腰膝酸软，舌质淡，苔白，脉沉细。

【用法用量】口服。一次 2 粒，一日 3 次，饭后服用。一般 12 周为一疗程。

金匮肾气丸

【组成】地黄、山药、山茱萸（酒炙）、茯苓、牡丹皮、泽泻、桂枝、附子（炙）、牛膝（去头）、车前子（盐炙）。辅料为蜂蜜。

【功效与主治】温补肾阳，化气行水。用于肾虚水肿，腰膝酸软，小便不利，畏寒肢冷。

【用法用量】口服。一次 1 丸，一日 2 次。

知柏地黄丸

【组成】知母、黄柏、熟地黄、山茱萸（制）、牡丹皮、山药、茯苓、泽泻。辅料为黄酒、乙醇。

【功效与主治】滋阴降火。用于阴虚火旺，潮热盗汗，口干咽痛，耳鸣遗精，小便短赤。

【用法用量】口服。一次6克，一日2次。

奇正消痛贴膏

【组成】独一味、棘豆、姜黄、花椒、水牛角、水柏枝。

【功效与主治】活血化瘀，消肿止痛。用于急慢性扭挫伤、跌打瘀痛、骨质增生、风湿及类风湿疼痛。亦适用于落枕、肩周炎、腰肌劳损和陈旧性伤痛等。

【用法用量】外用。将小袋内润湿剂均匀涂在药垫表面，润湿后直接敷于患处或穴位。每贴敷24小时。

参苓白术丸

【组成】人参、茯苓、白术（麸炒）、山药、白扁豆（炒）、莲子、薏苡仁（炒）、砂仁、桔梗、甘草。

【功效与主治】健脾、益气。用于体倦乏力，食少便溏。

【用法用量】口服。一次6克，一日3次。

骨康胶囊

【组成】芭蕉根、酢浆草、补骨脂、续断、三七。

【功效与主治】滋补肝肾，强筋壮骨，通络止痛。用于骨折、骨性关节炎、骨质疏松症属肝肾不足、经络瘀阻者。

【用法用量】口服。一次3~4粒，一日3次。

独活寄生颗粒

【组成】独活、桑寄生、防风、秦艽、细辛、当归、白芍、川芎、熟地黄、党参、杜仲（盐炙）、川牛膝、茯苓、甘草、桂枝，辅料为糖粉、糊精。

【功效与主治】养血舒筋、祛风除湿。用于风寒湿痹所致腰膝冷痛,屈伸不利。

【用法用量】温开水冲服。一次 1 袋,一日 3 次。

独活寄生丸

【组成】独活、桑寄生、防风、秦艽、肉桂、华细辛、川芎、当归(酒制)、白芍、杜仲(盐水制)等 15 味。

【功效与主治】祛风湿,散寒邪,养肝肾,补气血,止痹痛。用于肝肾两亏、气血不足之风湿久痹、腰膝冷痛、关节不利等症。现代多用于风湿关节炎、类风湿关节炎、坐骨神经痛、腰椎骨质增生、腰肌劳损等。

【用法用量】一次 1 丸(每丸 9g),一日 2 次,温开水加黄酒少许空腹冲服。

复方南星止痛膏

【组成】生天南星、生川乌、丁香、肉桂、白芷、细辛、川芎、徐长卿、乳香(制)、没药(制)、樟脑、冰片,辅料为松香、石蜡、凡士林、液体石蜡、水杨酸甲酯。

【功效与主治】散寒除湿,活血止痛。用于寒湿瘀阻所致的关节疼痛,肿胀,活动不利,遇寒加重。

【用法用量】外贴。选最痛部位,最多贴 3 个部位,贴 24 小时,隔日 1 次,共贴 3 次。

祖师麻片

【组成】祖师麻。

【功效与主治】祛风除湿,活血止痛。用于风湿痹症,关节炎,类风湿性关节炎。也可用于坐骨神经痛、肩周炎寒湿阻络证,症见:关节痛,遇寒痛增,得热痛减,以及腰腿肩部疼痛重着者等。

【用法用量】口服。一次 3 片,一日 3 次。坐骨神经痛、肩周炎疗程 4 周。

银翘解毒丸

【组成】金银花、连翘、薄荷、荆芥、淡豆豉、牛蒡子(炒)、桔梗、淡竹叶、甘草。辅料为蜂蜜。

【功效与主治】辛凉解表，清热解毒。用于风热感冒，发热头痛，咳嗽，口干，咽喉疼痛。

【用法用量】口服。一次5丸，一日2～3次，以芦根汤或温开水送服。

益肾蠲痹丸

【组成】骨碎补、熟地黄、当归、徐长卿、土鳖虫、僵蚕（麸炒）、蜈蚣、全蝎、蜂房（清炒）、广地龙（酒制）、乌梢蛇（酒制）、延胡索、鹿衔草、淫羊藿、寻骨风、老鹳草、鸡血藤、萆草、生地黄、虎杖。

【功效与主治】温补肾阳，益肾壮督，搜风剔邪.蠲痹通络。用于症见发热、关节疼痛、肿大、红肿热痛、屈伸不利、肌肉疼痛、瘦削或僵硬，畸形的顽痹（类风湿性关节炎）。

【用法用量】口服，一次8～12克，一日3次。

通塞脉片

【组成】当归、牛膝、黄芪、党参、石斛、玄参、金银花、甘草。

【功效与主治】活血通络、益气养阴。用于轻中度动脉粥样硬化性血栓性脑梗死（缺血性中风中经络）恢复期气虚血瘀证，症状为半身不遂、偏身麻木、口眼歪斜、言语不利、肢体感觉减退或消失等；用于血栓性脉管炎（脱疽）的毒热证

【用法用量】口服。治疗缺血性中风恢复期气虚血瘀证，一次5片，一日3次；治疗血栓性脉管炎，一次5～6片，一日3次。

黄连上清丸

【组成】黄连、栀子（姜制）、连翘、蔓荆子（炒）、防风、荆芥穗、白芷、黄芩、菊花、薄荷、酒大黄、黄柏（酒炒）、桔梗、川芎、石膏、旋覆花、甘草。

【功效与主治】清热通便，散风止痛。用于上焦风热，头晕脑胀，牙龈肿痛，口舌生疮，咽喉红肿，耳痛耳鸣，暴发火眼，大便干燥，小便黄赤。

【用法用量】口服。一次8g，一日2次。

越鞠丸

【组成】香附（醋制）、川芎、栀子（炒）、苍术（炒）、六神曲（炒）。

【功效与主治】理气解郁，宽中除满。用于胸脘痞闷，腹中胀满，饮食停滞，嗳气吞酸。

【用法用量】口服，一次 6 ~ 9g，一日 2 次。

强骨胶囊

【组成】骨碎补总黄酮

【功效与主治】补肾，强骨，止痛。用于肾阳虚所致的骨痿，症见骨脆易折、腰背或四肢关节疼痛、畏寒肢冷或抽筋、下肢无力、夜尿频多；原发性骨质疏松症、骨量减少见上述证候者

【用法用量】饭后用温开水送服。一次 1 粒，一日 3 次，三个月为一疗程。

湿热痹片

【组成】苍术、忍冬藤、地龙、连翘、黄柏、薏苡仁、防风、川牛膝、粉萆薢、桑枝、防己、威灵仙。

【功效与主治】祛风除湿，清热消肿，通络定痛。用于湿热痹证，其症状为肌肉或关节红肿热痛，有沉重感，步履艰难，发热，口渴不欲饮，小便黄淡。

【用法用量】口服，一次 6 片，一日 3 次。

雷公藤多苷片

【组成】雷公藤多苷

【功效与主治】祛风解毒、除湿消肿、舒经通络。有抗炎及抑制细胞免疫和体液免疫等作用。用于风湿热痹，毒邪所致的类风湿关节炎，肾病综合症，白塞氏三联征，麻风反应，自身免疫性肝炎等。

【用法用量】口服。按每公斤体重每日 1 ~ 1.5 毫克，分三次饭后服用，或遵医嘱。

痹祺胶囊

【组成】马钱子（调制粉）、地龙、党参、茯苓、白术、甘草、川芎、丹参、三七、牛膝。

【功效与主治】益气养血，祛风除湿，活血止痛。用于气血不足，风湿瘀阻，肌肉关节酸痛，关节肿大，僵硬变形或肌肉萎缩，气短乏力；风湿、类风湿性关节炎，腰肌劳损，软组织损伤属上述证候者。

【用法用量】口服，一次4粒，一日2～3次。

新癀片

【组成】肿节风、三七、人工牛黄、肖梵天花、珍珠层粉等，吲哚美辛

【功效与主治】清热解毒，活血化瘀，消肿止痛。用于热毒瘀血所致的咽喉肿痛、牙痛、痹痛、胁痛、黄疸、无名肿毒等症。

【用法用量】口服，一次2～4片，一日3次，小儿酌减。外用，用冷开水调化，敷患处。

麝香追风膏

【组成】人工麝香、香加皮、延胡索、生川乌、生草乌、血竭、乳香、没药、薄荷脑、冰片、桉油、丁香罗勒油等28味。

【功效与主治】祛风散寒，恬血止痛。用于风湿痛、关节痛、筋骨痛、神经痛、腰背酸痛、四肢麻木、扭伤、挫伤。

【用法用量】外用，贴于患处。

丹参片

【组成】丹参。

【功效与主治】活血化瘀。瘀血闭阻所致的胸痹，症见胸部疼痛、痛处固定、舌质紫暗；冠心病心绞痛见上述证候者。

【用法用量】口服。一次3片，一日3次。

复方雪莲胶囊

【组成】天山雪莲、延胡索（醋制）、羌活、川乌（制）、独活、草乌（制）、

木瓜、香加皮。

【功效与主治】温经散寒，祛风逐湿，化瘀消肿，舒筋活络。用于风寒湿邪，痹阻经络所致类风湿性关节炎，风湿性关节炎，强直性脊柱炎和各类退行性骨关节病。

【用法用量】口服。一次 2 粒，一日 2 次。

消纤痛颗粒

【组成】酸枣仁、玄胡索、徐长卿、防己、白芍、甘草。

【功效与主治】宁心安神、祛邪止痛。用于治疗纤维肌痛综合征。

【用法用量】口服。一次 2 包，一日 3 次。

月白珍珠散

【组成】蚌壳 2 钱，珠粉 5 分，青黛 5 分，飞中白 5 分，制甘石 5 分，冰片 3 分。

【功效与主治】生肌解毒。主治下疳腐烂，水火烫伤。

【用法用量】下疳用猪油调敷；烫伤用麻油调敷。

养阴生肌散

【组成】石膏、黄柏、白芷、甘草、雄黄、薄荷、蒲黄、青黛、冰片各等份。

【功效与主治】清热养阴，敛疮生肌。用于复发性口腔溃疡。

【用法用量】适量外用，喷敷患处，每 2 小时 1 次。

绿袍散

【组成】青黛、黄柏、山豆根、薄荷、黄连、儿茶（炒）、人中白（煅）、硼砂（炒）、冰片。

【功效与主治】清热消肿，化腐解毒。用于唇舌腐烂，咽喉肿痛。

【用法用量】外用。洗净患处，用少许吹搽。一日 2 ~ 3 次。

冰硼散

【组成】冰片、硼砂（煅）、朱砂、玄明粉。

【功效与主治】清热解毒，消肿止痛。用于热毒蕴结所致的咽喉疼痛，牙龈肿痛，口舌生疮。

【用法用量】吹敷患处，每次少量，一日数次。

锡类散

【组成】象牙屑、青黛、壁钱炭、人指甲（滑石粉制）、珍珠、冰片、人工牛黄。

【功效与主治】解毒化腐。用于咽喉糜烂肿痛。

【用法用量】每用少许，吹敷患处。每日 1～2 次。

青黛粉

【组成】青黛

【功效与主治】清热解毒，消肿止痛。用于治疗口疮，咽喉肿痛。

【用法用量】先用凉开水或淡盐水洗净口腔，将药少许吹撒患处，一日2～3次。